心 理 治 疗 译 丛

钱铭怡　主编

存在主义心理治疗

〔美〕欧文·D.亚隆　著

黄峥　张怡玲　沈东郁　译

韩麦　校

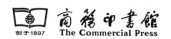

商务印书馆

创于1897　The Commercial Press

一 缕 书 香

（代丛书总序）

当心理治疗丛书的第一本付梓的消息传来时，我仿佛已经感受到了丛书带来的那一缕书香。

现代心理治疗源于西方，对西方心理治疗专业书籍的学习成为我国心理治疗实践与研究发展中必不可少的基础。有感于此，我们组织翻译这套译丛，持续介绍西方现代心理治疗各流派的主要著作。

无论对于心理治疗领域的工作者，还是普通读者，这套丛书都值得研读。社会的发展，使个体越来越关注自己的心理健康，中国的民众对心理治疗与咨询的需求也在日益增长。近几年来通过短时间培训进入心理咨询和治疗领域的人已达十万之多。由于培训不足，在心理咨询和治疗过程中遇到困难是可以想见的。读一读这套丛书，学习心理治疗大家的智慧，将有助于咨询师和治疗师了解来访者的防御机制，澄清治疗中遇到的阻抗，学习如何运用治疗的理论观点指导自己的临床实践，搞清不同技术使用中的适应症。进一步，可以了解这些心理治疗大家们对心理障碍的理解，学习他们遇到问题时的思维方式。更重要的是，对这些经典著作的研读，对读者理解他人，理解自己，理解人生，定会有所启迪。

这套丛书，在选题方面，不求新，不求异，追求的是经典和久经考验。目前所选择的书籍，出版年限均在 10 年以上，有些甚至达到 20 至 30 年以上，许多是多次再版，广受欢迎的经典名著。这些大家名作，经历了时间的检验，令人想到陈年佳酿，年代愈久远，香气愈醇厚。这套丛书，在翻译方面，不求快，不求廉，追求的是质量和忠实于原文。我们要求译者都是临床心理学和医学的硕士和博士，他们接受过比较系统的心理治疗培训,外语水平也比较高,而且都为其他出版社翻译过相关专业书籍,具有一定的经验。

在现代社会,每个人都忙忙碌碌,人们被各种事务缠绕着,被各种不同的成就指标牵制着,被各种信息、媒体、网络文化裹挟着,行色匆匆,追求着效率与成功。在这种情况下,物质生活丰富了,却常常滋生出对精神生活的不满。当你手捧一本高质量的图书,徜徉在心理治疗大家们的思想之中,沉浸在心理治疗知识的海洋之中时,你会体验到身心的澄净,心智的愉悦,智慧的提升。这正是我在听到这套丛书即将付梓时想象到的情形。我相信阅读这套丛书,将带给读者一缕沁人心脾的书香……

钱 铭 怡

于 2007 年 6 月 21 日,北京

献给玛丽莲，为了一切理由

目　　录

第四部　无意义感

致　谢

　　在我的工作中，太多人曾给予我帮助，此处无法一一致谢：这本书写了好几年，我所受到的恩惠超出了记忆范围。罗洛·梅和达格芬·福尔斯达尔是特别重要的老师和向导。我的同事们阅读了全部手稿并提出批评：杰罗姆·弗兰克、朱利叶斯·海斯特尔、肯特·巴赫、大卫·斯皮格尔、亚历克斯·康福特、詹姆斯·布根塔尔、玛格丽特·莱德伯格、迈克尔·布拉特曼、米切尔·霍尔、亚伯达·西格尔、阿尔文·罗森菲尔德、赫伯特·莱德曼、迈克尔·诺登，以及很多斯坦福精神科住院医师。对于他们所有人，我表示由衷感谢！

　　我由衷感谢加德纳·林齐和行为科学高级研究中心在 1977—1978 年我访学期间为我提供了理想的学术环境。我深深地感激斯坦福大学，在我的整个职业生涯中慷慨地为我提供的学术环境：思想自由，资料支持，还有最优秀的专业同仁。我还要感谢精神病学系主任托马斯·贡达，善解人意地使我免受行政琐事的干扰。感谢马乔里·科斯比的资助与鼓励。菲比·奥斯协助进行了出色的编辑工作。这是一本大部头，而从胡乱涂写到正式手稿的每一个单词都是由我的秘书比伊·米切尔打字录入的，在我们的多年合作中，她的耐心、活力与勤勉经久不变。我的妻子玛里琳不仅提供了无尽的物质支持，而且像我之前的著述一样，还提供了非常宝贵的实质建议与编辑建议。

　　我还要对下列来源的引用许可表示感谢：

The Standard Edition of the Complete Psychological Works of Sigmund Freud, translated and edited by James Strachey. By permission of Sigmund Freud Copyrights Ltd., The Hogarth Press Ltd., and The Institute of Psycho-Analysis; also of Allen & Unwin

Ltd. And Basic Books, Inc.

EST ✳ *60 Hours That Transform Your Life*, by Adelaide Bry. Copyright ©1976 by Adelaide Bry. Reprinted by permission of Harper & Row Publishers, Inc.

Maria Nagy, "The Child's Theories Concerning Death," *Journal of Genetic Psychology* (1948) 73:3—27. Reprinted by permission of the author and *The Journal Press*.

"Everyman," in M. Abrams, et al., eds., *The Norton Anthology of English Literature*, vol, 1, pp. 281—303. Copyright ©1962. Reprinted by permission of W. W. Norton, Inc.

E. Fromm, D. Suzuki, and R. DeMartino, *Zen Buddhism and Psychoanalysis*. Copyright ©1960. Reprinted by permission of Harper & Row Publishers, Inc.

"Forgive, O Lord," from *The Poetry of Rober Frost*, edited by Edward Connery Lathem. Copyright ©1962 by Robert Frost. Copyright ©1967 by Holt, Rinehart and Winston. Reprinted by permission of Holt, Rinehart and Winston, Publishers. Four lines from "Desert Places," from *The Poetry of Robert Frost*, edited by Edward Connery Lathem. Copyright ©1936 by Robert Frost. Copyright ©1964 by Lesley Frost Ballantine. Copyright ©1969 by Holt, Rinehart and Winston. Reprinted by permission of Holt, Rinehart and Winston, Publishers.

Purpose in Life Test (PIL) by James C. Crumbaugh and Leonard T. Maholick. Reprinted with permission of James C. Crumbaugh. Published by Psychometric Affiliates, P. O. Box 3167, Munster, Indiana 46321.

V. Frankl, "Fragments from the Logotherapeutic Treatment in Four Cases," in A. Burton, ed., *Modern Psychotherapeutic Practice* (Palo Alto, Calif. ; Science Behavior Book, Inc., 1965). Reprinted by permission of Arthur Burton.

第 一 章

导　　论

几年前，我和朋友们参加过一个厨艺班，老师是位亚美尼亚女族长，还有她的老仆。因为他们不会说英语，而我们也听不懂亚美尼亚语，所以交流起来十分困难。她通过演示教学；当她用茄子和羔羊烹饪一道道美味时，我们则在旁边观摩（并且坚持不懈地试图量化她的配方）。但是我们的配方是不完美的；所以，尽管我们竭尽全力，却仍然复制不出她的佳肴。"到底是什么，"我不禁困惑，"是她烹饪的独到之处？"这个问题令我百思不得其解，直到有一天，当我满怀热情地观望厨房中的一举一动时，我看到老师正在非常庄重从容地做一道菜。她把菜递给老仆，后者默默地走进厨房，把菜放入烤箱，并随手撒上几小把混合好的辛香料和调味品。我确信，是这些隐秘的"添加料"让一切变得特别了。

当我想到心理治疗，特别是思索成功治疗的关键成分时，那个厨艺课程就会进入我的脑海。正规的教材、期刊论文以及文献把治疗描述成一种精确并且系统性的工作，具有仔细勾勒出的阶段、关键的技术性干预、井然有序的发展以及对移情的解决、对客体关系的分析，还有谨慎合理的程序来进行解释以提升内省。然而我深信不疑，当没有人看到的时候，治疗师撒入了"真正的东西"。

但是这些"添加料"是什么，这些难以琢磨的、"非正式的"附加物 到底是什么？它们存在于正式治疗以外，没有人明白地撰写和教授。治疗师常常意识不到它们；然而每个治疗师都承认，自己不能够解释很多病人的好转。这些关键成分很难被描述出来，要给它们下定义就更困难。实际上,诸如同情、"到场"、关切、拓展自己、在深远的水平上触及病人,或者——所有一切中最难以琢磨的一个——智慧,定义和教授它们可能吗?

现代心理治疗中有记载的最早案例之一就是一个例证,它充分说明了治疗师是如何选择性地忽略这些附加物的。[1](后世对于治疗的描述在这个方面用处变少,因为在治疗的正确操作方面,精神分析变得如此教条主义,以至于病例报告将"非正式的"技巧都省略掉了。)1892 年,西格蒙德·弗洛伊德成功地治疗了一个由于心因问题而不能走路的年轻女人,伊丽莎白·冯·R 小姐。弗洛伊德认为,治疗完全是通过他的宣泄技术,以及遏制特定有害愿望和想法的技术才取得成功的。然而,在研究弗洛伊德笔记的过程中,我们将为他所做的其他治疗性活动数量之巨大所冲击。例如,他让伊丽莎白去探望她姐姐的墓地,还让她去拜访一个很吸引她的青年。他为了病人的利益与家庭沟通:他会见病人的母亲,"恳请"她要开放地与病人进行交流,允许病人每隔一段时间就可以卸下思想包袱。通过这些做法,弗洛伊德示范了一种"对病人当前状况的友善关注"。[2]从伊丽莎白的母亲那里,弗洛伊德得知伊丽莎白不可能与她已故姐姐的丈夫结婚,于是,他向伊丽莎白传达了这一信息。他还帮忙理清了病人家庭中的财务纠纷。另外一些时候,弗洛伊德力劝伊丽莎白冷静地面对事实,那就是,每个人的未来都无可避免地具有不确定性。他再三地安慰她,向她保证,她对那些讨厌的感觉并不负有责任,并指出她因这些感觉而引发的内疚和自责程度都是有力的证据,证明她具有高尚的道德品质。最终,在治疗结束之后,当弗洛伊德听说伊丽莎白要去参加一个私人舞会,便也设法获取了一份请柬,以便能够看到她"在欢愉的舞蹈中旋转而过"。我们不禁想知道,是什么真正帮助了冯·R 小姐。我坚信,是弗洛伊德所做的治疗分外之事构成了有力量的干预;把它们排除在理论之外必然会招致错误。

我写这本书的目的是,提出和阐释一种心理治疗的方法——一

种理论结构以及从这种理论中衍生出的一系列技术——这种方法将
为治疗中的很多额外处理提供一个框架。这种方法的名字叫做"存
在主义心理治疗",我很难给它下一个简明的定义,因为存在主义倾
向的基石就不是实证性的,而是深度直觉性的。我将以一个正式的
定义作为开始,然后,在整部书的其余部分里,我都将阐释这个定义:
存在主义心理治疗是一种动力性治疗方法,其焦点在于根植于个体
存在中的关怀。

我深信,绝大多数有经验的治疗师都会应用很多我即将描述的
存在主义思想,无论他们是否属于某些其他思想意识流派。比如,绝
大多数治疗师都意识到,对个人限制的理解常常可以促成重要的内
部观念发生变化,是关系导致治愈,病人因为选择而痛苦,治疗师必
须促成病人行动的"意愿",以及绝大多数病人都因为缺乏生活的意
义而饱受折磨。

但是存在主义的方法并不仅仅是治疗师无意中使用的一种迂回
的强调或暗示性的观点。在过去的几年中,当我就多种主题给治疗
师做讲座时,我曾经问道:"你们当中有谁自认为是存在主义倾向
的?"听众中有相当大的比例,一般来说超过半数以上,做出肯定性的
回答。但是当我问及这些治疗师"存在主义的方法是什么"时,他们
感到难于回答。治疗师描述任何治疗方法的语言都不够清晰简明;
但是,在所有的治疗词汇中,都没有比存在主义用词更含混晦涩的
了。治疗师从存在主义方法联想到一些术语,例如"真诚可信"、"对
峙"、"责任"、"选择"、"人性"、"自我实现"、"中心化"、"萨特主义"和
"海德格尔主义",这些术语本质上并不严密,而表面上也毫无关联。
另外,很多精神卫生专业人士长期以来都把存在主义看作是一种混
合的、"软性的"、非理性且浪漫主义的取向,而并不是一种"方法",认
为它为即兴创造提供某种许可,允许未经训练、头脑混乱的治疗师
"自己乱来"。我要指出的是,上述结论是毫无根据的,存在主义的方
法是一种宝贵的、有效的心理治疗范式,像任何其他疗法一样理性、
连贯并且系统。

6 # 存在主义治疗：一种动力性心理治疗

存在主义心理治疗是动力性心理治疗的一种形式。"动力性"是一个在精神卫生领域经常使用的术语——例如"心理动力学"；要想理解存在主义的这一基本特征，弄清楚动力性治疗的含义是非常必要的。"动力性"既有世俗的含义，也有专门的技术性含义。"动力性"（源自希腊语中"*dunasthi*"一词，意思是"有力量或者权力"）的世俗含义，使人想起能量以及运动["有活力的（dynamic）"足球运动员或政治家、"发电机（dynamo）"、"炸药（dynamite）"]；但这并不是它的技术性含义。如果这就是技术性含义的话，还会有哪个治疗师承认自己是非动力取向的——也就是说，缓慢、迟钝、呆滞、惰性？不对，这个术语在此具有特殊的技术性含义，包含了"力量"这个概念。弗洛伊德在理解人类方面的主要贡献就是他关于心理功能的动力性模型——这个模型假设，在个体的内部具有冲突性的力量，无论是适应性的还是心理病理性的思想、情感和行为，都是这些力量冲突的产物。而且——这一点很重要——这些力量存在于意识的不同层面，事实上，有些是完全无意识的。

所以，个体的心理动力学包括了在其内部运转的多种无意识和意识的力量、动机以及恐惧。动力性心理治疗就是以这个心理功能动力性模型为基础的治疗。

到目前为止，一切顺利。就像我将要描述的那样，存在主义治疗很符合动力性治疗的分类。但是如果我们提问，哪些力量（还有恐惧和动机）处于冲突之中？内在意识和无意识之间斗争的内容是什么？就是在这个关键点上，存在主义治疗与其他动力性治疗分道扬镳。关于在个体内部相互作用的驱力，动机和恐惧，存在主义治疗有完全不同的观点，因此，与其他疗法迥然不同。

对临床心理治疗师来说，把病人最深层的内部冲突精确识别出来极为不易,他们很少有机会观察到根本冲突的原始形式。取而代之的是,病人根本性的担忧被深深掩埋,表面是一层又一层的压抑、否认、置换以及象征。临床研究者必须与一幅盘根错节的临床景象做斗争。要确定根本冲突,必须使用多种方法——深度的反思、梦、噩梦、深奥体验和内省的闪现、精神错乱的言辞以及对儿童的研究。我将会在适当的时候探讨这些方法,但现在,我要提纲挈领地做一综述,通过对比弗洛伊德学派、新弗洛伊德学派和存在主义关于个体内心基本冲突的看法,来说明存在主义在心理动力学中的观点。

弗洛伊德派心理动力学

按照弗洛伊德的观点,儿童被本能的力量所支配,这些力量是与生俱来的,好像蕨类植物一样,按照性心理发展的周期逐渐蔓延开来。个体面临的冲突有多个层面:两种对立的本能(自我本能和力比多本能,或者像在后期理论中的叫法,性本能和死本能);本能与环境要求的冲突,后来,本能与内化了的环境要求相冲突——也就是与超我相冲突;儿童被迫要协调即刻满足的内部压力与要求延迟满足的现实原则。为本能所驱动的个体就这样处于与这个世界的争战之中,因为这个世界阻碍着与生俱来的攻击欲望和性欲望的满足。

新弗洛伊德派(人际关系学派)心理动力学

新弗洛伊德派——特别是哈利·斯塔克·沙利文、卡伦·霍妮以及埃里希·弗洛姆——提出了另外一种关于个体基本冲突的观点。儿童不是被本能驱动并预先被设定好程序的,成为一个什么样的人,除了像气质和活动水平这类内在的中性品质之外,完全受文化和人际环境的影响。儿童的基本需求是寻求安全——寻求人际接纳和赞许，所以，与提供安全的重要成人互动的性质决定了他们＊的性格结构。儿童尽管不是被本能所推动的，但仍具有巨大的内在能量、好奇心、身体的无邪、与生俱来的成长潜力，以及排他性地占有所爱成人的愿望。这些品质并不总是与周围重要成人的要求相一致，而核心的冲突存在于这些自然的成长倾向以及儿童对安全和赞赏的需要之间。如果儿童不够幸运，其父母本身就陷于神经症性挣扎之中，那么父母既不能提供安全，也不能鼓励自主性成长，于是严重的冲突就会接踵而来。在这样斗争中，为了寻求安全，成长总要做出让步。

存在主义心理动力学

存在主义观点强调一种不同类型的基本冲突：既不是与被压抑的本能抗争之间的冲突，也不是与内化了的成人之间的冲突，而是，在个体面对存在的既定事实时引发出来的冲突。而我所说的存在的"既定事实"，意指某些终极关怀、某些人之所以为人的必然特质。

怎样发现这些既定事实的性质？在某种意义上来说，这个任务并不困难。方法就是深度的个人反思。条件很简单：从充斥着我们每个人经验世界的日常琐事中抽离出来，给自己以独处、沉默、时间以及自由。如果我们能够清除或者"囊括"日常生活，如果我们对于自己在世界上的"处境"，对于我们的存在、我们的界限、我们的潜力进行深刻的反思，如果我们深入到所有层面的最底层，我们必然会面对存在的既定事实，面对"深度结构"，我之后将称之为"终极关怀"。这些反思过程常常为某些紧急体验所催化。这些常被称作"边缘"或

＊ 全书中我都在尽量避免使用带有男性主义色彩的语言。但是因为语言习俗总是滞后于社会的发展，所以我也并不能总是做到这一点。〔原文用 his or her(他的或她的)指称男性儿童和女性儿童；下文也有多处用 he/she(他/她)指称男性和女性。作者如此行文是为了避免男性主义的色彩。译者依上下文做了处理，并没有照译为"他/她"、"他的/她的"。——译注〕

者"临界"状态,包括如下体验:面对自己的死亡、面临某些重大不可逆转的决定或者某些深具意义的图式在眼前坍塌。

本书涉及四个终极关怀:死亡、自由、孤独和无意义。个体与这些生命真相的正面交锋,构成了存在主义动力性冲突的内容。

死亡。最显而易见的、最容易理解的终极关怀就是死亡。我们现在存在,但是总有一天,这种存在会终止。死亡将如期而至,没有逃脱之路。这是一个恐怖的真相,能引发我们巨大的恐惧。用斯宾诺莎 * 的话来说,"每一事物都在尽力维持自身的存在";[3] 而存在的一个核心冲突就是,对死亡必然性的意识与继续生存下去的愿望之间的张力。

自由。另一个相对来说不太容易理解的终极关怀是自由。一般来说我们都认为自由是一个毋庸置疑的积极概念。有史以来,人类不是一直在渴望并为自由而奋斗吗?然而从终极层面来看,自由是与忧惧偶联在一起的。在存在的意义上,"自由"意味着外部结构的空白。与日常经验相反的是,人类并不是进入(和离开)一个拥有内在设计、高度结构化的宇宙。实际上,个体对他自己的世界、生活设计、选择以及行为负有全部责任——也就是说,个体是自己世界的创造者。"自由"在这种含义上,带有一种可怕的暗示:它意味着在我们所站立的地方并不坚实——什么都没有,是空的,无底深渊。所以,存在主义一个关键的动力性冲突就是,我们无根基的处境与我们对根基与结构的渴望之间的冲突。

存在性孤独。第三个终极关怀是孤独——不是伴随着寂寞的人际性孤独,也不是个人内心的孤独(与自身的其他部分隔离),而是一种根本性孤独——既与生命隔绝,也与世界隔绝——隔绝在所有其他孤独之下。无论我们之间变得有多么亲密无间,仍然存在一个最终无法逾越的鸿沟;我们每个人都是独自一人进入这种存在,同时也注定要独自离开。一方面是我们对自身绝对孤独的意识,另一方面

---

　　* 1632—1677,荷兰唯物主义哲学家。——译注

是对接触、保护的渴望，以及成为一个更大整体的一部分的愿望，存在性冲突就是这两个方面之间的张力。

无意义。第四个终极关怀或存在的既定事实是无意义。如果我们注定得死，如果我们构建我们自己的世界，如果每一个人最终都是独自一人身处于一个无关紧要的世界之中，那么生命有什么意义？我们为什么要活着？我们应该怎样活着？如果并不存在为我们预先设计的蓝图，那么我们每个人就必须构建自己的生命意义。然而，一个人自己创造出来的意义能否坚强到令其能容忍生活？人类这种寻找意义的生物，却被投入到本身毫无意义的宇宙之中，于是，存在的动力性冲突便从进退维谷的境地中滋生出来。

存在主义心理动力学：普遍特征

所以，"存在主义心理动力学"是指这四种既定事实，这些终极关怀，以及由它们而产生的意识和无意识的恐惧和动机。动力性的存在主义方法保留了弗洛伊德所概括的基本动力性结构，但是从根本上替换了内容。旧有的公式是：

$$驱力 \longrightarrow 焦虑 \longrightarrow 防御机制 *$$

被替换为：

$$对终极关怀的觉察 \longrightarrow 焦虑 \longrightarrow 防御机制 **$$

---

* 此处的焦虑是一个危险的信号——也就是说，如果内部的驱力被允许自由地支配，有机体就会有危险，因为自我会被淹没，而现实的惩罚（阉割—遗弃）必然发生；防御机制限制了直接的驱力满足，但是给予了间接的表达——也即以置换、升华或者象征的形式。

** 此处的焦虑源自对死亡、自由、孤独和无意义的恐惧，而防御机制有两种类型：（1）传统的防御机制，已经被弗洛伊德、安娜·弗洛伊德[4]以及沙利文[5]描述得非常详尽，它们普遍地防御着个体的焦虑，无论其来源；（2）特殊的防御，此类防御较少被讨论，它们是为了特殊的功能而出现的，目的是应对每一个基本的存在性恐惧。

两个公式都假定焦虑是心理病理的推动力；假定某些意识和无意识的精神操作，是为了处理焦虑而发展起来的；假定这些精神操作（防御机制）构成了心理病理；还假定尽管防御机制提供了安全，但它们也总是限制了成长和体验。两种动力学方法的主要不同在于，弗洛伊德的公式在顺序上始于"驱力"，而存在主义的框架始于觉察和恐惧。奥托·兰克早就说过，[6] 如果治疗师把人视为怀有恐惧和痛苦的生命，而不是一个受本能驱动的生命的话，那么他在治疗上将拥有更好的着力点。

这四个终极关怀——死亡、自由、孤独和无意义——构成了存在主义心理动力学的主体。它们在个体心理结构的每一个层面都扮演着格外重要的角色，并且与临床工作密切相关。它们还提供了一个核心的组织原则；本书的四个部分将依次聚焦于每一个终极关怀，并探索其哲学、心理学以及临床意义。

存在主义心理动力学：深层问题

存在主义动力学与弗洛伊德及新弗洛伊德学派的动力学之间，还有另外一个主要差异，即对"深层"的定义。对于弗洛伊德来说，探索总是意味着挖掘。他带着考古学家般的谨慎和耐心，刮掉心灵的很多层面，一直达到根本冲突的那一层基岩，那里是个体生命中最早期事件的心理残余。最深层的冲突意味着最早的冲突。所以，弗洛伊德的心理动力学是以发展为基础的，而"根本"或者"原始"应该按照时间顺序来理解：都是"最初"的同义词。因此，举例来说，焦虑的"根本"来源被认为是最早的性心理灾难：分离和阉割。

存在主义动力学并未执着于发展模型。人们没有理由认为"根本的"（也就是重要的、基本的）和"最初的"（也就是按时间顺序最早的）是同样的概念。要从存在主义的观点做深层的探索，并不意味着探索过去；而是，意味着拂拭掉日常的担忧，深刻地思索个人的存在处境。这意味着跳出时间之外来思索,思索我们的双脚与立足之处之间的关系,思索我们的意识与周围空间之间的关系。这并非意味着思考我们以何种方式成为现今的样子,而是思考我们到底是什么样子。过去——也就是我们对过去的记忆——作为我们当前存在的一部分是重要的,也对我们当前面对终极关怀的模式有所贡献;但是就像我稍后会讨论的那样,这并不是治疗性探索中最有获益的部分。"未来变成现在"是存在主义治疗的首要时态。

这种分野并不意味着不可以从一个发展性的框架探索存在性因素(事实上,第三章就深入探究了儿童死亡观念的发展);但它确实意味着,当有人问到"在这个时候,在我的生命的最深层,恐惧的最根本来源是什么",此时与发展性的问题关系并不密切。尽管不可否认个体最早期经验在其生活中的重要性,但这些经验并不能为这个根本性问题提供答案。事实上,早年生活的残余造成了一种生物性的稳定状态,致使这个答案模糊不清。这个问题的答案是人人相似的。这个答案超越了任何个体的个人生活史。这是一个适用于所有人的答案:它属于人类在这个世界上的"处境"。

发展性的、动力性的、分析性的模型和即刻的、非回顾性的、存在性的模型,二者之间的差别不仅仅是理论方面的差异:像我将要在后面章节中讨论的那样,它对于治疗师的技术方面同样具有深远的含义。

存在主义取向:陌生却又似曾相识

对于临床工作者来说,我要呈现的有关终极关怀的大量资料看起来都有些陌生,但是又以一种奇怪的方式似曾相识。这些资料之所以显得陌生,是因为存在主义取向超越了一般分类,以一种新的方式聚类临床观察。即使我避免使用专业哲学术语,而使用常见用词来描述存在主义概念,临床医师仍会发现这些语言是与心理学迥异的。心理治疗词典中哪里有诸如"选择"、"责任"、"自由"、"存在性孤独"、"必死性"、"生活的目的"、"意志"这类词条呢？当我在这些领域中检索此类文献时，医学图书馆的计算机发出吃吃窃笑。

但临床工作者又会对很多资料感到熟悉。我相信，有经验的临床医师常常在暗含存在主义的框架下进行工作："在骨子里"理解病人的存在关怀并且据此进行反应。这种反应就是我前文所说的关键"添加料"。本书的一个主要任务就是转换治疗师的注意焦点，仔细地专注于这些重大的关怀以及在正式治疗外围所发生的治疗性交流，并给予它们应有的地位——治疗舞台的中央。

另外一个熟悉点是，自从人类以文字记录思想，人们就承认并讨论主要的存在关怀，它们的首要性一直被哲学家、神学家和诗人们所认可。这一事实可能冒犯了我们对现代主义的自豪感，违背了事物总是螺旋上升的感觉；但是从另外一个角度来看，那些最智慧、最有思想的人们已经开辟出一条悠久的道路，我们可以安心地沿着这条道路回到过去。

恐惧的存在性来源也令人感到熟悉，它们是治疗师作为普通人的体验，而决不仅仅是心理上有困扰的个体所独有的经验。我会反复强调，它们是人类处境的一部分。那么有人可能会问，心理病理学 * 的理论能够建立在每个人都能体验到的因素上吗？答案当然是，每个人都是以高度个人化的方式去体验人类处境的压力。在这一点上，存在主义模型与其他理论毫无二致。每个个体都会经历特定的发展阶段，而每个阶段都会伴随特定的焦虑。每个人都经历俄狄浦斯冲突、令人困扰的攻击和性欲感觉的浮现、阉割焦虑（至少对于男性来说是这样）、个体化和分离的痛苦，还有许多其他严峻的发展性挑战。唯一一个没有建立在普遍经验因素上的心理病理模型是基于急性创伤的模型。然而，创伤性神经症很罕见。绝大多数病人

---

　　* 我在此处和本书其他部分所谈的心理病理，都是指心理困扰，而不是基于生物化学因素造成的严重精神疾病。

是在不同程度上体验到属于人类经验一部分的压力。

事实上,只有人类痛苦的普遍性,才能说明病态心理无处不在这一常见言论。举一个这类言论的例子,安德烈·马尔罗*有一次问一位听取了十五年忏悔的教区牧师,他对人性的看法是什么。牧师回答说:"首先,人们比我们所认为的要不快乐得多……而一个基本事实是,不存在成熟的人这回事。"[7]往往只是外部环境导致一个人(而不是另一个人)被贴上病人的标签,例如财力、是否有心理治疗师、个人和文化对治疗的态度,或是专业的选择——大部分心理治疗师自己也接受心理治疗。压力的普遍存在,是学者在试图定义并描述"正常"时遇到此类困难的主要原因之一:正常和病态之间的差异在于量的程度,而非质的不同。

与证据最为吻合的心理病理学模型很类似于当代的躯体医学模型,后者认为传染病并不仅仅是细菌或病毒侵入没有防御的躯体所造成的结果,而是有害的病原和宿主抵抗力之间失衡的结果。换句话说,有害的病原一直都存在于身体之中——就好像所有个体都必然面临与生活密不可分的压力一样。个体是否会出现临床疾病,有赖于其身体对病原的抵抗力(也就是诸如免疫系统、营养、疲劳等因素):当抵抗力下降时,即使病原的毒性和活力并没有改变,还是会产生疾病。因此,人类所有个体都处在困境之中,只是有些人对应对困境无能为力:心理病理不仅仅有赖于压力存在与否,还有赖于无所不在的压力与个体防御机制之间的交互作用。

有人声称治疗中根本不会出现终极的存在性关怀。这完全是治疗师选择性忽视的结果:调到适当频道的聆听者就会得到详尽丰富的资料。然而,治疗师也可能会选择不去注意这些终极关怀,因为这是普遍存在的经验,所以他们认为探讨这些问题不会得到任何有建设性的结果。事实上,在临床工作中,我常常发现一旦开始讨论存在性关怀,治疗师和病人都会在片刻之间变得充满活力;可是讨论很快

---

* 1901—1976,法国作家、评论家。——译注

就变得杂乱无章,而治疗师和病人似乎心照不宣地说:"生活就是如此,不是吗?! 让我们继续讨论神经症的话题吧,谈点我们能做点什么的事情!"

还有些治疗师改变方向,不处理存在性关怀,并不只是因为这些关怀的普遍存在,还因为他们本身就太害怕而不敢面对。毕竟,神经症患者(治疗师亦然)就算不加上诸如死亡、无意义这类的主题,也已经有足够多的事情要忧虑了。这种治疗师相信最好忽略存在的议题,因为要处理生命中无情的存在事实,只有两种方法——对真相感到焦虑,或是否认——而两者都令人不快。塞万提斯借着不朽的堂吉诃德之口说出这个问题:"你要做疯狂的智者,还是健全的蠢货?"

存在主义的治疗立场拒绝这种两难,我将在后面的章节尝试证明这一点。智慧并不会导致疯狂,而否认也不会使人健全:面对存在的既定事实虽然痛苦,但最终会获得治愈。好的治疗工作一向会在现实检验之外加上对个人启迪的求索;决定避开现实和真相的某些特定方面的治疗师,相当于站在不牢靠的基础上。托马斯·哈代*说:"如果有变得更好的方法,就是彻底看一看最坏的情形。"[8]这句话对我将要描述的治疗方法是个很好的写照。

存在主义心理治疗的领域

存在主义心理治疗就像是一个无家可归的流浪儿。它其实并不真正"属于"任何地方。它没有自己的家园,没有的正式的学派,没有机构组织;它也不受更为学术化的邻居们欢迎。它没有正式的学会,没有健全的期刊(少数孱弱的后代在年幼时就夭亡了),没有稳定的家庭,没有家长。然而,它确实有一个宗谱,有几个疏散的亲戚,还有一些家族友人,有些在故乡,有些在美国。

---

* 1840—1928,英国诗人、小说家。——译注

存在主义哲学:故乡

　　主要的当代哲学百科全书在谈到存在主义哲学时,就开宗明义地说:"存在主义很难被定义。"[9]大部分参考文献也是以类似的方式开始,并强调说,两位同被界定为"存在主义"的哲学家,可能会在每一个基点上都不同意对方的看法(除了他们对这一界定都感到反感)。大部分哲学教科书解决定义问题的方式是,罗列出许多和存在15 有关的主题(例如:存在、选择、自由、死亡、孤独、荒谬),并声称存在主义哲学家就是致力于探讨这些主题的人(当然,我也是用这种策略来辨识存在主义心理治疗领域的)。

　　哲学中有一种存在主义的"传统",还有一个正式的存在主义哲学"学派"。存在主义传统显然是永恒的。哪一位伟大的思想家不曾在工作和生活的某一个时期,将注意力转移到生命和死亡的议题上?然而,正式的存在主义哲学学派却有明确的起始点,有人追溯到1834 年的某个周日下午,一位年轻的丹麦人坐在咖啡馆抽雪茄,沉思着一个事实:自己会逐渐老去,却还未对世界产生过任何贡献。他想到很多成功的朋友:

> ……这个时代的恩主,知道如何通过让生活越来越容易,而使人类获益。有人发明铁路,有人发明公车和汽船,有人发明电报,还有人把所有值得掌握的知识整理成容易理解的纲要和简短的手册,最后,时代真正的恩主系统地精减了人类的思想。[10]

　　雪茄抽完了。这个名叫索伦·祁克果的丹麦年轻人又点燃了一根雪茄,继续沉思。突然间,他的脑海中闪过这样一个念头:

> 你必须做点什么,但基于你有限的能力,不可能再使任何事情变得更容易,你必须以和他人相同的人道主义热忱,努力使某

件事变得更困难。[11]

他的推论是，当所有人都联合起来使每件事都变得更容易时，就有过度简化的危险。也许需要有人使事情再度变得困难起来。他发现了自己的使命：寻找困难——好像一位新生的苏格拉底一样。[12]那么是哪些困难呢？要找出来并不难。他只需要想一想自己的存在处境、他自己的恐惧、他的选择、他的可能性和限制。

祁克果将短短的余生投入到对自身存在处境的探索中，在1840年代发表了几本重要的存在主义专著。他的文章多年来都没有被翻译成其他文字，所以影响也有限；直到第一次世界大战后，才找到肥沃的土壤，由马丁·海德格尔和卡尔·雅思贝尔斯开始浇灌。

存在主义治疗与存在主义哲学学派的关系，很像临床药物治疗 16
与生物化学研究之间的关系。我在本书会常常利用哲学研究来阐释、证实或说明临床议题；但我的意图不是要全面地讨论存在主义哲学中的任何哲学家或主要宗旨（这也不是我的学术研究范畴）。本书是为临床工作者而写的，我的目的是使它对临床工作有用。我对哲学的涉足将是简短而务实的；我会把自己限定在对临床工作有效用的范围之内。如果有哪位专业哲学家把我比喻成攫取了宝石却丢弃精美贵重底座的北欧海盗，我也不会见怪。

由于绝大部分心理治疗师所接受的教育并不包括或不强调哲学的部分，所以我假定读者没有任何哲学基础。当我要引用哲学文本时，会尝试用直截了当、没有专业术语的方式来使用——顺带提一下，这个任务并不容易，因为专业存在主义哲学家在使用混乱而复杂的语言方面，甚至要超过精神分析理论家。这个领域中最重要的哲学文本就是海德格尔的《存在与时间》，这本书毋庸置疑是模糊语言的冠军。

我一直不理解为什么要使用令人费解、深奥难懂的语言。存在主义的基本概念本身既不复杂，也不需要解码或一丝不苟的分析。每个人在一生中的某个时间，都会进入"沉思"，并与存在的终极关怀发生联系。真正需要的并不是正式的说明：哲学家和治疗师的任务是解除潜抑,使人重新认识自己从一开始就知道的事情。正是基于这个理由,许多重要的存在主义思想家(例如让—保罗·萨特、阿尔贝·加缪、米格尔·德·乌纳穆诺、马丁·布伯),都比较喜欢以文学来阐述,而不是正式的哲学论证。最重要的是哲学家和治疗师都必须鼓励人向内心看,关注自身的存在处境。

存在主义精神分析:故国的亲戚

很多欧洲精神科医师对弗洛伊德精神分析取向的许多基本信条提出异议。他们反对弗洛伊德的心理功能模型,也反对他从自然科 17 学借用能量守恒的图式来理解人类,认为这种取向会导致以不充分的观点来看待人类。他们主张,如果用一个图式来解释所有个体,就会忽略特殊个体的独特经验。他们还反对弗洛伊德的还原论(即把所有人类行为都追溯为少数几个基本的驱力)、唯物论(即从较低等的角度来解释更高级的范畴)和决定论(即相信所有心理活动都是由已经存在的可确定因素所造成的)。

不同的存在主义精神分析师都同意一项基本程序要点:精神分析师必须从现象学的角度来处理病人;也就是说,必须进入病人的经验世界,倾听那个世界的现象,不带有会歪曲认识的预先假设。路德维格·宾斯旺格是最著名的存在主义精神分析师之一,他说:"不止有一种时空,有多少个主体就有多少个时空。"[13]

除了反对弗洛伊德的机械论和决定论心理模型以及在治疗中对现象学取向的假定之外,存在主义精神分析师之间并没有什么共识,也从未被视为已凝聚成思想体系的一个学派。美国心理治疗社团原本完全不知晓这些思想家,其中包括路德维格·宾斯旺格、梅拉尔·鲍斯、尤金·明考斯基、格布萨特尔、罗兰·库恩、卡罗素、布坦迪克、巴利和维克多·弗兰克尔,直到1958年罗洛·梅发表了极具影响力的著作《存在》(*Existence*)——特别是他的引言[14]——才把这些人的工作引介到美国。

　　然而,令人吃惊的是,在罗洛·梅的著作出版二十多年后的今天,这些重要人物对美国心理治疗实践竟然几乎没有什么影响力。他们并不比家族相簿上褪色而陌生的脸孔更有意义。这种忽略一方面是出于语言障碍:除了宾斯旺格、鲍斯和弗兰克尔的少量著作以外,这些哲学家的著作很少被翻译成英文。不过最主要的原因还是在于他们的著作过于深奥,植根于欧陆哲学的世界观,与美国人在治疗中的实用主义传统大相径庭。所以,对于我想要探讨的存在主义治疗取向来说,欧洲的存在主义精神分析师就像分散的、失去联系的亲戚一样。除了非常务实的思想家弗兰克尔(他的著作大多已被译成英文)以外,我在本书中很少引用他们的观点。

人本主义心理学家:浮华的美国亲戚

　　欧洲存在主义精神分析风潮的兴起,一方面源于将哲学概念应用到临床研究的渴望,另一方面则是对弗洛伊德模型的回应。一系列类似的运动在美国从 1950 年代末期开始酝酿,1960 年代时浮出水面并联合起来,到 1970 年代全面爆发。

　　学院式心理学在 1950 年代之前,一直由两个主要思想学派所主导。第一个——显然也是支配最久的——是科学的实证行为主义,第二个则是弗洛伊德学派的精神分析。第一个微弱的声音来自 1930 年代末期到 1940 年代的变态心理学家和社会心理学家,他们对在实验心理学壁垒中共存感到很不自在。逐渐地,一些人格心理学家(例如戈登·阿尔波特、亨利·默里、加德纳·墨菲,以及后来的乔治·凯利、亚伯拉罕·马斯洛、卡尔·罗杰斯和罗洛·梅)越来越不愿受限于行为主义和精神分析学派,他们认为这两个关于人类的思想体系取向,都排除了人之所以为人的一些重要特质——例如选择、价值、爱、创造力、自我觉察、人类潜能。1950 年,他们正式建立一个新的思想学派,称之为"人本主义心理学"。人本主义心理学有时被称为心理学(继行为主义和弗洛伊德精神分析学派之后)的"第三势力",逐渐成为健全的组织,会员数量滚雪球般增长,每年的大会都有数千名精神卫生专业人士参加。1961 年,美国人本主义心理学会创办《人本主义心理学刊》,编辑委员包括了如卡尔·罗杰斯、罗洛·梅、刘易斯·芒福德、库尔特·戈德斯坦、夏洛特·布勒、亚伯拉罕·马斯洛、奥尔德斯·赫胥黎和詹姆斯·布根塔尔等知名人物。

这个初出茅庐的组织做了一些界定自身的早期尝试,在 1962 年发表正式声明:

> 人本主义心理学主要关心的是人类的能力和潜能,这些方面在实证主义或行为主义理论以及经典精神分析理论中,缺少或没有系统性地位:例如爱、创造力、自我、成长、有机体、基本需要的满足、自我实现、高等价值、存在、成为、自发性、娱乐、幽默、情感、本然、温暖、自我超越、客观性、自主、责任、意义、公平竞争、超自然体验、心理健康,以及种种相关概念。[15]

1963 年,学会主席詹姆斯·布根塔尔提出五项基本假设:

1. 人大于其各部分的总和。(也就是说,不能通过对人部分功能的研究来了解人。)
2. 人存在于其人文环境中。(抛开人际体验,仅只研究部分功能不能了解人。)
3. 人具有觉察性。(一种心理学如果不承认人具有连贯而多层次的自我觉察,就无法了解人。)
4. 人具有选择力。(人并不是其存在的旁观者,他能创造自己的经验。)
5. 人具有意向性。(人指向未来;人有目的、价值和意义。)[16] *

———————————

* 此处的意向性不同于哲学对"意向性"的专业用法,后者是指意识总是指向某个客体的现象,也就是说,意识是指对某件事物的意识。——译注

这些早期宣言中的很多内容——反决定论,强调自由、选择、目的、价值、责任,致力于认识每一个体独一无二的经验世界——对于我在本书中呈现的存在主义参考框架非常重要。但美国人本主义心理学领域决不等同于欧洲的存在主义传统,二者所强调的重点有一个根本性差异。欧洲的存在主义传统一直强调人类的限制和存在的悲剧方面。之所以如此,可能是因为欧洲人更多受到地理和种族的限制,更频繁地面临战争、死亡和存在的不确定性。美国(及其孕育的人本主义心理学)则浸浴在开阔、乐观、无限视野和实用主义的时代精神中。因此,存在主义思潮引入美国的形式也被系统性地改变,每个基本信条都带有截然不同的新世界特色。欧洲的存在主义强调限制,强调面对并接受自己对不确定性和虚无的焦虑感。相反地,人本主义心理学家较少谈论限制和偶然性,而更多谈论潜能的发展;较少谈论接受,而更多谈论觉察;较少谈论焦虑,而更多谈论高峰体验与合一感;较少谈论生命的意义,而更多谈论自我实现;较少谈论分离和根本的孤独,而更多谈论我与你的相会。

1960 年代,反文化运动及其伴随的社会现象——比如言论自由运动、花派嬉皮、药物文化、人类潜能家、性爱革命——将人本主义心理学运动卷入漩涡。学会召开的会议很快就变成了各方各面的嘉年华会。人本主义心理学的大帐篷,如果没有什么其他原因的话,那么可以说是非常慷慨,很快就接纳了各种令人眼花缭乱的学派,这些学派彼此之间甚至用世界语都不能对话。完形治疗、超个人治疗、会心团体、全人医学、心理综合、苏菲派,还有许许多多学派都昂首阔步走上舞台。新风潮的价值取向对心理治疗具有重要意义。它强调享乐主义("只要感觉好,就去做")、反智主义(认为任何认知取向都是在"强暴心灵")、个人的满足("做自己的事"、"高峰经验")以及自我实现(人类完美性是绝大多数人本主义心理学家的共有信念。一个主要例外是出身于存在主义哲学传统的罗洛·梅)。

这些激增的风潮,特别是反智主义,很快就造成人本主义心理学与学术界的分裂。业已建立学术地位的人本主义心理学家对于这些同伴感到不安,因而逐渐脱离。弗里兹·珀尔斯本人绝非倡导纪律的人,但也对"到处是专家"、"任何事都可以"、"即刻感官觉察"等取向表示出很大忧虑,[17]最后,三位最初领导人本主义心理学的重要人物——罗洛·梅、罗杰斯和马斯洛——都对这种非理性的风潮感到非常无所适从,从而逐渐退出了积极领导者的地位。

所以,存在主义心理治疗和人本主义心理学有一份模糊的关系。二者共享很多基本信条,而许多人本主义心理学家也具有存在主义倾向。其中,马斯洛、珀尔斯、布根塔尔、布勒,特别是罗洛·梅,都会在本书中经常被引用。

人本主义精神分析师:家族友人

还有一群相关的人,我称之为"人本主义精神分析师",他们是从我所描述的谱系早期分裂出去的人。虽然他们从未自认为是同一宗派,可是他们的工作却彼此非常接近。这个群体中最主要的声音——奥托·兰克、卡伦·霍妮、埃里希·弗洛姆和赫尔姆斯·凯泽,都接受过欧洲弗洛伊德学派精神分析传统的训练,后来移民美国;除兰克之外,其余人都是在美国知识界完成了他们的主要贡献。他们都反对弗洛伊德关于人类行为的本能支配模型,各自提出了重要的修正。虽然每一位的工作范围都很广泛,可是各自都有一段时间把注意力放在存在主义治疗的某个方面。兰克的贡献被后来的诠释者欧内斯特·贝克发扬光大,他强调意志和死亡焦虑的重要性;霍妮认为未来扮演着行为影响者的关键角色(个体的动机来自意图、理想和目标,而不是由过去的事件所塑造和决定的);弗洛姆生动地阐明自由在行为中所起到的作用及其所造成的恐惧;而凯泽则处理责任和孤独的议题。

除了这些主要的哲学家、人本主义心理学家和人本取向的精神分析师之外,存在主义治疗的谱系还包括另一个重要的构成部分,就是伟大的作家,他们探索并阐述存在的议题,不输专业同道。所以,陀思妥耶夫斯基、托尔斯泰、卡夫卡、萨特、加缪，还有其他著名大师的声音，都会在本书中经常出现。正如弗洛伊德在《梦的解析》中讨论俄狄浦斯情结时指出的那样，[18]伟大的文学作品之所以能流传下来，是因为读者心中会有某些东西跳出来，拥抱书中的真理。虚构人物的真理令我们感动，因为那是我们自己的真理。此外，伟大的文学作品还教会我们认识自己，因为这些作品真实尖锐，就像任何临床资料一样真实：伟大小说家的人格，无论如何分裂在书中多个人物之间，终究都会完整流露出来。桑顿·怀尔德*曾写道："如果伊丽莎白女王、腓特烈大帝或欧内斯特·海明威阅读自己的传记，他们会高呼：'啊！我的秘密并没有泄露！'可是，如果娜塔莎·罗斯托夫阅读《战争与和平》，她会用双手捂住脸尖叫：'他怎么会知道？他怎么会知道？'"[19]

存在主义治疗与学术界

我先前把存在主义治疗比作无家可归的流浪汉，无法进入更高的学术界。由于缺少来自精神病学和心理学界的学术支持，存在主义治疗受到了重大影响。因为主流学术机构掌控所有能影响临床学科发展的重要资源：临床医师和学者的训练、研究基金、执照认证以及学术刊物的出版。

值得花点时间想一想，为什么存在取向会如此受到学术体制的孤立？答案主要在于知识根据的问题——也就是说，我们怎么知道自己知道了什么？根植于实证主义传统的学术精神病学和心理学将实证性研究视为验证知识的方法。

想一想典型的学者生涯（我所说的不只是出于观察，也是出于我自己二十多年的学术生涯）：年轻的讲师或助教是因为展示出实证研

---

*　1897—1975，美国小说家、剧作家。——译注

究的才能和动机而被雇佣,之后因为周密而系统开展的研究而得到奖励和晋升。至关重要的终身职位也是根据发表在科学期刊上的实证研究数量来决定的。其他因素,诸如教学技能、非实证性的著述、选文、论文,显然都是次要的考量。

学者要想在存在性议题上进行实证调查并开拓学术生涯,是非常困难的。因为存在主义治疗的基本信条对于实证研究来说往往不适用、不恰当。例如,实证研究方法要求研究者把复杂的有机体拆解成多个部分,每一个部分必须单纯到足以进行实证研究。可是这种基本原则否认了存在的基本原理。维克多·弗兰克尔讲过一则故事,可以说明这种情形。[20]

两个邻居发生了激烈争执。其中一位宣称对方的猫吃了他的黄油,所以要求赔偿。由于无法解决这个问题,两人把被告的猫带去找村里的智者,请他评判。智者问原告说:"猫吃了多少黄油?"他回答:"十磅。"智者把这只猫放到秤盘上。哎呀,看看!它的重量刚好十磅。智者宣布道:"怪哉怪哉!我们找到黄油了,可是猫在哪儿呢?"

猫在哪儿呢?所有部分放在一起,并不能重新建构出生命。人本主义的一个信条就是"人大于部分的总和"。不论我们再怎么周密地了解心灵的各个组成部分——例如意识和潜意识,超我、自我和本我——我们还是无法理解最重要的生命机体,就是拥有潜意识(或超我、本我、自我)的这个人本身。此外,实证取向无法帮助人了解这一心理结构对拥有它的这个人的意义。意义永远无法通过研究组成部分而获得,因为意义并不是什么原因造成的;它是由高于其所有部分的这个人所创造出来的。

可是,实证研究对存在主义治疗而言有一个甚至比"猫在哪儿"更基本的问题。罗洛·梅在界定存在主义时曾暗示过这个问题,他的界定是:"存在主义在了解人类时,尽力避免采用主体与客体的二分法。这种二分法在文艺复兴之后不久便困扰西方的思想与科学。"[21]让我们仔细看一下这个"主体与客体二分法"。存在主义立场挑战了传统的笛卡尔式世界观,后者是由客体和感知这些客体的主体所构成。显然,这正是科学方法的基本前提:客体具备有限的性质,可以通过客观研究来了解。存在主义立场则越过主体—客体的分割,不把人看作是可以在适当环境下感知外在现实的主体,而将人视为参与建构现实的觉察者。为了强调这一点,海德格尔总是谈到人类是"此在"(dasein),da 意为"那里",指的是人在那里、是一个被组成的客体("经验自我")这一事实,但此人同时也组成了世界("先验自我")。"此在"的人既赋予事物意义,又同时感知这意义。所以每一个"此在"的人组成了自己的世界;以相同的标准工具来研究所有人类,好像他们居住在相同的客观世界,无异于在观察中犯下了严重的错误。

然而,我们必须牢记心理治疗实证研究的局限并不仅限于存在主义取向的治疗;只是这些局限在存在主义取向中更为清晰可见。只要治疗是一种个人的深层经验,对任何思想体系的心理治疗进行实证研究就都会包含偏差,价值有限。众所周知,心理治疗的研究在其三十年的历史中对治疗实践几乎没有产生什么影响。事实上,正如实证心理治疗研究之父卡尔·罗杰斯的憾言,甚至研究心理治疗的人自己都没有认真看待研究结果,并因此改变他们的心理治疗方法。[22]

还有一个共识,绝大部分临床工作者一旦完成论文或是得到终身职位,就不再做实证研究。如果实证研究是寻找真理、认识真理的有效方法,为何心理学家和精神科医师在完成学术规定之后,就把随机数表束之高阁了呢?我认为,这是因为当临床工作者真正成熟后,往往逐渐体会到在心理治疗实证研究中存有很多令人难以置信的固有问题。

我个人的经验可以作为一个例证。几年前,我和两位同事进行一项关于会心团体的过程与结果的大型研究项目,我们把结果出版成一本书,题为《会心团体:最初的事实》(*Encounter Groups: First Facts*),[23]立刻获得临床工作精确基准的美誉,同时也遭到许多人本 24

主义心理学家的抨击。事实上,前述的《人本主义心理学刊》有一期就专门针对我们的工作提出了犀利批评。我的两位同事对这些批评进行了强健有力的答辩,但我决定不这样做。原因之一是我当时完全沉浸于本书的写作。而在我内心更深处也怀疑这项研究的意义——并不是出于公众所批评的理由,而是另有原因:我无法相信我们高度技术化、计算机化的统计方法足以如实描绘被试的真实经验。这项研究在方法学上的一个主要结论[24]特别令我感到困扰,我们运用了大量心理学工具来评估每一位会心团体成员有多少改变,以好几种不同的视角来测量结果:(1)被试本人的视角;(2)团体带领者的视角;(3)团体其他成员的视角;(4)被试社会网络的视角。这四种视角对改变的看法彼此之间的相关性竟然是零! 换句话说,关于有谁发生了改变、改变了多少,不同信息来源之间完全没有交集。

当然了,有许多统计方法可以"处理"这种结果。可是,一项不变的事实是,结果评估高度依赖于、取决于信息的来源。这个研究项目的问题还不止这一点,它还使我们进而怀疑每一个心理治疗研究的结果。研究者运用越多的方法来评估结果时,就会发现越不能确定自己的研究结果!

研究者如何处理这个问题呢? 一种方法是通过减少提问、依靠单一数据来源来提高信度;另一种常见方法是避开主观的"软"标准,只测量客观标准,比如酒精的消耗量、配偶在特定时段内插嘴的次数、食物的咀嚼次数、皮电反应的程度,或是观看裸体照片时阴茎胀大的尺寸。可是当研究者试图测量重要的因素,例如爱人或照顾别人的能力、对生活的热情、决断力、宽宏大量、旺盛精力、自主性、自发性、幽默感、勇气或是对生活的投入时,就要倒霉了。一次又一次,心理治疗的研究会遭遇生命的一个基本事实:结果的精确度与研究变量的肤浅程度成正比。多么奇怪的一个学科!

还有什么其他选择呢? 了解另一个个体内心世界的正确方法是"现象学"的方法,直接去看现象本身,不以"标准化"工具和前提假设来与他人相会。必须尽可能"包围住"自己的世界观,进入他人的经验世界。这种认识另一个人的方式在心理治疗中非常可行：每一位好的治疗师都努力以这种方式与病人产生联系，这就是共情、在场、真诚倾听、不带评判地接纳，或用罗洛·梅的话来说，就是"训练有素的纯真"态度。[25]存在主义治疗师总是主张治疗师要了解病人的私密世界，而不是把焦点放在病人以什么方式偏离"常模"。但这种现象学方法从概念上来说是无法实证的，这会给努力达到高度科学标准的研究者带来庞大而迄今无法解决的问题。

尽管存在上述欠缺，专业训练却要求我考察涉及以下四项存在主义基本问题的现有研究：死亡、自由、孤独、无意义。细致的研究自然也为几个重要问题的探索带来了启发。比如，研究可以告诉我们病人是否经常明显地关注存在性议题，还有治疗师是否经常意识到这些关注。

由于许多存在的主题从未被研究者明确研究过，所以我将可能包含这个议题的研究纳入考虑范围。例如，第六章讨论到"控制点"的研究，因为这个研究和责任与意志有关。

由于前述原因，有些主题无法进行实证研究。研究者因此抽取出更能够进行研究的部分。例如我们看到，有很多"死亡焦虑"的量表用来研究恐惧现象，可又因为过于肤浅并且是基于常模的方法，因此不能提供什么启发。我想到一个关于某人在黑夜寻找钥匙的故事，他不是在遗失钥匙的暗巷寻找，却到较亮的街灯下寻找。对这一类只考察了部分问题的研究，我在引用时会附加上适当的警示。

还有一些领域的知识必须依靠直觉。某些存在的真理是如此清晰可靠，根本就不需要逻辑论据或用实证研究证明。据说，神经心理学家卡尔·拉什利曾评论道："如果你要教一只猎犬拉小提琴，并不需要弦乐四重奏才能证明。"

我试图以清晰易懂、避免专业术语的方式来写这本书，好让非专业读者也能理解。可是，我设定的基本读者群是心理治疗方面的学生和从业人员。要注意的一点是，虽然我假定读者并没有受过正式的哲学教育，但仍假定读者具有一定的临床背景。我的意思并非是将本书作为"一流的"或完善的心理治疗教材,而是期望读者能熟悉常规临床解释体系。所以,当我以存在主义参考架构来描述临床现象时,不会再说明其他的解释模型。我认为自己的任务是描述一种基于存在关怀的清晰心理治疗取向,使大多数治疗师都在暗中使用的方法能够得到明确的地位。

我不想自诩讲述的是心理病理和心理治疗的唯一理论。我所呈现的是一种心理学观念,为临床工作者提供一种解释体系——这一体系能够使治疗师从大量临床数据中跳出来,理解并形成心理治疗策略。这是一个具有相当大的解释力的范式;它非常简约(它所依据的基本假设相对较少),也非常容易理解(这些假设是每一个内省的人都可以凭直觉感知到的经验)。此外,它还是一个基于人本主义的范式,符合治疗工作中深刻的人性。

但它只是一个范式,而不是唯一的范式——对某些病人有用,而不是对所有病人都有用;适用于某些治疗师,而不是适用于所有治疗师。存在主义取向只是众多临床取向中的一种。它可以重新解读临床数据,但就像其他范式一样,并没有独享的统治权,也不能解释所有行为。人类太过复杂,任何一种范式都不可能做到这一点。

存在注定是自由的,所以也是不确定的。文化习俗和心理学理论常使我们看不清这种情势,可是当一个人面临自身的存在处境时,就会发现,范式只不过是为了对抗不确定性的痛苦,而自己创造的薄薄屏障罢了。成熟的治疗师不论是采用存在主义理论取向还是其他任何取向时,都必须能够承受这个根本的不确定性。

第一部　死亡

在接下来的四章里,我将探讨死亡的概念在心理病理和心理治疗中所具有的作用。我要谈及的基本假设很简单:

1. 死亡恐惧在我们的内心体验中扮演了主要的角色;它比任何其他事情都更萦绕在心;它在表层之下持续低吟;它是一种在意识边缘上阴暗沉郁、令人不安的存在。

2. 儿童在很早的年纪就时时处处专注于死亡。他的主要发展任务就是处理湮灭所带来的极大恐怖。

3. 为了应对这些恐惧,我们建立起防御以避免对死亡的意识。这些防御以否认为基础,塑造人格结构,如果适应不良会导致临床症状。换句话说,心理病理是以无效模式来逾越死亡的结果。

28

4. 最后,在死亡意识的基础之上有可能建立起一种适用广泛而有效的心理治疗方法。

第二章将概述死亡观念在心理治疗中的作用,呈现相关的临床和研究证据,并探讨传统精神分析思想为什么在心理治疗理论和技术中都煞费苦心地排除了死亡。

第三章将讨论儿童死亡观念的发展,并聚焦于为保护个体免受死亡焦虑而建立起的防御机制。第四章将提出以这些否认死亡的防御为基础的心理病理学范式。第五章将阐述一种基于死亡意识的治疗方法的理论与实践。

第 二 章

生命、死亡与焦虑

"莫搔不痒之处。"伟大的阿道夫·迈耶如是忠告一代精神病学学生。[1]这句格言岂不是绝佳的论点,反对探究病人对死亡的态度?难道病人的忧患恐惧还不够多,需要治疗师再来提醒他们生命最残酷无情的一面吗?为什么要聚焦于令人痛苦而不可更改的现实?如果说治疗的目的是灌注希望,为什么还要唤来挫败希望的死亡呢?治疗的目标是帮助人学习如何生活,为什么不把死亡留给垂死的人去想呢?

这些观点需要回应,我会在本章回答这些问题,说明死亡其实一直搔到我们的痒处,对死亡的态度影响着我们的生活和成长方式,也影响着我们衰老和生病的方式。我将检视下面两个基本命题,这两个命题都对心理治疗实践具有重要意义:

1. 生命和死亡相互依存;它们同时存在,而不是先后发生的。死亡在生命表层之下持续骚动,并对经验和行为产生巨大影响。
2. 死亡是焦虑的原始来源,因此也是心理病理的根本源头。

生命与死亡相互依存

自人类以文字记录思想之初,就有一条令人敬仰的思想线索,强调生命与死亡的交织。每件事物都会消逝,我们害怕消逝;可纵使要面对消逝和恐惧，我们还是必须活下去，这是生命中最不证自明的真理之一。斯多葛派学者说，死亡是一生中最重要的事件。学会好好活着，就能学会好好死去；反之亦然，学会好好死去，也才能学会好好活着。西塞罗*说："探究哲理就是为死亡做好准备。"[2]塞内加**则说："只有愿意并准备好死亡的人，才能享受真正的人生滋味。"[3]圣奥古斯丁***也表达了同样的想法，他说："只有在面对死亡时，人的自我才会诞生。"[4]

只把死亡留给垂死的人是不可能的。生物学意义上的生死界限相对精确，然而在心理上，生命与死亡彼此交融。死亡是生命的一种事实，我们只要稍作反思，就知道死亡并不只是生命的最后一刻。"我们在出生时就开始死亡；终点从起点就已开始。"（马尼留）[5]蒙田在论述死亡的精辟随笔中写道："你为什么要害怕自己的最后一天呢？那一天对死亡的贡献并不比其他日子更多。最后一步并不会引起衰竭，只是显露出衰竭而已。"[6]

继续引用关于死亡的重要语录并不困难（也是一种非常诱人的方式）。事实上，每一位伟大的思想家（通常是在生命早年或是生命尽头），都深入思考并论述过死亡，而且很多人都得出结论：死亡是生命不可分割的一部分，而对于死亡的毕生思考会使生命更为充实丰富，而不是使其贫瘠枯竭。尽管肉体的死亡会毁掉人，但死亡的观念却能拯救人。

最后这个观点非常重要，值得再重复一遍：尽管肉体的死亡会毁掉人，但死亡的观念却能拯救人。可是，这句话的确切含义是什么呢？死亡的观念如何拯救人呢？又是把人从哪里拯救出来呢？

对存在主义哲学的核心概念稍作回顾，就可以澄清上述问题。马丁·海德格尔在1926年探讨"死亡的观念如何拯救人"的问题时，得到一项重要的洞识：我们对个人死亡的意识起到一种鞭策的作用，

---

　　*　公元前106—前43年，古罗马政治家、雄辩家、著作家。——译注
　　**　约公元前4—公元65年，古罗马政治家、哲学家、悲剧作家。——译注
　　***　公元354—430年，古罗马思想家、哲学家、神学家、作家。——译注

促使我们从一种存在模式转移到更高级的模式。海德格尔认为,世上有两种基本的存在模式:(1)忘失的存在状态;(2)念兹在兹的存在状态。[7]

当人活在忘失的存在状态时,也就是活在事物的世界里,沉浸于日常琐事:此时的人"降低了层次",专注于"无所事事的闲聊",迷失在"他者"之中,任由日常世界摆布,只关心事物应该的样子。

在另一种状态——念兹在兹的存在状态中,人着眼于事物本来的样子而不是它应该的样子,并为之感到新奇。以这种模式存在意味着对生存的持续意识。这个模式通常被称为"本体模式"(ontological mode,希腊字 ontos 的意思就是"存在"),在这个模式中,人会保持对生存的注意,不仅注意到生存的脆弱性,也会注意到个体对自身生命存在所负有的责任(我会在第六章中讨论)。由于人只有在这种本体模式中才会触及自我的创建,因此人也只有在这个模式中才能掌握改变自己的力量。

人通常活在第一种状态中。忘失是存在的日常模式。海德格尔称之为"不真诚的模式"——在这个模式中,人意识不到是他创造了自己的生活和自己的世界,他们倾向于"逃避"、"沉沦"和麻木,他们通过"随波逐流"来回避选择。[8]然而,当人进入第二种存在模式(念兹在兹的存在)时,人就能真诚地存在(所以心理学领域现在常用"真诚"这个词)。在这种状态中,人变得能够获得最大程度的自我意识——不仅仅意识到自己是经验的(已经建构的)自我,同时也是先验的(正在建构中的)自我;能够包容自己的可能性与局限;能够面对绝对的自由与虚无,并因此感到焦虑。

死亡与这些有什么关系呢？海德格尔意识到,人不能靠单纯的沉思、全力以赴、咬紧牙关,就能从忘失的存在状态进入到更具有领悟性、同时也更为焦虑的念兹在兹的存在状态。要靠某些特定的不可改变、无法挽回的状况、某些特定的"紧急体验",才能使人受到震撼,将人从第一种日常的存在状态猛拉入念兹在兹的存在状态。在这些紧急体验中(后来雅斯贝尔斯将之称为"临界"、"边缘",或"极限"情境),[9]死亡是其极致：死亡是使我们有可能以真诚的方式来生活的处境。

人并不容易接受这样的观点：死亡对生命有积极的贡献。一般说来，我们将死亡视为是绝对的坏事，以至于摒弃任何相反的观点，认为那只是令人难以置信的玩笑。谢了，我们不需要这种瘟疫就能过得很好。

可是，请暂缓做出判断，想象一下完全不考虑死亡的生活。生命会丧失热情。当死亡遭到否认时，生命会因此萎缩。弗洛伊德很少谈论死亡——我稍后会简短讨论其原因——但他相信生命的短暂会增加其中的乐趣。"一种愉悦的可能性如果受到限制，会提高该愉悦的价值。"弗洛伊德在第一次世界大战时写的文章，提到战争的诱惑在于再度把死亡带入生命之中："事实上，生命再次变得有趣；生命重新获得完满的内涵。"[10]当死亡被排除在外、人看不见死亡所包含的奖励时，生命就会变枯竭。生命会变成如弗洛伊德所说的"像美式调情一样肤浅而空洞的东西，从一开始就知道不会发生任何事情；相比之下，欧式的风流韵事则截然不同，双方必须一直牢记可能有严重的后果发生"。[11]

很多人猜测，就像如果缺乏关于死亡的想法一样，如果缺乏死亡这一事实，也同样会使人对生命的敏感度变得迟钝。例如，在法国剧作家让·季洛杜的剧本《底比斯王 38》(*Amphitryon 38*)中有一段不死的诸神之间的对话，朱庇特*告诉墨丘利**伪装成凡人和凡间女子做爱是怎样的情形：

> 她会用一些口头禅，这加深了我们之间的鸿沟……她会说，"在我小时候"，或是"当我老了以后"，还有"我一辈子都没有过"——这些话刺痛了我，墨丘利……我们错失了一些东西，墨

---

* 罗马神话中的主神。——译注
** 罗马神话中诸神的信使。——译注

丘利——无常的深刻——必死的宣告——或者攫取某种你无法掌握之事时的凄美。[12]

类似的是,蒙田想象了一场对话,其中半人半神的喀戎*在父亲萨杜恩(时间之神)谈到选择不朽的含义时,拒绝了不死的生命:

> 诚实地想象一下,比起我现在给予人们的有限的生命,永恒的生命对人来说将是多么难以忍受、徒增痛苦。如果你不会死,你将因为我剥夺了你的死亡而诅咒不休。我在死亡中审慎地混杂了一丝苦涩,好让你在看到死亡的实利时不会过于贪婪无度地拥抱它。为了将你置于我想要的中庸状态,既不逃避生命,也不逃避死亡,我在两者之中都调入了甘甜与苦涩。[13]

我并不是要歌颂死亡的美好,也不是要提倡否认生命的病态观念,而是要提醒大家,不要忘记我们的基本两难困境:我们每一个人既是天使也是野兽;我们是必死的生物,又因为我们具有自我意识而知道自己终有一死。对死亡进行任何层面的否认都是否认我们的基本自然属性,从而使我们的意识和体验受到愈发普遍的限制。死亡观念的整合可以拯救我们;死亡的观念不是宣判我们将以恐惧和黯淡的悲观主义方式存在,而是像催化剂一样将我们拉入更真诚的生活方式中,增加我们在活着时的乐趣。我们有一些曾经面临死亡者的证词可以作为证据。

面对死亡:个人的改变

一些伟大的文学作品描述了个人直面死亡的积极作用。

关于死亡如何能够引发个人的根本改变,托尔斯泰的《战争与和

---

*　希腊神话中一位具有不死之身的半人马。——译注

平》提供了一个极好的例子。[14]主人公皮埃尔因为俄国贵族毫无意义的空虚生活而感到麻木。在小说的前九百页中,这个迷失的灵魂都在踉跄地寻找某种生命的目的。书中的转折点发生在皮埃尔被拿破仑的军队逮捕并判决死刑时。六个被判死刑的人排成一排,他看着前五个人在他面前被处决,心想自己就要死了——不料在最后一刻竟被暂缓死刑。这场经历改变了皮埃尔,他在剩下的三百页中热情而坚定地生活。他能够在与他人的关系中全然付出,能敏感地意识到周遭的自然环境,能发现生命中对自己有意义的任务并献身其中。*

托尔斯泰的《伊万·伊里奇之死》(*The Death of Ivan Ilyich*)也包含着类似的主旨。[15]伊万·伊里奇是个心胸狭窄的官僚,得了不治之症,大概是腹部肿瘤,遭受着非比寻常的痛苦。他的痛苦一直持续,直到死前不久,他突然领悟一个令人震惊的真理——他死得很糟糕是因为过去活得很糟糕。在临死前的最后几天,伊万经历了彻底的转变,这种转变最恰当的说法就是个人成长。如果伊万是接受心理治疗的病人,任何治疗师都会因为他的改变而感到自豪:他更能与他人共情;他长久以来的怨恨、傲慢和自我膨胀都消失了。简而言之,他的生命在最后几天里,达到了前所未有的完整。

这一现象在临床领域出现的频率很高。例如,对十位从金门大桥跳下但自杀未遂的人进行访谈,结果发现,与死亡擦肩而过的经历导致其中六位改变了对生命的看法。[16]有人说:"我重新燃起活下去的意志……天上确实有位仁慈的上帝,在世间万物中无处不在。"另一位说:"我们身上都具有神性——伟大上帝的博爱。"还有人说:"我现在有强烈的生活动力……我的整个生命得到了重生……我已经从旧有的窠臼跳出来……我现在能感觉到别人的存在。"又有一位说:"我感到我现在热爱上帝,也希望能为别人做些事情。"还有一位说:

---

* 在现实生活中,陀思妥耶夫斯基在二十九岁时曾在行刑队前等候枪决,而最后一刻又获得缓刑——这件事对他的生活和小说都产生了至关重要的影响。

　　我再次充满了活在人世的崭新希望和目的。这超越了绝大多数人的理解范围。我欣赏生命的奇迹——比如看着鸟在飞翔——当你险些失去时，每件事物都变得更有意义。我体验到与所有事物融为一体，和所有人和谐一致。在我的心灵获得重生之后，我还能感受到每个人的痛苦。每件事都变得如此清晰鲜明。

　　还有许多其他临床实例。亚伯拉罕·施密特详细描述了一位长期抑郁的病人，她有一次严重的自杀行为，只是极其侥幸地获救了。施密特指出她自杀行为前后"两个人生阶段的截然不同"。施密特谈到，他与该病人的职业接触并不是在专业治疗方面，而是对她巨大的生活改变进行追踪。她的朋友用"非常活跃"来形容她，意思是"对生活充满活力和热情"。治疗师说她在企图自杀以后，"开始与自己、人生和丈夫都发生联系。她现在活得淋漓尽致，也充实了很多人的生活……自从她企图自杀又发生转变之后，不到一年，她就怀上了第一个孩子，之后又连续生了好几个。（此前她长久以来一直不孕。）"[17]

　　拉塞尔·诺伊斯研究了两百位有濒死经历的人（包括车祸、溺水、山难，等等），他报告说，即使在多年之后，有相当多人（23%）仍然因为濒死的经历而获得了：

　　　　对生命的短暂和宝贵有强烈的感受……对人生百味有更多感受，对当下的环境有高度的知觉和情绪反应……一种活在当下的能力，享受每一个逝去的瞬间……对人生有高度的觉察——觉察生活和生命，享受当下，以免日后错失。[18]

　　许多人谈到"重新评估优先级"，变得比以前更富于同情心、更有人情味。

　　阿卜杜勒·侯赛因和西摩·图兹曼是负责监狱中"死牢"的医师，他们在一篇临床案例报告中谈到三位被判死刑却在最后一刻缓刑的人。根据他们的报告，这三个人的人格特质都显露出深刻的转变和"显著的态度改变",并且在接下来几个月中一直持续。[19]

　　癌症:面对死亡的关头。"Crisis"在汉语中写作"危机",是两个象征符号——"危险"和"机会"——的结合。我在治疗晚期癌症病人的多年里,为很多人将自己的危机与险境转为改变的机会所感动。他们报告了惊人的转变和内心变化,最恰当的表述就是"个人成长":

- 重新安排生活的优先级:不再重视没有意义的事情。
- 释放的感觉,能选择不做自己不想做的事。
- 活在当下的感觉增强,不再拖延到退休或未来某个时间之后才过想要的生活。
- 欣赏生命中鲜明生动的自然现象,如季节更迭、微风、落叶、最后一个圣诞节等等。
- 比起发生危机之前,与所爱的人有更深入的沟通。
- 比起发生危机之前,对人际间的恐惧更少,更不担心被人拒绝,更敢于冒险。

参议员理查德·纽伯格在死于癌症之前不久,描述了这些变化:

　　我身上发生了一个我认为不可逆转的改变。名望、政治成功、财务状况,突然之间都变得毫不重要。得知自己患了癌症之后的几个小时之内,我根本没有想到自己的参议员席位、银行的存款或是自由世界的命运……自从我被确诊后,我和妻子之间再也没有争吵过。我过去总是斥责她不从后面挤牙膏、无法满足我挑剔的口味、不征询我的意见就安排客人名单、花太多钱买衣服。现在的我根本注意不到这些事情,或是觉得这些事无关紧要……

　　取而代之的是,我对以前认为理所当然的事有了全新的认识——和朋友共进午餐,搔墨菲的耳朵、听它满足的咕噜声,妻子的陪伴,夜晚在床头灯的柔和灯光下读本书或杂志,在冰箱里寻找橙汁或咖啡蛋糕。我想这是我有生以来第一次在真正享受生命。我终于意识到自己并非不朽之人。每每想起自己在过去，即使在健康状况最佳的时候，因为妄自尊大、虚伪的价值和空想出来的微不足道的小事而糟蹋自己生命的事情，我都会不寒而栗。[20]

　　面对死亡之后产生的积极个人改变有多常见呢？我调查的样本是一组自愿结成的女性癌症患者，她们的心理成熟度较高，都决定主动寻找对癌症病人的支持团体。为了检验这种现象的普遍性，我和同事们制订了一个研究计划，单纯针对医疗机构中的病人进行调查。[21]我们编制了一份问卷来测量上述个人改变，连续请七十位因为转移性乳癌（癌症已经转移到身体其他部位，无法通过手术或药物治愈）而找肿瘤科医生就诊的病人填写。* 问卷中有一部分是十七项关于个人成长的陈述。** 每位病人被要求以五点计分的方式（从"几乎没有"到"总是如此"），分别对罹患癌症"之前"与"现在"两个时间段中每一个项目的情形进行评分。结果表明，大部分被试在生病"之

---

* 这个研究中的病人都是门诊病人，几乎没有使其丧失活动能力的疼痛或残障。她们都知道自己的诊断，也知道自己虽然可以再活几个月，甚至几年，可是最终都会死于癌症。

** 　1. 我与丈夫坦诚交流。
　2. 我欣赏自然之美。
　3. 我有一种个人自由感。
　4. 我努力与子女坦诚交流。
　5. 人人都喜欢我对我来说很重要。
　6. 我从生活中得到许多乐趣。
　7. 我诚实坦率地与人交流。
　8. 我只做自己真正想做的事。
　9. 我活在当下，而不是活在过去或未来。
　10. 我有深入宁静的时刻。
　11. 我维护自己的权利。
　12. 我有精神上的幸福感。
　13. 我与朋友坦诚交流。
　14. 关于人生，我觉得自己有一些值得教给别人的东西。
　15. 我能选择自己想做的事。
　16. 我的生命具有意义和目的。
　17. 宗教或灵性的信仰对我非常重要。

前"和"现在"的评分并没有改变,然而,对于那些报告了生病"之前"和"现在"存在差异的被试而言,几乎一律是在发病后有更多的成长。在十七项陈述中,有十四项可以见到多数被试报告了正向变化。*

37 一些项目具有显著性差异,例如第 14 项(关于人生,我觉得自己有一些值得教给别人的东西),有十八位病人有正向变化,只有三位病人呈现负向变化;第 11 项(我维护自己的权利),有十二位有正向变化,三位是负向变化;第 2 项(我欣赏自然之美),有十一位是正向变化,两位是负向变化。有谁会觉得晚期的癌症能增加病人"深入宁静的时刻"(第 10 项)吗?但确实有十八位病人有这方面的增加(有八位报告的是减少)。

问卷的另一部分考查病人对常见恐惧的强度是否有改变。我们从标准恐惧筛查表中挑选了二十九项常见恐惧**,病人被要求评估这些恐惧的严重程度(在罹患癌症"之前"和"现在")。结果显示出与个人成长项目同样的趋势,只是在程度上有所不同。在九个项目上多数病人报告了得癌症以后感到更害怕;有一个项目是持平的("现在"更不害怕和更害怕的人数一样);而二十九项中有十九项,多数病

---

* 结果出现反转的只有两项:第 3 项(我有一种个人自由感),我认为这可能是受到癌症病人很多身体局限的影响;第 13 项(我与朋友坦诚交流),这可能是因为病人的很多朋友会表现出极度不安,病人发现虽然一些亲密关系得到巩固,但其他很多关系却变得不自然。

**

1.死人	2.生气的人
3.与朋友分离	4.密闭空间
5.感到被别人拒绝	6.感到受到反对
7.受到忽视	8.黑暗
9.身体畸形的人	10.犯错
11.看起来很愚蠢	12.失去控制
13.负责做决定	14.变成精神失常
15.考试	16.被别人碰触
17.觉得与别人不同	18.独自一人
19.在陌生的地方	20.公开讲话
21.噩梦	22.失败
23.进入别人已坐好的房间	24.从高楼往下看
25.陌生人	26.感到生气
27.权威人士	28.对话中的沉默
29.蠕动的爬虫	

人报告"现在"比"之前"更不害怕。

虽然文献中没有出现其他关于这一现象的系统性研究，* 但绝大多数治疗师都可以提供临床轶事来证明这个现象。很多治疗师都治疗过这样的病人，他们在接受心理治疗期间遇到了某种要面对死亡的状况，而这导致其生活观发生迅速改变，并重新安排了生活的优先级。

施密特有一位病人因为肾脏衰竭而几近死亡。经过很长一段时间的肾透析，这位病人成功接受了的肾脏移植手术，并带着身心的重生感开始新生活。她如此描述自己的体验：

> 事实上，我唯一能描述自己的方式，就是我觉得自己活了两次，我甚至将此称为第一个凯西和第二个凯西。第一个凯西在肾透析时已经死了，在面对死亡时她撑不下去了。第二个凯西必须诞生，这是在死亡之中诞生的凯西……第一个凯西是浅薄的小孩，她只活在眼下一分钟。她挑剔餐馆的冷餐，抱怨手术护理课程太过无聊，埋怨父母不公平，她的人生目标就是在周末玩乐……未来很遥远，无关紧要，只为琐碎的事情活着。
>
> 可是第二个凯西，也就是现在的我，却对人生感到着迷。仰望美丽的天空！它蓝得多么灿烂！走进一座花园，每一朵花都绽放出如此绝美的色彩，我因为它们的美而目眩神迷……我确知，如果我还是第一个凯西的话，会把一生都荒废掉，我永远也不会知道生活的真正乐趣是什么。在我学会生活之前，必须面对面直视死亡。我必须死，才能好好生活。[24]

亚瑟是一位酗酒病人，一次不寻常的面对死亡的经历成为他人

* 有些针对住院垂死病人的研究，[22]结果比我们的研究更为负面，但这类病人往往处于隔绝、恶病质和极度疼痛中。最近有一位癌症病人针对这一点批评屈布勒—罗斯，认为她选取的临终"阶段"都来自极度衰弱的住院病人，因而造成了偏差，而且她忽视了一个现象：如果病人有时间消化面临死亡这一问题，就会出现"黄金时期"。[23]

生的转折点。他多年酗酒,情形每况愈下,在心理治疗中也从未清醒过足够长的时间,以至于无法从中获益。他参加治疗团体后,有一次在会谈中因为酒精中毒而昏厥。当他昏倒在沙发上时,团体成员继续着治疗会谈,讨论该如何处理亚瑟这种情况,最后集体出动把他送到医院。

幸运的是,会谈进行了录像;事后亚瑟观看录像带时,与死亡有一次深刻的面峙。多年来每一个人都告诉他,他会把自己喝死;可他从未把这种可能性当真,直到他看了那天的录像带。录像带中的他直挺挺地躺在沙发上,小组成员围绕着他的身体谈论他,这使他想起了他一年前死于酗酒的孪生兄弟的葬礼,两个场景可怕地相似。亚瑟在清醒时想象着自己平躺在停尸板上,周围的朋友都在谈论他。这个景象深深震撼了他,促使他开始了成年以后最长的戒酒时间,而且他也第一次认真投入心理治疗,最终因此获益良多。

39　　我对存在主义治疗的兴趣,很大程度上是因为多年前目睹死亡对病人的冲击而激发的。简是一个二十五岁却还没毕业的大学生,她因为抑郁、严重的功能性胃病以及弥散性的无助感和缺乏目标感前来寻求治疗。在第一次会谈中,她以含糊的方式反复悲叹自己的问题:"我不知道发生着什么事。"我并不理解她说这句话的意思,而且因为这句话夹杂在冗长的自我贬抑中,我很快就把它忘记了。我推荐简参加治疗团体,在团体中,她再度有一种强烈的感觉,感到不知道发生着什么事情。她不理解自己是怎么了,为什么其他成员都对她这么不感兴趣,为什么她出现转换性瘫痪,为什么她和其他成员发展出受虐式的关系,为什么她对治疗师如此着迷。生命对她来说是一团谜,好像"外面"的什么事情发生在了她身上,某种东西降临到她身上。

在治疗团体中,简显得羞怯而无趣。她所说的每一句话都可以被预料;说话之前,她会先扫视团体里的每一张脸孔,寻找别人想要听什么话的迹象,然后决定自己的谈话,使之尽可能讨好更多的人。她会避免任何可能冒犯别人的话,避免惹人生厌。(当然,实际上她还是惹人生厌,并不是因为让人生气,而是让人感到无聊。)很明显,简是在长期逃避生活。团体里的每个人都试图从她以顺从织出的蚕茧中找出"真正的简"。他们尽可能鼓励她,劝她参加社交活动、好好学习、写完毕业所需要的最后一篇论文、买衣服、付清账单、打扮自己、梳头发、准备简历、应聘工作。

这些劝告就像治疗中的大多数劝告一样无效,于是团体尝试了另一种策略:他们鼓励简想一想失败有什么吸引力和好处。失败会有什么收获?为什么失败这么划算?这个方向的询问更加有效,我们这才了解到简从失败中的收获其实相当大。失败让简保持年轻,让她一直受保护,让她不必做选择。理想化并崇拜治疗师也是出于同样的目的。帮助来自"外面"。她在治疗中的任务就是让自己变得很弱,以确保治疗师无法拒绝给予其帝王安抚式的治疗。

治疗的关键事件发生在简的腋窝淋巴结不明原因肿大的时候。团体治疗是在星期二的晚间;她恰巧在当天早上接受活体检查,要等待二十四小时才知道结果是否恶性。她当晚带着恐惧来到团体。她之前从未想过自己的死亡,由于团体帮助她面对并表达了自己的恐惧,这次会谈对她的帮助很大。她最重要的体验是可怕的孤独——这种孤独是她在意识边缘总能感觉到的,并且总是让她感到畏惧。在会谈中,简深深认识到,无论自己做什么,无论她怎样示弱,她终将独自面对死亡,没有人能为她求情,没有人能代替她死。

隔天她知道活检结果是良性的,可尽管如此,这次经历的心理效应非常深远。简的身上开始发生很多事情。她开始以前所未有的方式做决定,掌握起自己的生活之舵。她在一次会谈中说:"我觉得自己知道发生什么事情了。"我早已忘了她最初的抱怨,可是那时我想起来并终于理解了这句话的意思。过去,不知道发生了什么对她来说很重要。她一直企图逃避伴随成年而至的孤独与死亡,这对她来说比任何其他事情都重要。她保持年轻,逃避选择和责任,相信必然总会有人替她选择、陪伴她、为她守候的神话,试图借此以神奇的方式击败死亡。长大成人、选择、与他人分离,都意味着面对孤独与死亡。

总结起来,对死亡的观念在心理治疗中发挥着至关重要的作用,因为它在我们每个人的生命体验中占有至关重要的角色。死亡与生命是相互依存的:尽管肉体的死亡会毁掉人,但死亡的观念却能拯救人。对死亡的体认使我们能深刻感受到生命,使我们的人生观发生根本转变,并使我们从一种以分心、麻木、为琐事焦虑为特征的生活模式转移到更真诚的模式。这些面对死亡后发生了重大个人改变的例子,对心理治疗有明显而重要的意义。心理治疗师需要一些技术,能够对所有病人挖掘这项治疗潜能,而不是依赖偶然境遇或罹患绝症才能治疗。我将在第五章中详细讨论这些主题。

死亡与焦虑

41

焦虑在心理治疗中起到如此核心而显著的作用,无需做更多说明。在传统精神病学疾病分类中,主要的精神疾病综合征被称为"反应"——精神病性反应、神经症性反应、心身反应。我们认为这些都是"对焦虑的反应"。尽管它们是适应不良的,但却都是为了应对焦虑而做出的努力。心理病理是焦虑和个体对抗焦虑的防御——神经症性防御与人格结构防御——所造成的合力。治疗师开始治疗病人时,通常会聚焦于明显的焦虑或焦虑等价物,还有个体为保护自己免受焦虑困扰而建立起的防御上。虽然治疗工作可以向很多不同的方向开展,但治疗师会继续将焦虑作为灯塔或指南针:他们针对焦虑进行治疗,揭示其根本来源,最终目标是试图根除这些来源。

死亡焦虑:人类经验与行为的重要决定因素

对死亡的恐惧是普遍存在的,而且这种恐惧是如此巨大,以至于人将生命的大部分能量都消耗在对死亡的否认上。死亡的超越是人类经验中的一个重要主题——从个人内心最深层的现象（我们的防御、动机、梦与梦魇）到最公开的宏观社会结构（我们的历史遗迹、宗教信仰、意识形态、长眠的墓园、防腐存尸、太空探索），乃至我们整个生活方式（打发时间、娱乐成瘾、对不断进步这一神话的坚定信仰、"向前冲"的驱力以及流芳百世的渴望）。

弗洛伊德推测，人类的基本团体、社会生活的基本单元，是出于对死亡的恐惧而形成的：人类远祖聚集在一起是出于对分离的恐惧，出于对黑暗中潜伏的危险的害怕。我们维持这种团体，为的是维系我们自身，而追溯团体的历史是对于永生不朽的象征性追寻。事实上，就像黑格尔假设的那样，历史本身就是人与死亡之间的故事。罗伯特·杰伊·利夫顿谈到几种人类试图获得象征性永生的模式，从中可以看到死亡恐惧对文化无所不在的影响：(1)生物学模式——通₄₂过子孙后代、通过无穷无尽的血缘连结而活下去；(2)神学模式——在一个与此间不同的更高等的存在层面活下去；(3)创造性模式——通过个人作品及其创造性的长久影响力，或是通过对他人的影响而活下去（利夫顿认为治疗师就是通过这种方式延续个人的生命，通过帮助病人启动了无止尽的生物传递链，通过病人的孩子和相关人员将自己的种子传递下去）；(4)永恒自然的主题——通过与支配生命的自然力重新连结而活下去；(5)超验的模式——在一种非常热切，以至于时间和死亡都不复存在的状态中，通过"忘我"而活在"持续的当下"。[25]

死亡恐惧的上述社会性后果以及对永生的追求都如此普遍，远超出本书的讨论范畴。就这个议题著书立说的人中，诺曼·布朗、欧内斯特·贝克和罗伯特·杰伊·利夫顿，对死亡恐惧如何渗透在我们的社会结构中有着特别出色的论证。在此，我关心的是死亡恐惧对个体内心动力的影响。我将会说明死亡恐惧是焦虑的根本来源。虽然这个观点很简单，也与日常生活中的直觉一致，但我们将会看到，它对于理论与临床实践的衍生结果却非常广泛。

死亡焦虑:定义

首先让我们检视一下"死亡焦虑"的含义。我会交叉使用几个术语:"死亡焦虑"、"死亡恐惧"、"必死的恐怖"、"界限恐惧"。哲学家谈到对"生命的脆弱"(雅思贝尔斯)、"空无"(祁克果)、"不可能再有进一步的可能性"(海德格尔)的体会或是"本体焦虑"(蒂利希)。各种说法暗示着对不同内容的强调,因为个人可能以非常不同的方式经验死亡恐惧。我们能更精确些吗? 我们对死亡的恐惧确切地说到底是害怕什么?

考察这一问题的研究者认为,这种恐惧是由很多较小而互不关联的恐惧混合而成的。例如詹姆斯·迪戈里和多琳·罗斯曼从一般人群中抽出一个大样本(N=563),请这些被试就死亡的好几种后果评定等级顺序。以下是关于死亡最常见的恐惧,按照频率从高到低排列:

> 1.我的死会造成亲友的悲痛。
>
> 2.我所有的计划和构想都结束了。
>
> 3.垂死的过程可能很痛苦。
>
> 4.我再也不能有任何经历了。
>
> 5.我再也不能照顾我抚养的人了。
>
> 6.我担心如果死后有另一个世界,我会遇到什么事情。
>
> 7.我担心自己死后的身体会怎样。[26]

在这些恐惧中,有几项似乎与个人的死亡只有间接的联系。害怕痛苦显然是与死亡的间接联系;担心死后的世界则是通过把死亡转化为非终结性的事件,借此回避了问题的实质;担心别人也显然不是担心自己。对个人从此消亡的恐惧似乎是忧惧的核心:"我所有的计划和构想都结束了"以及"我再也不能有任何经历了"。

雅克·柯隆在对有关死亡的主要哲学观点进行综述时,得到类似的分析结果。他区分出三种死亡恐惧类型：（1）死后的情形；（2）临终的情形；（3）生命的终结。[27]正如罗伯特·凯森鲍姆所指出的，这三种恐惧中，前两种是与死亡有关的恐惧。[28]只有第三种恐惧——"生命的终结"（结束、消亡、毁灭），才是更核心的死亡恐惧；我在这几章里要谈的也就是这种恐惧。

祁克果首先厘清了恐惧和焦虑（忧虑）之间的差别；他认为，恐惧是害怕某种事物，而忧虑则是害怕没有事物——他幽默地注释说，"没有事物并不是指事不关己。"[29]人对于丧失自己或成为无物而感到忧虑（或焦虑）。这种焦虑是无法定位的。正如罗洛·梅所说的，"它会同时从所有方向攻击我们"。[30]如果一种害怕使人既无法理解也无法定位，也因此无法去面对，那么它就变得更为可怕，引发无助的感觉，进一步加重焦虑。（弗洛伊德觉得焦虑是对无助的一种反应，他写道，焦虑"是一种信号，表明有危险存在"，而个体"预期会处于一种无助的情境"。[31]）

我们如何能克服焦虑呢？把它从无物置换成某物。这就是祁克果所说的"忧虑的对象从无物逐渐变成某物"。[32]也是罗洛·梅所说的"焦虑试图变成恐惧"。[33]如果我们能把对无物的害怕转变成对某物的害怕，就能发动自我保护的战役——也就是说，我们既避开所害怕的事物，也可以寻找盟友来对抗它，还可以发展出神奇的仪式来安抚它，或是计划一场系统的战役来击溃它。

死亡焦虑：临床表现

焦虑试图变成恐惧这一事实，常常使临床工作者想要明确焦虑根本来源的努力受挫。原始的死亡焦虑极少在临床工作中以其本来面貌出现。这就好比原子氧很快就会转化成其他状态一样。为了回避死亡焦虑，儿童会发展出基于否认的保护机制，沿用几个阶段，最终形成一套高度复杂的心理操作，将赤裸裸的死亡焦虑压抑下去，埋藏在诸如置换、升华和转化等层层防御操作之下。我在下一章中会对此进行详细讨论。人生偶尔会出现某种震撼人心的经验,撕裂防御的帷幕,让原始的死亡焦虑爆发在意识之中。然而,潜意识会修复这一裂缝,将焦虑的本质再度隐藏起来。

我可以从个人经历中提供一个例证。就在我写这本书期间,遇到了一次迎面对撞的车祸。我当时正开车行驶在一条宁静的郊区道路上,突然发现前面冒出一辆失控的汽车,迎头向我撞过来。尽管这次事故的撞击力足以把两辆车撞毁,而且另一位司机也被严重地划伤,但我却幸运地没受什么大伤。两小时之后,我搭上飞机,傍晚还能在另一个城市演讲。但毫无疑问,我受到了严重的冲击,觉得头晕、发抖,吃不下也睡不着。隔天傍晚我竟然又笨到去看了一场恐怖电影《凯莉》,结果彻底被吓坏了,电影还没演完我就离场了。几天后我回到家里,除了偶尔失眠、做一些焦虑的梦之外,并没有明显的心理后遗症。

可是一个奇怪的问题出现了。我那时正在加州帕罗奥多的行为科学高等研究中心进行为期一年的访学。我很喜欢那里的同事,特别期待每天悠闲的午餐会中关于学术议题的讨论。但就在那次事故之后,我在快到午餐时间时就会产生强烈焦虑。我有什么重要的话可说吗?我的同事如何才能注意我呢?我是否在欺骗自己呢?几天之后,因为焦虑如此强烈,我开始找借口到别的地方独自吃午餐。

不过,我也开始分析自己的困境。有一件事实非常清楚——午餐会的焦虑是在车祸之后首次出现的。而且,因车祸差点丧命的明显焦虑,在一两天内就完全消失了。那份焦虑显然成功地转变成了恐惧。我在车祸后立刻爆发了强烈的死亡焦虑,而我主要是通过置45 换——也就是把焦虑和其真正来源分离,把它集中到比较容易处理的具体情境中——来"对付"死亡焦虑。所以根本的死亡焦虑只绽现了很短的时间,就被世俗化成诸如在乎自尊、害怕被人拒绝或丢面子之类次要的担心。

虽然我已处理了,或者说"加工"了焦虑,却没有将之根除;焦虑的痕迹在之后几个月中都还很明显。纵使我修通了午餐会恐惧症,其他一系列恐惧却又随之而来——害怕开车、害怕骑自行车。几个月后我去滑雪时，发现自己是如此小心谨慎，如此害怕发生意外，以至于滑雪的乐趣和能力都大打折扣。这些恐惧能够在时空中定位，可以用某种系统的方法处理。它们虽然令人困扰，但却不是根本性的，并没有威胁到我的生命。

除了这些具体的恐惧，我注意到还有一个变化：世界似乎变得很不安全。对我来说，世界丧失了原本的温馨舒适，似乎危机四伏。现实的本质改变了，我体验到海德格尔所说的"诡异感"——"在世界中没有家"的体验。他认为（我也可以作证）这是觉察死亡的一个典型后果。[34]

死亡焦虑的另一个特性常常在精神卫生文献中造成混淆，那就是死亡恐惧可以在许多不同层面被体验到。如前所述，人可能会担心垂死的过程、害怕垂死的痛苦、对未完成的计划感到遗憾、对个人经验的结束感到哀伤，或是理性冷静地看待死亡，就像伊壁鸠鲁学派的人一样，简单地做出死亡并不可怕的结论，因为"我存在时，就没有死亡；死亡存在时，就没有我，所以死亡与我无关"（卢克莱修）。但是，请记得这些反应都是成人对死亡现象的有意识反思；它们完全不同于潜意识中的原始死亡忧虑——这种忧虑是生命织锦的一部分，在生命早期精确概念的构想发展之前就已存在，是令人颤栗、不可思议、尚未成熟的忧虑，是先于语言和意象、存在于这二者之外的忧虑。

临床工作者很少遇到赤裸裸的死亡焦虑：死亡焦虑通常已被一般的防御（例如潜抑＊、置换、合理化）和某些只用于处理死亡焦虑的特殊防御（详见第四章）处理过。当然这种情形不会过分困扰我们：它普遍存在于每一种焦虑理论中。原始的焦虑总是会转化成某种对个体害处较小的东西；这是整个心理防御系统的功能。用弗洛伊德的理论观点来看，临床工作者也很少看到未经伪装的阉割焦虑，取而46

　＊　潜抑（repression）是一种心理防御方式，它阻止个体去面对一些过于痛苦、难以负担的深层感觉和观念。潜抑不同于压抑（suppression），后者是个体阻止某些无意识愿望和欲望进入意识层面的心理防御方式。——译注

代之是某种转化的形式。例如,一位男性病人可能畏惧女性,或是害怕在某些特定社交情境中与男性的竞争,抑或倾向于通过其他方式来获得性满足,而不是与异性交合。

可是,"置入"了存在主义观念的临床工作者,就会识别出"加工过"的死亡焦虑,并惊讶于其出现的频率和多样性。容我举几个临床实例。我最近有两位病人,他们来寻求治疗并不是因为存在的焦虑,而是为了解决司空见惯的人际关系困扰。

乔伊丝是一位三十岁的大学教授,正处在痛苦的离婚过程中。她从十五岁开始和杰克约会,二十一岁时嫁给了他。他们的婚姻出现明显问题已经有好几年,两人三年前开始分居。虽然乔伊丝和另一位男性建立了满意的关系,却无法提出与杰克离婚。事实上,她开始治疗时的主诉就是,每当与杰克对话就忍不住流泪。针对她流泪进行的分析,揭示出几个重要因素。

首先,最最重要的是杰克要继续爱她。即使她已不再爱他,也不想要他,她还是非常希望他能常常思念她、爱着她,要像不曾爱过别的女人一样。我问:"为什么?"她回答道:"每个人都希望能被记得,这是一种把自己延续到后世的方式。"她让我想起犹太教的哀悼祈祷词就是建立在这样的假设之上:只要一个人被他的孩子纪念,就能继续存在。当杰克忘记她时,她就死去了一点。*

乔伊丝流泪的另一个原因是,她觉得她和杰克共享许多美好而重要的经历。她觉得,他们如果不再在一起,这些事情就会消亡。往昔的凋零是时间无情流逝的一个鲜明提醒。当过往消逝时,未来的时间线轴也跟着缩短了。乔伊丝的丈夫帮助她凝结了时间——凝结了过去也凝结了未来。虽然乔伊丝并没有意识到这一点,但她很明

---

* 艾伦·夏普在《格迪斯的绿树》(*A green Tree in Geddes*)中描写了一个小型的墨西哥公墓,分成两个部分:"死者"的坟墓仍有生者供奉鲜花装饰,而"真正死者"的坟墓则无人维护——没有活着的人记得他们。[35]所以,从某种意义上来说,当一位非常年迈的老人过世时,很多其他人也跟着死了;死去的人把他们带走了。所有新近死去而没有人记得的人,在那时就成为"真正的"死者。

显害怕耗尽未来。例如,她有从不彻底完成任务的习惯:如果她做家 47
务,总会在家里留下一个没打扫干净的角落。她害怕被"终结"。每
当开始读一本书时,她必定会在床头桌上预备好下一本。这让人想
起马塞尔·普鲁斯特,他的主要文集都是在重温过往,借以逃避"时
光的无情流逝"。

乔伊丝流泪还有另外一个原因,就是她对失败的恐惧。生活直
到最近才走上通往成功的康庄大道。用她常说的话来讲,婚姻失败
意味着她将"跟别人一样,如此而已了"。她虽然天资聪颖,可是期望
过高。她预期获得国际声望,甚至预期现在刚开始着手的研究能赢
得诺贝尔奖。如果上述期待在五年内没有获得成功的话,她打算把
精力转移到写小说,写一部关于七十年代的小说,书名叫作《你无法
再次回家》(*You Can't Go Home Again*)——可是她从来没写过小
说。不过,她的独特感是有原因的:到目前为止,她想完成的每一个
目标都不曾失败过。婚姻失败是她上升过程中的第一个挫折,是她
自负而唯我独尊的世界里所遇到的第一次挑战。婚姻的失败威胁到
她的独特感,而正如我将在第四章中讨论的,这种独特感是最常见、
最有力的否认死亡的防御。

所以,乔伊丝老生常谈的问题,其根源要回溯到原始的死亡焦
虑。对我这个存在主义取向的治疗师而言,这些临床现象——想要
永远被爱、被人记得、想要凝结时间、相信个人不会受伤害,以及期望
与他人融合——对乔伊丝都具有相同的功能:缓解死亡焦虑。当乔
伊丝逐项分析上述现象,并开始理解它们的共同来源之后,她的临床
情况就获得了明显进步。其中最引人注目的是,当她放弃了自己对
杰克的神经症性需求,不再利用他来实行所有否认死亡的功能时,她
首度可以以一种真正爱的方式来对待他,并在完全不同的基础上重
新建设了婚姻。不过这是另一项议题,我将会在第八章中详细说明。

另一位病人贝丝是一位三十岁的单身女性,她因无法与男性形
成满意的关系而寻求治疗。用她的话来说,她过去做过很多次"错误
的选择",后来都因为对男方失去兴趣而分手。她在治疗时仍然重复

这个循环:爱上一个男人,进入迟疑不决的痛苦状态,最终也无法向
对方做出承诺。

48 　　我们分析她的困境时,发现她明显感到有压力,想建立长久的关
系。她厌倦寂寞,厌倦单身生活,非常想要小孩。因为她还担心随着
年龄渐长会错过育龄,这些压力因此而增强。

　　可是,每当她的情人试图探讨结婚问题时,她都感到恐慌;对方
越是催促,她就越感到焦虑。贝丝把婚姻比喻成被钉在墙上:她将永
远被困住,就像生物标本被福尔马林药水固定住一样。对她而言,不
断成长、成为一个有别于旧有自我的人,都是非常重要的;她担心情
人对他自己和他的生活会过于自满。贝丝逐渐意识到这种动机在她
生活中的重要性。她从来不曾活在当下。哪怕是吃饭或做饭,她也
老想着下一道菜;在吃主菜时,脑子里想的却是甜点。她常常心怀恐
惧地思考着"安顿下来",她将此等同于"安于现状"。当她想到婚姻或
任何其他形式的承诺时,就常常扪心自问:"这就是生活的全部吗?"

　　随着贝丝在治疗中探索这些方面——她强迫自己要不断向前、
害怕衰老、害怕死亡和停滞——她产生了前所未有的焦虑。一天傍
晚,在一次特别深入的会谈之后,她经验到非比寻常的恐惧。遛狗
时,她产生一种怪异的感觉,好像被某种超自然的灵体追逐。她看看
身后和四周,最后撒腿奔回家里。后来一场暴风雨突至,她彻夜未
眠,充满了非理性的恐惧,害怕屋顶会被狂风掀开,或是房子会被暴
雨冲走。像我将在第五章中讨论的那样,当理解到对某物的恐惧(在
贝丝的案例中是害怕婚姻或害怕做出错误的选择)事实上是对无物的
恐惧时,往往会产生更大的焦虑。对贝丝而言,想结婚的压力和对婚
姻的恐惧,都是包含着死亡恐惧的更深层斗争在表层所造成的反射。

　　在整个临床心理病理学领域中,很多临床工作者都描述过死亡
焦虑的出现与转化。第四章会深入讨论这个问题,在此只需提出最
重要的部分。斯库格在关于严重强迫症病人的报告中说,超过百分
之七十的患者在病发时有过干扰了安全感的死亡体验。随着病情的
发展,病人越来越担心无法控制他们的世界,无法预防意外或偶发事

件。病人会回避紊乱或肮脏的情境,发展出仪式来抵挡罪恶和危 49
险。[36]厄文·斯特劳斯发现,强迫症病人对腐烂、疾病、细菌和灰尘的
厌恶,与对个人灭亡的恐惧有关。[37]施维德尔观察到,这些强迫性防
御并不能完全有效地消减死亡焦虑。他在一项对上百名强迫—恐怖
症患者的研究中发现,三分之一被试会害怕幽闭和黑暗,更多人则有
明显的死亡焦虑。[38]

赫伯特·拉扎勒斯和约翰·科斯坦在一项对过度换气综合征
(一种很常见的情况,就医患者中有百分之五到十有这一症状)的广
泛研究中,强调了死亡焦虑作为心理动力的作用。死亡焦虑可以转
化为一系列恐怖症,失控时更可以表现为过度换气的惊恐发作。[39]

弗里德曼描述了一位强迫症病人,他的死亡焦虑表现形式是一
种强迫性思维,认为自己将会被所有人遗忘。与这种想法相连的,则
是他一心认为自己总是错过世间激动人心的事情:"真正新鲜的事只
发生在没有我的时候,要么在我这个时代之前,要么就是在之后,要
么在我出生前,要么就是在我死后。"[40]

死亡焦虑在疑病症患者身上只有一层薄薄的伪装,他们一直担
心安全和身体健康的问题。疑病症常常始于病人或某个与其关系密
切的人罹患了严重疾病之后。克拉尔发现,病人会直接体验到死亡
恐惧,之后这种恐惧扩散到身体的很多器官上。[41]

好几项临床调查都曾报告死亡焦虑在人格解体综合征中起到的
核心作用。[42]例如,马丁·罗斯发现,人格解体综合征的病人中有超
过百分之五十的诱发事件是死亡或严重的疾病。[43]

这些神经症都有一个重要的共同特征:尽管它们给病人带来不
便和限制,但却都能成功地保护病人远离明显而可怕的死亡焦虑。

死亡焦虑:实证研究

过去三十年来,有一股持续但微弱的力量在进行死亡的社会科

学研究。几乎每一个关于死亡的研究论文,作者都会鼓吹此类研究的必要,指出现有调查的缺乏。在回顾这些文献之后,我也忍不住产生类似的抱怨。毫无疑问,在关于死亡的思辨或印象主义著作与方法学研究之间,差异十分显著。举例来说,截至 1972 年,关于死亡的文献书目列出超过两千六百部书籍和论文,可只有不到百分之二报告了实证研究,而直接与存在主义理论和治疗有关的更是凤毛麟角。

只要与我现在所讨论的主题有些许相关的研究,都试图调查如下议题:死亡焦虑的发生率;死亡焦虑的程度与多种变量之间的相关性——这些变量包括人口统计学变量(年龄、性别、婚姻状态、职业、宗教信仰、教育程度,等等)、人格因素(MMPI* 各维度、一般焦虑或抑郁水平)以及生活经历(早年丧亲、长期住在福利院);还有死亡焦虑与心理病理或其他心理体验(特别是幻想、梦和梦魇)的关系。

到目前为止,一切都好。可是凯森鲍姆和鲁思·艾森伯格却在其缜密的综述中指出,上述研究若不是范围十分有限,就是有严重的方法学瑕疵,几乎无一例外。[44] 很多研究以不太精确的方式调查死亡;例如,没有区分个体对自身死亡的恐惧、对他人死亡的恐惧,或是担心自身死亡对他人的影响。

然而,一个更为严重的问题是,绝大多数研究只测量意识对死亡的态度,或意识表现出的焦虑。此外,这些研究(除了少数例外[45])使用的工具都是结构粗糙、"私家酿造"的量表,并没有建立可靠的信度和效度,使得问题更为复杂。

有一项关于职业的研究很有趣。研究者使用测量意识中死亡焦虑量表和"权威主义"的量表(加州人格问卷 F 量表)来研究医学生,结果发现,死亡焦虑和权威主义呈负相关——也就是说,权威主义倾向越高,死亡焦虑越少,反之亦然。此外,选择进入精神科的医学生比选择外科的医学生有更高的死亡焦虑(和更低的权威主义倾向)。[46] 可能是因为外科医生对死亡焦虑有更好的防御,而精神科医

---

* 明尼苏达多相人格量表。

生则对死亡焦虑有更多意识。(也可能是因为年轻的精神科医生有更彻底的死亡焦虑,所以选择精神卫生领域来寻求个人的解脱。)

有好几项研究报告指出,虔诚信仰宗教的人死亡焦虑较少。[47]失去双亲之一的学生有较高的死亡焦虑。[48]尽管在死亡忧惧与接近死亡之间存在正向的关系,但绝大部分研究没有显示出与年龄有关的差异。[49,50]一项针对一千名大学生最常见恐惧的研究显示,与死亡有关的恐惧对于这一群体极其重要。[51]

好几项研究显示女性比男性有更多可觉察的死亡焦虑,但这些研究并没有尝试对此做出解释。[*53]

尽管对意识层面的死亡焦虑进行考察很有趣,可是这对理解人格结构和心理病理的关联很有限。心理动力学的基础理论恰恰是强烈的焦虑不能保持在意识之中:焦虑会受到潜抑和"加工"。加工焦虑来源的主要步骤之一,就是把情感与对象分离开来。所以,人可以在想到死亡时只有适度的不安,而在体验到置换后的焦虑时,并不知道其真正来源。我稍后会讨论到几项研究,对意识和潜意识死亡焦虑的区别非常敏感,并试图考察潜意识层面的死亡恐惧。它们使用的工具包括 TAT[**]、罗夏墨迹测验、梦的分析、语词联想测验、句子完成测验、速视投射和皮电反应。

死亡焦虑与心理病理学

意识层面的死亡焦虑:少数零散报告试图研究意识层面的死亡焦虑与心理病理学之间的相关性。在自愿接受调查的学生中,死亡焦虑和神经质(艾森克的神经质量表)之间存在正相关。[54]因"较轻"的犯罪(犯罪细节不详)而被监禁的囚犯与正常对照组相比,明显有

---

　*　一项大型研究(N=825)报告未见性别差异,但仔细观察数据会发现,女性比男性更不愿回答问卷中令人不安的项目。例如,有一个项目("你会不会生动地想象自己垂死或死去的情形")只有 78% 的女性做出了回答,而男性作答比例却高达 98%。[52]

　**　主题统觉测验。

着更多的死亡焦虑,死亡先占观念,对葬礼和疾病更为恐惧,也更容易意识到被压抑的死亡观念。[55]老年精神病患者中,意识层面的死亡焦虑与 MMPI 抑郁量表计分呈正相关;事实上,这个相关非常强,以至于研究者认为可以将老年人明显的死亡焦虑视同其抑郁症状的一部分。同一项研究还显示,死亡焦虑和躯体症状(康乃尔医学索引)之间并没有相关。[56]躯体化可能是对死亡焦虑的反应,它把死亡焦虑吸收了。

虽然一些研究显示正常的老龄人群并没有明显的死亡焦虑,[57]可是心理较不成熟或精神异常的老年人,却显示出有高度的死亡焦虑。[58]青少年比其他年龄段的人表现出更高的死亡焦虑;而且我们再度发现有心理病理迹象的个体(在该研究中被定义为有违法行为,并且严重到被逮捕入狱)比对照组表现出更多的死亡焦虑。[59]一项对于正常及福利院中的"低常"青春期女孩的研究显示,福利院里的被试群体对死亡的恐惧更为明显。[60]类似的是,另一位研究者发现学习成绩不良的中学女生明显有较高的死亡恐惧——"往往如此普遍深入,以至于只能以间接方式交流这件事。"[61]

潜意识的死亡焦虑:这些关于意识层面的死亡态度和焦虑的研究,对于理解死亡焦虑在心理动力学中的作用几乎没有什么帮助。一些研究者因此尝试研究潜意识对死亡的忧惧。费弗尔及其同事界定出三个层面的忧惧:(1)意识水平的(通过对"你是否害怕自己的死亡?"这一问题的反应进行评分来测量);(2)幻想(询问"当你想到自己的死亡时,心里会出现什么想法或图像?"通过对指导语呈现正向或负向反应进行编码来测量);(3)意识水平下的(通过在语词联想测验和彩色字词干扰测验中,对死亡字词的平均反应时来测量)。[62]

研究者发现,死亡忧惧在每个层面间存在很大的变异。在意识层面上,大部分人(超过百分之七十)都否认对死亡的恐惧。在幻想层面,百分之二十七否认死亡恐惧,百分之六十二的回答自相矛盾,百分之十一有明显的死亡焦虑迹象。在意识下层面,绝大部分人都显示出对死亡有相当大的规避。正常人、神经症患者和精神病患者之间的主要差异是,精神病患者比其他人显示出更多的总体死亡焦虑。在更高意识水平层面上,年长的被试和更虔诚信仰宗教的被试会以"相当积极的心态"看待死亡,"却在直觉上屈服于焦虑"。[63]虽然这些研究所使用的工具相当粗糙,但确实指出了在不同意识层面来研究死亡焦虑的必要性。

梅斯纳在一个有趣的实验中证明了显著的潜意识焦虑的存在。[64]他测量一般被试观看五十个项目时的皮电反应:有三十项是中性的,还有二十项则是死亡象征(例如:黑色、快要燃尽的蜡烛、旅程、睡觉的人、静默的人、横跨一座桥)。观看死亡象征的项目所引发的皮电反应显著大于对照组的语词。

克拉斯·马格尼以另一种方式检验了潜意识的死亡焦虑。[65]他用速视投射出与死亡有关的景象(葬礼的照片、腐烂残缺的尸体等),投射刺激暴露的时间逐渐加长,然后测量被试识别这些景象所需的时间。结果显示,打算到教区做牧师的神学院学生辨识这些景象所用的时间显著少于(可能代表潜意识死亡焦虑显著少于)打算进行研究或教学生涯的学生,后者要从事的工作不太需要投身于对他人的帮助。一些研究还运用访谈资料[66]或 TAT[67] 的数据,显示神经质水平较高的个体会有更多的死亡焦虑。

有些研究使用主题统觉测验和句子完成测验来考察老年人的潜意识死亡焦虑,结果显示独居或与家人共同生活的老人,其死亡焦虑都显著少于传统社会福利机构中的老人。[68]此外,如果老人参加很多活动的话,潜意识死亡焦虑也会较少。[69]老年人在主题统觉测验中的死亡焦虑,与 MMPI 神经质指标(疑病、依赖、冲动和抑郁)呈正相关。[70]一项针对中老年人的潜意识死亡焦虑的研究(使用句子完成投射技术)显示,年龄稍低的成人比老年人有更多的死亡焦虑。[71]

如果死亡恐惧是焦虑的根本来源,那么就必然会在梦境中出现,因为在梦中潜意识的主题常常以相对没有伪装的形式出现。一项关于梦的大型标准化研究显示,百分之二十九的梦境中出现了明显的死亡焦虑。[72]另一项关于梦魇的广泛研究显示,成人梦境中最常见的焦虑主题就是垂死或被谋杀。其他常见的主题也与死亡有关:某个家庭成员或其他人垂死,或是做梦者的生命因意外或被他人追逐而受到威胁。[73]意识中死亡焦虑的大小是否与死亡梦魇的数量相关呢?各种研究显示出不一致的结果,有赖于各自使用的死亡焦虑量表。54 然而,曾有密友或亲人死亡经历的被试(特别是十岁以下的儿童),更可能出现与死亡有关的梦魇。[74]一项研究报告了一个有趣的发现:在意识层面的死亡焦虑与梦境中死亡主题之间,存在一种曲线的关系。[75]换句话说,意识的死亡焦虑非常高或非常低的人,都倾向于梦到死亡。可能是当潜意识的死亡焦虑过高以至于不能被容纳时,会溢出到失败的梦境(梦魇)和意识层面,表现为意识层面的高度死亡焦虑。意识的死亡焦虑非常低(少于平均水平)则可能反映出强烈的潜意识死亡焦虑,在清醒状态中通过否认和潜抑被容纳,而在睡眠状态中越过了梦的审查者。

总结来说,关于死亡焦虑的研究文献,在促使我们理解死亡恐惧在心理病理与心理治疗中的作用,提供了一些有局限的帮助。绝大部分研究是关于意识层面的死亡焦虑(使用结构粗糙的量表测量)与人口统计学和心理测量学变量之间的相关性。这些研究显示出高水平死亡焦虑与抑郁症、早年丧亲、缺乏宗教信仰以及职业选择之间存在一定的正相关。其他研究则探索意识的更深层面,结果显示大量的死亡焦虑是在意识之外的;当人从意识进入潜意识体验时,死亡焦虑会逐渐增加;死亡恐惧会在梦中向我们走近;如果老年人的心理不太成熟,或是参与的活动较少,他们会更恐惧死亡;最后,无论是意识还是潜意识的死亡焦虑,都和神经质特征有关。

心理治疗理论与实践对死亡的忽略

所有上述对死亡的观点——文化传统、临床经验、实证研究——都对心理治疗具有深刻的意义。将死亡纳入到生命之中,会使生命更为丰富;这会使人有能力从令人窒息的琐事中解脱出来,以更坚定和真诚的方式生活。对死亡的充分意识可能促成彻底的个人改变。但死亡是焦虑的根本来源,弥漫在内心体验中,我们用大量个人的动力方式来防御它。此外,正如我将在第四章讨论的那样,以适应不良的方式处理死亡焦虑,所形成的各种表现、症状和人格特质,我们称之为"心理病理"。

虽然有上述令人信服的理由,可是心理治疗中的对话却很少包含死亡的概念。几乎在精神卫生的所有领域——理论、基础和临床研究、临床报告,以及所有形式的临床实践中,死亡都受到忽视,而且是非常明显的忽视。唯一的例外是对垂死病人的看护。在心理治疗文献中,偶尔出现的论及死亡的文章通常都发表在二、三流的期刊上,而且是以轶闻的形式出现。它们是处于主流理论和实践边缘之外的稀罕物。

临床案例报告

举例来说,临床案例报告对死亡恐惧的遗漏是如此露骨,简直让人认为治疗中对此保持缄默是出于共谋。在临床案例报告中对死亡的处理主要有三种策略。一是作者选择性地忽略这个议题,不报告与死亡有关的素材。二是作者可能提出大量与死亡有关的临床资料,却在案例的动力学阐释中完全忽视这些素材。例如弗洛伊德报告的个案病史就有这种情形,我稍后会提出证据。三是作者可能提出与死亡有关的临床素材,却在阐释病例时把"死亡"转译成与某一学派意识形态相一致的概念。

一篇发表于领军刊物上、被广泛引用的文章题为《神经症患者对死亡的态度》,其作者沃尔特·布朗伯格和保罗·谢尔德是两位知名临床医生,他们在文章中呈现了几个在病史中死亡起到重要作用的案例。[76]例如,某个女病人在一位令她有某种情欲渴望的女性朋友死亡后,产生了急性焦虑。虽然病人清楚说明,她自己对死亡的恐惧是因为看见朋友死亡而引发的,但作者却得出结论说:"她的焦虑反应是对抗潜意识中她一直与之斗争的同性恋依恋……她自己的死亡意味着与死去的同性挚爱重新结合……死亡意味着与受到否认的爱的客体重新结合。"

另一位病人的父亲是殡葬从业者,她这样描述自己的严重焦虑:"我一直害怕死亡。我害怕在他们为我涂抹防腐剂时醒来。我有这些迫近死亡的诡异感觉。我父亲是一个殡葬从业者。当我和死尸在一起时,从未想到过死亡……可是我现在却觉得想逃走……我不断地想到死亡……我觉得自己好像在竭力摆脱死亡一样。"作者的结论是:"关于死亡的焦虑是被潜抑的愿望的表达,她的愿望是顺从并受控于父亲/殡葬业者。"从他们的观点来看,病人的焦虑是她对这些危险愿望自我防御的产物,也是因为乱伦欲望而渴望的自我惩罚。同一篇文章中的其他案例报告也都可以作为进一步的例证,说明死亡被转译成作者所认为的更基本恐惧:"死亡对于这个男孩来说,意味着他在与父亲的同性结合中存在最终的施虐—受虐满足。"或是,"死亡对他而言,意味着与母亲分离,以及潜意识的力比多欲望表达的终结。"

可想而知,我们无法不感到奇怪,为何作者要迫切地对死亡恐惧进行转译。如果病人的生活受到一种恐惧的限制,举例来说,针对空旷场所、狗或辐射尘的恐惧,或是因为清洁或门是否上锁这样的强迫思维所耗竭,把这些表面的担心转译成更基本的意义似乎是合情合理的。可是,不言而喻的是,对死亡的恐惧可能就是对死亡的恐惧,而不能转译成什么"更深层"的恐惧。也许像我稍后会阐释的那样,神经症患者所需要的并不是转译;他们可能并非无法与现实建立联系,而是由于无法建立"正常"的否认性防御,反而太过于接近真相。

临床研究

对死亡观念的忽略,在临床研究中也有非常深远的影响。例如,哀伤和丧亲领域即是如此。尽管很多研究者煞费苦心地仔细研究过幸存者的调适,却完全没有考虑到幸存者不仅承受了"丧失客体"的痛苦,同时也面临着丧失自己的情形。在失去一个人的悲痛之中,还隐含着一个信息:"如果你的母亲(父亲、孩子、朋友、配偶)死去,那么你也会死。"(我有一位病人在父亲过世后不久出现幻觉,听到头上面有一个低沉的声音对他说:"下一个就是你。")有一个被大量引用的研究,是关于寡妇第一年的守寡生活,研究者记录被试的叙述,比如"我觉得自己正走在黑暗深渊的边缘",或是世界现在在她们眼中是一个很不安全、充满危险的地方,还有生活变得毫无意义、没有目标,以及莫名的愤怒。[77]我相信如果深入探索上述每一种反应的话,研究者就可以得到重要的结论,发现丧失的体验可能促使幸存者面对自己的死亡。然而,这项研究的研究者,以及其他我曾读过的关于丧亲的研究,都从另外一个参考架构来处理,因此无法挖掘到宝藏。这种失败再次证明,当行为科学忽略了那些凭直觉就显而易见的真理时,就会发生知识的贫化。四千年前的巴比伦叙事诗《吉尔伽美什》(*Gilgamesh*)是最早的文字记录之一,其主人公非常清楚朋友恩奇都的死亡预示了他自己的死亡:"主宰你的长眠的是什么? 你变得阴暗,不闻我的呼唤。当我死时,岂不也像恩奇都一般? 我心伤悲,惧怕死亡。"[78]

临床工作者

有些治疗师说并没有听到病人表示对死亡的担忧,可是,我相信真正的问题是治疗师并没有准备好听到这些话。如果治疗师是接纳的,能够深入询问病人的担忧,就会在日常工作中不断遭遇死亡。

只要给病人最微小的鼓励,就会得到一大堆与死亡忧惧有关的素材。他们会讨论父母或朋友的死亡,担心衰老,梦中萦绕着死亡,参加同学会时因发现其他所有人都变得这样老而感到震惊,心痛地发现儿女的优势,偶尔还发现自己开始享受老人才有的久坐乐趣。他们会注意许多小小的死亡:皮肤上的老年斑、灰白的头发、僵硬的关节、微驼的姿势、越来越深的皱纹。随着退休的日子逼近、儿女离家单飞、自己变成祖父母、开始由儿女来照顾,生命周期笼罩着他们。

还有一些病人可能会谈到毁灭的恐惧:残忍的凶手闯入家门的常见恐怖幻想,或是对电视或电影的暴力产生害怕的反应。只要治疗师愿意倾听,在每个病人终止治疗时的末次会谈,也都会伴随着死亡忧惧的潜流。

我个人的临床经验就强烈证实了死亡忧惧的无所不在。在本书写作期间,我就遇见大量原本隐匿的临床素材。毫无疑问,我在某种程度上会暗示病人向我提供某些证据。但我相信这些证据基本上是一直存在的,只是我以前没有调到适当的频率罢了。比如我在本章前面部分提到的两个病人乔伊丝和贝丝,她们遇到的都是临床中的常见问题,涉及人际关系的建立与结束。可更深入地询问两人之后,都显示出很多关于存在性议题的担忧,如果我没有恰当的心理频道,根本无法识别出这些担忧。

一位心理治疗师给我提供了另一个"调频"的例子,她参加了我以死亡焦虑为题的周末演讲。几天后,她在给我的信中写道:

> ……我并没有预期我现在的工作会出现这个主题,因为我是里德学院的心理咨询老师,而学生的身体健康状况通常都很好。可是我在周一早上约谈的第一个学生,在两个月前遭到强暴,此后她出现了很多不适和痛苦的症状。她尴尬地笑着说:"我如果不是因为某一件事而正在死去,就是因为另一件事而垂死挣扎。"至少部分是因为你的演讲,那天我们的会谈转向了她对垂死的恐惧,过去她一直以为强暴或垂死都只会发生在别人身上。她现在感到非常脆弱,一向被压抑的焦虑涌现出来。在没得什么不治之症的情况下也可以谈谈对死亡的恐惧,这一点似乎让她感到宽慰。[79]

即使仅仅是与死亡擦肩而过的心理治疗会谈,也常常提供很多临床资料。梦当然是特别丰富的素材来源。例如一位三十岁的女性,在一个老友葬礼之后的晚上梦见:"我坐在那儿看电视。医生过来用听诊器检查我的肺。我很生气，质问他有什么权利这么做。他说我抽起烟来就像房子着了火。他还说我的肺得了晚期的'沙漏'病。"做梦者其实并不抽烟，不过她死去的朋友一天抽三包。她对肺得了"沙漏"病的联想是"时间快要漏光了"。[80]

治疗师在治疗中选择性地忽略死亡，否认在这一过程中起到了核心作用。否认是普遍存在的强大防御。它就像先兆一样，每当出现时都围绕着与死亡有关的情感。（弗洛伊德文集中收录了一个笑话，一个人告诉太太说："如果我们俩有一人先死的话，我想我会搬到巴黎去住。"）[81]治疗师也不免会否认，在治疗过程中，治疗师的否认和病人的否认形成共谋。许多治疗师虽然接受了多年的精神分析，却没有探索和修通自己对死亡的恐惧；他们在个人生活中病态地回避这个领域，也在心理治疗实践中选择性地忽略明显与死亡有关的素材。

除了治疗师个人的否认外，在整个心理治疗界也存在一种集体否认。理解这种集体否认的最佳方法，就是探讨焦虑的正式理论为何会遗漏死亡。尽管焦虑在心理动力治疗的理论和日常实践中都占据绝对核心的地位，可是在心理动力学的传统焦虑理论中，死亡却未被给予一席之地。如果我们想改变治疗实践，利用死亡观念所提供的着力点，就必须说明死亡在焦虑的起源中所扮演的角色。最好的方法就是追溯焦虑的心理动力学概念演变，尝试理解死亡观念所受到的系统性排斥。

弗洛伊德：与死亡无关的焦虑

弗洛伊德的思想对这一领域的影响如此巨大，以至于心理动力学思想的演变在很大程度上就是弗洛伊德思想的演变。虽然他有异乎寻常的先见之明，但我相信，他对死亡领域一直有盲点，使他看不清人类内心世界中某些显而易见的方面。我会呈现一些资料来说明弗洛伊德如何在临床和理论思考中都回避死亡,并提出这种回避背后的一些原因。

弗洛伊德对死亡的回避

弗洛伊德对临床和理论的第一个重要贡献就是在 1895 年与约瑟夫·布雷尔合著的《歇斯底里症研究》。[82] 这是一本引人入胜的著作,并且值得我们注意的是,它清楚地显示出对死亡的选择性忽视,也为它所孕育出的整个心理动力学治疗领域打下了排斥死亡的基础。书中提出五个主要案例,一例(安娜·欧)由布雷尔执笔,其余四例由弗洛伊德撰写。另外几个案例以零散的形式出现在脚注和讨论的章节。每位病人开始接受治疗时都有充分的典型症状,包括瘫痪、麻痹、疼痛、抽搐、疲劳、强迫观念、窒息感、丧失味觉和嗅觉、胡言乱语、失忆,等等。弗洛伊德和布雷尔根据对这五位病人的研究,提出歇斯底里症的病因假设和基于这种假设的系统治疗方法。

五位病人在早年生活中都曾遭受过某些重大的情绪创伤。弗洛伊德指出,通常情况下,创伤虽然造成困扰,但并不会造成长久的影响,因为创伤引发的情绪已经消散:要么得到宣泄(通过以某种有效的方式表达情绪),通过其他方式被修通(弗洛伊德说创伤的记忆可能进入"相关的重大情结,而伴随着其他经验"被"消耗"或矫正,或是得到现实检验,例如,通过思考个人的成就和力量来处理侮辱)。[83]

这五位病人的创伤并没有消散,而是仍然一直缠绕着病人("歇斯底里患者因回忆而痛苦"[84])。弗洛伊德认为,这些病人的创伤记忆以及伴随的情绪,被潜抑到意识思维之外(这是第一次使用潜抑和潜意识的概念),所以没有遵循正常的情感消散过程;而被抑制的情感一直鲜明有力地存在于潜意识中,通过转化成身体症状(所谓"转换性癔病")而获得在意识层面的表达。

治疗的意义非常清晰:治疗师必须使病人能够回忆起创伤,并表达被扼杀的情感。弗洛伊德和布雷尔运用催眠,后来弗洛伊德则使用自由联想,以帮助病人再度体验原初引发问题的记忆,并以言语和行为表达情感。

弗洛伊德对于情感的发展与消散、症状形成以及治疗体系的思索建立在上述假设之上,具有里程碑式的重要意义,勾勒出后世动力学理论和治疗的大部分轮廓。其中与我要讨论的内容相关最密切的是,弗洛伊德对于情感不安来源——也即原初创伤本质的观点。在那本著作中,关于症状的理论与治疗的取向是前后一致的,但弗洛伊德对于造成症状的创伤本质的描述,从第一个病人到最后一个病人却发生了非常有趣的演变。(他在引言中说:"对从宣泄到精神分析的发展感兴趣的读者,我能给出的最好建议就是阅读《歇斯底里症研究》,并跟随我的履迹。")[85] 61

书中前几个病例中的创伤似乎很琐碎:读者需要相信个体根深蒂固的神经症状态是出于被恶犬追逐,[86] 被雇主用棍子殴打,发现女仆让狗喝她杯子里的水,[87] 或是因为爱上雇主而必须忍受其不公正的斥责。[88] 随着该书的发展,弗洛伊德对于积压创伤的解释变得过分复杂。他开始相信病人是因为一些能在希腊悲剧中找到的原型忧虑而深受折磨——对儿童的憎恨[89](因为儿童妨碍了妻子照料垂死丈夫的能力)、亲子乱伦,[90] 看见父母交媾这一原始场面的经验,[91] 以及爱上姊夫的女病人在姊姊死亡时的快乐[92](以及接踵而至的罪恶感)。后面几个案例、脚注以及弗洛伊德的信件,[93] 都表明弗洛伊德对焦虑来源的思考方向的僵化:(1)他逐渐把造成焦虑的"真实"创伤的发生时间转移到生命早期阶段;(2)他变得认为创伤的本质明显只与性欲有关。

弗洛伊德对于五位病人情绪创伤的冥思逐渐发展成正式的焦虑理论。焦虑是预期到危险时的信号;焦虑的种子在生命早期发生重大创伤时就被种下:创伤事件的记忆受到潜抑,而伴随的情感则转化成焦虑。当预期创伤会再度发生,或预期会出现某种类似的危险时,焦虑就会被重新唤醒。

是什么类型的创伤呢?什么事件如此恶性,竟然会萦绕一生挥之不去？弗洛伊德最早的答案强调无助感。"焦虑是无助的原初反应，后来在面对创伤时作为求助的信号而重现。"[94]接下来的任务就是明确哪些情境会引发无助感。由于焦虑问题是精神分析理论的核心，而弗洛伊德又在其整个职业生涯中大胆地改变基本理论，这就难怪他关于焦虑的说法有很多不同版本，时而又互相冲突。[95]在弗洛伊德永不停休的筛选中，有两项基本的焦虑起源一直保留下来：丧失母亲（遗弃与分离焦虑）和丧失阴茎（阉割焦虑）。其他主要来源包括超我或道德焦虑、自我毁灭倾向的恐惧以及"自我"解体的恐惧（被内心中的黑暗、非理性的暗夜力量所湮没）。

虽然弗洛伊德经常谈到其他焦虑来源，但他主要强调的还是遗弃和阉割。他认为，这两个心灵中喧闹的顽童会以经常变换的伪装，在清醒的生活中不断折磨我们，并在睡梦中为两个常见的梦魇——从高处坠落与被人追赶——提供燃料。弗洛伊德总是像考古学家一样，不断探索更基本的结构，他认为阉割和分离有一个共同的特征：丧失——丧失爱，丧失与母亲结合的能力。从时间顺序上来看，分离最先发生，事实上在新生的那一刻，分离就已形成模板；但弗洛伊德选定阉割作为普遍的、首要的焦虑来源。他认为早期的分离体验是阉割焦虑的前奏，而后者在发展时包含了先前的焦虑经验。

当我们细看弗洛伊德为焦虑和创伤起源得出结论的资料（《歇斯底里症研究》一书中的案例资料）时，一定会惊讶于这些案例病史与弗洛伊德的结论和构想之间惊人的差距：死亡如此充斥在这些临床病史之中，弗洛伊德只有通过极大努力的忽视，才会在讨论创伤诱因时遗漏死亡。五个病人中，有两位只被简短地讨论（其中一位名为卡特琳娜的病人，是弗洛伊德在度假胜地遇到的女侍，只接受过一次会谈）。三位主要病人——安娜·欧、埃米·冯·N夫人和伊丽莎白·冯·R小姐（这些是精神分析文献中最早的动力学案例报告），在临床主诉中明显涉及死亡。此外，如果弗洛伊德对死亡焦虑有特别兴趣的话，很有可能会引出并报告更多关于死亡主题的素材。

例如，安娜·欧的疾病最早发生于其父亲生病的时候（父亲十个月后因此病过世）。她最初毫不厌倦地照顾他,但她的疾病——包括意识状态的奇怪改变、失忆、语言混乱、厌食、感官与肌肉的转化症状——导致其最终不能再接触垂死的父亲。第二年她的疾病又严重恶化。布雷尔注意到安娜·欧对死亡的关注。比如他提到,虽然她"在意识中有奇怪而快速变动的困扰,但有一件事却似乎在绝大部分时间里都不在意识之中,那就是她的父亲已经过世"。[96]

　　在布雷尔为安娜·欧做催眠治疗期间,她产生了与父亲去世有关的可怕幻觉。她在照顾父亲时,曾因为想象自己看到父亲变成骷髅头而晕倒。（治疗时,她一度在镜中看到父亲的骷髅头瞪视着她。）还有一次她出现幻觉,看到一条黑蛇攻击父亲。她想要去打蛇,但手臂却抬不起来,然后她又产生幻觉,看见自己的手指变成很多蛇,每一根指甲都变成一个小骷髅。布雷尔认为这些因为恐惧死亡而产生的幻觉是她生病的根本原因:"(治疗的)最后一天,通过把房间重新布置成她父亲病房的模样,她再次出现上述恐怖的幻觉,这构成她整个疾病的根源。"[97]

　　埃米·冯·N.夫人像安娜·欧一样,在她最亲密的人(她的丈夫)去世不久后就生病。弗洛伊德为她催眠,并询问重要的联想,她滔滔不绝地谈到一长串与死亡有关的记忆:看见姊姊躺在棺材里(七岁时),哥哥扮成鬼吓唬她,几个兄姊们朝她扔死掉的动物,看见姑姑躺在棺材里(九岁时),发现母亲因中风而昏迷(十五岁时),后来(十九岁时)母亲过世,照顾因肺结核而垂死的哥哥,哀悼哥哥的去世(十九岁时),目睹丈夫突然过世。这篇临床病例报告的前八页至少有十一处明确谈及死亡、垂死或尸体。在临床主诉中,埃米·冯·N夫人通篇都在明确地讨论她无处不在的死亡恐惧。

　　第三位病人,伊丽莎白·冯·R小姐的疾病,在十八个月中逐渐酿成,在这段时期内,她照顾垂死的父亲,并目睹了家族无法阻挡的衰败:一位姊姊搬到远方,母亲罹患重病,父亲过世。最后,在她挚爱的姊姊过世后,伊丽莎白小姐的病情全面爆发了。治疗过程中,弗洛伊德为了让她加速对过往记忆和情感的回想,要求她探视姊姊的墓地。(这种方式很像布雷尔把治疗室布置成安娜·欧父亲的房间。)

弗洛伊德认为,如果一个情境能唤起早年久已遗忘的恐惧和无助的话,就会引起焦虑。与死亡有关的创伤当然会唤起病人深层的恐惧感和无助感。可是弗洛伊德对每个案例的结语,要么是忽略整个死亡主题,要么就是仅仅谈到丧失引发的一般性压力。他的构想焦点在于各个病人创伤的性欲部分。* 所以,当伊丽莎白小姐的姊姊过世时,弗洛伊德帮助她认识到,在内心深处,她因渴望已久的姊夫现在可以娶她而感到欣喜(而随后又充满罪恶感)。有一项重要的发现:潜意识残存的原始欲望之所以埋藏在心灵的地窖,是因为它们不能见到阳光,当它们短暂地逃逸到意识中时,就会引发极大的焦虑,最终变成转化性症状。

毫无疑问,弗洛伊德在每一位病人身上都发现了重要的冲突。需要仔细审视的是他遗漏的部分。父母、配偶或是某个亲密的人的去世,不仅仅是造成一般的压力,而是远甚于某个重要客体的丧失。它敲开了否认死亡的大门。假使就像弗洛伊德所推测的一样,伊丽莎白小姐在姊姊过世时想到,哪怕只是一闪念:"现在她的丈夫又自由了,我可以成为他的妻子。"那么,她更无疑能够想到的是:"如果我亲爱的姊姊死了,那我也一样会死。"并因此感到不寒而栗。安娜·欧对于父亲的死,埃米·冯·N夫人对于丈夫的死,都与伊丽莎白小姐情形相同,每个人在内心深处都必定会有一瞬瞥见自己的死亡。

弗洛伊德在后来对焦虑来源的构想中,以一种非常奇怪的方式继续忽视死亡。他选定了丧失:阉割与遗弃——丧失阴茎与丧失爱。此处他的方式不太寻常。勇敢无畏的考古挖掘者到哪里去了?弗洛伊德总是穷根究底地挖掘——最早的起源、生命的开端、远古人类的

---

* 罗伯特·杰伊·利夫顿在《破碎的联结》(*The Broken Connection*,New York:Simon & Schuster,1979)一书中,就弗洛伊德另一个重要的病例小汉斯,提出几乎与我完全相同的观点,并得出结论说,力比多理论将死亡"去死亡化"。可惜他的书出版时,本书已经完稿,我无法以有意义的方式吸纳他的丰富洞识。他的书是一部思考缜密的重要著作,值得用心一读。

方式、洪荒时期的原始部落、根本的驱力与本能。可他在死亡面前突然停下脚步。他为何不朝向遗弃和阉割的共同特征再往前迈出显而易见的一步呢？这两个概念都建立在本体论的基石上。遗弃和死亡缠绕在一起：被遗弃的灵长类必然灭亡；被抛弃的命运必然是社会性的死亡，紧随其后的就是身体的死亡。从隐喻的角度来看阉割，也与毁灭是同义的；如果从字面来看（而弗洛伊德就是指字面的意思），也会导致死亡，因为被阉割的人无法在未来播下自己的种子，最终难逃灭绝的命运。

在《压抑、症状与焦虑》一书中，弗洛伊德简短地谈到死亡在神经 ⁶⁵
症病因中的作用，然后又认为这太肤浅而不再予以考虑（稍后我会讨论精神分析对"深入"和"肤浅"的颠倒观点）。弗洛伊德有一段文字被理论家们无数次引用，他在其中阐释了为什么将死亡恐惧排除在焦虑的基本来源之外：

> 神经症的产生，实在不太可能仅仅是因为客观存在的危险而没有任何深层心理机制的参与。但潜意识似乎没有包含任何关于生命消亡的观念。在每天粪便与身体分离、因断奶而失去母亲乳房的经验基础上，阉割能够被图像化。但没有什么类似死亡的事情曾被经历过；就算有的话，比如昏倒，之后却没有任何观察得到的痕迹。所以我认为死亡恐惧应该类似于阉割焦虑，在这种情况下，"自我"的反应就像被原本保护它的超我（命运的力量）所遗弃，不再拥有对抗周遭所有危险的一切防护。[98]

此处的逻辑实在是太勉强了。首先，弗洛伊德坚持认为，既然我们没有死亡经验，它在潜意识中就不存在表征。难道我们有被阉割的经验吗？弗洛伊德承认，没有直接的经验；可他声称，我们经验到其他等价的丧失——每日与粪便分离或是断奶的经验。显然，粪便—断奶—阉割的联结还不如与生俱来对死亡的直觉更合乎逻辑。事实上，以阉割来取代死亡，使其成为焦虑的一种基本来源，这种说法根本站不住脚,攻击这样不堪一击的论点就好像攻击一位跛足的对手一样令我感到不舒服。举个很明显的例子,女性显然也有焦虑;要把阉割理论套用在女性身上必须花费极大的努力,这实在是精神分析心理玄学*的最大闹剧。

　　梅兰妮·克莱因直率地批评弗洛伊德对重要性的奇怪颠倒:"死亡恐惧会强化阉割恐惧,而不是类似于阉割恐惧……因为生殖是对抗死亡的本质方法,丧失性器意味着维持和延续生命的创造力的结束。"克莱因还反对弗洛伊德关于潜意识中没有死亡恐惧这一立场,她接受弗洛伊德后来的假设,认为潜意识的最深层有死本能(自我毁灭的本能),但她认为:"死亡恐惧也存在于潜意识中,以对抗死本能的方式运作。"[99]

66　　　虽然有克莱因的异议,还有兰克、阿德勒等人的零星反对,弗洛伊德仍坚持自己的观点,导致几代治疗师对否认死亡的迷信。主要的精神分析教科书反映并延续了这一趋势。奥托·费尼切尔说:"因为死亡的观念在主观上是无法想象的,所以每一种死亡恐惧都是掩饰其他潜意识的观念。"[100]罗伯特·韦尔德完全省略了对死亡的思考。[101]拉尔夫·格林森则从自我毁灭本能,也即弗洛伊德所说的死本能的角度简短地讨论了死亡,随后便将其作为一种好奇心——一个大胆但不可靠的理论而不再予以考虑。[102]必要的修正只能逐渐发生,并由弗洛伊德学派以外(或是很快发现自己被排除在外)的工作者来进行。

　　弗洛伊德为何会把死亡排除在心理动力学理论之外?他为何不认为死亡恐惧是焦虑的基本来源?这种排斥显然不仅仅是出于疏忽:死亡恐惧既不深奥,也不是难以捕捉的概念,弗洛伊德不太可能没有考虑(并且刻意回避)过这个议题。他在1923年明确地说:"'每一种恐惧最终都是死亡恐惧',这种夸张的表述毫无意义,而且无论

---

*　心理玄学(Metapsychological,或后设心理学)是精神分析领域的术语,弗洛伊德常用这个词来说明精神分析体系中的超意识经验,后来直接表示精神分析设想。——译注

如何也无法得到证明。"[103] 他的论据还是像以前一样令人难以信服：人不可能真正地设想死亡——因为自我的某个部分始终是活着的观察者。弗洛伊德再度得到一个令人无法满意的结论："死亡恐惧就像良心的恐惧一样，是阉割恐惧的进化产物。"[104]

我们还需注意，弗洛伊德对死亡的忽略，只局限于对焦虑、潜抑和潜意识正式理论的讨论：简而言之，就是心理机制的内在运行方式——齿轮、轴承和蓄电池。* 每当他允许自己自由挥洒时，就会大胆而积极地对死亡进行推测。例如，在第一次世界大战末期，他写了一篇题为《我们对死亡的态度》(*Our Attitude toward Death*)的深刻短文，其中探讨了对死亡的否认以及人企图通过创造不朽的神话来征服死亡。我先前引用过一些他的评论，提到生命的短暂如何使其更为深刻丰富。他注意到了死亡在塑造人生时所起到的作用：

> 在现实和我们的思想中给予死亡应有的地位，稍微突显潜意识中我们迄今为止如此小心压抑的对死亡的态度，难道不是 67 更好吗？这不像是一种向更高成就的进步，反而在某些方面像是一种倒退——退行；但这样做的好处是能多考虑一下真相，使生活对我们来说再度变得更容易忍受一些。毕竟，忍受生活一直是所有生物的第一要务。如果错觉使生活更难忍受的话，就毫无价值。古谚云："若欲太平，须备战争。"如果你想要保持和平，就要为战争做好准备。在当今时代可以改成："若欲生命，须备死亡。"如果你想要承受生命，就要为死亡做好准备。[106]

"如果你想要承受生命，就要为死亡做好准备。"弗洛伊德认为治疗师的任务就是帮助病人承受生命。他的整个治疗生涯都投身于这个目标。可是，除了这句格言之外，他对于如何为死亡做好准备、对

---

* 弗洛伊德六十四岁时，在《超越快乐原则》一书中将死亡放入他的心智模型；但即便是在这个构想中，他仍然闭口不谈对死亡的基本恐惧，而是将死亡的意愿——自我毁灭本能视为两个基本驱力之一。[105]

于死亡观念在心理治疗中的角色,始终保持缄默。为什么?

在指出弗洛伊德忽视了什么、批评他的盲点时,我们也必须要有反省的能力,才能看得更深入。也许他的视野比我们更广大,他有许多其他的着眼点;也许这个议题过于简单,以至于他从未觉得有必要从自己的立场提出全面的论述。但我相信我们最好仔细考虑弗洛伊德立场背后的原因。我认为他把死亡排除在动力学理论以外,是出于两个错误的原因:一是过时的行为理论模型;另一个则是对个人荣耀的不懈追求。

弗洛伊德对死亡的忽略:理论方面的原因

弗洛伊德七十五岁时,被问到谁对他的影响最大,他就像以前一样毫不迟疑地给出同样的答案——"布鲁克"。恩斯特·布鲁克是弗洛伊德在医学院时的生理学教授,也是他在神经生理学领域短暂研究生涯中的导师。布鲁克是一位冷峻的人,有着普鲁士人的钢铁般的意志和钢青色的眼珠,维也纳的医学生们非常惧怕他。(考试时每位学生都有几分钟的口试。如果某个学生不会回答第一个问题,布鲁克会在剩余的口试时间里表情严峻、一言不发,对该学生和一旁院长的拼命恳求无动于衷。)在弗洛伊德身上,布鲁克终于发现他是个值得栽培的学生,两人在神经生理实验室密切合作了几年。

布鲁克是赫尔曼·冯·赫尔姆霍兹所建立的生物学思想体系背 68 后的主要力量,并统领 19 世纪末西欧医学和基础科学研究。另一位奠基者埃米尔·迪布瓦·雷蒙德清楚描述过赫尔姆霍兹的基本立场,以及布鲁克对弗洛伊德的遗赠:

> 在有机体中最活跃的力量就是一般的物理—化学力量;对于现在无法以这些力量来解释的情形,要么需要通过物理—数学的方法找出其作用的特殊方法或形式,要么就需假设物质中存在某些与物理—化学力量同等重要的新力量,可以简化为吸

引力和排斥力。[107]

　　所以，赫尔姆霍兹的立场是反对生机论的决定论，认为人是由化学—物理机制活化的机器。布鲁克在 1874 年的《生理学讲稿》中说，尽管有机体与机器的力量来源不同，但都是物理世界的现象，由符合能量守恒定律的力量所推动。认为推动有机体的力量有很多种仅仅是出于无知，"知识的进步将会把种类减少到两种：吸引与排斥。这些也都适用于人类这种有机体。"[108]

　　弗洛伊德采纳了赫尔姆霍兹关于有机体的机械论模型，并将其应用到心智模型的建构上。他在七十岁时说："我的生命只有一个目标，那就是推断心智机器是如何建构的，以及各种力量如何在其中相互作用与对抗。"[109] 所以，弗洛伊德对布鲁克的继承很明显：弗洛伊德的理论常常被挖苦指责为不符合理性，其实他的理论深植于传统生物、物理、化学的教义。弗洛伊德的双重本能理论，力比多能量的守恒与转换理论，以及在其成为精神科医生之前就坚信的决定论，都是出于布鲁克以机械观点来看待人类这一基本原则。

　　了解这个背景以后，我们可以回过头来更好地理解弗洛伊德在对人类行为的构想中排除死亡这个问题。二元性——存在两种截然相对的基本驱力——是弗洛伊德建构其心理玄学体系的基石。赫尔姆霍兹的原则需要二元性。回忆一下布鲁克的说法：有机体内作用的基本力量有两种——吸引和排斥。潜抑理论是精神分析思想的起点，也需要二元性体系——潜抑需要有两种基本力量之间的冲突。弗洛伊德整个生涯都试图明确这组推动人类有机体的相互对抗的基本驱力。他的第一个假设是"饥饿与爱"，具体表现在保存有机体个体和延续物种两者之间的冲突。绝大部分精神分析理论都是建立在这种对立之上：在弗洛伊德早期的理论中，自我和力比多本能之间的斗争是潜抑和焦虑的来源。后来，出于一些与此处讨论无关的原因，他意识到这种二元性是站不住脚的，于是提出另一种二元论：根植于生命自身的根本的二元论——在生命与死亡之间，性本能与自我毁

69

灭本能之间。然而,弗洛伊德的心理玄学与心理治疗却是基于第一个二元本能理论;弗洛伊德和他的学生们都没有根据生死的二元性重新建构他的工作(唯一的例外是诺曼·欧·布朗[110]),而他的大部分追随者也摒弃了第二个本能理论,因为后者会导致非常悲观的治疗立场。他们或是保持原先的力比多—自我辩证对立,或是渐渐趋向荣格的本能一元论——一种会侵蚀潜抑理论基础的立场。

死亡还没有发生,它是将会发生的事,是定位于未来的事件。想象死亡、为此感到焦虑,需要复杂的心智活动——计划和将自己投射于未来。在弗洛伊德的决定论图式中,互相冲突并决定行为的潜意识力量是原始而本能的。在心灵的电池中没有为想象和恐惧未来这样复杂的心理活动预留空间。弗洛伊德很接近尼采的立场,后者认为意识的深思熟虑对于行为产出来说完全是多余的,行为是由潜意识的机械力决定的:意识的思考是在行为之后,而不是之前;人觉得掌握自己的行为,完全是一种错觉。人只是为了满足自己的权力意志,才想象自己选择了行为,人需要把自己看成是自主、自决的生命。

所以,死亡无法在弗洛伊德的正式动力学理论中占有一席之地。因为它是未曾经验过的未来事件,不可能如实地加以想象,所以它无法存在于潜意识之中,也无法影响行为。在认为行为可以简化成两种相对的原始本能这种观点之下,没有死亡的容身之地。弗洛伊德成为自己决定论体系的囚徒,只能以两种方式来讨论死亡在焦虑的产生以及在人的生命观中所扮演的角色:一是在正式体系之外[在脚注或如《关于当代战争与死亡的思考》(*Thoughts for the Times on War and Death*)[111]、《三具棺材》(*The Theme of the Three Caskets*)[112]这类"非正式"的随笔中]加以讨论;二是通过把死亡恐惧纳入更原始的(阉割)恐惧之中,或是通过把死亡的意愿归于所有行为背后的两个基本驱力之一,来把死亡硬塞进原有体系。但声称死亡是一种基本驱力并没有解决问题:它未能将死亡视为一个未来事件,忽视了死亡在生命中作为一个灯塔、目的地、终点的重要性,死亡既可以剥夺生命中的所有意义,也可以召唤人进入真诚的存在方式。

弗洛伊德对死亡的忽视：个人原因

　　要发现弗洛伊德为何一直坚持明显束缚他聪明才智、迫使他采取扭曲立场的理论体系，就必须对弗洛伊德这个人稍做研究。艺术家、数学家、遗传学家或小说家的成果本身就已说明一切；研究艺术家和科学家的私人生活与动机，是一件奢侈的事——当然往往是愉快而有趣的奢侈，偶尔还会从知性上启发我们。但是，当我们要思考一个声称揭示了人类行为和动机最深层面的理论时，而支持这个理论的大部分资料还都来源于一个人的自我分析，那么尽可能深入研究这个人就不是奢侈，而是一种必要。幸运的是，相关资料从不匮乏：关于弗洛伊德这个人的资料可能比任何其他现代历史人物都要多（可能除了伍迪·艾伦以外）。

　　事实上，关于弗洛伊德有大量的传记资料——从欧内斯特·琼斯详尽的三卷本、1450 页的《弗洛伊德的生活与工作》（*The Life and Work of Sigmund Freud*）[113]，到通俗传记[114]、先前病人出版的回忆录[115]，以及一卷接着一卷的信件集[116]——人们可以从中仔细挑选，为任何有关弗洛伊德人格结构的粗暴的假设做出辩护。所以，读者自慎。

　　我相信有许多迹象显示，弗洛伊德对决定论全神贯注的核心在于，他对于成为伟人怀有难以遏制的热情。琼斯的传记主要就与这个主题有关。弗洛伊德出生时包在胎膜中（羊膜未破）——民间传说这预示着获得名望。他的家庭相信他注定会获得名望：他的母亲从不曾怀疑这一点，称呼他为"我珍贵的西格"，在所有孩子中最喜爱他。他后来写道："最受母亲宠爱的男人毕生都会觉得自己是征服者，这种成功的信心常常导致真正的成功。"[117]这一信念还被早年的一些预言所强化：有一天在面包店里，有一位陌生老人告诉弗洛伊德的母亲，她为世界养育了一位伟人；游乐园里的一位游吟诗人从很多孩子中挑出弗洛伊德，预言他有一天会成为政府要员。弗洛伊德外露的智力天赋也强化了这一信念;他在体育课时总是站在全班的排头——事实上,根据琼斯所言,他总是占据这样的特权地位,而且几乎从未被质疑过。[118]

没过多久,弗洛伊德就不再怀疑自己的命运。他在青少年时写信给一位儿时伙伴,说他的一篇作文得了优异成绩,接着说:"你不知道自己正和一位德国文学家通信。你最好把我的信仔细保管起来——谁知道将来会发生什么呢。"[119]就这方面而言,最有趣的是他在二十八岁时(刚刚进入精神医学领域)写给未婚妻的信:

> 我刚做了一件事,这件事会让一群还没出生、注定不幸的人感到心痛。你一定猜不出我说的是谁,让我来告诉你:就是我的传记作家们。我销毁了过去十四年来所有的日记,还有信件、科学笔记和出版物的手稿。只有家书留了下来。你的信,亲爱的,当然永远也不会被销毁。所有过去的友谊和伙伴都再度浮现在我眼前,无声地接受命中劫数……无论是我对世界整体上的想法和感受,还是对其某方面特殊的关注,它们现在都没有存在价值,必须被重新加以思考。我已经草草记下了许多,结果只是积攒了无数废纸,它们都快把我埋葬了,就像砂石掩盖狮身人面像一样。在我的有生之年,一定要把这些纸上记录的思想理出头绪。而且,在我生命中这个决定性的时刻之前、在我们相会之前、在我选择了我的天职之前,发生的每一件事情,我都抛在脑后:它们已经死了很久,值得来一场隆重的葬礼。就跟传记作家开个玩笑好了;我们不该让他们太轻松。就让他们每个人相信自己"对主人公成长的构思"是正确的吧:即使现在,我一想到他们全都会陷入迷途,就觉得很有趣。[120]

弗洛伊德借寻找伟大的发现来追求伟大。他早期的书信中谈到大量令人眼花缭乱的想法,都是他考虑过又抛弃掉的。根据琼斯的记载,他因没有继续早期的神经组织学研究而没能得到其逻辑上的结论——神经元理论,因而与伟大擦肩而过。在可卡因的研究中,他又一次错过了伟大的发现。弗洛伊德在信中谈到这件事时说:"在此我要回顾并解释一下,为什么说我没有在年轻时就出名是我未婚妻的错。"[121]弗洛伊德接着谈到,有一天他向一位医生朋友卡尔·科勒提起自己对可卡因麻醉特质的观察,然后便出城探望未婚妻好长一段时间。等他回来时,科勒已经完成了决定性的手术实验,因为发现局部麻醉药而声名大噪。

　　极少有人能与弗洛伊德的聪明才智匹敌:他有极大的想象力、无穷的精力和不屈不挠的勇气。可是当他进入职业成熟期时,却发现自己通往成功的道路受到不公而无常的阻碍。布鲁克不得不告诉弗洛伊德,由于维也纳的反犹太主义,他恐怕没有希望获得成功的学术生涯:大学的支持、认可和晋升都向他关闭了大门。弗洛伊德在二十七岁时被迫放弃研究,成为一名开业医师。他研习精神病学,并开始私人执业。"伟大的发现"现在成为他出名的唯一机会。

　　弗洛伊德对时间和机会渐渐流逝的感觉,毫无疑问能够解释他在可卡因事件中的不谨慎。他读到南美原住民从咀嚼可卡因植株中获得力量,于是把可卡因引入临床实践,并在维也纳医学会的演说中称赞此药对抑郁症和疲惫感的积极效果。他给很多病人开可卡因处方,并鼓励朋友(甚至未婚妻)服用。没过多久,当第一批关于可卡因成瘾的报告出现时,弗洛伊德在维也纳医学会的信誉直线下降(维也纳学术圈对弗洛伊德后来的发现不予理会,这件事至少能说明一小部分原因)。他开始完全沉浸于心理学。用他的话来说,解开心灵结构之谜成为他的情妇。他很快就得出歇斯底里症心理成因的一套综合理论。他对荣誉的期望有赖于这个理论的成功;当自相矛盾的临床证据出现时,他极度失望。他在1897年写给朋友威廉·弗利斯的信中谈到这个挫折:"流芳百世的希望是如此美丽,还有附带的财富、彻底的独立……这些都有赖于歇斯底里症理论是否成功。"[122]

　　零散的观察不够有意义。弗洛伊德追求的目标是包罗万象的心智模型。1895年,弗洛伊德还身兼神经生理学家和精神科医师时,他就感到即将发现心智模型。他在信中写道：

> 突然之间障碍移除，遮蔽消失，人们有可能从神经症的细节看出意识条件作用的完整方式。每一件事都各就其位，齿轮紧紧咬合，就像机器即将自行启动。神经元的三个系统，"游离"与"结合"状态的数量，神经系统原发与继发的过程，主趋势与代偿趋势，注意与防御两种生物法则，特质、现实和思想的指标，性心理集合的状态，性欲对潜抑的控制，最后是决定意识作为知觉功能的因素——整件事都连在一起，合乎逻辑。我自然抑制不住自己的喜悦。[123]

能完全满足弗洛伊德要求的发现，必须具备两个特征：(1)这一心智模型是一个全面的模型，并且符合赫尔姆霍兹科学判定标准；(2)是原创的发现。弗洛伊德的基本心智图式是创造力的产物：潜抑的存在、意识与潜意识的关系、思想和情感的生物基质——这在内容方面并不新奇（叔本华和尼采已就此开拓出一条大胆的道路），新奇在于它的周详，还在于它能够适用于多种人类活动，包括梦、幻想、行为、症状和精神病。（针对自己的前辈们，弗洛伊德曾说："许多人曾和潜意识调情，但我是第一个和它结婚的人。"）弗洛伊德模型的能量成分（性力或力比多）完全是原创的——一种恒定的能量，在婴儿期和儿童期沿着预定的清晰阶段发展，它可能受约束，也可能是自由的，可能投注到客体身上，也可能溢出、受阻或是被置换。这种能量是思想、行为、焦虑和症状的来源。弗洛伊德非常坚持这个大发现，为了力比多理论，他牺牲了与几位最杰出弟子的关系，他们因为不能同意力比多在人类动机中绝对的核心地位，最终与弗洛伊德分道扬镳。

显然，死亡在人类行为中所扮演的角色，无论是作为焦虑的来源还是作为动机的决定因素，对弗洛伊德都没有什么吸引力。死亡完全不符合他个人的动力学理论所需的条件——既不是一种本能（不过弗洛伊德在 1920 年又提出新的假设），也不符合赫尔姆霍兹的机械模型。死亡也不是新鲜事：事实上，它就像《旧约》一样老旧；而弗洛伊德的目标并不是要加入可以追溯到远古的一长串思想家行列。那里并没有他常说的"不朽的名声"。如果他能够发现一种迄今未知的人类动机来源——力比多，不朽的名声就会属于他。毫无疑问，弗洛伊德正确地界定了人类行为中一项重要的因素。而他的错误在于过度投注于这一发现：他在力比多首要地位上的狂热投入过于武断；他将人类动机的一个方面提升到首要而排他的地位，并以这个单一的方面归纳人类在所有时代中所有个体的所有事情。 74

对立的理论

对立理论很快就出现了。弗洛伊德最富有创造力的几位弟子对力比多理论抱持不同的意见；到 1910 年时，荣格、阿德勒和兰克都选择离开大师的宠爱，而不愿接受他对人性机械化、双重本能的观点。每一位都提出另一种动机来源，荣格假定一种灵性生命力的一元论；阿德勒强调儿童对生存的关注，以及面对宏观的成人世界和宇宙时的渺小感和无助感；兰克则强调死亡焦虑的重要性，认为人类一直缠绕在两种恐惧之中：对生命（及其固有的孤独）的恐惧与对死亡的恐惧。这些观点，以及后来的理论家如弗洛姆、罗洛·梅、蒂利希、凯泽和贝克等人的贡献，都能补充弗洛伊德的结构理论，但无法取而代之。弗洛伊德的伟大贡献在于他对心智建构了动力学模型。要把死亡（恐惧死亡和拥抱死亡）引入弗洛伊德的动力学模型，只需再次导入即可——死亡一直在那里，在阉割、分离与遗弃的背后。在这一点上弗洛伊德与其后的传统精神分析学派都过于肤浅了。后世理论家们提供了一股修正的力量，也因此加深了我们对于人的看法。

第 三 章

儿童的死亡概念

　　我们对死亡的关注以及应对死亡焦虑的方式,皆非容易描绘或理解的表面现象。它们也并非始于成年以后,而是深深地植根于过去,在追求安全和存活的一生中发生广泛的变化。对儿童的研究为学者提供了无可匹敌的机会,来研究人类与死亡搏击的原始形式。本章的目的是,研究儿童与必死事实的对抗、对死亡的识别,他们的恐惧、逃避和抵御,还有他们面对死亡恐惧之后的发展。

　　在我看来,死亡对于儿童的重要性,与学术界在儿童发展方面给予死亡的关注之间,存在明显落差。较之于其他儿童发展问题的大量文献,有关死亡的文献相当贫乏,好像不过是敷衍了事。儿童死亡概念的实证性研究更为稀少;精神分析取向的临床工作者有时会尝试研究这个问题,但常常存有偏见,破坏了观察的准确性,这一点我们将会在后文中谈到。此外,很多相关资料都发表于故纸堆中,常常处于儿童发展或者儿童精神病学主流文献之外。我们应该感激西尔维娅·安东尼,在其专著《儿童期及日后对于死亡的探索》(*The Discovery of Death in Childhood and After*)中,她极为出色地回顾并分析了相关学术研究和观察文献。[1]

　　我自己的临床工作,还有对他人工作的考察,令我得出几点结论:

1. 行为科学家仔细考察这个课题时总会发现,儿童非比寻常地专注于死亡。儿童对死亡的关注很普遍,而这对于他们的经验世界具有极其深远的影响。死亡对于他们来说是不可思议的谜题,他们的主要发展任务之一就是要应对无助感和消亡的恐惧,而性欲问题是继而衍生出的产物。[2]

2. 儿童不仅非常关注死亡,而且这些关注开始的年龄远比人们想象得更早。

3. 儿童对死亡的意识,还有他们应对死亡恐惧的方式,都会经过一系列顺次发展的阶段。

4. 儿童的应付策略总是基于否认:他们似乎没能成长到足以承受生死,或许我们永远都无法成长到直面这一事实。

儿童对死亡关注的普遍性

弗洛伊德认为,儿童默默地对性欲进行研究,全神贯注于"我们从哪里来"这个问题;而儿童普遍关注的这个问题,是儿童与成人之间形成代沟的根本。然而有大量证据显示,"我们将去向何处"也强烈地占据着儿童的脑海,毕生在人类耳畔回响:人可以面对它、恐惧它、忽视它、压抑它,但却无法摆脱它。

大多数年幼儿童的父母和观察者都会对儿童突如其来、意料之外的关于死亡的问题感到惊讶。有一次,当我和五岁的儿子一起沿着海滩静静散步时,他突然仰起脸对我说:"你知道,我的爷爷和外公都在见到我之前就死了。"这个宣言似乎只是"冰山一角"。我可以肯定他已经默默思考这个问题很久了。我尽可能温和地问他,他有多么经常想到关于死亡的这类事情,他以一种陌生的、成人式的口气回答说:"我从来没有停止过对此的思考",这着实令我大吃一惊。

还有一次是他哥哥离开家去大学念书时,他坦率地说:"现在家里只剩你、我和妈妈三个人了,不知道谁会先死。"

一个四岁半的孩子突然对他的父亲说:"我每天都害怕死亡;我希望我永远也不会长大,那样我就永远也不会死。"[3]一个三岁半的女孩要人在她头上放一块石头,阻止她长大,以免老死。[4]一个四岁的女孩在得知所有生命终有一死的时候,哭了整整一天一夜。母亲不知道该怎样安慰她,只好给了她一个神秘的保证:"作为小女孩的你永远也不会死。"[5]另一个四岁的孩子在听说祖母过世时并没有特别的反应;几天后,他走进家里厨房时看到桌上有一只死鹅,血淋淋的头从长脖子上耷拉下来,只连着一点皮肉,他紧张地看了死鹅一小会儿,然后对母亲说:"你说的'死'就是这样吗?"[6]

埃里克·埃里克森曾经谈到过一个祖母过世的四岁孩子,他在看到祖母棺材的当晚癫痫发作。一个月后,他发现一只死鼹鼠,就问起死亡的事情,之后又发生惊厥。两个月后,他不小心捏死了手里的蝴蝶,第三次出现惊厥。[7]

儿童提出的天真问题可能会让人目瞪口呆。小孩子会直接询问:"你什么时候会死?""你有多老了?""人在多大岁数时会死?"他还可能宣布:"我要活到一千岁。我要活到成为世界上最老的人。"这些天真无邪的想法可能是由于死亡引发的——祖父母的去世、动物的死亡,甚至可能是源自一朵花或一片叶子的凋零。有时候,这些想法也可能是在没有外界刺激的情况下自发产生的:小孩子只是表达他们内心思虑已久的担忧。后来,当儿童学会看见"皇帝的新衣"时,就也开始相信死亡是无关紧要的事情了。

安东尼提供了一个客观测量方法来考察儿童对死亡的忧虑,她让九十八个五到十岁的孩子进行故事完成测验。[8]故事是开放式的,并没有明显谈及死亡(例如,"小男孩晚上上床睡觉时,会想些什么?"或者是:"有个男孩去上学,下课时他并没有跟别的孩子一起玩,却独自坐在角落,为什么?")在完成这些故事时,儿童显现出对死亡或毁灭的大量关注。接近半数的儿童在故事完成测验中会提到死亡、葬礼、谋杀或鬼魂。如果把有些可推论死亡的答案(例如,"他被车子碾了过去",或"她失去了一个孩子")也算进去的话,这一比例超过了百分之六十。以"小男孩晚上上床睡觉时会想些什么"为例,此类的回答有:"有个人走进他的房间,把他杀死",或"白雪公主,我没看见过她,但我在故事书上看到她死了",再或"有人进到他们家,他爸爸死了，然后他也死了。"有一个故事讲仙女问一个小孩，他希望长大还是希望很长时间——也许永远都不要长大。一般人以为小孩会急着长大成人，但事实上，超过百分之三十五的儿童在完成这个故事时选择不长大，因为他们把长大成人与死亡联系在一起。

死亡概念的发展阶段

既然有大量证据证明儿童对死亡的忧惧，我将谈一谈死亡概念在个体身上的发展过程。很多研究者都注意到，儿童在某一发展阶段对死亡的想法和恐惧是特定的，对于这种恐惧的应付方法也是特有的。

成人了解儿童对死亡认识的障碍

很多事情妨碍了我们了解小孩子对死亡的认识。因此，这个领域存在很多争议。

缺乏语言和抽象思考能力。很小的孩子缺乏语言能力，这是成人试图理解孩子内心体验时难以克服的障碍。所以，专家对于儿童知道什么、不知道什么的假设往往非常片面。另一个因素是，发展心理学家(尤其是让·皮亚杰)证明了低龄儿童缺乏抽象思维能力。即使是发展到具体运算阶段的十岁儿童，也不过是刚开始对"可能"和"也许"[9]有正确认识。由于死亡、自身之死、存在与不存在、意识、终结、永恒与未来等都是抽象概念，很多发展心理学家便断定，低龄儿童对于死亡全然不具备准确概念。

弗洛伊德的观点。关于低龄儿童的死亡概念，另一个影响业内观点的重要因素是弗洛伊德的立场，他认为低龄儿童无法理解死亡的真正含义。弗洛伊德认为，生命最初几年对个人的性格形成具有最重要的作用，他也因此认为死亡在心理发展过程中是一个无足轻重的主题。《梦的解析》中有一段话表达了他的立场：

　　……抛开字面意义，儿童对"死"的理解与成人大相径庭。儿童对腐朽、冰冷的坟墓，永恒的虚空等事物的恐怖一无所知，因为这已经被所有关于来世的神话所掩盖，而成人则认为这些难以忍受。因为小孩子对死亡不会心存恐惧，所以可以随便说出可怕的字眼，并用它吓唬同伴："如果你再这样做，就让你像弗朗兹那样死掉！"……一个八岁左右的孩子在参观完自然博物馆回家后，很可能会对母亲说："妈妈，我太爱你了。你死后我要把你做成标本，放在我的房间里，这样我就可以随时看到你了。"所以，儿童和成人关于死亡问题的看法相似之处很少。我很惊讶有次听到一个很聪明的八岁男孩在他父亲突然去世之后说："我知道爸爸死了，但我不明白他为什么不回家吃饭。"

　　此外，对于从未见过将死之人弥留之际痛苦情境的儿童来说，死亡大概的意思就是"走了"，不再打扰活着的人。儿童不知道诸多"不在"原因的区别，搞不清是因为旅行、失业、疏远还是死亡……当大人不在时，孩子们并不是很强烈地想念他们。很多母亲都从自身的伤感经历中了解到这一点：当她们在暑期外出度假几周后回家时，听到的消息竟是孩子们并没有问起过他们的妈妈。如果有一天妈妈真的去了"无法返回的未知世界"，孩子的最初表现也似乎是忘记了她，只是后来才会又想起死去的母亲。[10]

　　所以在弗洛伊德看来，儿童即使长到八九岁的年纪，也仍然对死亡知之甚少（因此也不会害怕）。在对儿童基本忧虑的构想中，弗洛伊德把死亡归于相对晚期的发展阶段，而将性方面的关注放在早期和首要的位置。他对于死亡在个体发展中角色的结论非常具有影响力，导致了一整代学者过早地封闭了这一议题。弗洛伊德的错误不仅源于我在上一章所谈到的个人和理论的原因，还源于方法学上的原因——他从未直接治疗过儿童。

　　成人的偏见。在了解儿童对死亡的认识上,偏见是另外一个重要障碍。无论是观察性、心理测验或是投射测验的研究,成人都需要收集资料并加以诠释;而成人自己对死亡的恐惧和否认常常对结果造成污染。成人不愿意和儿童谈论死亡,回避这个主题,毫不怀疑地接受表面的数据,因为他们不愿意深入探究儿童,以至于对儿童的体验产生系统性的误解,而且他们总是选择错误的方向,总是比实际情况更少地假设儿童具有死亡意识,并低估儿童感觉到的痛苦。

　　瑞玛·拉波斯和玛丽·蒙克有一项被广泛引用的研究调查的是儿童的恐惧,正可以说明偏见的作用。[11]两位作者研究的是六到十二岁正常儿童的大样本($N=482$),目的是找出小孩恐惧的性质和程度——但是,因为他们觉得不可能对几百个儿童进行访谈,所以竟用访谈母亲来代替!这些母亲认为儿童对与死亡关系最密切的两个项目("生病、发生意外或死亡"和"担心健康")关心最少:只有百分之十二的母亲把第一项评定为重要项目,而第二项是百分之十六。(作为对照,受访母亲中有百分之四十四把"蛇"评为重要项目,而百分之三十八把"学校的成绩"评为重要项目。)

　　作者从儿童被试中选择了一个子样本($N=192$)来进行访谈。结果显示,总的来说母亲低估了儿童恐惧的频率。两个与死亡有关的项目显示出特别大的落差:母亲和儿童对这两项回答相同的情形只占百分之四十五;而在双方答案不同的情形中,有百分之九十是母亲低估了儿童对死亡的担心。(母亲还同样低估了其他与死亡有较多推论关系的项目:"家庭中有人生病或死去"、"病菌"和"火灾"。)这些发现表明,母亲并不了解儿童对死亡的担心程度。

　　另一项研究报告了一家儿童医院对约翰·肯尼迪总统之死的反应。[12]研究者发现,受过良好训练的工作人员在观察儿童对死亡的反应时,出乎意料地不可靠。这些工作人员不但在对反应的观察上有很大分歧,甚至连该让儿童知道多少信息、儿童能承受多大的情绪压力方面,都有很多不同观点。

皮亚杰的整个职业生涯都在研究儿童,他觉得即使十分精密的心理测验,也常常产生不完整或误导的资料,而最令人满意的探究方式就是"一般检查"(也即"临床会谈")——绝大多数临床工作者都会同意这一观点。然而,深入访谈儿童的研究报告在文献中非常罕见。当人们看到任何哺乳动物的幼崽时,无论是小猫、小狗、小马驹或小孩,养育的本能都会被唤起。要违背生物本性,让一个小孩直接接触有关死亡的赤裸裸的真相,是件非常困难的事情;我相信这方面专业探究的匮乏主要是出于这种困难。事实上,我非常怀疑,如果一项研究计划包含有直接询问儿童关于死亡的问题,在今天是否能够获得人体研究伦理委员会的批准;毫无疑问,这种计划必然会遭到父母们的强烈反对。

因此,这些研究一般都是以推论的方式来询问,而且通常都很粗浅。只有少数几份报告是基于直接会谈的研究,[13]而最详尽的报告都是几十年前的研究。玛丽亚·纳吉和西尔维娅·安东尼报告了她们在 1940 年代的研究。纳吉(研究开展的学校里孩子们称她为"死亡阿姨")让儿童画与死亡有关的图画,写与死亡有关的作文,并口头讨论关于死亡的想法。[14]安东尼让儿童解释与死亡有关的词汇,还使用故事完成测验。[15]保罗·谢尔德和戴维·韦克斯勒在 1935 年让儿童看一系列与死亡有关的图片,并询问他们的反应。[16]这些图片很露骨,甚至很恐怖,但是作者向儿童的敏感性做出了让步,仅从表面意义上接受和报告儿童的反应。如果被试是成人的话,研究者一定不会容忍这种程序,而会非常深入地探索、调查和诠释这些反应。

*儿童接受的教育。*要了解儿童对死亡知道些什么,还有一个障碍:儿童对死亡的认识很少能长久保持原初的样貌。成人看到孩子因为想到死亡而困扰时,会感到非常心疼,而急着去使孩子免受伤害。而孩子会察觉到大人的焦虑,并因此发觉必须压抑对死亡的担

心:这种担心并不能从父母那里得到真正的缓解。许多父母尽管文化程度很高,也下定决心要对孩子提供诚实的教导,但当看到孩子痛苦时就会产生动摇。安东尼报告了一个五岁孩子和他身为大学教授的母亲之间一段简短而生动的对话:

孩子:"每一个动物都会死吗?"
母亲:"对,动物都会死。每一种有生命的东西最后都会死。"
孩子:"我不想死。我要活得比地球上的每一个人都长。"
母亲:"你永远不会死的;你可以永远活着。"[17]

父母通常会提供某种形式的否认,要么是自身特有的否认系统,要么是社会认可的永生神话,以此来试图减轻孩子的恐惧。所以,研究者所发现的往往并非儿童的天性,而是由儿童的意识、焦虑和否认与成人的焦虑和否认等防御方式所组成的复杂混合物。我稍后会讨论应该告诉孩子什么,不应该告诉孩子什么,而此处我们必须理解我们为什么会选择花样繁多的死亡教育方式,是为了孩子好还是为大人好? 厄玛·弗曼仔细地研究了丧亲的儿童,其结论是:"在特定时刻,有关死亡的具体信息对儿童是有帮助的;而当周遭的成人有意或无意地歪曲或隐藏客观事实时,反而让孩子更难消受。"[18]

对死亡的最初意识

儿童最早在什么时候知道死亡? 有好几种资料来源(但所有资料都受到上述障碍的局限),包括:父母或受过训练的观察者长期仔细的观察;以使用词语说明为主的心理测验(比如"死亡"、"生命"、"生存"),故事完成测验,主题统觉测验以及儿童绘图分析;由医院或幼儿园的工作人员进行的系统性观察;儿童治疗师的病例报告,或是成人治疗师所提供的回溯性资料报告。

死亡和语言的发展。较客观的测量方法有赖于儿童的语言能

83 力。安东尼将"死亡"这个词混杂在一般词汇表中,让八十三名儿童说明其含义,试图借此回答一个问题:儿童从什么时候开始知道死亡。所有七岁及以上儿童的反应都显示他们了解这个词的意义(尽管他们常常在说明中加入不合逻辑或不符合生物学规律的现象),六岁的儿童则三分之二对此有所了解。二十二名六岁及六岁以下的儿童中,只有三名完全不知道死亡这个词是什么意思。[19]

另一个客观的方法是研究儿童关于"生存"或"生命"概念的发展。低龄儿童似乎对生命的本质感到非常困惑。J.苏利在1985年记录道,低龄儿童认为所有看起来自发的运动都是生命的迹象,所以他们会认为诸如火或烟这样的物质也是有生命的。[20]皮亚杰认为儿童的泛灵论(与原始人类的泛灵论相类似)分为四个阶段:最初,儿童认为无生命的物质也都有生命和意志;到大约七岁初时,儿童认为只有会动的东西才有生命;从八岁到十二岁,儿童认为能自己动的东西才有生命;再往后,儿童的观点逐渐变得与成人一致。[21]*

儿童在试图理解什么有生命、什么无生命的过程中,会经历许多困惑。例如,一项研究发现,七八岁的孩子有三分之一以上相信手表或河流是有生命的;四分之三觉得月亮是有生命的,而百分之十二觉得树木是没有生命的。[22]儿童的困惑很可能被环境中的混淆信息所强化:大人可能从未清晰而准确地教过孩子这些东西;孩子可能为娃娃和机械玩具这类看似有生命的东西而困惑;有诗意的语言表达是困惑的另一种来源("云彩在天空中追逐"、"月亮对着窗户眨眼"、"小河舞向大海")。

对儿童的观察。比起直接观察儿童所得到的结果,语言发展的研究使许多发展心理学家和临床工作者都认为儿童对死亡有意识的
84 时间偏晚。也许研究者所要求的严格证据是不必要的。有什么理由

---

* 皮亚杰认为死亡的主题有助于儿童发展成熟因果关系的概念。在儿童的早期想法中,动机被视为事物存在的来源和解释,每一个原因都伴随着一个动机。当儿童开始意识到死亡时,思想体系就会发生剧变:动物和人都会死,而这些死亡无法以动机来解释。于是小孩开始逐渐理解死亡必然是一种自然法则——一种始终如一、人们无能为力的法则。

认为儿童必须能界定"生存"或"死亡"的意思,才能凭直觉确信自己就像昆虫、动物和其他人一样有一天会不复存在呢? 研究低龄儿童的人,几乎都得出这样的结论:儿童和死亡观念有着大量的接触。反对理论认为未满八到十岁的儿童还无法理解抽象概念,这种观点回避了问题的实质。就如凯森鲍姆和艾森伯格所指出的:"在'完全不理解'和清晰整合的抽象思维这两个极端之间,有许多方式会让幼小的心灵与死亡产生关系。"[23]虽然"与死亡产生关系"这句话有点隐晦,可它是可以让人理解的:非常小的孩子也会想到死亡,害怕死亡,对死亡感到好奇,记录与死亡有关的感知并将这些感知保存一生;他们还会建立基于魔法的防御来对抗死亡。

凯森鲍姆和艾森伯格描述了对一个名叫大卫的孩子的一些观察。十八个月大的大卫在院子里发现了一只死去的小鸟,他大吃一惊,父母说他的表情"僵住了,好像希腊悲剧中人物戴的面具"。[24]大卫是典型的学步期儿童,常常会捡起每一件他够得到的东西检查一番;然而这一次,他只是蹲在离小鸟很近的地方,却没有试图碰它。几周后他发现另一只死去的小鸟,这次他拿起小鸟,通过模仿小鸟飞翔和其他手势坚持要求父母把小鸟放回树枝上。父母把死鸟放在树上,可是小鸟并没有飞,这时大卫仍一再坚持把小鸟放回树上。几周后,这男孩注意到一片落叶,于是努力想把这片叶子放回树上。当他发现无法挽救树叶时,又要父亲把树叶恢复到长在树上的原状。由于大卫还不会说话,我们无法确定他内心体验的精确性质,但他的行为表明他正在与死亡的概念搏斗。接触死亡无疑引发了前所未有的不寻常行为。

心理学家山德·布兰特描述了他的儿子迈克尔两岁三个月大时发生的一个插曲。[25]迈克尔已经有一年不用奶瓶了,那时却每夜醒来好几次,歇斯底里地哭闹着要奶瓶。当问他为什么这样时,他坚持说如果没有奶瓶的话,"我会接触不上"、"我会没油了"、"我的马达会不转了,我就会死掉"。父亲说,就在迈克尔出现夜惊之前不久,有辆车开到用光了汽油,而他们当着孩子的面讨论了很多有关发动机会如何"坏掉",电瓶会如何"完蛋"的话。父亲得到的结论是,迈克尔好像坚信自己必须一直喝东西,否则他也会死掉。迈克尔对于死亡可见的担忧开始于他更小的时候,一次他看到了一张过世亲属的照片,于是无休止地询问父母关于这个亲戚的状况。迈克尔的故事表明,死亡可能是低龄儿童的一种重要苦恼来源。此外,就像之前的这个例子一样,迈克尔在很小的时候就意识到死亡是一个问题——而且很可能像卡斯坦邦所指出的那样,是第一重要的问题,也是对心智持续发展的首要刺激。[26]

格雷戈里·罗克林根据一系列三到五岁正常小孩玩耍的片段,也推断小孩在很早期就知道生命有其终点,知道死亡将会降临到他自己和他所依赖的人身上。

> 我的研究显示,儿童在很小的时候就知道死亡,包括自己未来也会死亡,他们知道这些的时间远比一般想象的情况要早得多。到三岁时,儿童就可以用明确的词语表达对自身死亡的恐惧。但在三岁前多早的时候获得这一信息,只能通过精细的推测获得。与三岁以前的儿童交流这个主题是不可能的,而且这种交流也会支离破碎。更重要的是,对于三岁的儿童来说,死亡作为一种恐惧和前景已经开始产生影响。[27]

罗克林说,任何人只要愿意倾听儿童并观察他们的游戏,就能立刻获得证据。[28]世界各地的儿童都会玩死亡和复活的游戏。儿童有大量机会了解死亡:去趟卖肉的市场就可以让任何一个孩子了解到他原本不想知道的东西。也许就像马克斯·谢勒所断言的那样,[29]根本不需要经验,我们每个人对死亡都有直觉的认识。然而,不论这种认识来自何处,有一件事是确定的——否认死亡的倾向根植于我们内心深处,甚至在生命早期就已如此。对死亡的认识如果妨碍到否认死亡的愿望,就会被放弃。

当现实强力介入时,否认死亡的稚嫩防御机制就会岌岌可危,使得焦虑突围进来。罗克林描述了一个三岁半的男孩,几个月来一直问他的父母,自己或他们什么时候会死。[30]大人还听到他低声对自己咕哝他不会死。没多久他的祖父过世。(祖父住在远方的一个城市,孩子并不太认得他。)孩子开始经常做噩梦,并且总是拖延不肯就寝;他显然是把睡觉等同于死亡。他询问死的时候会不会疼,还说自己害怕死。他的游戏表明了对疾病、死亡、杀人和被杀的先占观念。虽然很难确知"死亡"对于前运算阶段的儿童内心世界来说意味着什么,但这个孩子似乎把它与大量的焦虑联系在一起:死亡意味着被冲入阴沟、受到伤害、不复存在、从下水道中消失、在葡萄园里腐烂。

86

另一个四岁的孩子,祖父在他三岁生日的时候过世了。这个男孩坚持说他的祖父并没有死。有人告诉他,祖父因为年老而死,他就想要确认妈妈和爸爸并不老,还告诉父母说他不想变老。下面这段游戏治疗当中的对话誊录清楚地显示了这个四岁大的男孩已经"与死亡产生关系":

孩子:昨晚我发现一只死蜜蜂。

医生:它看起来死掉了?

孩子:它是被杀死的。有人踩到它,然后它就死了。

医生:像人死掉一样吗?

孩子:它们死掉,但是和死人不一样。没有任何东西像死人。

医生:有什么差别呢?

孩子:人会死,蜜蜂也会死。可是人会被放到土里,而且他们不好。

医生:不好?

孩子:过很久以后,蜜蜂会活过来。可是人不会。我不想谈这件事。

医生:为什么?

孩子:因为我有两个祖父还活着。

医生:两个?

孩子：一个。

医生：另一个怎么了？

孩子：他很久之前就死了。一百年前。

医生：你也会活很久吗？

孩子：一百岁。

医生：然后呢？

孩子：我可能也会死。

医生：所有人都会死。

孩子：对，我也必须。

医生：真令人伤心。

孩子：不管怎样，我必须。

医生：你必须？

孩子：当然。我父亲快死了，真令人伤心。

医生：为什么是他？

孩子：算了。

医生：你不想谈这件事。

孩子：我现在想看妈妈。

医生：我会带你去找她。

孩子：我知道死人在哪里，在墓园里。我的老祖父死了，他
出不来。

医生：你是说他埋葬的地方。

孩子：他出不来，永远也出不来。[31]

　　梅兰妮·克莱因根据自己分析儿童的经验得出结论，非常小的
孩子与死亡的关系很密切，这种关系早于儿童对死亡有理性知识。
克莱因说，死亡恐惧是婴儿最早期生命体验的一部分。她认可弗洛
伊德在 1923 年提出的理论，认为存在一种普遍的潜意识死亡驱力；
但她还论证说，如果人类要存活的话，必然有一种对丧失生命的恐惧
来平衡死亡驱力。克莱因认为死亡恐惧是焦虑的原始来源，而性焦

虑和超我焦虑是后来的衍生现象。

> 我在精神分析中的观察表明,潜意识中存在一种对生命消亡的恐惧。我还认为如果我们假设死本能的存在,就必须也假设心灵最深层存在一种死亡恐惧的形式来回应死本能。死本能在内心中运作所产生的危险,是焦虑的最早原因。……对被摧毁的恐惧是对自身完全消亡恐惧的一种率直表达。……死亡恐惧形成了阉割焦虑,而不是"类似于"阉割焦虑。……既然生殖是对抗死亡的必要方式,那么失去生殖器官将意味着丧失了保存并延续生命的创造力量。[32]

我认为,克莱因的关于生殖源自死亡恐惧的论点是令人敬畏的;在关于人类个体的精神生活中什么是"首要"的方面,克莱因的论点对传统精神分析的观点提出质疑。库尔特·艾斯勒在精神分析运动的早期就对死亡进行了深入思考,他也得出这样的结论:儿童早期对性欲的关注是一种衍生的探究,继发于更早时对死亡的可怖意识:

> 提炼有关这一问题的研究可以发现,儿童对生殖过程(也就是"生命的真相")的探究是更早期对死亡短暂探究的再版。儿童不再探索死亡很可能是因为这种探究伴随着恐惧,也因为在其任何可能的探究过程中都包含着彻底的无助和随之而来的绝望。[33]

其他密切观察儿童的治疗师也得出这样的结论,无论从理论上来说低龄儿童的智力是否足以了解死亡,他们其实能够领会这件事情的本质。安娜·弗洛伊德曾在伦敦遭受德军空袭时治疗低龄儿童,她写道:"我可以很有把握地说,在伦敦遭受空袭时,所有两岁以上的儿童都知道房子被炸后会倒塌,也知道人常常会因为房子倒塌而死亡或受伤。"[34]她描述了一个四岁半的孩子,知道自己的父亲死了,孩子的母亲希望孩子会拒绝相信父亲的死亡,但孩子坚持说:"我知道父亲所有的事。他被杀死了,再也不会回来了。"

弗曼治疗许多丧亲儿童,她认为儿童在出生后第二年里就对死亡有基本的认识,这种认识会被某些更早期的经验所强化,帮助儿童形成必要的心理素质。弗曼引用下述实例:

> 母亲过世时,苏西刚刚三岁。当得知这个不幸的消息时,苏西立即问:"妈妈呢?"父亲问她是否记得前不久他们发现一只死鸟,并将它埋了起来。他解释妈妈也死了,已经埋起来了。任何时候,只要苏西愿意,他都会带她去看妈妈埋葬的地方。一个月后,苏西告诉父亲:"吉米(邻居六岁大的儿子)告诉我说我妈妈很快就会回来,因为他妈妈这样告诉他。我告诉他那不是真的,因为我妈妈死了,如果你死了的话,你就永远没办法回来。这是对的,爸爸,是不是?"[35]

一位母亲报告了与其三岁九个月大的孩子之间的如下互动:

> 珍从未接受过任何宗教指导,而且到目前为止也没有认识的人过世。几天前,她开始提关于死亡的问题。……一开始她问人会不会像花一样在春天回来。(一周前,她因为最喜欢的花凋谢而感到非常难过,我们安慰她说花会在春天回来。)我回答说,人回来的样子会跟以前不一样,可能是个小宝宝。这个答案显然令她担心——她讨厌改变,而人会变老——因为她说:"我不希望奶奶变得不一样,我不想要她改变、变老。"然后又问:"奶奶会不会死?我是不是也会死?是不是每个人都会死?"我说"是",她流下心碎的眼泪,一直说:"可是我不想死,我不想死……"然后她又问人是怎么死的,会不会痛,死了以后会不会再睁开眼睛,会不会说话、吃东西、穿衣服。在流泪问这些问题时,她忽然说:"我现在要继续吃茶了。"于是这件事就被暂时忘记了。[36]

有意思的是这位母亲混乱和不明确的反应,她在不久之前回答女儿关于出生和宝宝来自何处的疑问时没遇到什么困难。她对上述报告的结语是:"这个问题完全出乎我的意料。尽管我预料到小孩会问出生之类的问题,却从没想到过孩子会提到死亡,而我自己对死亡的看法也还很模糊。"显然,无论这样的父母在口头上提供怎样的安慰保证,孩子都会感知到父母伴随着言语的焦虑和困惑。

其他孩子与父母的对话报告也带有儿童对死亡的恐惧和好奇的色彩。例如:

> 最近,五岁零一个月的理查德在洗澡的时候开始一边抽噎一边惨兮兮地提到死亡。昨天他在浴缸中游上游下,假装他能永远不死、要活一千岁。今天他说:"我死的时候可能是一个人,你们会不会陪着我?""可是我根本不想死,我不要死。"几天前,他很害怕不知道会怎么死,母亲告诉他不用担心,因为她会先死,那时候他就会知道死亡是怎么回事了。这似乎消除了他的恐惧。[37]

艾达·莫瑞尔在一篇备受争议的文章中,就婴儿早期的死亡意识提出了一些有趣的推测。[38]莫瑞尔推论婴儿的第一项任务就是区别自身和环境间的差异——要了解生命和非生命是对立的。由于婴儿在意识和潜意识、睡眠和清醒之间来回摇摆,他会开始感觉到这两种状态的不同。婴儿在夜惊时的心理体验是什么呢?莫瑞尔认为,婴儿可能体验到恐惧,并对不存在有所意识。躺在漆黑而寂静的房间里,什么都看不到也听不见,婴儿可能因为不完整的现实感和灵魂出窍的感觉而惊恐。(研究夜惊的马克斯·斯特恩也得到类似的结论:儿童害怕虚无的感觉。)[39]

婴儿为什么喜欢坐在餐椅上把玩具扔出去呢?如果照料者帮婴儿捡回玩具的话,他通常会一直玩下去,直到照料者疲惫不堪。这种快乐可能源自肌肉运动中的激情;也可能是罗伯特·怀特称之为"效能"驱力的一种表现,效能指的是个体在掌控环境时的一种内心快 90

感。[40]莫瑞尔认为,婴儿着迷于消失和重现,这在他们的思想和行为中是存在与不存在的实质象征。[41]其实怀特所说的效能驱力可能源于婴儿试图克服不存在的努力。这些推测让人想起很多关于"客体恒常性"的儿童发展文献。详细讨论这些文献会有些偏离主题。简单地说,就是儿童在建立客体恒常性之前无法正确理解物体的消失。如果没有对改变、破坏和消失的理解,恒常性就没有意义;所以,儿童先后发展出恒常与改变的概念。[42]此外,客体恒常性和自我永存感之间存在紧密联系;永存(活着、存在)与消失(不存在、死亡)的现象此消彼长,在儿童的发展过程中不可或缺。

"都没了"是小孩最早学会的语汇之一;同时,"都没了"也是儿童期恐惧的常见主题。儿童会注意进餐时鸡肉是怎么消失的;或是发现拔出浴缸塞子,洗澡水是怎么流尽的;还有粪便是怎么被冲走的。很少有孩子不怕被吃光、冲走或顺着排水管流尽的。精神分析文献记录着潜意识将粪便等同于尸体。[43]对于心理治疗师来说,现在可能需要重新思考排便训练冲突的心理动力,因为对于儿童来说,排便训练涉及的可能不只是肛欲与顽固的抗拒,还会引发关于身体完整性和存活的恐惧。

当儿童意识到消失的物体并不一定会重新出现时,就会寻找其他策略来保护自己免受不存在的威胁。儿童要成为"都没了"情形的掌控者而不是受害者。他拔出浴缸的塞子、冲走马桶里的东西、兴高采烈地吹灭火柴、快乐地帮母亲踩垃圾桶的踏板。再后来,儿童把死亡分散在很多事情上,可能是象征化地分散到牛仔和印第安人的游戏里,也可能真实地分散到碾死昆虫的生命。事实上,卡伦·霍妮认为儿童的敌意和破坏性正好与其感到自己生存受到威胁的程度成比例。

一旦儿童"知道了",知道的事情会怎样?

知道的事情并非永远停留在知道的状态。玛蒂尔达·麦因特、卡萝尔·安琪尔和洛伦·史川普勒询问了五百九十八名儿童,死去的宠物是否知道主人想念它,结果发现七岁的儿童远比十一二岁的儿童更能接受死亡是无法挽回的结局。[44]欧文·亚历山大和亚瑟·阿德勒施泰因的一份有关报告也有类似的发现,他们向很多五到十六岁儿童呈现一系列与死亡相关的词汇(夹杂在一般词汇之中),并测量儿童看到这些词汇时的皮电反应(GSR)[45]*。他们将儿童分为三组:儿童期(五至八岁)、前青春期或潜伏期(九至十二岁)和青春期(十三至十六岁),结果发现儿童期(和青春期)的儿童比前青春期的儿童对死亡相关词汇有更为强烈的情绪反应。研究者得出结论说,前青春期是一个温和的阶段,是儿童的"黄金时代","这个年纪的儿童似乎充分投入日常生活及其乐趣,而不太关心死亡的概念"。

我相信还有一种不这样盲目乐观的方式可以解释上述研究结果:年纪较小的儿童偶然发现了"生命的真相",孤独的探索使他们发现死亡,可是儿童无法承受这种发现,并体验到原始的焦虑。虽然儿童会寻求保证,但仍然必须处理死亡。面对死亡他可能感到恐慌、否认它、把它拟人化、嘲笑它、压抑它、用别的东西替代它,可是仍然必须处理它。在潜伏期,儿童学会(或是被教会)否认现实,于是逐渐发展出有效而复杂的否认方式,对死亡的意识溜到潜意识领域,外显的死亡恐惧减少。无忧无虑的前青春期,所谓"黄金时代"的潜伏期,并非减轻了死亡焦虑,而是由死亡焦虑所导致的。尽管儿童在潜伏期获得很多常识,但同时也回避了关于生命真相的知识。此时"潜伏"起来的是对死亡的意识,就如同婴儿期的性欲一样。到了青春期时,儿童期的否认系统不再有效,青少年的内省倾向和更多的资源允许其再度面对死亡的必然性,承受焦虑,并寻找另外的模式来应对生命的真相。

知道的阶段

儿童后来发展出的对死亡概念的处理模式有赖于一个尚待研究

---

* 一种测量焦虑的生理学方法。

的问题,即儿童在什么时候第一次"知道"死亡。儿童可能是逐渐发展出对死亡的意识和理解的,也可能像我认为的这样,儿童陷入一种"忽起忽落"的过程——"知道"太多、太早,然后又找到方法来压抑这个知识,"不要知道"它——直到逐渐准备好接受他原本就已知道的事情。到底是哪种情况还无法确定,两种观点都没有确凿证据。

我认为儿童在最初知道死亡之后,接下来的阶段是否认。否认的概念意味着先前已经知道:人只能否认自己已经知道的事。如果读者不接受我的假设,即儿童先前就已经知道死亡,那么就必须把我所写的"否认"改成"近似知道"。

否认:死亡是暂时的,是意识缩减、不省人事或睡着。很多已经学会说话的儿童会报告说,他们认为死亡是可以恢复的、暂时的,或是一种意识的缩减,而不是终止。这种看法会被无处不在的电视卡通片所强化,卡通片里的主角以无数方式被胀破、压扁、碾碎或肢解,最后都能奇迹般地重生。纳吉报告了几个访谈摘录例子:

S.C.(四岁八个月):"它在棺材里,所以没法动。"
"如果它不在棺材里的话,能不能动呢?"
"那它就能吃能喝。"

S.J.(五岁十个月):"它的眼睛闭着,躺在那儿,一动也不动。不管别人对它做什么,它都不说话。"
"十年以后,它还会不会像埋葬时一样呢?"
"那时候它会变老,它会越来越老。等它一百岁时,就会完全像一片木头。"
"为什么会像一片木头?"
"我说不上来。我的小姐姐现在应该五岁了,她死的时候我还没出生。她现在有这么大了,她的棺材很小,可对她来说很合适。"
"你认为她现在在做什么呢?"

"她躺着,一直躺着。她还是很小,她不像一片木头,只有很老的人才会像木头。"

"在地下发生了什么事?"

93

B. I.(四岁十一个月):"他在哭,因为他死了。"

"可是他为什么要哭呢?"

"因为他害怕他自己。"

T. P.(四岁十个月):"死人就像睡着一样。也是睡在地里面。"

"是像你晚上睡觉一样吗?"

"嗯……他的眼睛闭着,就像人晚上睡觉一样。像那样睡觉,就像那样。"

"你怎么知道一个人是睡着了还是死掉了?"

"我知道如果人晚上上床睡觉,就会闭上眼睛。如果有人睡觉却没有起床,就是死了或生病了。"

"他还会再醒来吗?"

"不会,死人只知道有没有人在坟墓旁边或者别的一些事情,他感觉到有人在那里,或是在说话。"

"他感觉有花放在坟墓上,水会碰到沙土,慢慢地,他听到每一件事。阿姨,死人会不会感觉到水渗到土里?"

"你认为呢? 他会不会想离开那里?"

"他一定很想出去,可是棺材被钉起来了。"

"如果他不在棺材里,有没有办法回来?"

"他没有办法把沙子挖开。"

H. G.(八岁五个月):"有人认为死人还有感觉。"

"他们有感觉吗?"

"不,他们没感觉,就像睡觉一样。我现在要是睡着了,就没有感觉,除非我在做梦。"

"我们死了以后还会不会做梦?"

"我想不会。我们死了就不再做梦。有时会闪过一些事,可是不像做梦那么长。"

L. B.(五岁六个月):"他的眼睛闭起来了。"

"为什么?"

"因为他死了。"

"睡觉和死亡有什么不同?"

"他们会把死人放在棺材里,把死人的手摆成这种样子。"

94

"他在棺材里会遇到什么事呢?"

"虫会吃他,它们会在棺材上钻洞。"

"他为什么让它们吃他?"

"他起不来了,因为他上面有沙土,他没法从棺材里出来。"

"如果上面没有沙土,他有办法出来吗?"

"当然,只要他没有受伤太厉害的话,他会把手伸出来挖。这说明他还想活下去。"

T. D.(六岁九个月):"我姐姐的教父死了,我握着他的手,他的手好冷,手是青色的。他的脸皱成一团。他不能动,不能握手,因为他死了,他也不会呼吸。"

"他的脸?"

"都是鸡皮疙瘩,因为他很冷。他死了,所以变冷,全身都是冷的。"

"他能感觉到冷吗? 还是只有皮肤是冷的?"

"他就算死了也还是有感觉。如果他死了,感觉会很少。等他完全死了,就不会有任何感觉了。"

G. P.(六岁):"他伸开胳膊躺着。你没法把他的胳膊放下来。他不能说话,不能动,看不见。眼睛睁不开。他躺了四天。"

"为什么躺了四天?"

"因为天使们找不到他。天使们把他挖出来，带走他，他们
给他翅膀，然后飞走。"[46]

这些叙述令人大开眼界。即使在这么简短的摘录中，我们也会
惊讶于儿童内心的矛盾，惊讶于对死亡了解水平的变化莫测。死人
有感觉，可是又不会有感觉；死人会成长，却又停留在不变的年纪，
身材适合棺材的尺寸。一个孩子把爱犬埋了起来，但又在坟墓上
留了些食物，因为狗可能会有点饿。[47]还有个孩子似乎相信死亡有
好几个阶段。死人可以有"一点儿"感觉（或是闪过一些梦）；可是
"完全死了……就不会有任何感觉了"。（顺便说一下，我引用的话
也被纳吉作为证据，用来证明儿童要么是认为死亡是暂时的，要么是
完全否认死亡，把死亡等同为分离或睡觉。这里再次看到非常明显
的观察者偏倚；在我看来，这些话表明儿童对死亡有相当可观的认
识。被虫吃、永远埋在沙土下面、"完全死去"、"不再有任何感觉"，这 95
些言语所描述的情形都不是暂时或不完全的。）

儿童把死亡等同于睡眠是众所周知的事情。睡眠状态是儿童最
接近无意识的体验，也是儿童能够类比死亡的唯一线索。（在希腊神
话中，死神塔纳托斯与睡神修普诺斯是孪生兄弟。）这种联想与睡眠
障碍有关。很多临床工作者认为，死亡恐惧是成人和儿童失眠的重
要因素之一。很多心怀担忧的儿童认为睡眠是危险的。想一想童年
的祷告：

我现在躺下来睡觉，
愿主保佑我的灵魂；
若我在醒来前死去，
愿主带走我的灵魂。

纳吉收集的叙述还十分清楚地显示出，儿童认为死亡是恐怖骇
人的，即使他们对死亡还不具备完整的知识。被关入钉死的棺材、独

自在地下饮泣、埋葬一百年后变成木头、被虫咬、感到寒冷、变成青色或是无法呼吸,这些想法其实都很恐怖。*

儿童对死亡的这些观点令人警醒,特别是对于那些倾向于忽略这个不愉快主题的父母和教育工作者。保持沉默的背后有一个公认的逻辑是"不知道的事就不会伤害人"。然而儿童对不知道的事会加以虚构,就如上述的许多例子一样,他们虚构的事情比真相更可怕。我稍后还会针对死亡教育进行讨论,此处要说明的是一件很明显的事情,儿童对死亡的想法其实是非常可怕的,他们不得不寻找能让自己安心的方法。

否认死亡的两个基本屏障。小孩以两个基本的防御来对抗死亡的可怕,这是从生命之初就有的防御:深深相信自己的神圣不可侵犯性,以及存在一个专属于自己的终极拯救者。虽然这些信念被来自父母和宗教的关于来生、全能护卫的上帝、祷告功效的教导所明确支持,但它们也同样根植于婴儿的早期生命体验。

独特性。我们每个人,从早先的儿童到长大成人,都紧紧抓住一个非理性信念,那就是自己是具有独特性的。极限、衰老、死亡,这些可以适用在他人身上,但对我来说不适用。人在内心深处相信自己是不会受伤、不会毁灭的。在生命之初就可以找到这种原始信念(朱尔斯·马瑟曼称之为"原始防御")[49]的起源。对我们每个人来说,生命初期都是极端自我中心的时期,自己就是全世界,和其他客体或生命之间是没有界限的。每一个念头都不需要个人努力就能得到满足,想法能产生实际结果。人与生俱来有一种特殊感,并将这种现成的信念当作盾牌来对抗死亡焦虑。

终极拯救者。与这种人类本位的妄想(我用这个字眼并没有轻

---

* 这些早期对死亡的观点在潜意识中保留的时间惊人地持久。举例来说,埃利奥特·雅克描述过一位中年幽闭恐惧症患者的梦:"她躺在棺材里,被切成小块,死去多时。可是有一层像蛛丝那么纤细的神经穿过每一块肉并连接到大脑,其结果是她还能体验到每一件事。她知道自己已经死了。她没有办法动,也无法说话,只能躺在漆黑寂静的棺木里,那里因幽闭而令人感到恐惧。"[48]

蔑之意,因为这是普遍存在、甚至普世皆然的妄想)紧密相连的是,相信存在着终极拯救者的信念。这个信念也根植于生命初期,那时候父母朦胧的形象,是婴儿完美的附属物,不仅是强大有力的行动者,还是永不停歇的奴仆。拥有外在的奴仆这一信念会被婴儿期和儿童期父母无微不至的照料所强化。儿童一次次地过度冒险,遭遇现实无情的荆棘,又被父母的巨大双翼温暖地抱起,获得拯救。

独特性和终极拯救者的信念能很好地服务于发展中的儿童:这两种信念是个体为抵抗死亡恐惧而建立的防御结构的绝对基础。其他次级防御是在它们的基础上建立起来的,成人常常用次级防御掩盖了最初的原始防御和原始焦虑的本质。这两种基本的防御根深蒂固(事实上,在每一种主要的宗教体系中,都有永生的神话和人格化神祇的信仰,可以证明这种防御的持久存在),* 而且一直延续到成人期,仍对人格结构和症状形成发挥强有力的影响,我将在下一章中对此进行讨论。

通过相信小孩不会死加以否认。儿童在生命早期用来安慰自己的一个常见方法,就是相信小孩不会死。年幼的人不会死;死亡都发生在老人身上,而年老是非常非常遥远的事情。下面有几个例子: ₉₇

> S.(五岁二个月):你的妈妈在哪里?
>
> 母亲:在天国。她几年前死了,我想她死的时候大约七十岁吧。
>
> S.:她应该有八十岁或九十岁吧。
>
> 母亲:不,只有七十岁。
>
> S.:嗯,男人可以活到九十九岁。你会在多少岁死?
>
> 母亲:喔,我不知道。可能七十、八十或九十岁吧。
>
> S.:喔(停顿了一会儿),等我长大以后,不要刮胡子,就会有胡须了,是不是?(在此前的对话中,S.说他知道男人在很

---

* 此处必须强调的是,宗教的心理动力学价值或意义并不一定否定了宗教观点本身所固有的真谛。或者,正如维克多·弗兰克尔所说的:"为了满足儿童早年对性的好奇,我们杜撰出鹳鸟送子的故事,但不能因此而说鹳鸟根本不存在!"[50]

老、很老的时候会长胡须。后来才知道他打算放弃刮胡子,以便无限期地拖延死亡的到来!)[51]

露丝(四岁七个月):爸爸,你会不会死?

父亲:会的,但要等我老了以后。

露丝:你会变老吗?

父亲:会啊。

露丝:我也会变老吗?

父亲:会。

露丝:我每天都害怕会死。我希望自己永远也不会变老,那样我就可以永远不死了,是不是?[52]

访谈员:小孩会不会死?

G. M.(六岁):不会,小孩除非被车子轧了,否则就不会死。如果他们去医院的话,我想他们也能活下去。

E. G.(五岁):我不会死。你要老了才会死。我永远不会死。人都是到老了才会死的。(之后他说自己很老以后也会死。)[53]

在故事完成测验中,绝大部分儿童都宁可一直当小孩,而不愿意快快长大。一个九岁半的男孩说他想停止长大,一直当小孩,因为"一个人长大以后,剩下的生命就变少了。"[54]

当然,如果某个孩子真的死去的话,就会给其他儿童带来严重的问题,他们解决这些问题的常见方法是区分死亡和被杀害的不同。有个男孩说:"男孩不会死,除非是被刀刺,或是被车撞了。"另一个孩子说:"你如果才十岁的话,除非有人来杀你,否则怎么可能死呢!"[55]还有一个小孩(六岁)说:"我不会死。可是如果你在雨天出去淋雨的话,就可能会死。"[56]这些话都向儿童保证死亡不是直接发生的事情,或者至少不是不可避免的,以此来缓解焦虑。死亡被描述成要么是老年人的事(其时间差距超乎儿童的想象),要么是"非常、非常"不小心，才可能发生的结果。

通过将死亡拟人化加以否认。绝大部分五到九岁的儿童会在一段时期之内将死亡人格化。死亡拥有既定的形式和意图——吓人的妖怪、手持镰刀的人、骷髅、幽灵、阴影，或仅仅是死者身上的东西。这方面的例子很多：

B. G.（四岁九个月）：“死亡做坏事。”

“它做了什么坏事？”

“用刀把人刺死。”

“死亡是什么？”

“一个人。”

“怎么样的人？”

“死人。”

“你怎么知道的？”

“我见过他。”

“在哪里见过？”

“在草地上，我摘花的时候。”

B. M.（六岁七个月）：“死亡会把坏小孩带走，把他们抓起来，带到别的地方。”

“他长什么样子？”

“像雪一样白，死亡全身都是白的。它很坏。它不喜欢小孩儿。”

“为什么？”

“因为它的心肠很坏，死亡也会把大人带走。”

“为什么？”

“因为它不喜欢看到他们。”

“它白色的地方是什么？”

“骷髅。骷髅骨头。”

"它是真的长成这样,还是别人说的?"

"是真的。有一次我说起它,晚上真的死亡就来了。它有一把万能钥匙,所以能打开门。它进了房间,到处乱碰。它来到我床边,想要扯掉我的被子。我把自己盖得很紧,它扯不掉,后来就走了。"

P. G. (八岁六个月):"有人死的时候,死亡就会带着一把大镰刀来,把人砍倒带走。死亡走了以后,会留下脚印。脚印消失以后,它就会再回来砍更多人。当人们想抓死亡的时候,它就会消失。"

B. T. (九岁十一个月):"死亡是一副骷髅。它很强壮,能把船掀翻。人们看不到死亡。它在一个隐蔽的地方,它藏在一个小岛上。"

V. P. (九岁十一个月):"死亡非常危险。你永远不知道它会什么时候来把你带走。死亡是看不见的,世界上所有人都看不到。可是到了晚上,它会来找每一个人,把他们带走。死亡就像一副骷髅,身上所有部分都是骨头做的。可到了早上天亮的时候,它就无影无踪了。死亡就是这么危险。"

M. I. (九岁九个月):"他们老是把死亡画成一个骷髅,披着黑斗篷。其实你看不见它。它实际上只是一种灵气。它来把人带走,无论那人是乞丐还是国王。只要它想,就能置人死地。"[57]

尽管这些描述听起来很可怕,但是将死亡拟人化的过程是一种焦虑镇静剂。夜晚从墓地腐物中出现、潜行捕猎的骷髅意象虽然阴森恐怖,可是和真相比起来却是令人安慰的。只要儿童相信死亡是外在的力量或人物带来的,就不必面对可怕的真相——死亡不是外在的,人从生命之初就携带着自身死亡的种子。此外,如果死亡是有知觉的生命,如果——像最后一个孩子所说的——"只要它想,就能让人死掉",死亡就有可能受到影响而不想让人死。也许就像易卜生在《培尔·金特》中的死亡隐喻"纽扣制造者"一样,死神是可以被拖延、被取悦,甚至可以智取或击败的,谁知道呢? 在将死亡拟人化的过程中,儿童重现了文化的演变——每一个原始文化在努力增强对自身命运的控制感时,都将看不见的自然力量拟人化。*

对拟人化死亡的恐惧会持续一生。几乎每个人都在意识的某个层面上一直害怕黑暗、魔鬼、幽灵或是某种代表超自然的东西。导演们都知道,只要是适度表现、制作精良的超自然电影或幽灵电影,都会扣动观众的心弦。

通过嘲笑死亡加以否认。稍大一点的儿童通过证明自己的活力来试图缓解死亡恐惧。九到十岁的儿童常常嘲笑死亡,嘲弄这个老仇人。一项关于学龄儿童语言的研究显示,许多嘲笑死亡的话对于这些儿童来说似乎都非常有趣,例如:

> 你就快被烧死或活埋。
> 要你命的不是咳嗽而是棺材。
> 我现在躺下来睡觉,
> 我脚旁有一袋香蕉。
> 如果我在醒来之前死翘翘,
> 你会知道我是肚痛而死掉。
>
> 虫爬进来,
> 虫爬出去,

---

* 库克尔在1974关于美国儿童对死亡态度的研究中[58],并没有证实纳吉(关于匈牙利儿童)把死亡拟人化的发现。这也许是出于明显的文化差异,但两项研究在方法学上的差异使二者很不具有可比性:美国的研究中,访谈是高度结构化的,几乎不存在受访者与访谈员之间的互动;而匈牙利研究中的访谈则是更为开放、深入和个人化的。

你根本不知道它是什么。[59]

很多儿童，特别是男孩，会从事鲁莽、蛮勇的"壮举"。（有些男性青少年的违法行为，很可能也反映出这种对抗死亡焦虑的长期防御。）年轻女孩很少这么做，要么是出于社会角色的要求，要么是像莫瑞尔所说的，比较不受死亡恐惧的压迫，因为她们将自己的生物性角色理解为母亲，因此是创造者。[60]

儿童精神病学文献对死亡觉察的否认。尽管有这些令人信服的理由和附属证据，证明儿童在很小的时候就已经发现并且非常关心死亡，可是在人格发展的心理动力学理论或心理病理学中检索包含死亡恐惧的文献，却只能徒劳而返。为什么在临床观察和动力学理论之间存在这么大的落差呢？我认为要从"怎样"和"为什么"两方面来看。

怎样：我认为死亡被心理动力学理论排除在外的机制很简单，死亡被转译成了"分离"。这是动力学理论对死亡角色的假设。约翰·鲍比在对分离的宏大研究中，[61]从动物行为学、实验和观察角度提出了令人信服的证据（由于这些证据极其广泛，此处不再详述），表明与母亲分离对婴儿来说是一个灾难性事件，而分离焦虑在婴儿六个月到三十个月之间非常明显。鲍比得出结论——而这一结论被临床工作者广泛接纳——分离是焦虑形成的原始经验：分离焦虑是最根本的焦虑；其他焦虑来源，包括死亡恐惧在内，都是因为等价于分离焦虑而在情绪上具有重要意义。换句话说，死亡之所以可怕，是因为会重新唤起分离焦虑。

鲍比的研究大部分经过巧妙的论证。但他对死亡焦虑的想象似乎出奇地简略。举例来说，他引用杰西德询问四百名儿童害怕什么东西的研究。[62]杰西德发现关于生病或死亡的明确恐惧非常罕见：两百个九岁以下的儿童中完全没有人提到，而两百个九到十二岁的儿童中只有六人提到。鲍比根据这个数据推论十岁以下的小孩没有死亡恐惧，认为他们是后来才学会害怕死亡的，而死亡很重要是因为死亡等同于分离。[63]杰西德的研究显示儿童害怕的是动物、黑暗、高处，或是在暗处被鬼魂或绑架者攻击。但他没有提出一个明显的疑问：黑暗、鬼魂、凶猛的动物或在暗处被攻击对于儿童来说意义是什么？换句话说，这些恐惧的背后意义、心理表征是什么？

　　罗洛·梅在一本清晰易懂的论述焦虑的著作中指出，杰西德的研究只能证明焦虑被转化为恐惧。[64]儿童的恐惧常常是无法预期、变来变去、与现实无关的（例如，儿童更可能害怕很少见到的动物，比如大猩猩和狮子，而不是熟悉的动物）。罗洛·梅认为，在表面上看似无法预期的事情正符合更深层的恐惧：儿童恐惧的是"潜在焦虑的客观化形式"。罗洛·梅透露说："杰西德私下对我说，这些儿童的恐惧确实表达了焦虑。他很惊讶自己竟然没有更早看到这一点。我认为他之所以没有看到，正显示出我们多么难以跳出传统的思维方式。"[65]

　　行为研究描绘了很多会引发儿童恐惧的情境。同样的问题也可以用在这一实验数据。儿童为什么害怕陌生人、"视崖"（下面看似断层的透明玻璃桌）、接近（隐约逼近）的物体或黑暗呢？显然上述每一种情境——像动物、鬼魂和分离一样——都代表着对生存的威胁。然而除了梅兰妮·克莱因和温尼科特强调基本焦虑是对毁灭、自我消失的焦虑以外，[66]很少有人会询问这个问题：儿童为什么害怕威胁生命的情境？儿童发展学家或儿童精神分析师常常针对客体关系和婴儿期性欲，对儿童内心世界提出高度推论性的结论；可是在论及儿童对死亡的观念时，他们的直觉和想象力就受到抑制了。

　　分离焦虑存在的证据是基于可靠的行为观察。在所有哺乳动物中，幼崽与母亲分离时都会表现出痛苦的迹象——包括外在行为迹象和内在心理迹象。而正如鲍比所证明的那样，分离焦虑在人类婴儿的早期生活中无疑也是很明显的，而对分离的关注在成人内心世界中也仍然是一个重要主题。

　　但是，行为研究并不能显示出儿童内心体验的性质，用安娜·弗洛伊德的话来说，也就是行为反应的"心理表征"。[67]人们可以了解什么引发了焦虑,但无法了解焦虑的内容。实证研究显示儿童在分离时会恐惧,却无法证明分离焦虑是衍生出死亡焦虑的原始焦虑。在发展出思维和语言之前,儿童可能经验到对不存在的初期焦虑;而这种焦虑对儿童来说和对成人一样,会试图变成恐惧:对于稍大一点儿的儿童来说,唯一可用的"语言"就是连结并转译成分离焦虑。发展学家回避了低龄儿童——也就是在三十个月龄以前——能体验到死亡焦虑这种观点,因为他们还没有独立于周遭客体的自我概念。可是同样的理由也可以套用在分离焦虑上。儿童所经验到的是什么呢?当然也不是分离,因为没有自我概念的话,儿童就不可能抱有分离的想法。究竟是什么与什么分离呢?

我们对无法描述的内心体验所知有限,在这段讨论中,我冒着把儿童的思维"成人化"的风险。我们必须牢记,"分离焦虑"这个术语是建立在实证研究基础上的一个约定俗成的用语,意指某种难以言表的内心焦虑状态。可是对成人来说,把死亡焦虑转译成分离焦虑(或"丧失客体的恐惧"),或是主张死亡焦虑源自更"根本"的分离焦虑,这些做法都毫无意义。就如我在前一章所讨论的,必须区分两种"根本"的含义——"基本的"和"最早发生的"。即使我们接受分离焦虑是最早发生的焦虑这一观点,也不能因此说明死亡焦虑"实际上"是害怕丧失客体。最根本(基本)的焦虑问题在于丧失自我这一威胁;如果人害怕丧失客体,那也是因为丧失那个客体是对自身生存的一种威胁(或象征着一种威胁)。

为什么:动力学理论对死亡恐惧的遗漏显然不是出于疏忽。而且如前所述,也没有充分的理由将这一恐惧转译成其他概念。我相信有一个主动压抑的过程在起作用——一个源自人类(包括行为研究者和理论家)否认死亡的普遍倾向的过程——要在个人生活和毕生工作中否认死亡。另一些研究死亡恐惧的人也得出类似结论。安东尼写道:

　　尽管人类学和历史都已显示,对死亡的恐惧是人类最为普遍而强大的动机之一,可是(儿童发展的研究者)却对这一现象不顾逻辑、视而不见,唯一的解释就是著述者和研究者本人也习惯性地(也就是文化所导致的)压抑这种恐惧。[68]

查尔斯·瓦尔以同样的语气说:

> 一个令人惊讶而意味深长的事实是,恐惧死亡或是对死亡感到焦虑(被称为死亡恐怖症)的现象,在临床上无疑并不罕见,但在精神病学或精神分析文献中却几乎没有相关描述。这种匮乏非常引人注目。这是不是意味着精神科医师就像其他终有一死的普通人一样,也不太愿意思考或研究与人类自身处境联系如此密切而直接的问题呢? 也许他们和病人一样,证实了拉罗什富科的观察:"人无法直视太阳或死亡。"[69]

死亡焦虑与心理病理发展

如果死亡焦虑是心理病理发展的一个重要因素,而与死亡观念达成妥协是每一个儿童的重大发展任务的话,那么为什么有些人发展出严重的神经症,而另一些人却以相对健康整合的方式长大成人呢? 还没有实证研究可以回答这个问题,眼下我只能提出一些可能。毫无疑问有许多因素以复杂的方式交互作用。发展性事件必然存在某种"理想的"时机或顺序:儿童必须以与内在资源相匹配的速度处理各种问题,"过多、过早"显然都会造成失衡。在发展出适当防御之前就面对死亡的残酷的孩子,可能会承受过大的压力。生活中任何时刻过大的压力和不快,对于年幼的孩子来说都不只是暂时的不安。例如,弗洛伊德在谈到早年的重大创伤对自我所造成的严重持久的伤害时,引用一个生物学实验来说明:用针轻刺一下刚刚开始发育的胚胎,都会给日后成熟的有机体造成灾难性的影响。[70]

是哪种类型的创伤呢？有好几种明显的可能性。儿童的环境中出现死亡是一个重要事件；某些接触死亡的情形——如果程度适当、儿童已存在自我的资源、具有健康的素质，并且获得有能力处理自身死亡焦虑的成人支持——可能具有预防接种的作用，可是有些情形却可能超出儿童的自我保护能力。每一个孩子都见到过昆虫、花朵、宠物以及其他小动物的死亡，这些死亡可能成为困惑和焦虑的来源，引发孩子找父母讨论关于死亡的疑问和恐惧。可是面对人类死亡的儿童，受到创伤的可能性就会大得多。

正如我前文所讨论的那样，其他孩子的死亡特别可怕，因为动摇了只有很老的人才会死这一抚慰人心的信念。既年幼又重要的同胞之死，对儿童来说是重大的创伤。儿童的反应可能非常复杂，因为牵涉到好几个问题：同胞竞争（以及博取父母更多关注的喜悦）所造成的内疚，丧失，还有对自身死亡恐惧的唤起。文献主要是与第一个问题（内疚）有关，偶尔谈到第二个问题（丧失），却几乎不曾谈到第三个问题。举例来说，罗森茨维格和布雷提出的数据显示，精神分裂症患者与常模群体、躁郁症患者以及麻痹性痴呆患者相比，六岁前发生同胞死亡的比例较高。[71]

105　　罗森茨维格对这个结果提出了标准的精神分析解释——也即，同胞间的敌意和乱伦的感觉所造成的强烈的内疚感是产生精神分裂行为模式的一个重要因素。为了支持这个结论，他提出三个简短（仅有一段）的病例报告。尽管这些报告很短，并且是从大量临床资料中精选出来用以支持其论点的，但三篇中却有两篇包含着恐惧自己死亡的证据。一位病人在早年失去了母亲和两位同胞，后来对一位表亲的过世反应强烈："他深受困扰，感到非常不舒服，只能躺在床上，一直害怕自己即将死去。医生诊断为精神失常。病人不久开始出现精神分裂症的怪异行为。"[72]另一位病人死了三个兄弟，第一个死去时他才六岁。他十七岁时第三个兄弟过世，之后不久他就出现精神病。唯一一句出自病人的话显示他对死亡的反应不只是内疚感："我有时会听到他的声音，有时我几乎就变成了他。我不知道，好像有一种空虚感挡在面前……噢,我怎么受得了像死亡一样的空虚感?我的兄弟死了,而我——好吧,我仍然活着,可是谁知道呢……"[73]这种精选过的病例报告证明不了什么。我反复讨论这一点,为的是说明诠释研究文献的问题。研究者和临床工作者"因循守旧",就像上述研究中一样,即使另外一种解释完全符合研究资料,也很难改变既有的想法。

如果把丧失父亲或母亲也算进去,就会发现罗森茨维格研究的精神分裂症患者中百分之六十以上有早年的丧失。所以,或许精神分裂症患者承受得"太多、太早"了。这些病人不但有太多目睹死亡的经验,还因为家族环境的病态程度,使得家族和病人都特别无法应付死亡焦虑(哈罗德・席勒斯自己为成年精神分裂症患者进行心理治疗的经验,也得到相同的结论,[74]我将在第四章中讨论)。

父亲或母亲的死亡对儿童来说是一个灾难性事件。儿童的反应有赖于很多因素:他与父母亲关系的质量;父母亲死时的情境(比如,儿童目睹的是自然死亡还是暴力致死);父母在疾病末期的态度;父母中未亡的一方、社区网络以及家庭资源是否强大有力。[75]儿童除了承受严重的丧失之外,进而还会格外困扰于会不会是自己对父母的攻击行为或幻想促成了父母的死亡。丧失与内疚感的作用已众所周知,有人做过充分论述。[76]然而,传统丧亲文献却忽略了父母死亡对儿童自身死亡意识所造成的冲击。就如我前文中所强调的,毁灭是人的首要恐惧,会在丧失他人的反应中造成极大的痛苦。莫瑞尔说得好:"在正确认知之下的某个层面,天真自恋的儿童'知道'丧失父母就是丧失维系自身生命的纽带……分离焦虑造成痛苦的原因并不是渴望独占丧失的爱恋客体,而是出于对自己生命的全面性恐惧。"[77]

不难证明精神疾病的患者(包括神经症和精神病)比一般人更常有丧失父母的经验。[78]但父母死亡对儿童的意义非常广泛,不可能全部研究清楚,也不能全部归因于这一经验中分离的部分。举例来说,从动物实验得知幼崽如果与母亲分开的话,会产生实验性神经症,与未与母亲分离的幼崽相比,前者对压力的反应不利得多。在人类中,母亲角色的即时出现可以减轻陌生事件所造成的焦虑。所以,失去母亲的儿童对所有必须面对的压力都更为脆弱。儿童不仅会遇到因死亡意识而产生的焦虑,还会从他难以应付的很多其他压力源(人际、性欲、学校)中蒙受巨大的焦虑。因此这样的儿童很可能发展出症状和神经症性防御机制,在毕生层层堆积。对自身死亡的恐惧可能在最深层,只在极少时候才以未经伪装的形式出现在梦魇或其他潜意识表现中。

约瑟芬·希尔加德和玛撒·纽曼研究早期丧亲的精神病人,报告了一个很有趣的发现(他们称之为"周年反应"):病人住进精神病院的年龄与父母死亡的年龄之间存在显著相关。[79]换句话说,病人住院时,如果其父亲或母亲已经过世的话,那么他的年龄很可能恰恰是其父母死亡时的年龄。举例来说,假如一位病人的母亲在三十岁时过世,那么这个病人到三十岁时会"有危险"。此外,病人最年长的子女的年龄也很可能与病人丧亲时的年龄相同。例如,假定某病人在六岁时母亲过世,那么当她最年长的女儿六岁时,她也会"有危险"。虽然研究者并没有提出死亡焦虑这个问题,但很可能最初是母亲的死亡迫使儿童——也就是日后的病人——面对人生的无常:母亲的死亡提醒儿童自己也必然会死。儿童潜抑了这一结论以及相关的焦虑,保存在潜意识中,直到周年纪念(病人达到母亲死亡时的年龄)时才被引发。

创伤的程度在很大程度上是家庭对死亡的焦虑程度的一个因变量。许多文化中的儿童会参加围绕死者展开的仪式。他们会在葬礼或其他死亡仪式中被指派一定的角色。比如在新几内亚的弗瑞(Foré)文化中,儿童会参加吞食死去亲属的仪式。这种经验对儿童来说很可能并不可怕,因为参加活动的成人并没有严重的焦虑;它是生命自然之流的一部分。可是,如果像在今日的西方文化中那样,父母对于死亡的议题感到很焦虑,儿童就会被给予一种信息,认为这是很可怕的事情。父母传递的这种信息对于罹患严重身体疾病的儿童来说可能尤其重要。正如玛利亚·布莱肯里奇和 E. 李·文森特所言："这些儿童感觉到父母担心他们可能会死，因此容易背负着健康儿童所没有的朦胧不安。"[80]

儿童的死亡教育

就死亡教育而言，在我们的文化中可能绝大部分父母都试图让儿童以渐进的方式了解现实。幼小的孩子受到保护，以免接触死亡；他们明显被误导；从小就被灌输天国或死而复生的故事，或是被保证小孩不会死。后来，等孩子"做好接受的准备"时，父母才逐渐让孩子了解事实。偶尔有开明的父母决定不进行自我欺骗，拒绝教导孩子否认现实。但当他们看到孩子害怕或痛苦时，也发现很难克制自己不否认现实的保证——要么是直接否认人的必死性，要么就是以死后"漫长旅程"的神话来安慰孩子。

伊丽莎白·屈布勒—罗斯强烈反对传统宗教向儿童灌输天国、上帝和天使"童话"的做法。可当她谈到治疗担心自己或父母死亡的儿童时，显然也是提供以否认为基础的安慰。她告诉儿童，在死亡的时刻人会"像蝴蝶一样"转化或释放，进入令人欣慰而迷人的未来。[81]虽然屈布勒—罗斯坚持认为这并不是否认，而是基于对死后经验进行客观研究所得到的事实，但这一实证证据一直未见发表。这位著名的治疗师一度曾无所畏惧地面对死亡，但她当前的立场恰恰显示，以不自欺的态度面对死亡是多么困难。我判断屈布勒—罗斯的"客观资料"无异于传统宗教凭借信仰所得到的"认识"。

西方文化对诸如身体发育、信息获取、社交技巧和心理发展之类的领域，都有很明确的指导；可是关于死亡教育，父母们却往往只能依靠自己。许多其他文化提供一些文化认可的死亡神话，可以毫不犹豫或毫无焦虑地传达给儿童。我们的文化并没有向父母提供明确的指导；尽管这个问题具有普遍性，并且对儿童的发展至关重要，可是每个家庭却必须无可奈何地决定教给孩子什么东西。孩子得到的信息常常是模糊不清的,还掺杂着父母的焦虑,而且很可能与外界环境中的其他信息来源相互矛盾。

教育专家对死亡教育存在很大分歧。安东尼建议父母对孩子否认现实。她引述桑德尔·费伦齐所说的"否认现实是忽略现实与接受现实之间的一个过渡阶段",并认为无法帮助小孩否认的父母,可能导致"与死亡有关的神经症"。[82]安东尼接着说:

> 赞成接受现实的理由很强而有力。可是在这种背景下这么做存在危险。否认本身是一种缓和的接受,这一认识使父母的任务比较轻松。当儿童不再需要否认时,可能会指责父母不可信、说谎。如果儿童公开指责的话,父母可以回答:"那个时候你还无法承受它。"[83]

109　　　另一方面,许多教育专家接受杰罗姆·布鲁纳的观点,认为"对任何发展阶段的任何儿童,都可以采用某种聪明而诚实的方式来有效地教导任何主题",[84]并试图帮助儿童对死亡概念进行渐进而现实的理解。委婉的说辞("长眠"、"升入天国"、"和天使在一起")"无法对抗死亡恐惧,只会使儿童感到迷惑"。[85]忽略这个议题只会使父母进入愚人的乐园:儿童是不会忽略这个议题的,而且就像对于性欲一样,他们会去寻找其他信息来源,而这些信息往往是不可靠的,甚至比现实更为可怕或诡异。

总结来说,有可信的证据显示儿童在早年就发现了死亡这回事,他们知道生命终将不复存在,也会把这个知识应用到自己身上,这一发现的结果是使他们承受着很大的焦虑。一个重要的发展性任务就是处理这种焦虑,而儿童有两种主要的处理方式:改变死亡难以忍受的客观事实,或是改变内心的主观体验。儿童会否认死亡的必然性和不变性。他们会创造不死的神话,或是愉快地接受长者所提供的神话。儿童也会通过改变内在现实来否认自己在死亡面前的无助感——相信自己的特殊、全能和不受伤害,以及存在某种针对自己的外在力量或生命会拯救他脱离所有其他人都要面临的命运。

罗克林说:"值得注意的并不是儿童获得成人对生命终止的看法,而是成人如何毕生顽固地坚持儿时的信念,而且总是时刻准备着还原到儿时的信念。"[86] 因此死人不是死去,他们是在休息,在公墓中长眠,听着永恒的音乐,享受死后的生活,与所爱的人终将重逢。而且,无论他人身上发生了什么,成年人始终否认自己的死亡。否认的机制会成为个体生活方式和性格结构的一部分。在处理个人的有限性方面,成人所背负的重担并不亚于儿童。我下面就要谈到,研究心理病理学,实际上就是研究死亡超越的失败。

第 四 章

死亡与心理病理现象

心理病理现象涵盖的范围、病人的临床表现是如此繁多,临床工作者需要一些结构化的标准,使得他们能够把各种症状、行为和性格形态区分成有意义的类别。在一定程度上,临床工作者可以应用心理病理的结构范式减轻他们在治疗初期情境中的焦虑。他们逐步发展出识别或熟悉临床情境的感觉以及掌控的能力,进而引发病人的信心和信任感——真实治疗关系的先决条件。

我即将在本章描述的范式,也如绝大部分心理病理范式一样,假设心理病理现象是应对焦虑的拙劣而无效的模式。存在主义假定焦虑源于个体在存在中与终极关怀进行的对抗。我将在本章描述基于个体对抗死亡焦虑的心理病理模式,后面章节中的模式则适用于与其他终极关怀——自由、孤独、无意义——联系得更为紧密的焦虑病人。出于教学的目的,我必须把这些终极关怀分开来讨论,它们都是由存在这一主干分出来的支线,最后一定会重新结合为统一的、存在主义的心理病理模型。

所有人都在面对死亡焦虑。大部分人会发展出适应性的应对模
式——由一些基于否认的策略所组成,诸如压抑、潜抑、置换、相信自身的全能、接受社会认可的宗教信仰,从而使死亡"解毒",或是以获得象征性永生为目标,来努力克服死亡。

当人们因为非同寻常的压力,或是因为防御策略无效而进入所谓的"病人状态"时,就会发现处理死亡恐惧的惯常模式是无能为力的,因而被迫采用极端的防御方式。这些防御操作通常是应对恐惧

的拙劣模式,从而形成了我们所看到的临床表征。

　　根据定义,心理病理现象(在任何系统中)都是无效的防御模式,即使防御策略成功地避开了剧烈的焦虑,它也会妨碍成长,使人生受到制约且令人感到不满。多位存在主义理论家都提到过人们在应对死亡焦虑的斗争中所付出的高昂代价。祁克果认为人们限制自己、消耗自己以避免感知到"就在身旁窥伺着的恐惧、消亡和毁灭"。[1]奥托·兰克描述神经症患者是"拒绝借贷(生命),以避免偿债(死亡)"的人。[2]保罗·蒂利希宣称:"神经症是用逃避生命的方式来回避失去生命。"[3]欧内斯特·贝克提出了类似的观点,他写道:"人类具有讽刺意味的处境是,最深的需求是解除对死亡和毁灭的焦虑;但正是生命本身使我们认识到这种焦虑,因而我们必然会畏惧充分地展现活力。"[4]罗伯特·杰伊·利夫顿用"精神麻木"来描述神经症患者是如何使自己避开死亡焦虑的。[5]

　　赤裸裸的死亡焦虑不太容易出现在我将要谈论的心理病理范式里,然而对我们来说这并不奇怪:在任何理论体系中纯粹形式的原初焦虑都是很少见的。防御结构正是为了内在伪装而存在:通过压抑和其他减轻烦躁的策略,掩盖了核心动力冲突的本质。最终,核心的冲突被深深地隐藏起来,只能通过努力分析防御机制而加以推测,并且永远不能被完全知晓。

　　举个例子:一个人可能通过保持与母亲的共生联结来保护自己,摆脱与个体化相伴而来的死亡焦虑。这种防御策略或许能够暂时成功,但随着时日迁移,它会成为继发性焦虑的来源。比如,不愿与母亲分离可能妨碍上学或社交技巧的发展;而这些缺陷很可能导致社交焦虑和自卑,进而,新的防御可能产生来调节不安,但这些新的防御阻碍成长,而且以它们为基础生成另外的焦虑和防御的层次。很快,这些附加物把核心冲突层层包裹起来,使得对原初焦虑的探寻变得极为困难。死亡焦虑不会直接呈现在临床工作者面前:揭示它们要通过研究梦、幻想、精神病人的言语,或是煞费苦心地分析神经症性症状的发作。例如,刘易斯·莱塞和西娅·布赖[6]报告,经过细致

112

分析后发现,恐怖症的首次发作无一例外地是由死亡焦虑突破了防御导致的。后续的恐怖症发作则由于复杂的加工、替代和置换作用变得难于理解。

衍生的、继发的焦虑形式仍然是"真实的"焦虑。社交焦虑或弥漫性的自卑感可能会击倒个体;就像我们在下一章将要看到的那样,治疗通常针对的是衍生焦虑,而不是原初焦虑。无论心理治疗师相信的理论体系是否谈到焦虑的基本来源和心理病理现象的起源,他们都是从病人所关心的层面开始治疗:例如,治疗师可能通过提供支持,通过维持适应性的防御,或者通过帮助其矫正破坏性的人际互动模式来帮助病人。所以在许多病人的治疗中,存在主义的心理病理范式并不提倡彻底偏离传统的治疗策略或技巧。

死亡焦虑:一种心理病理范式

我相信前面章节勾勒的临床范式具有巨大的实用价值和启发作用。儿童觉察到死亡后的应对模式是以否认为基础的模式,而否认系统的支柱是两大古老的信念,人类神圣不可侵犯和/或人类永远受到终极拯救者的守护。这两个信念特别强大,因为它们从两个来源获得强化:一是早年生活的环境,二是广为传颂、被文化认可的神话,包括存在着永生系统及一个人格化、注视着我们的神。

一天,我接连访谈的两位病人,迈克和萨姆,让我对这两种基本防御临床表现的认识变得清晰了起来。他们为否认死亡的两种方式提供了有说服力的典型;两人之间的对比非常鲜明;并且,通过展示各自截然相反的可能,相互印证着对方的心理动力。

二十五岁的迈克由一位肿瘤科医生转诊给我,他罹患恶性度极高的淋巴瘤,尽管一种新型化疗可以为他提供一线生机,但他却在治疗中拒绝合作。我只见了迈克一次(他还迟到了十五分钟),但是指引他一生的主题却是显而易见的,那就是个体化。他从小就抗拒任何形式的控制并且发展出了自给自足的高超技能。他从十二岁开始自己养活自己,十五岁搬出父母的家。高中毕业后,他进入建筑业,很快就掌握了这一行业的全部——木工、电工、管道工、瓦工。他建了几栋房子,在获利丰厚的时候卖掉了它们;他买了一艘游艇、结婚、与妻子一起航海周游世界。在一个欠发达国家,当地自给自足的个体文化令他着迷,他准备移民。就在这个时候,也就是在我见到他之前四个月,医生发现他罹患了癌症。

　　会谈中最突出的特色是迈克对化疗的非理性态度。确实,治疗让人非常不舒服,会引发剧烈的恶心和呕吐,可是迈克的恐惧完全超出了合理的范围:他在治疗的前夜无法入睡,表现出严重的焦虑状态,并且反复思考各种逃避治疗的办法。是什么让迈克如此畏惧治疗?他说不清楚,但他确信这一定与静止不动和无助感有关。当肿瘤科医生为他准备注射用药时,他无法忍受等待。(药物不能预先准备好,因为药量取决于他的白细胞计数,这必须在每次配药前测定。)然而,最可怕的是静脉注射:他痛恨针头刺入身体、接入药瓶、看着药液一滴滴进入身体。他痛恨无助和约束,要静静地躺在病床上,还必须保持手臂固定不动。尽管迈克不是有意识地恐惧死亡,但他对治疗的恐惧显然是死亡焦虑的替代品。对迈克而言,真正令他恐惧的是,必须依赖和静止不动:这种情境激发了恐惧,它们是死亡的等价物;况且在他生命的大部分时间里,他都凭借超凡的自立克服了它们。他深信自己的独特性以及自己是不会受到伤害的,并且,在罹患癌症之前,他创造的生活巩固了这种信念。

　　对于迈克,我什么也做不了,只是建议他的肿瘤科医生教会他为自己准备药物,并允许他监测和调整静脉输液的速度。这些建议起到了作用,迈克完成了治疗疗程。他没有履行与我再次会谈的约定,而是打来电话索要能帮助自己放松肌肉的录音带。他没有选择留下来接受肿瘤科的随访检查,而是决定继续执行他的移民计划。他的妻子坚决反对这个计划,拒绝前往,于是迈克独自启程。

　　萨姆与迈克年龄相仿,但其他方面没有任何相似之处。他的妻

114

子决定离开他,在这样的绝境下,他来见我。虽然萨姆不像迈克真正面对着实实在在的死亡,可是在象征层面,他的处境是类似的。他的行为使人联想到他的生存面临非常严重的威胁:焦虑到恐慌的地步、连续数小时嚎啕痛哭、无法入睡或进食,他不顾一切地想要阻止妻子离开,并且认真地考虑着自杀。几周后,萨姆的灾难性反应平息了下来,可他不舒服的感觉却丝毫没有改善。他对妻子念念不忘。正如他宣称的那样,他并没有"活在生命里",而是潜逃到生命之外。"打发时间"成为刻意且重要的主题:拼字游戏、电视、报纸、杂志都显示出它们的真正本质——填补空虚的工具,让时间尽可能不令人痛苦地流逝。

我们可以这样理解,萨姆的性格结构围绕着"融合"的主题——与迈克的"个体化"完全对立的主题。二战期间,萨姆一家为了逃离危险搬迁了好多次,那时他还很小。他承受了很多丧失,包括少年时父亲的去世和几年之后母亲的死亡。为了应对自己的困境,他与别人建立起极其亲密的联结:先是母亲,然后是一个又一个亲属或收养他的人。他是每个人的勤杂工和长期保姆。他是个喜欢送礼物的人,慷慨地为很多成年人付出时间和金钱。对萨姆而言,没什么比被人爱和受到照顾更为重要了。事实上,在妻子离开后,他认识到,只有自己是被爱的才能让他感觉到自己的存在:在孤独的状态下,他会僵住,很像受到惊吓的动物,进入假死的状态——不死但也不活。一次,当我们谈到他在妻子离开后的痛苦时,他说:"当我独自在家时,最难过的就是想到没有一个人真正知道我还活着。"独自一人的时候,他几乎不吃饭,也不去满足其他最基本的需求。他不打扫房间,不洗衣服,也不阅读;虽然他是很有才华的艺术家,却也不去作画。就像萨姆说的:"除非我确信有人能够回馈我,否则我不会花费力气。"除非身边有人确认,否则他就感觉像不存在。一个人的时候,萨姆把自己变成一颗休眠的孢子,直到别人提供给他恢复生命的能量。

在需要的时候,萨姆会向他生活中的长辈寻求帮助:他飞越整个美国,只为在收养过他的人家中得到几个小时的安慰;仅仅是站在与母亲曾共同生活过四年的房子外,他就能感受到支持;他乞求忠告和宽慰,为此电话费激增;他从岳父岳母那里得到了很大的支持,他们因为萨姆表现出的忠诚,和萨姆性命相连(与喜爱)的程度甚至超过了对自己的女儿。在危机中,萨姆非常努力地帮助自己,但主题单一:寻求多种方法来巩固他的信念,即某位守护者在俯瞰着他并且照顾着他。

尽管萨姆极其孤寂,他却心甘情愿地承受着,没有采取任何措施来减轻它们。关于如何结交朋友,我向他提了许多实用的建议:单身派对、教会的社交活动、无线电俱乐部的活动、成人教育课程等。令我困惑的是,他完全忽视我的建议。我渐渐地理解了:尽管萨姆感到孤寂,但对他而言,最重要的并不是与他人在一起,而是向终极拯救者证明他的忠诚。他显然不愿把时间花在离开家的单身派对或约会上,什么原因呢?他怕错过找他的电话!一通从"外面"打来的电话远比参加一大堆社交活动还要珍贵。更重要的是,萨姆希望被他人"发现"、被他人保护、被他人拯救,而非他主动去寻求帮助、主动策划对自己的救援。事实上,在更深层面,萨姆会因为成功地担负起帮助自己摆脱生活困境的责任而感到更加不舒服。我和萨姆的会谈进行了四个多月。随着萨姆变得越来越轻松(通过我的支持以及与另一位女性的"融合"),他明显失去了继续进行心理治疗的动机,于是我们双方都同意结束治疗。

对抗死亡的两种基本防御

从迈克和萨姆的身上,我们可以学到什么呢?我们清楚地看到了两种完全不同的应对基本焦虑的模式。迈克深信自己的独特性和个人的神圣不可侵犯;萨姆则信奉存在着一位终极拯救者。迈克的自给自足感过于膨胀,而萨姆却努力地与他人融合而不是独自存在。这两种模式截然相反,但彼此并不排斥,它们构成一种有益的辩证,为临床工作者理解各式各样的临床情境提供了可能。

我们见到了在急性心理危机期的迈克和萨姆。在这两人身上，危机并没有引发新的防御，而是以所能采取的方式中最明显的一种，突显出他们生存模式的本质和局限。不是极度坚持个体化就是极度坚持融合，两者都是导致明显适应不良的僵化性格。迈克和萨姆所展现的都是增加压力、阻碍应对、延迟成长的极端方式。迈克拒绝参与挽救生命的治疗，之后又拒绝随访评估。萨姆强烈地渴望获得妻子全部的关注，这是导致她决定离开的原因；他对融合的热衷，致使寂寞的痛苦更为剧烈，并且使他不能灵活地应对人生的新处境。不论是迈克还是萨姆，都没能从危机中获得任何形式的成长。根据定义，妨碍个人成长的适应不良和僵化行为就是神经症行为。

以概括、笼统的方式看，这两种防御构成辩证关系——面对人生境遇的两种截然相反的模式。人与人之间或是融合或是分离，或是互相嵌入或是特立独行。人们或是通过"出类拔萃"（如兰克所言[7]）来证实自己的自主性，或是通过附着于其他力量来寻求安全感。人们要么变成自己的父亲，要么永远作为儿子。这正是弗洛姆所表达的意思，他把人描述为"渴望顺服或是贪恋权力"。[8]

这种存在主义的辩证法提供了可以让临床工作者"领会"情境的范式。还有许多可供选择的范式，每种解释各自具有说服力：迈克和萨姆都有人格障碍——分别是分裂样人格和被动依赖人格。能够用来理解迈克的主要观点还有：与父母不断反抗的冲突，对依赖性的抗拒，神经症性俄狄浦斯挣扎，或是同性恋恐惧。"领会"萨姆的主要观点包括：跟母亲认同和未解决的哀伤，阉割焦虑。如果从家庭动力角度看，则主要涉及萨姆与妻子的互动。

所以，存在主义取向只是众多范式之一，其存在的理由是其在临床上的益处。这种辩证法可以让治疗师充分理解在临床工作中常常被忽略的资料。举例来说，治疗师或许能理解迈克和萨姆为什么对痛苦的处境有如此强烈和独特的反应，为什么在独自承担责任就能"改善"自己处境的前景面前，萨姆却停滞不前。这一辩证法使治疗师与病人在最深处紧密联系成为可能。这是基于对存在于当下的原初焦虑的理解：治疗师把病人的症状视为对威胁到当前的死亡焦虑的反应，而不是对昔日创伤或压力再现的反应。因此，这一取向强调觉察、当下和选择——增进治疗师影响力的重要成分。

我将在本章余下的部分描述这两种否认死亡的基本形式，以及它们引发的心理病理类型。（虽然可以根据这些对死亡的基本否认来观察和理解各种常见的临床症候群，但我并不主张将之做成一个详尽的分类系统——比实际情形要求更高的精确性和全面性。）信奉独特性与相信终极拯救者，两种信念都可以提高适应能力。然而，当两个信念被过度或过于广泛地使用时，就会超出个体的适应能力。焦虑由此渗透出来，使人采取极端的方法来保护自己，而心理病理现象的出现，不是防御崩溃状态就是防御失控状态。

为了讲述清楚，我将分别讨论这两种防御，然后再将二者结合起来，因为它们是错综复杂的相互依存关系：绝大部分人都有两种防御交织构成性格结构的迹象。

独 特 性

我们拥有独特性，对于这一深层的非理性信念，再没有比托尔斯泰描述得更为深刻有力的了，他借由伊万·伊里奇之口说道：

> 他心里明白，他就要死了，可他很不习惯这个念头，他实在不理解，怎么也不能理解。
>
> 他从基捷维特尔的《逻辑学》中学到的三段式论法："盖尤斯是人，人都是必死的，所以盖尤斯也要死"，这应用于盖尤斯似乎一直都是正确的，但绝不适用于他自己。盖尤斯——抽象意义的人——是必死的，这完全正确，但他不是盖尤斯，他也不是抽象的人，而是一个与其他人完全、彻底不同的生物。他是小凡尼

118

亚（伊万的乳名），有妈妈、爸爸的陪伴，与米嘉和伏洛嘉在一起，还有玩具、车夫和保姆，后来又和卡滕卡在一起经历童年、少年和青年时期的喜怒哀乐。难道盖尤斯知道凡尼亚有多喜欢那个条纹皮球的气味吗？难道盖尤斯也是那样吻母亲的手，母亲绸裙也为盖尤斯发出窸窸窣窣的声音吗？难道他也因为糕点不好吃而在学校闹过事吗？难道盖尤斯也是像他那样恋爱过吗？难道盖尤斯也能像他那样主持过审讯吗？"盖尤斯的确是要死的，他死是正常的；但是对于我，小凡尼亚，伊万·伊里奇，我有自己的思想和感情，死亡完全是另外一回事。我也要死？这不可能，这太可怕了。"[9]

我们都知道，在基本的存在边界内，我们和别人没有不同。没人会在意识层面否认这一点。可是在我们每个人的内心深处，却像伊万·伊里奇一样，相信必死的法则只适用于别人，绝不适用于我们自己。偶尔，这个想法会不经意地突然进入我们的意识中，让我们对自己的不理性感到诧异。举个例子，我前不久向验光师抱怨我的眼镜不像以前那么管用了，他检查之后询问我的年龄。我说："四十八岁。"他回答："这就对了，到时候了。"从我的内心深处冒出不满的念头："什么时候？谁到时候了？你们可能到时候了，但绝对不是我。"

当一个人得知自己罹患某种严重疾病时——例如癌症，第一个反应通常是某种形式的否认。否认不单是为了应对生命受到威胁的相关焦虑所做的努力，而且也是自己神圣不可侵犯这一信念所产生的作用。大多数心理治疗必须去调整个体毕生假设出来的世界。一旦真正削弱了防御，一旦个体真正领会到："天啊！我真的快死了"，认识到生命对待他的方式像对待别人一样残酷时，会感到失落，并且怪异地认为遭到了背叛。

我在与晚期癌症病人的工作中观察到，在了解自身死亡的意愿上，他们有着非常大的差异。许多病人有相当长一段时间不愿听医生谈论疾病的预后。病人必须进行许多内在调整，才能准备好了解这样的知识。有些病人对死亡的认识和自身的死亡焦虑是以间歇方式进行的——短暂片刻的了解，然后是短暂的恐惧、否认、内在处理，然后准备好接受更多的信息。另外一些病人则是直接面对汹涌而至的死亡觉察以及与死亡关联的焦虑。

我的病人帕姆是位罹患子宫颈癌的二十八岁女性，她的独特性 119
神话被以很特别的方式摧毁。剖腹探查手术后，外科医师告诉她，她的状况非常严重，并且预计她还剩大约六个月的时间。一小时后，又有一组放射科治疗师来看她，这些人显然没有跟外科医师沟通过，他们告知帕姆，他们计划对她采用放射疗法，期望"治愈"她。她选择相信后者，但不幸的是，她的外科医师在等候室里与她的父母谈过，告诉了他们原先的消息——也就是，她还有六个月可活。

接下来的几个月，帕姆在父母家中、在非常虚幻的环境里休养身体。她的父母就像她将在六个月后去世一样来对待她。他们把自己和外界与帕姆隔绝开来；监控她的电话以屏蔽掉令人不安的联系；简单地说，他们尽量让她"舒适"。最后帕姆与父母对质，想要知道到底发生了什么。父母讲述了与外科医师的谈话，帕姆请他们去找放射科治疗师，误会迅速消除。

然而，这次经历深深地震撼了帕姆。与父母的对质使她认识到，从这一点来看，她并没有逆转外科医师宣判的死期，她确实在朝着死亡走去。她在这个时候的评论非常有启迪意义：

"我确实看似越来越好，这是很令人高兴的情形，可是他们却把我看成是活不了多久的人。当我了解到他们已经接受了我的死亡，这种可怕的感觉刺痛了我。由于一个错误和缺少交流，对我的家人而言，我已经死去，并且是从一开始就死了，让自己重新活过来的路走得非常辛苦。逐渐好转起来的时候比先前病重的时候更糟糕，因为家人意外地发现我逐渐好转之后，就离开我回去做他们的日常事务了，而我仍然像个死人一样，我没办法把它处理好。我仍然感到恐惧，我试着跨越那条看似就在面前的界限——我是死了还是活着?"

重点在于,帕姆对死亡意义的真正理解并不是来自医生告诉了她什么,而是猛然了解到父母没有她还是会活下去并且世界还是像以前一样——正如她所说,没有她,美好的时光依然会继续。

另一位病人的癌症已经转移到全身,当她写信给儿女们,指示他们如何分配那些有感情价值的私人物品时,她也有类似的感触。早知道的话,她宁愿机械地完成枯燥无味的后事交代——写份遗嘱、购买墓穴、指定遗嘱的执行人——但是她给儿女们写了封亲笔信,这封信让她觉得自己真的死了。这个结局简单而可怕,就是当孩子们读到这封信时,她已经不在人世:既无法回应他们,也不能观察他们的反应、指导他们;他们还在那里,而她已经什么都不是了。

还有一位病人在拖延了几个月之后,终于痛苦地决定和她正处于青春期的儿子们讨论真相,就是她得了晚期癌症,活不了多久了。儿子们的反应很悲伤,但也展现出自己照顾自己的勇气和能力。对她而言,有点太过勇敢和自信了:在她内心深处虽然感到自豪——她一定是做到了好母亲该做的一切,所以他们能沿着母亲设想的路线来生活——可是对于她的死亡,他们接受得也太好了;尽管她讨厌自己的缺乏理智,但她仍然因为儿子们将在没有她的情形下依然茁壮成长而苦恼。

另一位病人叫做简,她罹患乳癌,已经转移到脑部。医生们警告说她可能瘫痪。她虽然听见了,可在内心深处,她却自以为能够避免这种结果。当残酷的虚弱和瘫痪接踵而至时,简才突然意识到她的"独特性"是个虚构的神话。她认识到,没有"免除条款"。在一次团体治疗中,她讲述了这些,并补充说,她上周发现了一个非常强悍的真理——撼动她立足之地的真理。她曾经思忖自己最佳的生命长度——七十岁或许差不多,八十岁也许太老了——然后她突然明白:"当真的变老、走向死亡的时候,我所渴望的,就是这事完全与我无关。"

也许这些临床实例开始传达出部分的理解与真正的理解之间的

差别,每个人都有的、对死亡的一般觉察与彻底面对"我的死亡"之间的差别。接受自己的死亡意味着还要面对许多其他令人不快的真理,它们中的任何一个都有其自身的焦虑场:人是有限的;人的生命真的会走向尽头;世界依然继续运转;人只是很多人中的一个——不多也不少;世界从不承认某个人的"特殊性";我们所有人的生活都带着虚假的保证;并且,最后,存在的确定、完全、永恒的维度是超出个人影响力的。事实上,人们真的渴望"完全与死亡这件事无关"。

当人们发现个人的独特性只是个神话时,就会感到愤怒、被生命背叛。罗伯特·弗罗斯特写下"主啊,原谅我对你开的小玩笑;我也原谅你对我开的大玩笑"[10] 的时候,他的心里一定是这种背叛感。

许多人觉得如果他们早知道、真正地知道这些,他们就会活得完全不一样。他们感到愤怒;然而恼怒是无用的,因为没有适当的对象。(顺便提一句,医生常常成为病人、特别是临终病人移置愤怒的靶子。)

个人独特性的信念特别有助于适应环境,出类拔萃,并忍受所伴随的不安——孤独;觉察到自己的渺小和外在世界的可怕、父母的无能、我们的生物学特征,及对自然的依附性;其中最重要的是,对死亡的认识一直在意识边缘聒噪。我们能够豁免自然法则,这一信念成为许多行为的基础。它增强了我们的勇气,使我们遭遇危险时,不会淹没在自己将被消灭的威胁之中。《圣经〈诗篇〉》作者的话可以为证:"千人扑倒在你右边,万人扑倒在你左边,但死亡不会来到你身边。"勇气就这样引发了被称为人类"天性"的努力,争取能力、效果、权力和控制。一个人获得的权力达到一定程度,就能进一步缓和死亡恐惧及强化个人独特性的信念。出人头地、如愿以偿、累积财富、建功立业,成为一种生活方式,有效地隐藏了必死的命题所带来的扰动。

强迫性英雄主义

对我们许多人而言,英雄个性代表着人按照存在处境所能做到的最佳表现。希腊作家尼科斯·卡赞察斯基(1885—1957)就是具有这种气概的人,他塑造的左巴就是个典型,一个自信的人。(卡赞察斯基在自传中引用《希腊左巴》中人物原型的最后几句话:"……如果牧师要我忏悔、给我圣餐的话,我就让他滚开,让他咒诅我吧!……像我这样的人应该可以活一千年。"[11])卡赞察斯基还在另一本书里,借尤里西斯之口忠告我们要完全投入生命,把死亡看成"烧毁的城堡"。[12]他在赫拉克利翁城堡的墓碑上刻着简短的、英雄式的墓志铭:"我什么也不缺,我什么也不怕,我是自由的。"

不过进一步看,就会发现这是过度的防御:英雄人物与自己为敌,成了强迫性英雄,就像前面提到的迈克,身患癌症的年轻人,不得不去面对危险情境以逃避内心更大的危机感。欧斯内特·海明威正是强迫性英雄主义的典型代表,他毕生强求危险并加以克服,以此作为一种证明没有危险的怪异方式。海明威的母亲介绍说,他的口头禅之一就是"什么也不怕",[13]具有讽刺意味的是,他什么都不怕恰恰是因为他像我们所有人一样害怕成为无物。海明威式英雄代表了个人主义在应对人类处境上匆忙回避。这样的英雄并非出于选择;他的行动是被迫而僵化的;他不能从新的经历中学习。即便是死亡的迫近,也不能使他审视自身或是增加他的智慧。在海明威的法则中,没给年老和衰弱留下位置,因为它们都有平凡的味道。在《老人与海》中,圣地亚哥以刻板方式面对向他迫近的死亡———如他面对每一个基本生存威胁时的方式——独自去寻找那条大鱼。[14]

个人不受伤害的神话终将逐渐瓦解,海明威也不能幸免。随着健康和体力逐渐恶化,随着他的"平凡"(他像每一个人那样必须面对人类的处境)逐渐变成痛苦的事实,他越来越悲伤并最终陷入深深的沮丧之中。他最后的疾病,是有被害妄想和关系妄想的偏执型精神病,这些症状暂时支撑了独特性的神话。(所有被害妄想和关系妄想都是从自夸这一核心产生;毕竟,只有非常特殊的人才能断言自己从环境中得到了极大的关注,尽管是恶意的关注。)最终,妄想这个解决办法也失败了,在没有防御可以对抗死亡恐惧的情况下,海明威自杀身亡。人们会因为恐惧死亡而自杀,尽管看似自相矛盾,但这并不罕见。许多人说:"我其实很怕死,所以想自杀。"自杀意念可以稍稍缓解恐惧。这是主动的行动,让人感觉他控制着他自己。此外,查尔斯·瓦尔曾指出,很多自杀者持有一种不可思议的死亡观,认为死亡是暂时且可以逆转的。[15]为了表达恨意或想让别人感到内疚而采取自杀行为的人,可能相信意识会持续存在,所以能享受到他自己的死亡所带来的收获。

工作狂

123

强迫性个人英雄主义者描绘了一种清晰的、过度使用的独特性防御的范例,它使人免于焦虑的折磨或者使人退化到逃避的模式,但这在临床上并不常见。常见的例子是"工作狂"——全神贯注于工作的人。工作狂最突出的特征就是坚信他是"一直走在前面的"、"持续进步的"、不断提升的。时间是个敌人,不仅是因为时间有限,而且时间会威胁到独特性妄想的支柱:相信自己永远在进步。工作狂必须无视时间的讯息:消耗了将来才使得过去不断增长。

工作狂的生活模式是强迫性且失调的:工作狂投入工作,不是因为他希望如此,而是他不得不如此。工作狂可能毫不留情、无视人类极限地鞭策自己。休闲时间是焦虑的时光,并且常常被狂热地填满一些带来成就错觉的活动。因而,生活就等于"成为什么"或"做什么";如果时间没有用来"成就什么",那就不是"生活",而是生活的暂停。

当然,在塑造个人价值观方面,文化扮演着重要的角色。弗洛伦斯·克拉克洪从人类学角度提出了一种看待"活动"的价值取向分类,他假定有三种类型:"如是"(being)、"成为"(being-in-becoming)、"做"(doing)。[16]"如是"取向注重活动甚于目的。它着眼于人格的自然和自发形态。"成为"与"如是"的取向一样,注重一个人是什么甚于他能成就什么,但侧重于"发展"的观念。因此,它鼓励特定类型的活动——指向自身全面发展这一目标的活动。"做"的取向强调可以由外在标准进行测量的成就。显而易见,当代保守的美国文化,强调"一个人做了什么"和"完成事情",这是极端的"做"取向文化。

可是,不同的文化中存在着很大的个体差异。工作狂的内在特质与文化标准相互影响,发展出一种过度膨胀且僵化的内在价值体系。他们很难全面地审视自己的文化,也难以把自己的价值体系视为众多可能立场中的一种。我有一位工作狂病人,他偶尔用午间散步来慰劳自己(作为对某种特别重要成就的奖励),看着数百人就那么站着晒太阳,他简直不敢相信。他百思不得其解:"他们整天在做什么? 人怎么能这样生活?"发狂般地与时间争战,可能预示着强烈的死亡恐惧。工作狂对待时间的方式恰似即将面临死亡一样,急匆匆地想尽可能多地完成些事情。

我们从不怀疑不断进步是良好而正确的,这是深植于文化之中的。不久前,我独自到常去的加勒比海海滩度假。一天傍晚当我读书的时候,时不时地瞥见服务生什么也不做,懒洋洋地凝望着大海,很像趴在石头上晒太阳的蜥蜴。我对比了他和我的情形,感觉非常得意,惬意极了。他什么也没做——在浪费时间;而我刚好相反,做着有用的事,读书、学习。简单地说,我在进步。一切都还不错,直到内心的顽童问了几个可怕的问题:什么进步了? 如何进步的? 以及(更可怕的),为什么要进步? 从那时到现在,这些问题一直深深地困扰着我。它们强有力地让我认清,我是如何蒙骗自己的,我通过把自己不断地投进未来而产生了战胜死亡的错觉。我的存在不同于蜥蜴的存在;我准备、我成长、我超越。约翰·梅纳德·凯恩斯这样描述:"'有目标'的人一直试图确保的是,虚假而不切实际的永生,通过把行动推向未来,而使他的行动不朽。他爱的不是他的猫,而是它生的小猫;其实也不是小猫,而是小猫生的小猫,如此一直穷尽到猫族的终极。"[17]

托尔斯泰在《安娜·卡列尼娜》中描述了阿历克赛·亚历山大罗维奇"螺旋上升"信念系统的崩溃,这个人是安娜的丈夫,对他而言,每件事都必须一直提升，要有辉煌的事业、出色的婚姻。安娜的离开，对他的意义远不止是失去她：它是人生观的崩溃。

> 当他与这些不合逻辑、也不近情理的事情面对面时，他不知道该怎么办。阿历克赛·亚历山大罗维奇正面对着生活，面对着他的妻子可能爱上了他之外的另一个人。这对他来说，似乎是不近情理，不可思议的，因为这正是生活本身。阿历克赛·亚历山大罗维奇的一生生活和工作都在职场之中，向来是跟生活的影子打交道。每次与生活本身不期而遇时，他便退缩躲避。他现在体验到的感觉就像是，一个人正平静地走在一座跨越悬崖的桥上，忽然发现桥断了，而下面就是万丈深渊。这深渊正是生活本身，那桥就是阿历克赛·亚历山大罗维奇所过的虚假生活。[18]

"这深渊正是生活本身，那桥就是虚假的生活……"没有什么比这句话说得更清楚了。防御如果成功的话，可以避免个体知觉到深渊。断裂的桥、失败的防御，让人们面对真理与恐惧，发现人到中年只是经过了几十年的自我欺骗，实在是情何以堪。

自　恋

具有自身独特性信念的人，在处理基本焦虑时，常常遇到人际关系上的重大问题。往往，一个人相信自己是神圣不可侵犯的，也会对他人的权益和独特性视而不见，这就发展成了自恋型人格。弗洛姆曾描述过一段这种自恋型人格的病人与医生的对话。他要求当天来会谈。医师说这不可能，因为当天的时间已经排满了。病人惊呼到："可是，医生，我的住处离你办公室只有几分钟路程呀！"

自恋型人格模式在团体治疗中比个体治疗中更为明显、突出。在个体治疗中，病人的每一个字都能得到倾听；每一个梦、幻想和感受都会受到审视。病人能得到所有的东西,而不被要求回报;可能需要几个月时间,病人的自恋特征才能显现出来。然而,在团体治疗中,病人必须与他人分享一段时间,需要理解他人并与他人共情,与他人建立关系且关心他人的感受。

自恋模式以多种方式呈现:有些病人觉得他们可以冒犯别人,却有权豁免别人对他的批评;他们理所当然地认为自己爱恋的人也以相同的方式爱着他;他们觉得自己不应该等候别人;他们期待礼物、惊喜和关心,即便他们什么也没付出;他们期待别人的爱和赞赏,仅仅是因为他们在那儿。在治疗团体中,他们感觉自己应该得到团体最多的关注,而且是现成的,不需要自己付出任何努力;他们期待团体向他伸出援手,而自己却不必向任何人伸出援手。治疗师必须一再向这种病人指出,这种期待在一生中只有一次是恰当的——当一个人是婴儿的时候,他可以要求母亲给予无条件的爱,而不需要回报对方。

哈尔,团体治疗中的一位病人,例证了上述许多特征。他是个聪颖的、口才极佳的物理学家,几个月来一直在讲述他在南方度过的童年(占据了八人团体中大约百分之四十的时间),像威廉·福克纳的小说一样引人入胜。尽管他同样尖刻,可他的嘲讽非常机敏有趣,以至于团体成员一点儿也不生气,允许自己被他吸引。后来才逐渐有成员对他无休止地寻求注意以及他的敌意感到厌恶。他们对哈尔的故事变得不耐烦,开始把注意的焦点从哈尔转移到其他人身上,最后,他们公开称哈尔是一个贪图他人时间和注意的人。哈尔的愤怒愈发强烈;以至于冲破了客气的伪装,爆发出持续不断的、尖酸刻薄的嘲讽。他的生活和事业每况愈下:他的妻子扬言要离开他,他的系主任因为他与学生糟糕的关系而责备他。团体成员敦促他审视自己的愤怒,一再地问他:"你在对什么生气?"当他谈到某些具体事件时,他们要求他更为深入一些,又一次问他:"你在对什么生气?"哈尔从内心最深处回答:"我生气是因为我比这里的每个人都要好,却没有人承认这一点。我聪明、敏捷、优秀,却他妈的没有人称赞我。我应该像阿拉伯富商一样有钱,我应该被视为文艺的复兴者,但是我却只被看成是和其他人一样的人。"

这个团体对哈尔的益处是多方面的。帮助他揭示并把这些感受表达出来,然后理性地评价这些感受,这是重要且非常有益的第一步。慢慢地,其他成员帮助哈尔认识到他们也是有感情的人;同样觉得自己很特殊;也同样想获得援助、关注和成为主角。另外,哈尔认识到他人并不是获得赞赏和惊愕的源泉,可以让他无休止地汲取唯我独尊的养料。对哈尔而言,"共情"是个关键概念,团体成员偶尔要他在团体中转一圈,通过让他猜组员的感受来帮助他体验自己的共情能力。起初,哈尔典型的回答是猜组员对他有何感受;但是逐渐地,他能感觉到别人的体验,比如他们也感到时间紧迫或是感到生气、大失所望,或是感到痛苦。

自恋整合在人格中,以至于病人通常难以在自己的"独特性"之外找到一个立于其上、观察自己的"塔台"。另一位病人,在许多方面与哈尔类似,他以一种奇特的方式认清了他的自我中心。他曾在一个治疗性的团体中度过了两年,获得了非常明显的进步,尤其是对自己和他人的爱与承诺的能力。治疗结束六个月后,我在一次随访会谈中见到他,我问他能否回想起在他的治疗中特别关键的事件。他讲了一次治疗,那次治疗是观看前一次会谈的录像,他的发现令自己目瞪口呆,他竟然只记得上次会谈中把焦点放在他身上的部分,而对会谈的其他部分完全陌生。别人常常批评他以自我为中心,但直到他自己发现这一点时,他才深切地体会到它(所有重要的真理都是如此)。

攻击与控制

独特性作为一种超越死亡的基本模式,有许多其他的适应不良的形式。对权力的追逐常常也是由这一心理动力激发的。一个人的恐惧和限制感,可以通过增强自己及扩大控制范围来逃避。例如,有一些证据显示,从事与死亡有关的职业(军人、医师、牧师和殡葬业者),可能有部分动机是要克服死亡焦虑。举个例子,赫尔曼·费弗尔曾说,尽管医生们的死亡恐惧在意识层面比病人群体或普通大众更少,可是在内心深处却更强烈。[19] 换句话说,掌握权力可以减弱对死亡恐惧的意识,但是支配他们职业选择的深层恐惧仍在运作。当恐惧特别强烈时,攻击驱力不能被和缓的升华所遏制,它会加速增长。由此衍生出的傲慢和攻击并不罕见。兰克写道:"自我的死亡恐惧会因杀戮、牺牲别人而减轻;通过别人的死亡,自我得到了死亡的豁免。"[20] 显而易见,兰克指的并不是字面意义上的杀戮;而是更为微妙的攻击形式——包括支配、剥削,或是易卜生所谓的"灵魂杀手"[21]——都服务于相同的目标。可是这种适应模式常常失代偿而成为防御失控。如我们所知,绝对的权力即绝对的腐败;它之所以会腐败是因为对于个体而言,权力不能掩盖现实。现实一直在悄悄前行——我们无助且必死;即便我们可上九天揽月,可肉体的命运一直在等候着我们。

128 独特性的防御:犹豫与焦虑

讨论用以应付死亡恐惧的独特性模式时,我着眼于适应不良的个人主义或替代解决方案的形式:失控的个人英雄主义(及其所伴发的对一切脆弱迹象的恐惧),强迫性工作狂,不能永远"螺旋上升"而引发的抑郁,严重自恋人格疾患及其伴随的难以解决的人际分歧、非适应性的攻击以及控制性的生活方式。但是独特性防御还有一种更为严重且内在的局限性。许多敏锐的观察者已经注意到,尽管个人主义者的自我表现和成就或许有时会伴随着极度的愉悦,可是焦虑终究还是会到来。那些"出类拔萃"或"鹤立鸡群"的人,必然会为他的成功付出代价。个体化、将自体与整体分离、作为孤独的生命而前进以及生活、超越同侪和父母,这些背后都存在着一些令人恐惧的东西。

许多临床工作者描写过"成功神经症"——一种奇怪的情形，当一个人经过长久努力而获得巨大成功时，表现出的并不是兴奋，而是极度的烦躁不安，他们常常感觉自己并未成功。弗洛伊德把这种现象称为"被成功所击垮"症候群。[22]兰克将之描述为"生命焦虑"[23]——害怕作为一个单独的个体面对生命。马斯洛注意到我们会从最大的可能性（以及最小的可能性）中退缩，他称这种现象为"约拿情结"，因为约拿就像我们所有人一样，无法承受个人的伟大，并且试图逃避自己的命运。[24]

如何解释这种奇怪的、自我否定的人类倾向呢？这种倾向也许是成就和攻击性相纠缠而造成的结果。有些人把成就作为超越别人的攻击方法；他们惧怕别人在他们过于成功时，发觉他们的动机而以相同的方式进行报复。弗洛伊德认为这与害怕因超越父亲而被阉割有关。贝克进一步提升了我们的理解，他认为超越父亲的可怕之处，不在于阉割，而是恐惧成为自己父亲的可能性。[25]成为自己的父亲，意味着放弃神奇而舒适的双亲支柱，我们用以对抗个人固有局限性所带来的痛苦的支柱。

所以，投入生活的人注定会焦虑。出类拔萃、成为自己的父亲，或是如斯宾诺沙所说的"自己的神"，都意味着彻底的孤独；它意味着独自一人，没有拯救者或引渡人的神话，也没有相依相偎的安慰。对绝大多数人而言，如此无遮无挡地暴露于个体化的孤独之中，都是难以忍受的。当个人独特性和神圣不可侵犯的信念无法终止痛苦时，我们就会向另一个重要的否认系统寻求解救：相信存在一位个人的终极拯救者。

终极拯救者

个体发育重演着种系的发展。个体在身体和社会方面的发展是人类发展历史的镜像。在人类信念中，最明显、最清楚的社会属性就是,存在着一个全能的解救者:永远关注着、热爱着、保护着我们的力量或物质。虽然它会让我们冒险走到无尽深渊的边缘,但它终究会拯救我们。弗洛姆称这个神秘形象为"神奇的帮助者",[26] 马瑟曼称其为"无所不能的仆人"。[27] 我曾在第三章追溯过这种信念体系在儿童早期的发展:与个人独特性的信念一样,它也植根于早年的生活,那时候父母看似会永远关心我们,满足我们每一个需求。毫无疑问,人类有史以来一直坚信各种各样的神——这个形象或许没完没了地关爱、威吓、挑剔、苛责、劝慰或愤怒,但它一直在那儿。没有哪个早期文化认为人类是孤独地存在于冷漠的世界之上的。

有些人不是在超自然生命中找到拯救者,而是从尘世的环境中,找到一个领导者或是一个崇高的目标。数千年来,人类以这种方式克服死亡恐惧,出于对某些崇高地位或人格化目标的热忱,而选择放弃自己的自由,甚至他们的生命。托尔斯泰敏锐地意识到我们需要制造类似上帝的人物,然后在我们创造出来的安全错觉中尽情享受。《战争与和平》中,战场上的罗斯托夫一想到自己在沙皇身边就觉得兴奋:

> 他完全沉浸在沙皇正在近旁的幸福感里,他觉得光是接近沙皇就足以补偿今天一天的损失。他兴奋得像是一个等待幽会的情人。他不敢回头看,也没有回头看,但如醉如痴地感觉到他临近了。他有这样的感觉,不只是由于一队人马的马蹄声越来越近,还由于沙皇的临近,周围一切变得更光明、更快乐、更有意义,也更有节日气氛。他心中的太阳越来越近,向四周放射出温和庄严的光辉,照到他的身上。他听见他的声音,亲切、镇静、庄严而又朴素的声音……罗斯托夫站起来,在篝火之间徘徊着,幻想着,不是去救皇帝的性命(这点他连想也不敢想),而是自己死在皇帝面前,这该是多大的幸福! 他真的爱上了沙皇,爱上了俄军的荣誉,对未来的胜利满怀希望。在奥斯特里茨战役前那些值得纪念的日子里,不只他一个有这样的心情,俄军中十之八九

都爱上了沙皇,爱上了俄军的荣誉,但不像他那样狂热。[28]

"沙皇的临近,周围一切变得更光明、更快乐、更有意义,也更有节日气氛。他心中的太阳越来越近……",托尔斯泰把内在防御所造成的狂喜,描述得多么清楚——当然了,不只是俄罗斯军人会这样,治疗师在日常临床工作中所看到的男男女女也都是如此。

拯救者防御与人格受限

总的来说,终极拯救者的防御方式不如个人独特性的信念有效。不仅因为它更容易破灭,而且也因为它所固有的对人的限制性。稍后我会报告证明其效果不佳的实证研究,然而一百多年前,祁克果就凭直觉洞察到了这一点。他在对比"冒险"(凸显、个体化、独特性)与"不去冒险"(融合、嵌入、相信终极拯救者)之间的危险时,有一个奇特的描述:

> ……冒险是危险的。为什么呢?因为可能会有损失。不去冒险是明智的。可是不去冒险非常容易丧失即使在最危险的冒险中也很难丧失的东西……就是他自己。如果我的冒险出了差错,那么生命会用它的惩罚来帮助我。可是如果我完全不去冒险的话,那谁来帮我呢?再说,以最高意义讲,即使通过完全不去冒险(以最高意义来讲,正是冒险使人意识到自己)我就算获得了一切凡世的利益……却丧失自己。那有什么意义?[29]

"不去冒险"使人一直嵌入他人之中,很可能导致他承受巨大的危险——失去自己,无法探索或发展自身内部多种多样的潜能。

过度使用拯救者这一防御时,会导致非常受限的生活模式,就像莉娜的情况,她三十岁,是一个治疗团体的成员。莉娜的情绪非常低落,满脑子都是自杀的想法,她时常陷入抑郁的麻木状态,一天到晚待在床上。莉娜以一种孤独的状态生活着,她独自一人在空荡荡的房间里度过大部分时间。她的打扮很是刺眼,从各个方面看都像是青春期中期的少女;从疏于修剪的金色长发到满是装饰的牛仔裤,从破旧的夹克到年轻人特有的姿势,再到她容易轻信别人的状况。她五岁丧母,十二岁丧父,她的成长极度依赖祖父母和其他的父母替代者。随着祖父母年纪越来越大、身体越来越羸弱,她变得对接电话感到恐惧——电话带来父亲的噩耗——所以她拒绝接听电话,以免听到祖父母死亡的消息。

很显然,莉娜害怕死亡并且避免触及任何与死亡有关的主题,企图以神奇却最无效的模式来处理恐惧——我曾看到许多病人在使用这种模式:通过拒绝生活来躲避死亡。就像君特·格拉斯所著《铁皮鼓》(*The Tin Drum*)一书中的奥斯卡一样,莉娜试图征服时间,借助永远保持孩子气让时间停止前进。通过把自己完全交给保护者的方式,她全力避免个体化并从中寻求安全感。团体治疗的一个原则是,成员会在此时此地的团体中,呈现出与他人互动时的内在防御。随着团体的进行,莉娜的防御姿态变得非常明显。一次,会谈刚一开始,她就提起自己上个周末发生的严重车祸。她是去 150 英里外的城市拜访朋友,因为疏忽而把车开出了马路,车子整个儿翻了,她差点就死了。莉娜说,就那么睡过去,应该是很舒服、很轻松的。

团体成员们相应地作出反应。他们为莉娜感到担心和害怕,争先恐后地去安慰她。团体治疗师在开始分析会谈的过程之前,也以同样的方式回应着莉娜。莉娜总是与死亡擦身而过,总是令团体惊恐不安,她总是从其他成员那里得到大量的关心。事实上,在最初的几个月里,团体成员就已承担起让莉娜活下去、保证她进食、不让她自杀的任务。治疗师不解的是,"莉娜从来没有一点儿好事吗?"

莉娜的意外发生在拜访朋友的路上。治疗师突然灵光一闪,问了自己一个问题:"什么朋友?"莉娜对团体呈现的一直是个孤独的人,没有朋友、亲人,甚至连点头之交的关系都没有。现在她却说开车去一百五十英里外看朋友。当治疗师提出这个问题后,才得知她有一位男朋友，与他共度每个周末，已经持续了好几个月，而且，对方确实想要娶她。然而，她选择不与团体成员分享这个消息。她的理由显而易见：对莉娜而言，最重要的不是成长而是生存，而且似乎只有依靠团体和治疗师的精心照顾和保护，才能生存下去。她最主要的难题是如何得到永远的保护：她一定不能显露出成长或改变的迹象，否则团体成员和治疗师会认为她已经好到可以结束治疗的程度了。

在治疗过程中，这个插曲让莉娜感受到极大的威胁，因为它挑战了她重要的防御系统：这就是，只有持续存在的拯救者提供帮助才能确保安全的信念。莉娜热切地希望与治疗者融合在一起，这导致许多移情，必须在治疗过程中时刻注意这些现象。对于治疗师任何拒绝的迹象，她都非常敏感，当有迹象显示治疗师必将死亡、可能犯错、无法帮助她时，她都会做出强烈反应。当他休假、生病，或是在治疗中出现明显错误或不知所措时，她的反应比其他任何成员都要恐慌（和愤怒）。对于过度渴求终极拯救者的病人，治疗工作的重心大多要放在分析移情上，这点我将在下一章讨论。

拯救者的崩溃

在人生中，终极拯救者的信念能够提供相当多的慰藉，并且这种效应是顺畅而无形的。大部分人都不了解自己信念系统的结构，直到这个信念系统无法达到它的目标，或是如海德格尔所言，出现"机器故障"[30]时才会意识到它。有很多原因能导致防御的崩溃，引发心理病理的出现。

致死性疾病。或许，致死性疾病是对终极拯救者效能的最严酷考验。许多人深受打击，他们投入大量精力以维持他们的信念，即保护者是存在的并且是有力量的。显而易见，医生是拯救者角色的最佳候选人，这使得医患关系变得紧张而复杂。一方面，病人出于自己的意愿把拯救者的外衣套在医生身上；然而另一方面，医生也乐于套上这件外衣，因为扮演上帝的角色是医生强化自身独特性信念的方法。两者的结果都一样:医生变得过度膨胀,病人的态度也常常过于恭顺。一般说来,罹患致死性疾病的病人不敢对医生生气或对医生失望;这些病人会因为占用了医生的时间而道歉,在医生面前,他们慌乱不安以至于忘了提出原本准备好的急迫问题。(为了避免这样的情形,有些病人会把要问的问题写成清单。)

对病人来说,医生保持不容病人挑战或质疑的权力是非常重要的。事实上,许多病人以非常奇特的方式,通过隐藏心理甚至身体痛楚的重要信息使医生保持成功治疗者的角色。因此,对于病人的绝望,医生通常最后一个才知道。那些能够与护士或社工完全开放地讨论自身痛苦的病人,却在医生面前保持着愉悦、勇敢的面貌,使得医生认为病人适应得像预期的那样好(因而,医生有着不愿意转介临终病人接受心理治疗的恶名)。

对否认的坚持,每个人的强度有所不同,然而在不可抗拒的现实面前,所有的否认最终都会瓦解。例如,屈布勒—罗斯曾报告过,在她长期的经验中,只有屈指可数的人至死还能保持着否认。在得知自己无药可医时,病人的反应是灾难性的。他们感到愤怒、受骗、遭到背叛。可是,能对谁愤怒呢?对宇宙吗?对命运吗?很多病人会对无法治愈他们的医生愤怒——并不是因为医术失败而生气,而是对于他们无法化身为终极拯救者感到愤怒。

抑郁。席尔瓦诺·阿瑞提在对精神病性抑郁病人的研究中,描述了一个核心主题,[31] 即病人患抑郁之前业已存在且为抑郁"打下基础"的生活观念。他的病人生活在一种间接的状态;他们活着不是为了自己,而是为了"重要的他人"或者"重要的目标"。尽管使用了不同的术语,阿瑞提描述的这两种生活观念其实非常接近我所描述的两种对抗死亡恐惧的防御。为重要目标而活的人,就是围绕着个人独特性和神圣不可侵犯的信念来塑造他或她的生活。如我先前讨论过的那样,螺旋式上升的信念(重要的目标)崩溃时,常常会导致抑郁。

为了"重要他人"而活的人,就是试图与提供保护和生活意义的人合而为一。重要他人可能是配偶、母亲、父亲、情人、治疗师，或是拟人化的商业或社会机构。这种生活观念的崩溃，可能有很多原因：重要他人可能会死亡、离开、不再关爱和注意，或是表现出难以担当重任。

当病人认识到自己的生活观念失败时，常常感觉备受打击；他们可能感觉自己为冒牌货牺牲了一段生活。然而，他们却没有其他可供选择的方法来进行应对。在讨论一位病人时，阿瑞提写道：

> 病人已经到了重整心理动力和重建人际关系模式的关键点，但她却无法整合它们。这是她的困境。她感到无助。她无法设想通向康复的认知结构，或者，就算能够设想它们，它们似乎也是无法实现的。有时候，她似乎可以了解这些不同的选择，但是没有用，因为她只会把全部的兴趣和欲望都投注在已经失败的关系上。[32]

病人可能尝试重建关系，或是寻找另一段关系。如果这些努力失败的话，病人就没有资源可用了，并且会感到空虚和自我否定。重建另外一种生活观念，超出了他们所能理解的范围；许多病人不去质疑基本的信念体系，反而认为自己不好或毫无价值，以至于不配得到终极拯救者的关爱和保护。此外，他们无意识地认为痛苦和自我牺牲可以作为求取关爱的最后一搏，从而助长了抑郁。于是，他们因为失去爱而哀伤，又保持哀伤以重新获得爱。

受虐狂。我已经描述了与终极拯救者信念过度膨胀有关的一系列行为：自我贬低、惧怕失去爱、被动、依赖、自我牺牲、拒绝长大、信念崩溃时的抑郁。每一种行为在严重时都会产生特征性的临床症候群。当自我牺牲处于支配地位时，病人就被称为"受虐狂"。

卡伦四十岁，我已经治疗了她两年，她使我深入了解到，极力把痛苦加在自己身上的背后有着怎样的心理动力。卡伦前来治疗的原因有很多：性受虐的偏好，无法与"正常"的男友得到性的满足，抑郁，懒散,可怕的梦魇和入睡前的幻觉。在治疗中,她很快就发展出强大的正性移情。她致力于诱发我的照顾和关怀。自慰时幻想自己病得很重(包括肺结核之类身体疾病以及精神崩溃),然后我喂她吃东西,把她抱在怀中摇晃。她拖延从我办公室离开,为的是能多几分钟额外的时间和我在一起;为了得到我的签名,她把作废的付费支票保存起来;她希望来听我的讲座,以便吸引我的目光。没有比我严厉地对待她更让她快乐的事情了;事实上,如果我稍微流露出一点儿恼怒,她就能在我的办公室里体验到性兴奋。她用各种方式美化我,选择性地忽略我所有显而易见的缺点。她从我写的书上看到我向一位病人坦露自己的焦虑和局限。[33]可是,她非但没有感觉到我的局限,反而更加钦佩我的勇气了,因为我敢于出版那样一本书。

对于生命中其他重要而有影响力的人的弱点或局限,她也是同样的反应。如果男朋友生病或表现出任何软弱、困惑、犹豫不决的迹象,她就会非常焦虑。她看不得他的畏缩。一次,他在车祸中受伤,她惧怕去病房探视他。她对父母的反应也很类似,看到他们逐渐年老体衰,她感到惶恐不安。小时候,她则通过生病与父母建立起联系。卡伦说:"装病是我一生的谎言。"她寻求痛苦为的是得到救助。童年期间,她曾经不止一次想象自己患病,并因此卧床好几个星期。在青春期,她患了厌食症,宁可用身体的饥饿来换取关心和挂念。

她的性欲也同样是为了追寻安全和解救:暴力、捆绑、强制和痛苦都能唤起她的性欲,而软弱、被动,甚至温柔都令她厌恶。被惩罚就是被保护;被捆绑、幽禁或者被约束起来都是美好的:意味着设定了界限,而且它们是由强而有力的人设定的。她的受虐倾向是由多种因素决定的:她不仅通过屈服来寻求生存,而且也通过受苦的象征意义和神秘意义来寻求生存。毕竟,一次小小的死亡比真实的死亡好得多。

136   我的治疗非常成功地减轻了急性抑郁症状、梦魇、自杀观念,但是似乎妨碍了她的进一步成长,因为她继续牺牲自己以避免失去我。于是我设定了结束治疗的日期,告诉她再过六个月,我就不再继续为她治疗了。接下来的几周,我们就像经历了一场飓风,卡伦所有的症状迅猛地复发了。不但严重的焦虑和梦魇再度爆发,而且还有可怕的幻觉体验:每当她独自一人的时候,就有巨型蝙蝠向她俯冲而来,对她进行攻击。

对卡伦而言,这是最害怕和最绝望的阶段。终极拯救者的错觉一直在她与死亡恐惧的抗争中保护着她;终极拯救者的消失,使她彻底暴露于恐惧的面前。她在治疗结束后寄给我的日记中用优美的诗句生动地描绘了她的恐惧:

> 死亡在口中的我向你表白,
> 蛆虫正在啃啮我的心。
> 钟声的嘈杂之中,
> 我的抗议无从听闻。
> 死亡令人沮丧,
> 如同一只苦涩的面包。
> 你将它硬塞入我的喉,
> 扼制我的尖叫。

下面这首诗非常明确地表达出卡伦深信不疑的信念,即通过与我融合,她就能逃避死亡:

> 我将死神当作主人,
> 他的皮鞭就像温柔的手,
> 我愿与他共骑进入那些可怕的洞穴
> 他的居所。
> 空气中充满夏日的气息,
> 成熟的种子爆裂开来,
> 我愿放弃这一切,
> 与死神并坐在冰冻的宝座上,

深知他的爱。

随着终止治疗的日期迫近,卡伦使出了所有的撒手锏。她恐吓我,如果我不继续治疗她的话,她就要自杀。另一首诗表现出她的愠怒和威胁:

> 死神毫无矫饰。
> 它是残酷的现实,
> 像生命自身一样的全然呈现,
> 它是另一种终极选择。
> 我感觉自己正奔入暗影,
> 身披蛛网,
> 逃离你强加于我的现实。
> 我想举起阴暗的斗篷,死亡,
> 以此要挟你。
>
> 你了解吗?
> 如果你坚持,我将隐藏于死亡。

尽管我对卡伦的威胁感到害怕并尽可能地支持她,但我决定坚持我的立场,无论她病得多么严重,在约定的六个月结束后,我不再继续她的治疗。最后一次会谈就是治疗的终结,是不能更改的;她再怎么痛苦也不可能影响它。她试图与我融合的努力逐渐减弱,转而面对即将到来的任务:如何尽可能地、有建设性地利用最后几次会谈。直到那时,当她放弃了要我永远存在的期望时,才能在治疗中真正有效地进行工作。她允许自己去了解、去认识她的力量和成长。很快,她就得到一份适合她才智和能力的全职工作(她的谋职已经拖延了四年!)。她彻底改变了自己的举止和打扮,从可怜的流浪儿变为成熟迷人的女性。

　　结束治疗两年之后,她因为一位朋友的死亡而想要再度见我。我同意与她进行一次会谈,在会谈中,我得知她的改变不但一直持续下来,并且有更多的成长。病人似乎必须理解的一件重要事情是,虽然治疗师能够有所帮助,但那是在治疗师所能提供的限度之内的。治疗就像生活一样,不可避免的基调是个人的努力和独自的存在。

　　拯救者防御和人际困扰。有些人通过相信存在着终极拯救者来逃避死亡恐惧,这个事实为临床工作者处理令人费解的人际关系提供了非常有用的参考架构。下述的例子是临床常见的问题:病人陷入非常不满意、甚至有破坏性的关系中,却无法解脱。

　　四十八岁的邦妮患有严重的循环系统疾病(伯格氏病),结婚二十年,和丈夫分居十年,一直没有生育。她的丈夫热爱户外生活,是个感觉迟钝、自我中心、独断专行的人。邦妮出于身体原因无法陪丈夫一起打猎、钓鱼,最终,她的丈夫弃她而去。在分居的十年中,他没有给过邦妮一分钱,与好几位女性发生过婚外情,还把这些事情告诉她。他每周去邦妮住处一两次,为的是使用洗衣机、听取他的商务电话中的留言,一年中他会跟邦妮做一两次爱。出于强烈的道德标准,邦妮不愿在婚姻关系依然存续的情况下与别的男人约会。她仍对丈夫念念不忘——有时一看到他就会生气,有时却迷恋他。伴随着生病、孤独和丈夫每周一次洗衣机之访的折磨,她的生活越发消沉。然而,她既不与丈夫离婚,也不撤掉他的电话或终止他的洗衣特权。

　　德洛雷丝与男性有着多次不满意的关系,最后在三十五岁时,嫁给了一个极其强迫、心理不成熟的人。结婚之前,她曾因慢性焦虑和十二指肠溃疡接受过心理治疗。婚后,丈夫刻板的控制,很快就使她发现自己以前的焦虑实在算不上什么。他为德洛雷丝制定周末的时间表(早上九点到十点一刻整理花园,十点半至十二点采购食品,等等),还要她把各项花费详细列表;他监听每一通电话,并指责她把时间花在别人身上,而不是和他在一起。没过多久,焦虑和被压抑的愤怒就让德洛雷丝痛苦不堪了;可是,每当想到分居或离婚,她就会非常害怕。

138

三十一岁的玛莎极其渴望结婚,从而建立一个家庭。她交往多年的男友是一个神秘教派的成员,这个教派教导的是,一个人越少承诺就越能获得更多的自由。因此,尽管他很喜欢玛莎,却拒绝与她同居或做出长期的承诺。他对于玛莎的需求非常警觉;而且,她越是紧追不舍,他就越不愿做出承诺。玛莎一心想和他在一起,也为他不愿承诺而痛苦。可是,她对他如此痴迷,根本无法自由地离开;每次与他分手,她都会痛苦难耐,最后还是在沮丧恐慌中给他打电话。在分手期间,他出奇地平静;虽然他喜欢她,但没有她也过得很好。玛莎对他过于痴心,所以没有积极去寻找其他关系:她人生的主要计划就是设法从他那里得到承诺——根据经验和常理判断,这个承诺显然是不太可能得到的。

139　　这三位病人各自承受着巨大的痛苦,其原因都是陷入了这样一种关系之中:尽管知道延续关系会导致自我毁灭,但不能摆脱这种关系。其实,这些无效的尝试构成了她们治疗的主题。脱离关系为何如此困难?是什么使她们与另一个人粘连得如此紧密?当我分别向她们询问,在她们想到和伴侣分开时心里浮现了什么时,就发现这三位病人的问题有着明显的共性。

邦妮的婚姻已经有二十年了,她丈夫为她做所有的决定。他是个万事通,对她"照顾备至"。当然在分居后,她了解到"被照顾"限制了她的成长和自信。可是,知道有个人一直在身旁保护和拯救她的感觉实在很舒服。邦妮罹患严重的疾病,即使在分居十年之后,仍然坚信丈夫会"到场"照顾她。每当我敦促她回顾丈夫不在的生活(我这里指的是象征意义的存在;除了使用洗衣机、偶尔的机械式的性交,他已经多年没有实质意义的存在了),她就变得非常焦虑。如果发生紧急事件,她怎么办?她可以把电话打给谁?没有他的生活实在是寂寞难耐。显然他是一个保护她的象征,使她可以不去面对残酷的现实:没有人会随时"到场",当紧急情况不可避免地发生时,无论象征意义还是实际意义上都不会有人豁免她。

德洛雷丝,像邦妮一样,她也害怕孤独。尽管她丈夫超乎寻常地限制她,可她却宁愿选择婚姻的牢笼,而不是走在街道上的自由。她说,自己什么也不是,只是个弃儿,就像是个与世界格格不入的女人,四处寻觅邂逅单身男子。治疗时,仅仅是请她想一想分居,就足以引发严重的焦虑性过度换气。

玛莎把自己的生活交由未婚夫掌控。每当我请她想象放弃这位不愿承诺的男友会是怎样的情形时,她的反应总是同样的,都会想到:"到六十三岁仍然孤零零地一个人吃饭。"当我询问她对承诺的解释时,她回答:"它是个保证,保证我永远不会独自生活或孤独死去。"想到要一个人吃饭或看电影,就让她感觉丢脸和害怕。从关系中,什么是她真正想得到的?她回答:"不用请求,就能得到帮助。" *140*

时刻存在的、强烈的恐惧一直压迫着玛莎,那就是她将来可能是孤独的。像许多神经症病人一样,她并没有真正地活在现在,而是在未来之中寻找过去(也就是与母亲的舒适联结)。玛莎的恐惧和需要是如此巨大,注定她无法和男人建立起满意的关系。她太害怕寂寞,以至于不敢放弃目前并不满意的关系,而她的需求又过于强烈,以至于吓跑了有可能成为伴侣的人。

对这几位女病人来说,联结的力量都不是来自关系本身,而是对孤独的恐惧;而在孤独中最可怕的是,没有神奇而有力的人围绕在身边,观察并预见我们的需求,为我们每个人提供抵挡死亡命运的盾牌。

终极拯救者的信念可能导致限制性的人际关系,这在某些成人与其年迈双亲间的关系中特别明显。四十岁的艾琳与母亲长期有着强烈矛盾的情感关系。她的母亲是个充满敌意、要求苛刻、郁郁寡欢的人,大多数情况下,艾琳感觉母亲对她非常厌恶并且容易向她发脾气。可是,当母亲报怨生活条件不佳时,艾琳却邀请母亲从千里之外搬来与她同住。虽然那时艾琳正在接受治疗,可她却没有和治疗师讨论这件事,直到寄出邀请信后才告诉了治疗师。看起来,尽管她非常清楚这种行为对自己的伤害,但似乎急于去做,并且不希望有人来劝阻她。母亲到来后不久,艾琳就崩溃了:数次焦虑发作、严重失眠、急性哮喘发作。只要把焦点集中在她母亲引发别人内疚的操纵行为、干涉行为、恶毒的性情时，治疗就变得毫无进展。这种状况一直持续，直到我们转而讨论另一个问题——理解成人和双亲间众多折磨关系中的关键问题：为什么母亲对艾琳如此重要？确保母亲快乐为什么是艾琳的责任和义务？她为什么不能与母亲分离？

　　我请艾琳思考没有母亲的生活是什么样子，她的第一个联想非常有意思："没有母亲就没人关心我吃什么！"母亲得时刻守候在艾琳的身后，目光从她的肩头越过，留意着她的饮食。在意识层面，母亲的出现总是使艾琳生气，但是现在从内心深处来看时，母亲的存在却能使她放心。如果母亲监视着她在吃什么，那就表示母亲在用别的方式保障女儿的安好。艾琳不仅需要母亲活着，更需要她精力充沛；母亲衰弱、冷淡或沮丧的迹象，对艾琳来说，都会在内心深处让她感到苦恼。

心理病理现象的整合观点

　　为了方便教学，我分别着眼于应对死亡焦虑的两种主要模式，并以简短的病例呈现了这两种基本防御的极端形式，现在是时候把它们整合起来了。大部分病人当然不会只呈现清晰且单一的临床表现。人们通常不是建构一种单纯僵化的防御，而是以交织在一起的多重防御来对抗焦虑。大部分的人，会同时通过自己神圣不可侵犯和存在终极拯救者这两种信念来对抗死亡焦虑。虽然我在之前以辩证的方式介绍了这两种防御，但它们是紧密联系、相互依存的。因为我们拥有一直在关注着我们福祉的、全能的神或力量，所以我们是独特的、不朽的，并且有勇气摆脱困境；由于我们是独特的、无与伦比的生物，所以宇宙中的特殊力量才会关心我们；尽管我们的终极拯救者是全能的，但与此同时，他也是我们永远的仆人。

　　奥托·兰克一篇富有思想性的文章，题目是"生命恐惧和死亡恐惧",他在这篇文章中假设了一种基本的动力,以阐明这两种防御的关系。[34]兰克认为人有一种原始恐惧,有时以恐惧生命来表现,有时则以恐惧死亡来表现。兰克的"生命恐惧"是指面对"丧失与更大整体的联结"的焦虑。生命恐惧也就是恐惧不得不以孤独的存在状态来面对生命,恐惧个体化、"向前迈进"、"脱颖而出"。兰克相信生命恐惧的原型就是"出生",就是最初的创伤和分离。兰克的"死亡恐惧"是指恐惧消亡、丧失个体性、再度融入整体之中。

　　兰克说:"个体在这恐惧的两极之间,穿梭摇摆,耗尽一生……" [142]人们努力让自己获得独立、发展个性、确认自己的自主性、向前迈进、实现潜能。可是发展到一定时期,面对生命会让人感到恐惧。追求个性,或是我前面提到的独特性的确立,这些都是有代价的:它们必然伴随着可怕的、无保护的孤独感——为了缓解这种感觉,人们反其道而行:"退行"、放弃个体化、在融合中寻求慰藉、消融自己、臣服于他人。可是这种安慰并不稳定,因为这种选择同样会引发恐惧——死亡恐惧:放弃、停滞,最后会导致毫无生机。人的一生就是在这恐惧的两极——生命恐惧和死亡恐惧——之间循环往复。

　　我在此所提出的独特性和终极拯救者两种防御范式,尽管与兰克的生命恐惧与死亡恐惧的理论并不完全相同,但显然是有部分重叠的。兰克提出的恐惧的两极非常接近我所描述的两类防御,"生命焦虑"是出于独特性的防御机制:这是人成为独立个体而付出的代价。"死亡焦虑"则是为融合付出的代价:当人放弃自主性,就失去自我并在某种程度上体验到死亡。所以人们会摇摆不定,先是朝一个方向走,当焦虑超出防御带来的慰藉时,就转向另一个方向。

　　我之前提及的一些临床实例可以清楚地展现这种摇摆。比如莉娜,她选择停滞在青春期以逃避焦虑。她不断寻求与某位拯救者结合在一起,可是又时常因为自己的处境而害怕:她紧紧地抓着别人,却又执拗地反抗他们。她渴望亲近,却在得以亲近时逃开。她大部分的能量似乎指向了逃避"生命焦虑",不愿改变和成长。她寻求平和、舒适和安全,然而当她得到它们时,却被死亡焦虑所淹没:她厌恶

睡眠或是其他任何的寂静。为了逃避这些,她常常做出疯狂的举
动——比如,通宵漫无目的地开车。

再就是有受虐倾向的卡伦,如果有必要,她会选择牺牲自己以获
得我的接纳。但是,同样地,她也对自己的目标感到害怕。与另一个
人结合意味着舒适和安全,但也意味着丧失自我。她的一首诗,清晰
地描绘出她的两难处境:

> 我想抖动,像从水中出来的狗,
> 把我从你的影响中解脱。
> 我太想和你在一起,
> 让你过于贴近我心,
> 如同皮肉与冻铁的粘连。
> 温暖我,让我走。
> 为了解脱,我必须将皮肉撕裂,
> 留下无法愈合的伤口。

> 这就是你想从我这里得到的?

当青少年离家独立成为一个家庭的首要问题时,这种凸显与融
合的摆动通常展现得特别清晰。我治疗过一个这样的家庭,其中病
人是十九岁的唐,表面上看,他受够了父母对他生活的控制。其间,
他偶尔会努力使自己成为可以坚持自己意愿的人,比如在选择大学
或者申请入学许可时,他坚持不让父母参与。可是,他拖得太久,以
至于没能获得他所选择学校的录取,于是他决定住在家里,在本地大
学就读。

唐一直留在家中,导致了混乱的家庭氛围。对于自由,他异常矛
盾。尽管他对父母任何限制他自由的做法都非常敏感而痛苦,他的
所作所为却显然是要求父母管束他:他让音响在深更半夜还发出震
耳欲聋的声音;他要求使用家里的汽车,却猛踩油门,在路上呼啸而

过，他回来的时候油箱通常是空空如也，以至于第二天早上，他父亲都无法把车开到加油站；他伸手要钱去赴约会，却"不慎"把保险套落在衣柜里，让严守摩门教规的父母看到。

唐争取自由，却无法承担它。他无数次愤怒地离开家，去朋友那里暂住几天，却从未认真地去为自己找一间公寓。他的双亲非常富裕，但他却不让父母替他付房租，而他自己也不愿出这个钱。（他在暑假打工存了不少钱，却不愿花在这上面，因为他想存到"真正"需要钱的时候再用！）唐虽然渴望自由、争取自由，但是他却同时告诉父母："我还不成熟、不能负责任，你们要照顾我，但得假装成我不要。"

在这出戏中，唐的父母也绝不是袖手旁观的人。唐是长子，他的离家是父母生命周期中标志性的重大事件。唐的父亲，一位让人难以忍受、争强好胜的工作狂，特别害怕这一人生的大事件；这将揭露他独特性投射的虚幻本质；也将意味他的地位开始下降，开始进入缺少活力、用处不大的人生阶段；还将意味他被人取代，进入晚年，以及潜伏在它们背后的死亡。唐的母亲，她的主要身份就是母亲和家庭主妇，由于唐的离开，也感到相似的威胁。她害怕孤寂、害怕失去生活的意义。结果，唐的父母以极其微妙的方式阻碍着他的成长；他们为唐成为自主的成人（这不正是成功父母的目标吗?）做着准备，却又悄声恳求："不要长大，不要离开我们，永远保持年轻，那样我们也永远不会变老。"*

罗布是另一个在凸显与融合之间摇摆不定的人，三十岁的他是位成功的商业经理人，因为异装癖而来找我会谈。从青春期开始，他就一直偷偷地穿着异性服装；直到目前，他异装的行为都是自我谐调的：就是说，强烈的欲望似乎来自他的内心深处，穿着异性的服装让他获得巨大的满足，他也想要这么做。可是最近，异装的行为似乎掌控了他。他常常感到焦虑，必须穿着异性服装才能缓解焦虑。缓解

144

---

* 相似的心理动力也存在于患有学校恐怖症患儿的家庭中。蒂茨报告了若干个案例，都是因为恐惧死亡而导致的学校恐怖症：小孩企图通过拒绝与家人分离来对抗他的死亡焦虑；家人出于对小孩自主成长的矛盾情感而与之共谋，产生症状。[35]

焦虑的需求越来越多:要以女性的形象出现在公众面前;要刮掉所有体毛(这点他做了);最后,则是想要切掉阴茎而成为女性。所以,无论是哪种情形:异装或不异装,他都会焦虑。

一般说来,心理治疗师对异装癖病人的理解是,假设病人试图以性倒错来逃避阉割焦虑。穿着异性服装的症状有两个作用:象征性的阉割(也就是说,如果一个人已经被阉割了,他就安全了);同时,还能获得某种形式的性满足。就罗布而言,这种观点能够做出一定程度的解释。比如说,它可以解释为什么罗布只有在穿上女性服装并把自己想象成女人时才能自慰。但是仍然留有许多无法解释的问题,而存在主义能够对罗布的行为提供更全面的解读。

罗布的幻想很少与性有直接关联。通常,他想象自己是个女人,受到一群女性的尊敬和称赞,这些女人接纳他进入她们的圈子;她们的接纳只是出于他的外貌或仅仅是因为他这个人,而不要求他做什么特定的行为。他希望混在她们之中,成为其中的一员,做个有经验的护士、家庭主妇或打字员。他强调,至关重要的是,不必有所表现:

145 他相当厌倦身为男人而承受的压力——竞争、出人头地、奋斗、展现他的才能。

穿着异性服装隐藏了罗布大部分固有的死亡恐惧。罗布少年时,母亲因癌症而缓慢、痛苦地死去;十四年来,他一直梦到她。穿着异性服装象征着与母亲以及所有女性的融合;他扮装异性的行为大多与个体化所必然带来的焦虑相关。罗布一直都是很有成就的人,早就超过了父亲,可是,这让他不得不面对兰克所谓的"生命恐惧"。罗布一直以幻想的生活来对个体化焦虑做出反应,通过穿着异性服装而达到融合则是幻想中的主题。然而,穿着异性服装的防御方式开始不再奏效:它会引发更为强烈的"死亡焦虑",罗布害怕他被幻想所接管,害怕在融合中失去自我。

通过性的结合来缓和个体化焦虑的尝试是很常见的。全心投入权力、进取、出人头地、扬名立万的成功男人,迟早会有一天面临个体化所固有的孤独寂寞、缺乏保护的情形。这常常发生在出差的时候。

当一个勤奋努力的男人不能把精力和注意力投入到工作中时，当他不得不在陌生的环境中放慢脚步时，他常常会体验到可怕的孤寂和深深的狂乱。他从女人那里寻找性，而不是关爱的拥抱（那将会激起他失去自己的恐惧）；他寻找的是有能力控制的性，这样的性交，既不影响他继续控制生活，也限制他的觉察力，又能舒缓孤独及其背后的死亡焦虑。当然，这种关系只是逢场作戏，在内心深处，他知道是在用虚假的自己与他人相会。随之而来的内疚与原有的焦虑一起导致了更为严重的孤独感和狂乱，有时一个人离开前一个女人还没几分钟，就又需要另一个女人了。

　　性活动作为一种缓解死亡焦虑的模式，在临床上是常见的。帕特里夏·麦克尔文—赫恩曾报告一系列这类事件：性观念保守、返乡参加父母或近亲葬礼的妇女，出乎意料地跟陌生人或偶遇的朋友发生性关系；罹患严重冠心病的男子在被送往医院的途中抚弄妻子的乳房、急切地要求做爱；一名男子当儿子因白血病即将去世时，开始了乱交。[36]

　　另一个临床例证来自于三十岁的蒂姆，他的妻子因白血病而危在旦夕。蒂姆开始接受心理治疗，并不是因为过度悲痛，而是因为他一心想着性交，欲罢不能，已经到了令人担忧的程度。在妻子生病前，他一直过着一夫一妻的生活；可是在她即将去世的时候，他却开始强迫性地观看色情影片，去单身酒吧（冒着在众人面前曝光的危险），一天自慰数次——常常就躺在病危妻子的身旁自慰。在妻子葬礼的当天晚上，他召妓陪伴。从蒂姆无法自制的性欲中，不难看出他的哀伤和对自己死亡的恐惧。他的梦为此提供了清晰的佐证，我将在下一章讨论。

　　关于性和死亡的关系，我再举一个鲜活的例子。我有位病人，罹患了子宫颈癌，已经广泛扩散而无法实施手术治疗。虽然她的痛苦很明显并且体质极其糟糕，可求爱者却络绎不绝——她说，甚至比她花季的时候还多。她的伴侣们都在刻意挑战死亡恐惧。他们与生命的中心如此接近，或者像有些人描述的"在地球的深处"，这令他们异常兴奋。我相信,他们的得意是因为与死亡如此接近、近到能往它脸上吐痰,而且每次都能全身而退。这位病人则有着不同的动机:虽然骨盆很痛,却强烈地渴求性爱。她是如此接近死亡,对临终前的寂寞是如此恐惧,所以与他人结合的需求吞没了她。埃伦·格林伯格研究罹患晚期癌症的妇女,发现主题统觉测验的分数出现非正常性欲主题的比例显著增高。[37]

个体的一生都在试着满足内心的两种需求:一方面是独立自主,另一方面是被保护和与他人融合。同时又需要面对这二者内在的恐惧。这是始于生命最初几个月的任务,婴儿虽然最初与母亲共生结合(此后逐渐减少对母亲的情绪依赖),此后为了形成个人身份的完整性与独立感,他必须逐渐减少对母亲的情感依赖,脱离母亲并与母亲有所不同——玛格丽特·马勒称之为"分离—个体化"的任务。[38]

神经症性适应的代价

试图逃离死亡焦虑是神经症性冲突的核心。行为变得极端且僵化时,就成为"神经症性"行为;我们看到,任何一种对抗死亡的主要防御过度使用时,就会导致某种形式的神经症性适应。死亡恐惧造成了神经症的生活方式;可是当这种生活方式到了限制人自发而有创意地生活的程度时,对抗死亡的防御本身就是一种局部的死亡。兰克说神经症患者为了逃避死亡的债务而拒绝向生命借贷,就是这个意思:通过每天造成一部分自我毁灭换取自己免除死亡恐惧。[39]

可是自我限制并非是神经症性适应的全部代价。患有神经症的人在仅存的残余生命里,会被内疚所折磨。内疚的传统定义为,继发于自己对他人真实的或想象的伤害的感受。祁克果[40]和之后的兰克与蒂利希[41]都强调内疚的另一个来源——对自己的伤害,无法活出自己应有的生命。如兰克所述:"当我们想保护自己,不肯使生命太激烈或太快地耗尽时,我们就会因浪费生命、未曾活过而内疚。"[42]所以压抑是一把双刃剑：它提供安全感、避免焦虑；同时，它使生命受到限制并引发内疚。在下文中，我将称这种内疚为"存在性内疚"，并在第六章中深入探讨。

到目前为止，我已经详细勾勒出死亡焦虑产生的神经症性适应。接下来我要简短地谈一下精神分裂症病人对死亡焦虑更为原始的、支离破碎的防御。

精神分裂症与死亡恐惧

虽然大量证据显示，各种类型的精神分裂症有着重要的生化原因，但是从纵向（个人史的）和横向（现象学）的角度来看，精神分裂症同时也是一种悲惨的个人体验。沉重的发展压力影响着精神分裂病人世界观的发展，使他置身于一种可怕而混乱的经验世界里。

哈罗德·席勒斯也许是最努力去理解和阐释精神分裂病人世界的当代治疗师了，他多年来在马里兰州洛克维尔的栗木之家治疗严重的精神病人。1958 年，他写了一篇见解深刻却被忽视的文章，名为《精神分裂症与死亡的必然性》，表述了他对精神分裂病人心理动力的观点。席勒斯的论点在这一段中作了总结： 148

> 表面上看，死亡的必然性是平淡无奇的事实，其实它是人类焦虑最重大的来源之一。对这一真实现状的情感反应，是我们所能体验到的各种感受之中最强烈、最复杂的。精神病性的防御机制，包括常常见于精神分裂症的怪异防御，是精心设计的，使个体在其内部和外部现实所引发的焦虑之中，不去觉察生命是有限的这一简单事实。[43]

席勒斯提出，就像对神经症病人一样，或许只能从病人对他必然死亡的反应才能完全理解精神分裂症病人的心理动力。与神经症病人相比,精神分裂症病人的防御显然更为奇异、偏激和无效。此外,精神分裂症病人的早年生活经历远比神经症病人悲惨。可是存在的本质使得人人都是平等的。尽管威胁的强度或反应的特征有所不同,但是生命有限性带给精神分裂症病人的痛苦一点儿也不比神经症病人少。席勒斯对此做了精彩的说明:

> 确实,精神分裂症可以看成是早年奇异的、扭曲的经验所造成的结果——主要是婴儿期和儿童早期;可是笔者认为,同样正确且对临床更为有用的是,把精神分裂症视为用早年学会的特定防御机制来适应当前的焦虑源。后者最能造成焦虑的就是生命有限的存在境况。笔者提出的可能假设是,精神分裂症源于逃避或否认人类处境的努力。
>
> 笔者希望说明,根据临床经验,死亡的必然性与精神分裂症的发生绝不仅仅是松散地相关,而是指向其核心。也就是说,不是病人脱离精神分裂状态,从而开始注意到原先潜伏在他视野边缘甚至视野之外的死亡必然性;而是刚好相反,病人之所以出现并处于精神分裂状态(当然是无意识地),就是为了逃避内在和外在的现实,不去面对生命的有限性。[44]

149　　传统上,精神分裂症病人的病史总是强调凄惨的、冲突的童年早期经历,以及严重病态的早年家庭环境。可是,如果从存在主义角度来写病人真实的病史,会怎么写呢?精神医学的检查包括精神状态的问诊,访谈者试图发现病人是否有时间、地点和人物的定向力。席勒斯假设病人得做出下述反应才会被真正评价为"定向力完整":

> 我是查尔斯·布伦南,一个男人,今天是 1953 年 4 月 15 日,我已经五十一岁;我住在马里兰州洛克维尔精神病院的栗木之家;这之前的八年,我住过好几家不同的精神病院;我得重病已经超过二十五年了,它剥夺了我很多现实的机会,想想我现在

的年纪,我不太可能结婚生子了,而且也很可能要在医院里了却残生。我曾经也是一个家庭中的一员,这个家庭包括父母和七个小孩,可是几年之中我目睹了一连串灾难打击了这个家庭:我那长年处于精神病状态的母亲在几年前去世;我兄弟中的一个,年轻时得了精神病,需要长期住院;另一个自杀而亡;还有一个死于二次世界大战中;我第三个死去的兄弟是不久前被谋杀的,在他律师生涯的巅峰时期,被一个患有精神病的当事人谋杀了。我的父亲还健在,但早已不再是以前那个强壮的男人了,死亡已经离他不远了。[45]

在这段特殊的病史中,有一些鲜活且令人震惊的东西。可是,更令人震惊的是,如果我们不着眼于早期发展、教育、兵役、客体关系、性行为,而是着眼于生命的存在事实,或许每个病人都能写出同样悲剧性的故事来(其实,每个治疗师也同样可以)。

席勒斯描述了对一个典型精神病人长达数年的治疗过程。起初,病人呈现出"一个错综复杂、怪异离奇、极其严密的妄想性防御系统,充斥着各种可怕的观念,从野蛮的兽性到巫术的魔法,再到科幻小说中错综复杂的阴谋诡计"。尽管病人世界的体验是可怕的,但席勒斯注意到,对所有人类都害怕的既定事实——诸如生病、变老,以及无可逃避的死亡,她却毫不关心。病人用大量明显的死亡否认来处理这些议题:"这个世界上,任何人都没有理由不快乐或觉得不幸;他们有对付所有困难的办法……人不会死,只不过是会'改变',从一个地方到另一个地方,或者是,被制作成电影中无关紧要的角色。"

历经三年半治疗后,这个病人发展出以现实为基础的生命观,并能接受生命——包括人类的生命——是有限的。在这一领悟产生之前的几个月里,她显露出顽抗的迹象,想要强化自己的妄想性防御,抵制对死亡必然性的了解。

……她把大部分时间花在捡拾落叶上,常常花好几个小时搜寻偶尔出现的死鸟和死了的小动物,她到附近社区的商店买来各式各样的东西,然后,通过各种类似炼金术的过程,试图使它们复原或变成另一种生命形式。她觉得自己是上帝,这一点越来越清楚了(她自己证实了这点),她拣选各种落叶和其他东西,带给它们生命。有好多次心理治疗是在医院的草坪上进行的;治疗师坐在长椅上,而她在附近的草地里继续她终日不停的搜寻。

随着这几个月慢慢过去,否认死亡的阶段逐渐到达了终点,她越来越明确地表达对这种活动的绝望。在一个秋日,会谈时治疗师和病人坐在相距不远的长椅上,一起凝视撒满落叶的草地。她用大量无言的方式表达出内心充满了温柔和哀伤。她以完全接受事实的那种无奈的口气含着泪说:"我无法把这些叶子变成什么,例如羊。"治疗师回答:"我想你或许认识到了,人的生命也是如此——就是说,像这些树叶一样,生命在死亡时结束。"她点头说:"是的。"

这一认识标志着实质性治疗进程的开端。病人逐渐放弃了对抗死亡的主要防御:相信自己的全能和不可侵犯。她认识到:

> ……她不是上帝……我们人类是必死的。这显示了她偏执型精神分裂症的基础开始瓦解,包括她放弃多年的信念,比如,已逝的双亲仍然健在。[46]

尽管这位女性和席勒斯描述的其他精神分裂症病人的防御都非常极端和原始,但是这些防御与神经症病人的防御模式是类似的。举例来说,偏执的病人表现出的夸大和全能妄想,是逃避死亡的基本模式之一——相信自己拥有独特性和不朽性。

大部分精神分裂症病人都体验不到自己是完全地活着的。这种死气沉沉无疑是精神分裂症病人全面压抑一切情感的功能,然而席勒斯认为,它也起到了一个额外的防御目的:"死"的状态或许能使病人远离死亡。有限的死亡胜过真实的死亡。如果一个人已经以某种方式死了，他就不必害怕死亡了。

可是所有人都必须面对死亡。如果死亡恐惧是精神分裂症病人的核心心理动力，就必须解答一个困惑：为什么精神分裂症病人会被这种最常见的恐惧击倒？席勒斯对此提出几个解释。

首先，那些对个人完整性没有稳固认识、没有完全参与到生活中的人，面对死亡时的焦虑会更为强大。席勒斯写道：“除非一个人拥有完整地活过的体验，否则承受不了面对必死的结局，而精神分裂症病人还没有完整地活过。”[47] 诺曼·布朗在其卓越的著作《生与死的对抗》（*Life against Death*）一书中，提出过类似的看法：“只有确认诞生的人才能确认死亡……死亡的恐惧是我们身体中未曾活过的生命对临终的恐惧。”[48]（这个论点——死亡焦虑会因生活失败而大幅增强——对治疗有相当重要的意义，在下一章会讨论到。）

精神分裂症病人被死亡焦虑所淹没的第二个理由是，病人在早期的发展中遭遇了巨大的丧失，因为发生得太早，以至于病人无法整合它们。由于自我尚未成熟，病人病态地对丧失做出反应，通常是强化主观上原始的无所不能感，以此来否认丧失（如果一个人就是全部的世界，那就不会失去什么）。由于未能把过去的丧失整合起来，病人也无法整合未来最严重的丧失——失去自己，失去自己认识的每一个人。于是，病人对抗死亡的基本庇护就是全能感，这是所有精神分裂症的关键特性。

强烈死亡焦虑的第三个来源，源于精神分裂症病人早年与母亲关系的性质——病人从未摆脱共生融合，只是不断地在心理融合与完全无关这两种状态之间摇摆。病人对于与母亲关系的体验，像是在穿过磁场区：靠得太近会被突然地吸过去，离得太远又会变得什么都没有。共生关系的维持，要求双方都不觉得自己是独立的整体：每一方都需要对方来成就其完整性。于是，病人一直没有发展出全然体验生命所必需的完整感。

此外，精神分裂症病人发觉共生关系对生存而言是绝对必要的：

病人需要保护,以对抗一切对于关系的威胁;在这些威胁中,没有比他(和他母亲)那种强烈的矛盾感更为危险的了。孩子在感觉到对最深爱的人怀有强烈恨意时,会有深切的无助感。同时,孩子在认识到这个人对自己也是强烈地既爱又恨时,也会感觉无助。这种无助感要求继续保有个人全能的幻想,而在正常情况下,这种幻想只见于婴儿。接受死亡的必然性最能够彻底摧毁个人全能感,因而精神分裂症病人不顾一切地紧抓着他的死亡否认不放。

心理病理现象的存在主义范式:
研究证据

我在本章中假设,尽管对死亡的否认是无处不在的,尽管否认死亡的特定模式有很多种,但否认的主要防御机制只有两种:相信个人的独特性和相信有终极拯救者。这两种防御出现于生命早期并且对人格结构有重大影响。坚定不移地相信终极拯救者(并努力达成融合、合并或嵌入)的人,会寻找自身之外的力量;采取依赖、恳求的态度对待别人;压抑攻击性;可能表现出受虐的倾向;失去支配者时,可能会深度抑郁。倾向于独特性和神圣不可侵犯(并力求突出自己、个体化、自主或独立)的人,可能会自恋;常常是强迫性成功者;倾向于直接向外攻击;可能自信到拒绝他人必要且适当的帮助;断然拒绝接受自身的失败或限制;容易表现出自我膨胀,甚至夸大的倾向。

凸显—嵌入这样一对辩证矛盾并没有直接的证据支持——不过,弗洛伊德、沙利文、霍妮、弗洛姆或荣格提出的心理病理范式,也同样没有实证证据:临床范式总是出于直觉,通过它们的临床效用证明其合理性及有效性。然而,与之类似的人格概念已经得到证实并且通过两条完善的探究途径进行过详细的研究,这两条途径是:认知方式的实验研究和控制点的人格研究。

认知方式

　　赫尔曼·维特金于 1949 年提出了两种基本的知觉模式——场依存和场独立,这两者似乎与终极拯救者和独特性的人格结构类似。[49] 在"场依存"模式中(类似相信终极拯救者的方式),人的知觉受到场域整体构造的强大支配。在"场独立"模式中(类似相信个人独特性的方式),场域的各个部分被体验为是独立于背景的。许多研究表明,个体倾向于哪种知觉模式是持久并且一致的。在各种知觉任务中＊,场依存的人无法将前景从环境背景中区分出来,而场独立的人在这方面毫无困难。所以这些测验表明,不同个体不光是在知觉方面,同时也在整个认知方式上,都存在着不同的倾向,包括智力活动、身体概念和独立身份认同感。

154

　　智力活动。 当被要求解决从情境中分离核心元素的问题时,场依存的人比场独立的人做得差。这种倾向称为"认知方式",一端是整体的、模糊的,而另一端则是轮廓清晰的、结构化的。维特金把认知方式的两个极端分别称为"整体型"和"组装型",不过,我必须强调世界并不是由两种类型的人所组成,认知方式的分数显示出连续性的分布,而不是两极化的分布。

　　身体形象。 一个人的认知方式不只影响对"外在"事物的认知,

　　＊ 有很多种知觉测验可以证明这个现象。例如,在身体调整测验中,人坐在可以向左右倾斜的椅子上,椅子放在一间本身也可以向左右倾斜的小房间中。受试者的任务是,当房间倾斜时,要求他们根据重力保持身体垂直。场依存的人不能把自己从房间这一环境中区分出来。换句话说,如果房间是倾斜的,他们也会倾斜自己的身体,使自己与房间保持一致,并报告自己是垂直的,哪怕他们的身体已经倾斜了四十五度之多。场独立的人不论房间的位置如何,都能把身体接近真正的垂直。所以,场依存的人似乎把身体和环境融合起来,而场独立的人却能立即把自己的身体从背景中区分出来。

　　在一个类似的测验中,研究者向受试者呈现一支发光棒和一个架子(在暗室中只能看到这两样物体),要求受试者不管架子如何倾斜,都要将发光棒放成垂直的。图形嵌入测验,要求受试者把某些简单的图形镶嵌在一些复杂的图案中。场依存的人不能觉察简单图形,而对于场独立的人来说,简单图形是显而易见且"突出"于复杂图案的。

也影响"内在"的经验。身体形象的测验（例如画人测验），强有力地揭示出人对自己身体的知觉方式，这与受试者在知觉和认知测验的表现有显著相关。场依存（"整体型"）的人显示的细节很少，身体各部分的比例不切实际，很少表现出性别角色特征；场独立（"组装型"）的人展示出明确的身体比例和性别差异。

身份认同。具有场独立认知方式的人会表现出独立的身份认同感：就是说，他们知道自己的需求、感受，并能认识到自己的特质与他人是截然不同的。相反，场依存的人极度依赖外在资源，来界定自己的态度、判断、情感以及自己的看法。* 例如，研究显示场依存的人比场独立的人更为频繁地观察主试的面部。此外，场依存的人能更好地认出先前见过的面孔，而且涉及他们与主试关系的梦也更为常见。

认知方式与死亡否认。根据实验中表现出的临床特征，"场依存"认知与相信终极拯救者类似；"场独立"认知则类似于相信个人独特性。场依存和场独立的辩证全都来自知觉与认知功能的实证研究，并不是主观的产物。我认为这里描述的存在性辩证与实证性辩证是有联系的，就好像"恐惧"与皮电反应的联系：存在性辩证能够解释上述两种认知方式的人各有什么样的生活意义和体验。容我更进一步引申这个类比，从实证关联的角度对认知方式和两种对抗死亡焦虑的防御机制相关的心理病理进行比较。

心理病理现象与认知方式。人的认知方式与心理防御的"选择"及心理病理现象的形式有着紧密的联系。场的依赖—独立是一个连续体，心理病理现象则是发生在连续体的两极；此外，两极的病理现象是完全不同的表现方式。

伴有人格失调的场依存的人，很可能有严重的身份认同问题，通

---

* 在自动运动的情境中，场依存的人为了与事先知情的其他在场者意见一致，会改变自己对光点运动的判断（自动运动的情境要求受试者观察暗室中固定的光点，评估光点是否移动。光点本身其实不会动，但是主试或主试同盟者在先前的评估，可能或多或少地影响到被试。）

常认为他们的症状提示着依赖、被动、无助的深层问题。多项研究指出，这种病人表现的症状与不能发展出"独立身份认同感"有关，包括酗酒、肥胖、人格缺陷、抑郁症、心身反应（如哮喘）。场依存的精神病人容易产生幻觉——相反，场独立的精神病人更容易产生妄想。[50]

场独立的人在心理病理上常表现出对外的攻击性、夸大妄想、欣快感、偏执，以及抑郁的强迫型人格结构。

从进入心理治疗的场依存和场独立的人身上，也可以观察到他们之间一些有趣的差异。最主要的差别在于移情。作为一个可预测的指标，场依存病人倾向于对治疗师发展出快速且高度正向的移情，比场独立病人更早对治疗师产生好的感觉。场依存病人倾向于与治疗师"融合"，而场独立病人在与治疗师关系的发展中，倾向于非常小心谨慎。场独立病人在初次会谈时，会清晰地陈述自己的问题及对问题的想法，而场依存病人则表述得不是很具体。场依存的人会欣然接受治疗师的建议并恳求得到治疗师的支持，在会谈临近结束时会感到焦虑而试图拖延。

心理治疗师的认知风格是心理治疗环境的重要决定因素，场独立的治疗师倾向于要么指导病人，要么以被动的、旁观者的方式了解病人，而场依存的治疗师则偏好与病人有私人的和相互的关系。

两者的相似性显而易见：极端的场依存或终极拯救者导向所造成的病理特征都是被动性、依赖性、口欲性、缺乏自主功能、能力不足；极端的场独立或独特性可能导致病态的自我膨胀、偏执症候群、攻击性或强迫性。这些观察还得到另一种调查方法的支持——心理控制点，一种基于实证研究的人格范式，与独特性—终极拯救者的临床范式非常接近。

心理控制点

从约瑟夫·罗特[51]和杰里·法瑞斯[52]的工作开始，许多研究者对

156

人格范式发生兴趣,他们研究人的心理控制点是内在的还是外在的。一个人觉得是自己在控制生活中的事件呢,还是觉得这些事件的发生与自己的行动无关? 大部分关于内在—外在心理控制点的研究都基于一个工具——内控—外控量表*。这是罗特于 1966 年开发的量表,自此以后有数百个研究[55]在应用它。

157　　　"内控者"有内在的控制点,感觉他们能控制自己的命运;"外控者"认为控制点在外部,他们在自身之外寻找答案、支持及指导。

　　内控者与外控者有很多方面的不同。内控者倾向于更独立、更有成就、政治上更为积极、有更强的个人权力感。他们寻求更多的权力,致力于掌控他们周围的事物。因肺结核而住院的"内控"病人更清楚自己的状况,更多地询问自己的病情和疾病的知识,以及对医生和护士提供的信息表达不满。[56]进行主题统觉测验时,感受到主试者暗示和受到暗示影响的被试,内控者远远少于外控者。[57]

　　一般说来,内控者获取更多的信息并更好地记住它们,利用它们来控制自己的世界。内控者较少受到暗示影响,更为独立,更信赖自己的判断。他们根据信息本身的价值做出评估,而不是像外控者那样,根据信息来源的声望或专业程度进行评估。内控者更容易成为

＊ 内控—外控量表是包含 23 个条目的迫选式自评问卷,举几个配对的选项为例:

a.一个人感到孤独,是因为他没有表现出友善。

b.努力取悦别人是没用的,如果他们喜欢你就是喜欢你。

a.发生在我身上的事,是我自己造成的。

b.我有时感觉自己不足以控制我的人生方向。[53]

还有一种用于学龄前儿童的题目,如:

a.你裤子上有一个洞时,是因为

　(a)你撕破的。

　(b)被磨破的。

b.如果你闪闪发光的新钱币不见了,是因为

　(a)你弄掉的。

　(b)你的衣袋有个洞。[54]

高成就者,也更容易延迟获得满足感以得到更大的回报。外控者更容易受到暗示的影响,比较容易成为吸烟者或是在赌博中冒险,在成就、支配和忍耐方面得分较低,在渴望得到他人的援助和自卑感方面得分较高。[58]

这些特征与先前的场独立(或相信个人独特性)和场依存(或相信终极拯救者)的人是非常相似的。我们可以通过想象一个连续谱把这些发现整合起来,一端是场依存、外在控制点、相信终极拯救者的存在,另一端则是场独立、内在控制点、相信个人独特性。这个连续谱任一极上的状态都与临床上明显的心理病理现象高度相关。然而,许多研究显示,其中的一个极端所形成的人格结构,功能更差且更容易产生心理病理现象。场依存或外在控制点这极的人比场独立或内在控制点那极的人有更多的心理病理现象。[59]外控分数较高的人更容易感到能力不足;[60]更为焦虑、敌对、疲乏、烦恼、抑郁,[61]缺少活力和弹性。[62]严重的精神病人大多是外控者。[63]精神分裂症病人非常可能是外控者。[64]许多研究都显示外在控制点与抑郁症有着高度的关联。[65]

158

这些研究发现与临床经验是一致的。大部分寻求治疗的人是因为拯救者防御的失败(对依赖的渴望、低自尊、自卑、无助、受虐倾向、失去重要他人导致的抑郁,或面临失去重要他人的威胁),而不是因为独特性观念的崩溃。有一个研究小组曾报告外控模式与死亡焦虑之间存在正相关。[66]换言之,与内控模式相比,外控模式在对抗死亡焦虑方面的保护作用更弱(不过,另一个实验使用不同的死亡焦虑量表,却没有得到相同的结果)。[67]

相信存在外在拯救者的防御机制似乎有其固有的局限性。它非但不能完全遏制原始的焦虑,而且它特殊的本质会引发其他病理现象:相信自己的生活由外力控制,这与无力感、无用感、低自尊相关联。一个无法依靠或不相信自己的人,会限制自己获取信息和技能,并以讨好迎合的方式与他人建立关系。显而易见的是,低自尊、自我贬低的倾向、无法有效建立自我价值感、不能令人满意的人际关系,所有这些都为心理病理提供了温床。

第 五 章

死亡与心理治疗

从理论转换到实践并不容易。本章我将引领大家从对死亡的抽象思考进入开业心理治疗师的办公室，并尝试着从这些思考中抽取出与日常治疗密切相关的部分。

死亡的现实对心理治疗是重要的，这体现在两个明确的方面：觉察死亡作为一种"边界处境"可能使生命观发生彻底的转变；死亡是焦虑的基本来源。我将依次讨论它们各自在治疗技术上的应用。

死亡是一种边界处境

"边界处境"是指一个事件、一种紧急的体验，迫使人面对自己存在于世的"处境"。面对个人的死亡（"我的死亡"）是一种极端的边界处境，其力量足以使人的生活方式发生极大的转变。"虽然肉体的死亡可以毁灭一个人，但是死亡的观念却能拯救他。"死亡作为一种催化剂，可以推动人们实现一种更高的存在状态：从想知道事物如何运作到想知道事物的本质。死亡的觉察使人们脱离对琐事的关心，为生命提供深入、强烈而完全不同的观点。

我先前提到的文学作品和临床例证中的人，他们在面对死亡后发生了彻底的转变。托尔斯泰的作品中，《战争与和平》中的皮埃尔与《伊万·伊里奇之死》中的伊万，都是十分明显的"人格改变"或"个人成长"的实例。另一个鲜明的例子是大家都喜爱的奇迹般转变的英雄:埃比尼泽·斯克鲁奇*。我们很多人已经忘了,斯克鲁奇的转变不是自然而然的结果,不只是圣诞节的温暖融化了他冰冷的表情那么简单。改变斯克鲁奇的是,面对他自己的死亡。狄更斯笔下的未来之灵运用了强大的存在主义震撼疗法:让斯克鲁奇看到自己的死亡,让他无意中听到众人轻描淡写地谈论他的死亡,让他看到陌生人为了他的财物争吵,甚至连床单和睡衣也没放过。然后斯克鲁奇目睹了自己的葬礼,终于,斯克鲁奇发生了转变。他跪在墓地里,端详着刻在墓碑上的自己的名字。

面对死亡与个人改变:作用的机制

觉察死亡是如何引发个人改变的呢? 转变了的人有什么内在经验吗? 第二章提到的一些数据,显示了一些晚期癌症病人经历的积极改变的形式和程度。对这些病人进行访谈,可以让我们认识到一些改变的机制。

*癌症治愈神经症。*一位病人在罹患癌症后,她严重的人际恐惧奇迹般地完全消除了。就此询问她时,她回答:"癌症治愈了神经症。"虽然她几乎是没头没脑地甩出了这句话,但其中却蕴涵着值得注意的真理:不是悲观地将死亡看成生命痛苦的终结,而是乐观地认识到对死亡的预见能使人的生命观更加丰富。描述自己的转变时,她说这是一个简单的过程:她觉得面对乃至战胜自身的死亡恐惧,使其他一切恐惧都变得微不足道,她从中体验到强大的自我控制感。

*生命无法拖延。*四十五岁的伊娃严重抑郁,她罹患晚期卵巢癌,对于是否该去作一次最后的旅行,她内心极为矛盾。在治疗中,她报告了一个梦:

　　有一大群人。看起来有点像塞西尔·德米尔电影中的场

---

* 狄更斯著《圣诞颂歌》中的主人公。——译注

景。我能看到我母亲在他们中间。大家一遍又一遍地呼喊着："你不能去，你得了癌症，你生病了。"然后，我听到已经过世的父亲平静而坚定的声音，他说："我知道你像我一样得了肺癌，但不要像我一样待在家里喝着鸡汤等死。去非洲——生活。"

伊娃的父亲多年前死于久治不愈的癌症。在父亲临终前几个月，她见了父亲最后一面，让她感觉悲伤的不仅仅是失落，还有他死亡的方式。家中没人敢告诉他得了癌症，待在家里喝鸡汤的比喻非常贴切：他的余生和他的死亡都是没有智慧，没有勇气的。这个梦带有强烈的劝告色彩；伊娃听从了劝告，极大地改变了她的生活。她去见她的医生，要求知道关于她病情的全部信息，并且坚持要参与对治疗的决定。她重拾昔日的友谊；让别人知道她的恐惧并且帮他们说出他们对她的哀伤。她完成了最后一次旅行，去了非洲，尽管因为疾病缩短了行程，但她仍满足地饮尽了生命的最后一滴汁液。

这个主题可以简单地概括成一句话："生命无法拖延。"许多癌症病人报告自己当前的生活更为充实。他们不再把生活推迟到未来的某个时刻。他们认识到，一个人能真正生活的只有当下；事实上，人不可能比当下活得更久——当下一直伴随着你。即便是在回顾既往生活的那一刻，即便是在生命的最后一刻，人仍然在体验着、在生活着。永恒的时态是当下，而非未来。

我记得一位三十岁的病人，她心中的一个景象困扰着她，就是看到自己是个孤独地过圣诞节的老妇人。由于这个挥之不去的景象，她耗费大量的时间疯狂地搜寻伴侣——疯狂到可以吓走任何一个可能成为她伴侣的追求者。她拒绝活在当下，而把生活投注于重寻童年早期的安全感。神经症迫使病人试图在未来之中找到过去而忘掉当下。当然，这很荒谬；一个没有"活着"的人恰恰是最害怕死亡的人，我稍后会对此做更多的讨论。卡赞察斯基问过："为什么不像饱足的客人那样，离开生命的宴席呢？"[1]

另一个病人是大学教授，由于要跟癌症较量，他决定在当下享受未来。他惊讶地发现，自己可以选择不做那些自己不想做的事。当他在手术后复原并恢复工作时，他的行为改变非常惊人：他抛开繁重的行政事务，完全投入到最令他兴奋的研究领域（最后达到了国家最高水平），而且不再参加任何教职员会议——这给我们每个人都上了一课。

弗兰长期抑郁和恐惧，已经被非常不幸的婚姻禁锢了十五年，她做不到主动结束这段婚姻。妨碍分手的关键性障碍，竟然是她丈夫的大型水族箱！她希望继续住这栋房子，那样孩子们就能继续和他们的朋友在一起，也能留在原先的学校；可是她不想每天花上两个小时喂鱼。而且，除非花上一大笔钱，又无法将水族箱搬走。问题似乎无法解决。（病人在这么微不足道的小事上牺牲了生活。）

后来，弗兰患了恶性骨癌，这使她明白了一个简单的事实：她只有一次生命。她说突然明白了时间一直在流逝，生命结束之前并没有"休息时间"。尽管她的病非常严重，很需要丈夫的体力和经济支持，但她仍然勇敢地决定分手，这个决定她已拖延了十年。

死亡提醒我们生命无法拖延。它也提醒我们还有时间生活。如果一个人足够幸运地与他的死亡不期而遇，并体验到生命如同"可能的可能"（祁克果）[2]以及死亡如同"未来可能的不可能"（海德格尔）[3]，这个人就能明白，只要一个人活着，就有可能性——他可以改变自己的生活，直到最后一刻。然而，如果一个人在今晚死去，那么对于明天的一切打算和诺言就都胎死腹中了。这正是埃比尼泽·斯克鲁奇所学到的；实际上，他转变的形式由对先前劣行的一系列逆转所构成：向他诅咒过的唱圣歌的人行脱帽礼，捐钱给他所藐视的慈善工作者，拥抱他奚落过的外甥，把煤、食物和钱给了他欺压过的克拉奇特。

盘点你的福气。面对死亡所激发的另一种改变机制，可以通过一位患食道肿瘤的病人来做很好的说明。随着吞咽越来越困难，她逐渐改吃较软的食物，然后是煮烂的食物，最后是流质食物。有一天在餐馆里，她甚至连清汤都咽不下去了，而后她环顾四周的食客，诧异道："难道他们不知道能吞咽是多么幸运？他们有没有想过这些？"

163

她把这个简单的原则应用在自己身上，开始了解自己能做什么、能体验什么：生命的基本事实、季节的更替、美丽的自然环境，可以看、可以听、可以触摸、可以爱。尼采用优美的语句来表述这个原则：

> 从绝望的深渊中，从严重的病痛中，人们回归到新生状态，脱去一层皮肤，更怕痒、更敏锐，更能品尝快乐的滋味，有着对一切好事更敏感的舌头，更愉悦的感官，带着无邪的喜悦，像小孩子般天真单纯，看东西时比以前细腻百倍。[4]

盘点你的福气！我们怎么会忽略这个令人获益的简单训诫呢？通常，我们并不在意自己真正拥有的和能做的事，反而想着自己缺少的和不能做的事，或者由于微不足道的忧虑和名声或自尊心受到威胁，使我们的成长受到阻碍。牢记死亡于心，就会对数不尽的存在的馈赠抱持欣赏和感恩之心。斯多葛学派所谓"如果你想学会如何生活，就要深思死亡"[5]正是这个意思。重要的是，不要被病态的死亡观念所支配，而要在死亡的背景下体会生命，从而使生命变得自觉、生活变得丰富。如同桑塔雅纳所言："死亡提供的黑暗背景使细致的生命之色更为纯粹。"[6]

去认同（disidentification）。在日常临床工作中，治疗师经常遇到一些人，他们面临看似不会引发焦虑的事件时，却极度焦虑。焦虑是人们察觉到某种对生存构成威胁的危险时发出的信号。问题在于，神经症病人的安全感是如此脆弱，以至于他们过度扩张自己的防御范围。换句话说，神经症不只保护他们的核心特质，也以同样的强度来保护许多其他的属性（工作、名声、角色、虚荣、性能力、健壮的体格）。因此，许多人在事业或其他属性受到威胁时，变得过分紧张。他们相当于认同"我就是我的事业"或者"我就等于我的性吸引力"。治疗师想要说："不，你不是你的事业，你不等于你健美的身体，你不是母亲、父亲、智者或永远的照顾者。你是你自己，你的核心特质。围绕着它画一条线：所有在线外的事都不是你；它们都会消失，而你仍将存在。"

　　不幸的是，如此不证自明的劝告，就像所有不言而喻的道理一样，在促发改变方面，几乎没有效果。治疗师必须为加强劝告的力量而寻找方法。我在癌症病人团体和教学中常用的一个方法是，结构化的"去认同"的练习*。步骤很简单，大约要用三十到四十五分钟。我挑选一个安静平和的环境，请参与者回答"我是谁?"这个问题，在不同的卡片上列出八个答案。然后，我请他们重新审视这八个答案，并将这些卡片按照重要性和核心度排列：最接近核心的答案放在下面，最外围的回答放在上面。然后，请他们研究最上面的卡片并思考放弃这个特质会怎么样。大约两、三分钟后，请他们(用较少分散注意力的平和信号，比如铃声)继续思考下一张卡片，依此类推，直到他们全部八种特质完全被剥夺。接下来，可以通过反向进行上述步骤帮助参与者整合。

　　这个简单的练习会产生强大的情绪。我在一次成人教育的工作坊上，带领三百人做这个练习；即便是多年以后，参与者还会主动地告诉我，这个练习对他们有着多么重大的影响。去认同是罗伯托·阿沙鸠里心理综合系统的重要部分，试图通过让人们系统地想象去除自己的身体、情绪、欲望，最后是思维，帮助人们达到"纯粹自我意识的核心"。[7]

　　罹患慢性疾病并能良好应对自身境况的人，常常是自发地经历了这种去认同的过程。我清楚记得一位病人，她一直把自己近似地认同为她的体能和活动。癌症使她逐渐虚弱，不能再去登山、滑雪或是徒步旅行，这些丧失让她痛苦了很长时间。她身体活动的范围无情地缩小，但最后她能够超越她的丧失。经过几个月的治疗后，她变得能够接受这些限制，在说"我做不到"时，不再感觉自己没有价值、没有用处。然后，她把能量转向其他力所能及的表现形式。她为自己制订了切实可行的最后计划：完成个人和专业上的未竟之事，把未

165

---

　　* 这个名称是詹姆斯·布根塔尔向我建议的。

曾说出的情感向其他病人、朋友、医生、子女表达出来。很长一段时间后,她又迈出了重大的另一步——去除对自己能量和影响的认同,认识到自己存在于这些之外,事实上是存在于一切特质之外。

去认同是一种明显并且存在已久的改变机制。在禁欲主义的传统中,长久以来都有着超越物质和社会属性的观念。只是这种方法在临床中应用不多。对死亡的觉察促进了观点的改变,并使人能够区分核心和附属品:重新投身于核心而脱离其他。

日常心理治疗中的死亡觉察

如果我们心理治疗师接受这样一种观点,个体对死亡的觉察能够催生个人改变的过程,那么我们的任务就是促进病人对死亡的觉察。可是,怎么做呢? 我先前引用的许多例子都是特殊状况下的个体。一般的病人并未罹患晚期癌症,也没有面临死刑,更没有经历致命的事故,心理治疗师如何治疗这样的病人呢?

我的几位癌症病人提出过相似的问题。在谈到他们的成长以及面对死亡所学到的东西时,他们感叹到:"多么悲哀啊,直到现在,我们身体满是癌细胞,才学到这些真理!"

治疗师可以利用许多结构化的练习来模拟与死亡的相遇。其中一些很有趣,我将在下文中描述它们。但是,我希望在此强调的最为重要的一点是,治疗师不需要让病人体验死亡,而仅仅需要去帮助病人认识到死亡是无所不在的,就在身边。通常,我们否认或选择性地忽略那些提醒我们存在处境的信号;治疗师的任务是逆转这个过程,去捕捉这些信号,因为,就像我论证的那样,在追寻整合与成熟的过程中,它们不是敌人,而是强大的同盟军。

以这个例子来作说明。有一位四十六岁的母亲,带着她四个孩子中最小的一位来到机场,送他出发去上大学。在过去的二十六年里,她抚养她的孩子们,渴望着这一天的到来。她渴望着不再有沉重的负担,不再永无休止地为别人而活,不再需要煮饭和收拾衣服,不再有脏碗盘、凌乱的房间和许多琐碎的家务。现在，她终于自由了。

可是，在告别时，她突然放声大哭；从机场回家的路上，她的身体突然一阵强烈的颤栗。她想，"这是正常的反应"，这只是在告别挚爱亲人时产生的悲伤。但是，情况比这严重得多。颤栗一直持续，不久就发展成严重的焦虑。为什么会这样？她向一位治疗师咨询。他安慰她说，这只是常见的问题——空巢综合征。这么多年来，她自我价值感的基础是作为母亲和家庭主妇的成就。现在她突然发现没有办法来证明自己，当然会感到焦虑：日常事务、生活结构都改变了，她的生活角色和自我价值感的基本来源也都不复存在了。渐渐地，在镇静剂、支持性心理治疗、妇女团体的自我肯定训练、一系列成人教育课程、一两个情人和一份当志愿者的兼职工作帮助下，她的颤栗逐渐蜕变成轻微的发抖，然后完全消失。她恢复到"病前"的舒适和社会适应水平。

这位病人是在数年前由一位精神科住院医师治疗的，是一个心理治疗疗效研究项目的一部分。她的治疗结果只能用出色来形容：使用各种方法评估——症状检核清单、目标问题评估、自我价值感——她都有显著的改善。即使现在回顾起来，心理治疗师也显然是圆满地完成了任务。然而，我仍然认为这个治疗过程是一场"误会"，是一个错失治疗机会的例子。

我最近看过的一位病人处于几乎完全相同的生活情境中。所不同的是，在对这位病人的治疗中，我试图看护颤栗而不是麻痹它。病人体验到的是祁克果所谓的"创造性焦虑"，她的焦虑把我们引领到重要的领域。她确实有自我价值感的问题，她确实得了空巢综合征，对孩子的矛盾情感也深深地困扰着她：她爱孩子，但也怨恨他、嫉妒他，因为他拥有她自己从未有过的机会（当然，她也因为这些"可耻的"感觉而内疚）。

她的颤栗带我们进入重要的领域并引出了关键的问题。没错，她可以找到很多方式来打发时间，但是空巢恐惧的意义是什么呢？她一直渴望自由，现在得到了，却对它感到害怕。为什么？

她的一个梦帮助说明了颤栗的意义。她这个刚刚离家去上大学的儿子,在高中时,曾是杂技和魔术演员。梦中只有她一个人,手拿一张有儿子表演的三十五毫米幻灯片。可是,这张幻灯片很特别,它里面的图像在动:儿子在一刻不停地表演着魔术,翻着跟头。她对梦的联想全部围绕着时间。幻灯片保存并凝固了时间和动作。它鲜活地保留了每一件事物,却使一切都静止不动。它冻结了生命。她说:"时间一直在走,我无法让它停下来。我并不希望约翰长大。我真的很珍惜他和我们在一起的时光。可是不管我喜不喜欢,时间都一直往前走。时间为约翰往前,也同样为我往前。明白这点,真正地明白了以后,发现这真是可怕的事。"

这个梦使她清楚地看到了自身局限性,她没有急于用各种分散注意力的事来填满时间,而是学着用比先前更为丰富的方式来认识并欣赏时间和生命。她进入海德格尔所描述的真实存在的领域:她想知道的不是事物的运作方式,而是事物的本质。依我的判断,治疗对第二位病人的帮助比第一位更大。标准化测量的结果不太可能支持我的这个结论:事实上,第二位病人可能比第一位病人持续体验到更多的焦虑。但是焦虑是存在的一部分,没有谁能不断地成长、不断地创造却不体会到焦虑。不过,这样的价值判断会使人们产生关于治疗师角色的许多疑问。治疗师是不是太多管闲事了?病人是为得到对存在觉察的指导而来的吗?实际上,大部分病人不都是说"我感觉很糟,帮我觉得好一点"吗?果真如此的话,为什么不用最快速、最有效的方法进行处置——比如,镇静剂或行为矫正技术?这些疑问,是所有基于自我觉察而建立的治疗方式都要面对的,是不可忽视的。在本书中,它们将一次又一次地出现。

在每一位病人的治疗中,如果治疗师敏锐地对各种情境加以强调,它们都能增加病人对自身问题的存在主义维度的觉察。最明显的情境就是直截了当地提醒有限性和时光无法倒流。如果治疗师持续地探询,亲友的死亡总会引发对死亡更高度的觉察。哀伤有许多

成分——彻底的丧失、矛盾情感和内疚、生活计划的中断——都需要

在治疗中彻底地处理。可是,正如我先前强调的,一个人的死亡也会使其亲近的人面对自己的死亡;而在哀伤治疗中这个部分常常被遗漏。有些心理治疗师或许觉得丧亲已是过于沉重的打击,病人无法再承受处理自身有限性的重担了。然而,我认为这个假设通常是错误的:因为有些人能够在经历悲剧后发生重大的成长。

他人的死亡与存在的觉察。亲近之人的死亡,为许多人提供了最为本质的认识,即他们自己也会死亡。保罗·兰兹伯格谈到所爱之人的死亡时说:

> 我们与死去的人共同组成一个“我们”。在这个“我们”中,这一全新生命的特殊力量引领我们走向生命的觉察,即我们自己也必须死……我和那个人形成的共同体似乎突然解体了;可是,这个共同体在某种程度上就是我自己,我感觉死亡就在我自身存在的中心。[8]

约翰·多恩在其著名的布道中做出了相同的结论:“永远不要询问丧钟在为谁而鸣。它正是为你鸣响的。”[9]

失去父母使我们碰触到自己的脆弱;如果父母都无法拯救他们自己,谁来拯救我们呢? 父母离去之后,我们与坟墓之间就再也没有别人了。正相反,我们变成了子女与死亡之间的屏障。一位同事在父亲去世后的体验可以作为例子。他很早就已预料到父亲的死亡,因而能平静地接受这个消息。然而,在返乡参加葬礼的飞机上,他却惊慌失措。虽然他是个经常旅行的人,但他突然对飞机是否能平安起降失去了信心——好像他对抗不确定性的屏障突然不见了。

丧偶常常激起人类根本性孤独的问题;失去重要的他人(有时是占据主导地位的人)使人更明确地觉察到,虽然我们努力地在世上双双相伴同行,但是根本性孤独仍然是我们必须承受的。没有人可以与他人同死或是为他人而死。

治疗师如果密切关注丧亲病人的联想和梦境,就会发现病人担心自身死亡的大量证据。举个例子，一位病人得知妻子患了无法手术治疗的癌症，当天晚上，他做了这个噩梦：

> 我住在我家的老房子里（这个家族的三代人都曾住在这栋房子里）。一个人形怪物在房子里追赶我。我非常害怕。房子正在损坏、腐烂。瓦片正在脱落，屋顶漏了。漏下来的水淹没了我母亲（他母亲在六个月前过世）。我和怪物搏斗。我选择了武器——一个带柄的弧形刀，像个镰刀。我一通猛砍，然后把他从屋顶扔了下去。他仰面躺在下面的人行道上。可是他又站了起来，又开始在房子里追杀我。

病人对这个梦的第一个联想是："我知道死亡离我不远了。"这个梦的象征意义似乎非常清楚。他的妻子马上就要死去，这提醒了他，他自己的生命就像他的房子一样正在损坏；死亡的化身无情地追杀他，好似童年时被永不停歇的怪物追赶着一样。

另一位病人蒂姆，他的妻子罹患晚期癌症。在她临死之前，她因为严重的呼吸问题不得不住院，就在那一夜，他做了下面的梦：

> 我从一次旅行刚回来，就发现自己被推进了一间密室，是什么人把我弄进来的。里面塞满了破旧的家具、胶合板、灰尘，每样东西都盖着铁丝网，完全没有出路。这使我想起萨特的戏剧。我感到窒息，无法呼吸，有什么东西压着我。我拿起一个制作粗糙的胶合板盒子或是箱子。它撞在了墙壁或地板上，有个角塌陷了。塌陷的那个角在我的脑海里显得特别扎眼。我决定去找老板交涉。我要到顶头上司那里去投诉。我要见副总裁。然后，我走上一条极其精致的楼梯，有红木做的栏杆和大理石地板。我非常生气。我被扔在一旁，他们就是这么对待我的。我困惑了，不知道该向谁抱怨。

蒂姆对梦的联想，清楚地显示了妻子将要去世迫使他面对自己的死亡。梦中显著的意象就是胶合板盒子"扎眼的"塌陷一角,这使他想起在一次严重车祸里撞坏的汽车,那次他差点丧命。胶合板盒子也使他想到为妻子定做的简单棺木(根据犹太人葬礼)。在梦中,他发现自己处于妻子的境遇。他也无法呼吸。他也被扔在一旁、被困住、被什么东西压在下面。梦中的主要情感是生气和迷惑。他对发生在自己身上的事情感到生气,可是他能向谁抱怨? 醒来的一刻他深感困惑:他在梦中上楼去找谁合适呢?

在治疗中,这个梦开启了重要的领悟,使先前处于恐慌状态的病人,能整理自己的感受并用更有意义的方式处理各种相似的问题。原先死亡焦虑淹没了他,他试图通过回避接触妻子的身体和强迫性性行为来应对死亡焦虑。比如,他一天要在妻子身边自慰好几次(我在第四章里简短地描述过这个病人)。随着我们开诚布公地讨论他对自身死亡的焦虑,他终于能够守在妻子身旁,握着她的手安慰她,并且这样也将大大减轻妻子死后他的内疚感。

在他妻子去世后,治疗的焦点放在了丧偶和他自己的存在处境上,妻子的去世使他对自己的存在处境看得更为清楚。例如,他一直是成就导向的人,但是在妻子去世后,他开始问:"我为谁工作?""谁来看我的成就?"慢慢地,蒂姆开始看到,正是妻子长久的照顾和沉迷于性为他遮蔽了他的孤独与自身有限性。在妻子去世后,他四处乱交,但是逐渐地,他变得不再着迷于对性的追寻,并且开始努力解决这一生到底想为自己做什么的疑问。治疗开始进入卓有成效的时期,在随后的几个月里,蒂姆发生了实质性的自我改变。

对我们所有人来说,失去子女常常是最痛苦的丧失,要同时哀悼我们的孩子和我们自己。在这一时刻,生命似乎向我们发起了全面攻击。父母先是责骂世界的不公,但很快就认识到所谓的不公其实是天地不仁。这也使他们看到了自身能力的局限:无论他们的愿望有多强烈,都爱莫能助;他们无法保护没有防卫能力的孩子。就像黑夜跟着白昼,接下来的痛苦课程就是我们自己也得不到保护。

哀伤的精神医学文献并未强调这种心理动力,而是着眼于父母在孩子死后的内疚感（认为与无意识的敌意有关）。理查德·加德纳[10]研究居丧的父母，通过系统化访谈和测查的实证方式研究了大量的子女罹患致命性疾病的父母。虽然他的研究证实了许多父母存在相当严重的内疚感，但数据显示内疚的原因并非是"无意识的敌意"，高出"无意识的敌意"四倍的更常见原因是，父母试图缓解自己的存在焦虑、试图"控制无法控制的"。毕竟，如果一个人因为该做而没做的事情感到内疚的话，那么也就意味着那件事本来能够做到——这远比面对生命的严酷存在现实舒适得多。

对父母而言，丧失子女还有另外一个不祥的含意。它预示着他们重要的永存计划失败了：他们不会被人铭记在心，他们的种子不会在未来生根。

重大事件。任何挑战病人世界观的事情，都可以作为治疗师的支点，用以撬开病人的防御，使他看到生命存在的内部。海德格尔强调只有在机器突然坏掉时，我们才能觉察到它的作用。[11]只有移除掉对抗死亡焦虑的防御，我们才能完全明白这些防御的内涵。所以，愿意探寻的治疗师会发现，每个发生在病人生活中的重大事件，特别是无可挽回的事件，都隐藏着存在性焦虑。分居和离婚是这类重大事件的主要例子。但由于病人的痛苦太强烈，使得治疗师常常错误地把关注点完全放在减轻痛苦上，因而错过利用这种体验进行深入治疗的重要契机。

对某些病人来说，对关系做出承诺比关系的结束更像一种边界处境。承诺带有有限的意味，许多人不满足于长久的关系，因为那将意味着"如此而已"，不再有更多可能性，不再有不断进取的辉煌梦想。我将在第七章讨论，无法改变的决定之所以会引发存在性焦虑，正是因为它排除了其他可能性，迫使个体面对"未来的可能性成为不可能"。

从青春期进入成年的过渡期，常常是格外艰难的。二十岁上下的人常常有非常明显的死亡焦虑。事实上，青春期有一组临床综合征，称为"生命的恐惧"，它的表现包括明显的疑病症状和思维固着于身体的衰老,时间的飞速流逝,以及死亡的无可避免。[12]

例如,治疗师在治疗住院医师时,有时会发现当这些三十岁左右的人终于完成了培训,有生以来第一次脱离学生身份,必须像成人一样面对世界时,出现强烈的存在性焦虑。我长期观察过精神科住院医师,在临近完成培训时,他们会经历一段严重的内心混乱时期——混乱远不只是出于诸如筹措资金、选择办公地点、建立私人开业的转诊网络之类眼前所关心的事情。

雅克在其精彩的文章《死亡与中年危机》中强调,中年人特别容易受到死亡观念的烦扰。[13] 在生命的这个阶段,一个人的头脑,常常是无意识地,开始被自己已经"不会再成长只会更衰老"的想法所占据。人们把前半生都花在"独立的成就"上,终于到达了人生的巅峰(荣格称四十岁是"人生的正午"[14]),不料竟猛然发现潜藏于生命之下的死亡。像一位三十六岁的病人,在精神分析中,他对死亡的觉察变得越来越多,他说:"迄今为止,生命似乎是无限向上延伸的山坡,目光所及只有遥远的天际线。现在,我突然间就已到了顶峰,眼前是向下的坡道,已经可以看见路的尽头——虽然还很远,但它是真的——清清楚楚地看到死亡就在路的尽头。"雅克曾谈到修通一层又一层死亡否认的困难,并给出一个例子:通过分析病人不能哀悼朋友死亡的问题,雅克帮助他觉察到死亡。

一个人的职业生涯受到威胁或是退休的事实,是特别有效的催化剂,能够增加人们(特别是那些相信生命是不断螺旋式上升的人)对自身死亡的觉察。最近一项针对职业生涯发生激变的中年人的研究发现,他们中的大部分人在面对自身存在处境的背景下,决定"退出"或简化他们的生活。

常见的重要日子,比如生日和周年纪念日,也是治疗师有效的工具。这些时间流逝的信号诱发了痛苦(因此一般通过反向形成来应对,采用快乐的庆祝方式)。有时寻常的老化信号,也为增加存在觉察提供了机会。即使是对着镜子不经意的一瞥,也能开启这个议题。一位病人告诉我,她对自己说:"我只是个小精灵。在内心,我就是小

172

小的伊莎贝尔,但是外在的我是个老太太。我是个快要六十岁的十六岁女孩。我知道别人变老绝对是完全正常的,可是我永远不认为这件事会发生在我身上。"老年人特征的出现,比如体力变差、皮肤上的老人斑、僵硬的关节、皱纹、谢顶,甚至发现自己很享受"老人的"乐趣——观赏、散步、宁静无声的时光——都可能成为对死亡觉察的刺激。与这相似的或许是,看着昔日的照片发现自己多么像年老时的父母,或是见到多年未见的老友发现他们已经是那么老迈。治疗师仔细倾听,就能利用这些日常事件。或者,治疗师可以巧妙地设计这类情境。像我在第一章里描述的,弗洛伊德毫不迟疑地要求伊丽莎白小姐在她姐姐的墓前冥思。

对梦境和幻想的仔细追踪,总是能为增加死亡觉察提供素材。每一个焦虑的梦都是死亡的梦;可怕的幻想,包括像陌生人破门而入之类的主题,对它们进行探索,总是引出死亡恐惧。对令人不安的电视节目、电影或书籍的讨论,也可能得到类似的重要素材。

严重的疾病是非常有效的催化剂,治疗师绝对不应该错过探究的机会。诺伊斯研究了两百位因急病或意外而有过濒死经历的病人,发现相当多的人(百分之二十五)对于死亡的无所不在和近在眼前有一种全新而强烈的感受。其中一个人说:"我以前认为死亡永远不会发生,或是如果发生的话,我差不多也得八十岁了。但是现在我认识到死亡可以发生在任何时间、任何地点,不论你是怎样度过人生的。直到面对死亡时,人们对死亡都只有非常有限的感知。"另一个人用下面这段话来描述他的死亡觉察:"我已经看到生命形态中的死亡并有意识地承认它的存在,我不害怕活着,因为我感觉死亡是我生命过程的一部分。"虽然诺伊斯的一小部分研究对象表达了死亡恐惧增强和更强烈的脆弱感,但是大部分人都表示说,死亡觉察的增加作为积极经验,导致对生命更加珍惜并且对自己生活的优先事项进行了建设性的重新评估。[16]

增加死亡觉察的人为帮助。尽管有大量自然发生的事件提醒着死亡的存在,可是治疗师经常找不到足够有力的事件来冲破病人时刻保持警觉的否认。于是许多治疗师试图运用生动的技巧使病人与死亡面对面。在过去，不论是有意识的还是无意识的，提醒死亡的事件都远比现在更为常见。正是为了提醒自己生命无常，中世纪僧侣普遍在小房间里摆放一个人类的颅骨。约翰·多恩是 17 世纪的英国诗人和牧师，他穿起寿衣向信徒宣扬"期待永恒"；更早期的蒙田，在杰出的文章《哲学思考就是学习如何去死》(*That to Philosophize is to Learn How to Die*)中所谈的主题就是许多有意识地提醒我们生命有限的事情：

> ……我们把墓园安置在教堂旁边，在小镇最常出入的位置，就是为了(像莱克格斯所说的)让一般人、妇女和小孩慢慢习惯，让他们看到死人时不再恐慌。因此，不断看到骸骨、坟墓、送葬队伍，可以提醒我们自身的处境……这是古代的风气：用武士的决斗，来助宾客们的酒兴；他们拳脚相加，利刃相接，不惜血肉飞溅在杯盘上。* ……又如埃及人在盛宴之后，由一个人向宾客展示大量死亡的图像，他对他们大喊："快活地喝吧，因为你死的时候就是这样。"
>
> 所以我养成了让死亡一直出现的习惯，不只是在我的想象里，它就在我的嘴里。没有什么比人的死亡让我如此热切地探究：在那时，他们说些什么，是怎样的表情和举止；我也特别关注历史中同样的事件。这些从我阐释的大量例子就可以显示出来；我的确对这个主题有着特别的喜好。如果我是出版商，就编写一本记录各种死亡及评论的书。教人们死亡就是教他们生活。[17]

有些治疗师使用 LSD(麦角酰二乙胺)辅助心理治疗，认为 LSD 诱发的濒死体验对病人的治疗有重要作用。[18]还有治疗师认为休克治疗(如电击、戊四氮、胰岛素)是由于使人经历死而复生体

———————————

* 此处从梁宗岱译。——译注

验而产生效果。[19]

一些会心团体的带领者使用"存在性休克"治疗,请每位成员写下自己的墓志铭或讣文。为商务管理者举办的"终点"实验室通常使用下面结构化的练习开始:

> 在一张白纸上画一条直线。线的一端代表你的出生,另一端代表你的死亡。在代表你现在年龄的地方画个叉。深思五分钟。

这个简短的练习几乎总是唤起强烈而深刻的反应。

"出局"练习*是用在大团体中,增强人们对有限性觉察的练习。将成员分成三人一组并分配给他们谈话的任务。把每个人的名字分别写在一张纸条上,放入碗中,然后随机抽出并大声宣布这个名字。被叫到名字的人,要停止谈话并且转身背对其他人。许多参与过的人说,这个练习使他们对生存的无常与脆弱有了更多的觉察。

有些治疗师和会心团体的带领者使用引导想象的技术来增加死亡觉察。要求成员们想象自己的死亡——"发生在什么地方?""什么时候?""怎么发生的?""详细描述你的想象。""想象你自己的葬礼。"一位哲学教授描述了他在课堂运用的许多增加死亡觉察的练习。比如,要求学生写自己的讣文(包括"真实的"和"理想的"讣文),记录他们听到一位十六岁孤儿死亡的悲剧故事时的情绪反应,为自己的死亡编写剧本。[20]

"生命周期"的团体练习由埃利奥特·阿伦森和安·德赖弗斯提供,在缅因州贝瑟尔镇举办的国家训练实验室的暑期课程中使用,帮助成员着眼于生命各个阶段的主要议题。在处理老年和死亡这个阶段的时候,成员们像老人那样生活几天。他们奉命像老人一样走路、着装、在头发上撒上白色的粉末,尽力扮演他们所熟悉的老人。他们去拜访当地的墓园。他们在森林中孤独地行走,想象自己昏倒、死

---

* 由布根塔尔提出的。

去,被朋友发现后埋葬。[21]

一些死亡觉察工作坊曾经报告,他们使用事先设计好的结构化练习,使人们与自己的死亡不期而遇。[22]例如惠兰描述了一个八小时的单次工作坊,八位成员的团体会谈,按下述步骤进行:一、成员填写死亡焦虑问卷并讨论引发焦虑的条目。二、成员在肌肉深度放松的状态下,想象自己在仍有感觉的情况下(舒服地)死去的全部细节。三、请成员建构他们的价值清单,然后请他们想象发生了核辐射的情境,假设庇护所只能容纳有限的人:每个成员必须根据自己价值等级来论证为什么应该挽救自己(按照作者的说法,这个步骤是为再现屈布勒—罗斯理论中讨价还价阶段而设计的!)。四、再次进入肌肉放松的状态,请成员想象自己罹患晚期疾病,无法与人交谈,最后,想象自己的葬礼。[23]

*与临终者互动。*虽然这些练习很有意思,但终究是生造的。尽管这种练习可以暂时吸引一个人,但他很快就开始否认,他知道自己还活着,不过是在观察这些经验罢了。正是因为以否认来缓解恐惧是持续不断、无处不在的,所以我在几年前开始治疗患有绝症的人,这些人一直处于紧迫的体验中并且无法否认发生在自己身上的事。我不仅希望对这些病人有帮助,也希望能把我的体会应用在对身体健康病人的治疗上。(这句话的确很难措词,因为我对临终者治疗的中心是,从生命的最初开始,死亡就是生命的一部分。与之相对的一类治疗我表述为"日常心理治疗"——或许更好的说法是"对死亡并非迫在眉睫之人的心理治疗"。)

晚期病人的团体治疗常常有特别的效果,唤起许多情感,分享许多智慧。许多病人感觉,关于生命,他们学到了很多,却在试图使其他人同样获益时受挫。一位病人说:"我觉得自己有好多东西想教,可是我的学生并不想听。"我寻找了许多方法使日常心理治疗的病人接触临终者的智慧和力量,我将介绍一些尚不全面的经验,说明下面两种不同的方法:一、邀请日常心理治疗的病人观察晚期病人的团体会谈;二、引荐一位晚期癌症的病人加入日常心理治疗的团体。

日常心理治疗病人对晚期癌症病人团体的观察。我在第四章谈到的病人卡伦,她观察了癌症病人的团体会谈。卡伦主要的心理动力冲突是一贯地寻找支配她的人——终极拯救者,由此引发了精神上和性方面的受虐。卡伦会限制她自己或在必要时造成自身的痛苦,以获取某个"优越"人物的注意和保护。卡伦所观察的会谈是格外强力的。一位叫伊娃的病人向团体宣布,她刚刚得知癌症复发了。她说,她当天早上做了一件已经拖了很久的事:给她的孩子们写一封信,就如何分配带有情感意义的小东西作了说明。在把信放进保险箱的那一刻,她清晰地认识到,在这一天到来之前她的确从未想过她会死。正如我在第四章描述的,她认识到当孩子们读那封信时,她根本不可能看着他们或是回应他们。她说,她希望自己在二十几岁就已经把死亡的功课做好了,而不是等到现在。曾经有一次,一位老师去世(伊娃是校长),她没有向学生隐瞒,而是举行追悼仪式并且与学生们公开讨论死亡——植物、动物、宠物和人的死亡。她认识到自己的做法是多么正确。其他团体成员也分享了完全认识到自己死亡的时刻,并且有一些人讨论了在认识死亡之后,他们获得的成长。

177　　　一位成员提到她极其健康的邻居在夜里突然死了,这引发了非常有意思的辩论。她说:"那是完美的死亡。"另一位成员不同意这个观点,随即就用令人信服的理由说明了那样的死亡非常不幸:死者没有时间有条不紊地安排后事、完成未竟之事、让她的丈夫和子女为她的死亡做好准备,也无法像团体中某些成员学到的那样珍惜最后一段生命。先前那位成员嘲讽地说:"我的看法还是一样,这仍然是我想要的死法,我总是喜欢惊喜!"

卡伦对她所观察的会谈反应强烈。那之后,她立刻得到了许多关于自己的深刻领悟,我曾在第四章描述过。例如,她了解到因为害怕死亡,她牺牲了自己生活的很大一部分。她是如此害怕死亡,以至于围绕着寻找终极拯救者来安排她的生活;所以,她在童年时装病,在长大成人的过程中,她一直生病从而留在治疗师身边。在观察团体时,她惊恐地发觉自己为了加入到那个团体并坐在我身旁,或许还能握我的手(团体结束时有一段手拉手的冥想时间),她竟然甘愿患上癌症。当我指出显而易见的事实——关系都不是永恒的、我和她都将死亡——她说,她觉得如果能死在我的怀里,她将永远不再孤独。这些唤起和随后对这些素材的修通,帮助卡伦转入一个全新的治疗阶段,特别是开始考虑终止治疗——这是她先前根本不愿涉及的议题。

　　另一个前来观察团体会谈的接受日常心理治疗的病人名叫苏珊,她是著名科学家的妻子,在她五十岁时,丈夫提起了离婚诉讼。在婚姻中,她处于一种间接的存在,服侍着丈夫,满足于他的成就。在那个年代里,在那些嫁给成功丈夫的妻子中,这样的生活模式并不罕见,有着确定无疑的、不可避免的悲惨结局。首先,她不是在过自己的生活;在努力赢得占支配地位的他人的赞赏的过程中,她失去了自己,她看不见她的愿望、权利和乐趣。其次,由于牺牲了自己的奋斗、兴趣、欲望和自发性,她变成了没什么激励作用的伴侣,这有相当高的离婚危险。

　　在我们的治疗中,苏珊在经历了一段深度抑郁的时期之后,开始逐步探索自己原有主动性的感觉,而不是一直以来她对限制的反应。她感觉到她的愤怒——深刻、强大、鲜明的愤怒;她感觉到她的悲伤——并不是因为失去了丈夫,而是因为这么多年来失去了自己;她 178
对自己过去所容忍的一切约束感到愤慨(例如,为了确保丈夫在家中有最佳的工作条件,他在家时,她不能看电视、打电话、去花园——因为他的书房正对着花园,她的出现会让他分神)。她有陷入悔恨之中的危险,悔恨自己如此地浪费光阴,治疗的任务就是使她余下的生命获得新生。治疗两个月后,她观看了一个癌症团体的震撼性会谈,这次经历使她深受感动,她立刻投身到有价值的工作中,最终认识到离婚或许是拯救而非人生的挽歌。治疗之后,她搬到另一城市居住,几个月后写了一封汇报性质的信给我,内容如下:

　　　　首先,我认为那些罹患癌症的妇女需要的并不是提醒她们死亡的必然性；死亡的觉察帮助她们恰如其分地看待事物和事件，并纠正我们平常对时间的麻木。我面前的生命可能非常短暂。生命是珍贵的，不要浪费它！用你看重的方法使每一天是最好的！重新评估你的价值！核对你优先考虑的事！不要拖延！去做！

　　我曾是个虚度光阴的人。过去，我偶尔会清楚地感觉到自己只是个旁观者，或是在侧幕后观看人生之剧的替补演员，却一直希望也相信终有一天我能亲自站在舞台上。我的的确确有认真生活的时间，然而更多的情况下只是未来"真实"生活的彩排。但是，如果在"真实"生活开始前，死亡就来临了，会怎么样呢？我将会悲惨地发现，一切都太晚了，自己的一生几乎白活。

　　把面临死亡的病人引入日常心理治疗团体。作家约翰·福尔斯写道："死亡有点像一个演讲者，除非你坐在前排，否则你不能真正地听到它在说些什么。"[24]不久前，我尝试把一个治疗团体的七位成员（全部是日常心理治疗病人）请到死亡演讲的第一排就坐，办法就是让罹患不治之癌的病人查尔斯加入这个治疗团体。

　　这次尝试积累了大量资料。每次会谈后，我都写一份详细的总结，包括对叙述内容和过程的回顾，然后寄给所有成员（这是我在团体治疗中使用了多年的技巧）。[25]这些总结之外，还有我自己对这个团体做的个人记录。此外，还有十位精神科住院医师通过单向玻璃观察每一次会谈，并在会谈后进行讨论，对这个团体做了大量研究。从这些观察和记录中，我从查尔斯进入团体后的头十二个月里出现的议题中，挑选了最突出的一些，在此进行讨论。

　　这个团体是门诊病人心理治疗团体，每周会谈一次，每次时长一个半小时。这是开放性的团体：随着成员们的进步及毕业离开，会引进新成员。查尔斯进入团体时，有两位成员已经在团体长达两年之久，另外四位成员在团体里的时间是三到十八个月。年龄从二十七岁到五十岁。成员心理病理现象的类型主要是神经症或性格方面的问题，不过，有两位成员是边缘型人格特质。

查尔斯，三十八岁，是位离过婚的牙医，在找我做心理咨询前三个月，他得知自己罹患了一种无法用药物或者手术治疗的癌症。他在我们的第一次访谈中强调，在应对他的癌症方面，他觉得自己不需要什么帮助。有很多天，他是在医学图书馆里度过的，熟悉他所患癌症的病程、治疗和预后。他来的时候，带着一张画有这种疾病临床过程的图表，并且，他推断自己大约还有一年半到三年良好的、有用的生命，之后的一年将急速恶化。我记得，首次访谈中我有两个强烈的印象。首先，他缺乏情感的表现令我感到惊讶：他看起来非常超然——像是在谈论某个不幸患上罕见疾病的陌生人。其次，这种令人惊讶的超然态度事实上对他的情形特别有效，这也令我印象深刻。他强调，他需要的不是帮助他处理死亡恐惧，而是希望我协助他在剩余的日子里有更多收获。癌症促使他盘点在生活中获得的乐趣，他发现，除了他的工作，他几乎没有得到过重大的满足。他特别想在改善与其他人关系的品质方面获得帮助。他觉得与别人很疏远，错过了许多人所享受的亲密。他与同居三年的女友关系非常紧张，迫切地希望能够将他们之间的爱成熟地表达出来，并获得回应。

那段时间，我正在寻找一位癌症病人，把他引进日常心理治疗团体中，查尔斯看起来是最佳人选。他想得到的帮助，正是治疗团体最具功能之所在；此外，我也推测他会对团体中的其他成员有极大的帮助。查尔斯显然没有寻求帮助的习惯：他的要求吞吞吐吐且不太好意思，但同时又是急迫而真诚的，让人难以拒绝。

七个人纠结在一起的团体治疗是非常复杂的；接下来十二个月，出现了一系列错综复杂的人际与人心的议题，它们是逐步形成的，偶尔可以得到修通。当然，在这里我无法描述所有的事情，而只能着眼于查尔斯以及他与团体成员间彼此的影响。

我想先指出一点，一位面临死亡之人的到来，并未使治疗团体受到打击：团体气氛并没有变得阴沉可怕，情绪没有变得灰暗，观点也没有受到局限或变得宿命。查尔斯从团体治疗中收获了很多；并且，他的处境也以多种方式使其他成员的谈话得以深入。团体并没有偏于一隅,而是像往常一样讨论着多种多样的生活议题。事实上,团体中多次发生了群体性否认,连续几周,成员们似乎忘了查尔斯的癌症。

自我坦露是心理治疗的要素——在团体治疗中一点也不比在个别治疗中次要。在自我坦露的同时,不让成员把自我坦露体验为强制性的忏悔,这是非常重要的。因此,在查尔斯进入团体之前的介绍性会谈中,我认真地告诉他(像我告知所有即将加入的成员那样),为从团体中获得帮助,他需要完全诚实地坦露身体和心理的状况——但是应该按照他自己的步调进行。于是,在参加了十周的团体治疗后,查尔斯才把有关他癌症的情况讲了出来。现在看来,他决定暂缓谈论这件事情是明智之举。团体成员从未把查尔斯视为"癌症病人",而当他是一个患有癌症的人。

互动式团体治疗的基本规律之一是,对每个成员而言,团体会发展成社会的缩影。每一个人与团体中其他成员互动的方式,迟早会变得和他在团体之外与人互动的方式一样;这样,每个成员会展现出自己的特征性人际小环境。这种情形很快就发生在查尔斯身上。在他参加的最初几次团体治疗里,成员们就注意到,对于他们的大部分谈话,他不是不感兴趣,就是进行挑剔和评判。他们逐渐发现:他是孤立的,在与人亲近方面有困难,他无法体验或表达他的感受,而且他对自己非常严苛。

他对团体中的女性特别不耐烦,并且表现出很强的优越感。他认为其中一位女士是"讨厌鬼"、"傻里傻气的",有时因为她的意见对他无关紧要,而觉得她是个"无足轻重的人"。对另外一位女性,因为她缺乏思维的逻辑训练,他对她很不耐烦,对她凭直觉给出的意见,他通常不予理睬,认为那是"干扰"或"噪音"。一次,团体的另外三位男性缺席,查尔斯几乎完全沉默——他认为自己不值得参与一个纯粹女性的团体。让他认识、理解并解决他对待女性成员的态度,对于帮助他理解自己与同居女友间冲突的根本问题是非常重要的。

虽然这些议题对查尔斯的人际冲突很重要,并且可以引领他进入他想要处理的问题领域,但是在团体中仍然有许多困惑尚待处理。

在最初的几次会谈中,成员们隔一阵子就会谈到他们没有真正认识查尔斯,他像是隐形了、不够真实,而且离他们很远。(团体治疗的另一个规律是,当一个人保有重要秘密时,就倾向于全面的自我限制。这个怀有秘密的人,不仅要隐瞒秘密的核心部分,同时也会小心翼翼地避开一切可能引向这个秘密的话题。)终于,在第十次会谈中,成员们和治疗师鼓励查尔斯分享更多关于他自己的事情,于是他谈了他的癌症,与入组前同我会谈时所呈现的方式极其相似:不带感情色彩,就事论事,并且列举大量的科学数据。

对于查尔斯的坦露,团体成员们以非常个人化的方式做出了回应。有几个人谈到了他的勇气,以及他为他们提供了榜样。一位男性特别强调了查尔斯的目标,即想要在余生里得到尽可能多的收获。这位叫做戴夫的病人,注意到了自己在生活中是多么拖沓,使得生活多么乏味。

有两位成员的反应强烈而不当。一位是莉娜(我在第四章简短描述过她),她在小时候失去了双亲,那之后一直惧怕死亡。她寻找终极拯救者的保护,一贯地被动、依赖且孩子气。正如预料的那样,莉娜变得非常恐惧并且以愤怒的方式做出回应,她十分怪异地假设查尔斯的癌症与导致她母亲死亡的癌症类型相同,然后非常不合时宜地向团体描述母亲逐渐衰弱时身体变化的可怕细节。另一位病人西尔维娅,是位有着严重死亡焦虑的四十岁妇女,查尔斯面对疾病的消极态度,让她勃然大怒。她斥责查尔斯没有去研究其他可能的帮助来源:宗教治疗者、苦杏仁苷、菲律宾的心灵手术师、大剂量的维生素等。当另一位团体成员出面帮查尔斯讲话时,引发了一场激烈的争论。查尔斯的癌症把西尔维娅吓坏了,以至于她试图挑起争斗,希望能以此作为退出团体的理由。整整一年中,西尔维娅对查尔斯的反应一直都很紧张,与他的持续接触引发了她极大的焦虑,使她的情绪出现短暂失常,但最终得到了良好的解决。由于西尔维娅的临床过程生动地描绘了处理和修通死亡焦虑的重要原则,我稍后将在本章中详细描述她的治疗。

接下来的四周里，团体中发生了几件重要的事。一位是儿科护士的团体成员，第一次描述了她与病人的密切关系，那个小孩十岁，几个月前刚刚去世。她痛苦地发现，尽管那个小孩只活了短短的十年，却比她活得丰富得多。那个小孩的死亡，再加上查尔斯的绝症，促使她设法冲破自己强加给自己的限制，以增加生命的深度。

另一位病人唐，纠缠于对我的移情抗争已经好几个月了。虽然他强烈地感觉到渴望我的指导和忠告，但他又觉得自己在以多种破坏性的方式反抗我。例如，他时常在治疗之外有计划地安排一些与其他成员的社交活动。尽管我们已经讨论了好几次，这么做实际上是在破坏团体治疗，但唐仍然觉得这对他很重要，他需要在团体中发展联盟以对抗我。在查尔斯向团体坦露自己罹患癌症后，唐开始对我有了非常不一样的感觉，我们之间的紧张和对抗似乎明显减少了。唐说，在查尔斯加入团体后的几周里，我在他眼里发生了极大的改变。他声称不能用适当的词语来描述这种感觉，但紧接着就突然脱口而出："不知怎么的，我现在知道你并不是不朽的。"他开始可以详细地讨论自己关于终极拯救者的幻想——相信我是绝对正确的，能为他规划出非常确定的未来。当我明明有能力却不愿给予帮助时，他开始能够表达他的愤怒。查尔斯的出现提醒了唐，我和他一样必须面对死亡，从这个角度看，我们是一致的、平等的，正如爱默森所言："让我们保持冷静，因为一百年后，我们都是平等的。"突然间，他和我的较量变得愚蠢而毫无价值，他和我成了盟友而不是敌人。

莉娜和查尔斯的关系特别复杂。她先是发现自己对他充满愤怒，因为她预感到他将离开她，就像母亲和父亲先后离去一样。她第一次回忆起母亲的死（那时莉娜五岁），脑海中不断重现当时的情景。她的母亲在死之前非常消瘦憔悴；在查尔斯坦露病情之后的几个月里，莉娜出现厌食，体重降低到令人担心的程度。莉娜的心理动力变得更为清晰：亲近的人死去，令她觉得非常难以承受，于是她选择一种假死的状态。她的规则是："没有友谊，就没有失落。"莉娜有四位年迈的祖父母，她每天都在提心吊胆地等着他们的死讯。她的恐惧如此巨大,以至于剥夺了她去了解他们、亲近他们的乐趣。她曾在团体中说:"我希望他们赶紧全都死了,那样就彻底结束了。"逐渐地,她打破了这个模式,以恰当的方式让自己向查尔斯伸出援助之手。例如,她通过在会谈开始前帮他脱下外套的方式,开始小心谨慎地接近他。对莉娜而言,查尔斯一直是团体中最重要的人;在与他的接近中,她所感受的深深的愉悦,使她感觉承受最终分离的痛苦是值得的;通过接受这一事实,她逐渐能在生活中建立起其他重要的关系。最终,在团体中与查尔斯相处的经验使她获益良多。她的体重逐步回升,自杀的愿望也消失了,抑郁的心情重新振作起来,而且在失业三年之后,她找到了一份她非常满意并且能够胜任的工作。

另一位成员从"坐在死亡讲座的最前排"得到了不同的收获。她离婚后带着两个小孩生活,常常觉得自己对孩子充满了怨恨和不耐烦。只有在特殊的情况下,比如他们中的某一个受伤或生病时,她才能表现出正向的温柔情感。她与查尔斯的关系,使她强烈地感受到时间的流逝与生命的有限。逐渐地,她能够在没有生病、意外或其他提醒人类必死性的极端情况下,向孩子们表达她的关爱。

在这个团体里,虽然成员们能够体验到强烈的情感,却从没超出他们所能消化和修通的限度。毫无疑问,这很大程度上是查尔斯的风格所致。他极少展示或呈现出深刻的情感体验。而团体治疗的极大功能,就是它允许情感滴定:在可控的范围内让情感缓慢显现。虽然如此,治疗也终于进行到了直接审视查尔斯情感贫乏问题的时刻。查尔斯向团体坦露病情几个月后的一次会谈,特别能说明这一点。查尔斯好像承受着很大的压力,他以一种不同于以往的方式开始了会谈,就是他想要询问治疗师一些具体的问题。这些问题很常见,他期待精确的、权威的解答,这是不切合实际的。他希望得到一些具体的技巧可以帮他克服自己与他人的距离,并且要求给出关于解决与女友冲突的特别建议。查尔斯像高效的工程师那样提出了这些问题,显然他也期望得到同样方式的回答。

团体成员试图回应查尔斯的问题,可是他坚持要听团体带领者的意见,并且急不可耐地驳回了其他成员的看法。然而,他们拒绝沉默并分享了他们的感受——被他排除在外的受伤和恼怒。一位成员温和地询问查尔斯,是不是感觉时间不够才如此急匆匆地提问题,是不是感觉需要提高治疗进程的效率。团体成员们逐渐地、温和地帮助查尔斯讲出了在过去几天里,他的内心深处翻腾着什么。他含泪坦白,他被好几件事吓坏了:他看到一部描写癌症儿童死亡的电视连续剧;由于职业是牙医的关系,他参加了一个冗长且"骇人听闻"的口腔癌症研讨会。

获得这些信息后,团体再度转向查尔斯在会谈中的反常行为。他坚持由治疗师对他的问题做出精确回答的行为是他愿望的一种表达,他想要得到照顾。他说,之所以采取间接的方式,是因为他害怕公开表达"过多"的感受。如果那样的话,人们就会给予令他透不过气来的情感,这会让他觉得丢脸。

查尔斯最初的问题在会谈中得到了解答,不是通过"内容"(是指由治疗师提出具体的建议)而是通过分析"过程"(也就是分析他与其他人的关系)得到的。他认识到自己与包括前妻和女友在内的他人之间亲密关系的问题,涉及他压抑自己的情感,恐惧他人"过多的"感情,以及在期望得到权威者系统答案时,对同侪意见的批判和忽视。

几周过后上演了相似的一幕,证实并强化了这个给予查尔斯的指导。会谈一开始,他就表现出明显的挑衅。必须支付的赡养费常常搅得他心烦意乱,于是他提到当天报纸的文章证明了女性和办理离婚的律师是如何压榨无助男人的。然后,他把这些评论扩展到团体中的女性,全面地贬低她们的贡献。当成员们再次探察他遇到了什么事情时,查尔斯描述了过去两天中极度情绪化的事件。他的独生子即将离家去上大学,最后几天的相处令查尔斯非常失望。他很想告诉儿子自己是多么爱他。然而,最后几次的共同进餐却是在静默中度过的,查尔斯为错失如此宝贵的机会而感到绝望。自从儿子离家后,查尔斯一直心不在焉,不停地想"接下来是什么?"以及"所有的事情似乎都接近尾声了",他觉得自己正进入一个全新的、最后的人生阶段。查尔斯说,他不害怕死亡或疼痛;他真正害怕的是残废和无助。

显然,每个人都有查尔斯这种对残废和无助的恐惧,但是查尔斯却感觉它们特别可怕,他害怕无助显然是不愿意坦露内心的脆弱或是寻求帮助。在这次特殊的会谈中,查尔斯一开始就摆出了好斗、疏离的姿态,而不是坦诚地描述自己的痛苦并要求帮助。终有一天,癌症会使他在身体方面依赖别人,他一直活在对那一天的恐惧之中。团体通过许许多多的场合,向他提供坦露脆弱感并要求帮助的机会,从而帮他逐渐地消除恐惧。

一位叫罗恩的团体成员,在团体里待了两年多,他已经显著好转,足以结束治疗,并且正在考虑什么时间结束。此外,他正跟团体内一位叫做艾琳的女性成员谈恋爱;艾琳发现,只要他在场,她就难以很好地利用团体。每当治疗团体的成员们形成亚团体或两人小组时,对亚团体的忠诚会变得更为重要,超过了为整个团体的基本任务做出贡献的重要性,致使治疗工作遭到严重破坏。这种情况已经影响到罗恩和艾琳;在一次会谈中,我不但支持罗恩结束治疗的决定,而且非常直截了当地催促他,促使他尽快做出结束的决定。罗恩离开后,会谈陷入了一片混乱。小规模治疗团体的另一项原理是,团体成员们接受相同的刺激,但对这个刺激的反应却是高度个人化的。这个现象只有一种可能的解释:每个成员都有不同的内心世界。所以探究对相同刺激的不同反应,常常在治疗中带来很大的收获。

西尔维娅和莉娜的反应特别引人注目。两个人都觉得备受威胁。她们认为是我把罗恩踢出了团体——一种其他成员没有的观点。此外,她们还认为我的决定极为武断而且有失公允。她们非常生气;却不敢表达内心的愤怒,以免同样被赶出团体。

对这些感受进行工作,引导我们进一步探究西尔维娅和莉娜的主要防御结构——被终极拯救者解救的信念。两个人都非常害怕我会抛弃她们,于是煞费苦心地满足我、讨好我。为了留在我身边,两人都在无意识层面抗拒康复,而在意识层面,她们不愿向团体报告一

186

切可能会被视为积极变化的改变。查尔斯的出现,导致她们更加接近她们被抛弃的恐惧及其背后的死亡恐惧。莉娜和西尔维娅逐渐认识到,她们对这一情境的反应过度了——罗恩的离开对他和团体都是正确的决定,没有谁需要恐惧自己被赶出团体。她们最终认识到,自己对这一事件的反应正是她们一贯行为的反映:依赖,惧怕被抛弃,以及自我伤害倾向。

对于罗恩的离去,查尔斯的反应同样强烈,他后来对其他准备结束治疗的成员们,反应也是一样的。他说,这引发了他前胸正中部位的疼痛,好像什么东西被硬生生地抽了出去。而且,他强烈地感觉到团体有解散的可能。在一次会谈中,查尔斯——就是几个月前说自己缺乏情感,任何人对他都不重要的查尔斯——泪流满面地告诉大家,他们对他是多么重要,他向大家表示感谢,正如他所说,大家是在拯救他的生命。

187 有一次,团体中一位年轻男子奇怪地说,他羡慕查尔斯,因为查尔斯罹患了致死性疾病,如果他也有致死性疾病,他或许能更加投入地利用生命。团体当即提醒这位年轻人,他的确患有一种致死性疾病,查尔斯和其他人之间的不同,不过是在死亡讲座中坐得靠前些罢了。查尔斯常常努力地让其他成员看到这一点。还有另一个让人难忘的时刻,一位年纪较大的成员懊悔自己"浪费了"生命:许多错过的机会,许多未去发展的潜在友谊,许多没去利用的职业能力。他充满自怜,通过不断悔恨既往而回避体验当下。查尔斯一针见血地向他指出,他并非是曾经浪费了生命,在他后悔自己浪费了生命的时候,他恰恰是"正在浪费"生命。

团体成员们会时不时地突然记起查尔斯患有癌症,在不久的将来就要死去。每隔一阵子,他们就会面对查尔斯和他们自己死亡的话题。一位过去一直否认死亡的成员谈到,查尔斯对生命的渴望、他的勇气以及他对待死亡的方式,给了她力量,也是她面对生活与死亡的榜样。

在我撰写这段文字的时候,查尔斯仍然是团体中活跃的一员。

他比预计的生存时间活得长久,而且身体状况一直很好。此外,他也达到了最初的治疗目标。他感觉到更多的人性,也不再孤独:他与他人更为坦诚、更为密切地交往。他和女友接受了夫妻治疗;两人的关系显著改善。他在团体中的存在,深深地感动了所有的成员;与查尔斯互动的经验,改变了他们先前相对狭窄的存在束缚,使他们渴望投入宽广热烈的人生。

死亡是焦虑的基本来源

死亡的概念为心理治疗师提供了两种主要的干预方式。我已讨论过第一个:死亡之所以极其重要,是因为如果恰当地去面对,可以改变人们对生命的看法,能够促使人们完全真正地投入生活。现在我转向第二点,即假设死亡恐惧是焦虑的基本来源,也就是说,死亡恐惧出现于生命早期,它在塑造性格结构过程中发挥着作用,并在一生中不断地引发焦虑,这导致了明显的苦恼和心理防御的建立。

首先谈几个一般性治疗原则。尽管死亡焦虑无处不在、无孔不入、存在于生命的最深层,但它却受到严重的潜抑,极少被完整地体验,牢记这一点是非常重要的。对于大部分病人而言,以死亡焦虑本身为临床表现的并不常见;死亡焦虑也很少成为治疗中明确的主题,尤其是短程心理治疗。然而,有些病人从治疗一开始就充斥着明显的死亡焦虑的气息。也有些病人,在他们的生活情境中突然涌现出死亡焦虑,使得治疗师必须面对这个议题。此外,在探索深层关怀的长期深入的治疗中,必然发现明确的死亡焦虑,在治疗过程中必须对此进行处理。

既然死亡焦虑如此紧密地连结着存在,那么它就有着与其他概念体系的"焦虑"所不同的含义。存在主义取向的治疗师,虽然希望减轻焦虑的破坏性后果,但却不希望消除焦虑。没有焦虑,就不能活出真正的生活,也无法面对死亡。焦虑既是敌人,也是向导,它可以指出真正的存在之路。治疗师的任务是把焦虑减轻到比较舒适的程度，然后利用这种既存的焦虑来增加病人的觉察力和活力。

治疗师必须牢记的另一个要点是，即使死亡焦虑没有明确地出现在治疗对话之中，以死亡觉察为基础的焦虑理论，仍然能够提供一个参考框架，一种解释系统，这或许可以大幅度地增加治疗的效果。

死亡焦虑的潜抑

在第二章里，我谈到过一起两车迎面相撞的车祸，如果运气不好的话，我可能已经命赴黄泉了。我对那次意外的反应，可以看作是神经症性反应下处理死亡焦虑的简明模式。记得在那一两天里，我并没有体验到任何明显的死亡焦虑，但是取而代之的是，我注意到自己对午餐讨论会产生了特殊的恐惧。发生了什么？就是我在运用潜抑和置换的机制"处理"死亡焦虑。我把焦虑与特定的情境连结起来了。我既不是恐惧死亡也不是害怕自己变为虚无，而是对某一件事情感到焦虑。把焦虑归因于特定的对象或处境时，焦虑通常能够得以改善。焦虑试图变身为恐惧。恐惧的对象是特定的事物，可以在时间和空间中对其进行定位。并且，由于可以定位，恐惧变得可以忍受，甚至能得到"处理"（个体可以回避特定的对象或是发展出一些系统化的方法来克服恐惧）；恐惧是风拂水面泛起的涟漪——它不会危及根本。

我相信这样的发展进程并不少见。死亡焦虑受到强烈潜抑，它并不是我们日常经验的一部分。在谈到死亡恐惧时，格雷戈里·纪尔布格说："如果这种恐惧一直存在于意识之中，我们就无法拥有正常的功能。必须适当地对它进行潜抑，才能保证我们舒适地生活下去。"[26]

患者对死亡焦虑的潜抑，使其深藏不露，这无疑是许多治疗师在他们的工作中忽略死亡焦虑的原因。可是，同样的状况确实也会发生在其他理论体系中。治疗师总是对原始焦虑进行工作，探索它们并处理针对它们的防御。举个例子,精神分析取向的治疗师多久才能遇到明确的阉割焦虑?死亡焦虑让人困惑不解的另一个原因是,人们可以在许多不同层面体验到它。例如,人可能会冷静地、理性地思考死亡。然而,成人式的感知与隐身于无意识的恐惧完全不可同日而语,这种恐惧形成于精确的概念化表达发展之前的生命初期,在语言和意象之外萌发并存在。幼儿对死亡恐怖的误解使无意识的原始死亡焦虑更加可怕。

由于潜抑和转化的作用,存在主义治疗处理的死亡焦虑似乎不是现成存在的。我将在本章后面讨论死亡焦虑非常明显的病人,这些人也必须通过长期密集的治疗才能触碰到明确的死亡焦虑。但是,即使治疗过程中没有明显的死亡焦虑,基于死亡焦虑的范式仍然可以提高治疗师的效力。

提供一个治疗师可以极大提高其效力的参考框架。就像大自然拒绝真空一样,我们人类也憎恶不确定性。治疗师的任务之一就是增强病人的确定感与掌控感。人是否能够以一些条理分明且可预期的模式来解释、梳理生活中的事情,这可不是一个无足轻重的问题。我们把某件事情置于因果关系之中,它就好像处于我们控制之下了。那么,我们的内在体验或行为就不再恐惧、排斥或担心失去控制;相应地,我们的行为(或内在体验)也以我们能命名或识别的东西为依据。这种"因为"给人以掌控感(或者说在现象学上相当于掌控的掌控感)。我相信这种从理解所涌现的能力感,也同样发生于我们的基本存在处境方面:每个人都在面对宇宙的冷漠,每个人本质上都是无助而孤独的,当我们开始了解到这样事实时,出乎意料的是,我们反而感觉到更少的无价值感、更少的无助和更少的孤单。

在先前的章节中,我提出了一个基于死亡焦虑而建立的心理病理现象的诠释体系。诠释体系对于治疗师和病人是同样重要的。每位治疗师都使用一个诠释体系——某种思想的参考框架——组织他所面对的临床资料。治疗师的诠释体系是如此地复杂和抽象,而且来源于无意识结构,以至于无法把它清楚地传达给病人;即便如此,它仍然会以多种形式强化治疗师的效能。

首先,信念体系为治疗师提供了安全感;诠释对于病人有用,也是出于相同的原因。信念体系通过让治疗师控制病人的临床材料而不是被其淹没,强化了治疗师的自信和掌控感,导致病人发展出信心和对治疗师的信任——治疗的一个必要条件。此外,治疗师的信念体系常常起到增强对病人兴趣的作用——兴趣极大地促进了必需的治疗师—病人关系的发展。举例来说,我相信寻找因果起源的解释(就是,"从病人过去历史的角度看,为什么他成了现在的样子?")是治疗过程中错误的路线;可是,对于过去的解释常常在治疗中发挥重要的作用:它为治疗师和病人提供了结合点、目标明确的方案、知性的探讨,这把他们团结在一起;而治疗关系,这一改变的真正媒介,在其中生长并且成熟。

信念体系为治疗师提供了对病人的前后一致的观念:它让治疗师知道要探讨什么、不要逼迫什么,这样就不至于让病人困惑。即使没有完全而清楚地解译出病人问题的无意识根源,治疗师仍能做出结论,通过巧妙的方式和良好的时机,在非言语的深层"敲击"病人的无意识,使病人感觉到完全被理解了。信念体系实际上是基于最深层存在的,是根深蒂固的,它特别有助于向病人传达没有什么禁忌、任何话题都可以讨论的信息,此外它还表达了,最深层的忧虑并不是他特有的,而是全人类共同拥有的。

治疗师基于某个心理病理诠释体系而有的确定感,对于本质就是迂回曲折的治疗是有益的。治疗师的确定感要有适当的量:太少和太多都无法达到预期目标。太少的确定感,阻碍必要的信任感的形成,其原因已经讨论过;相反,太多的确定感导致僵化,治疗师排斥或歪曲与其体系不相符的资料。此外,回避面对存在主义治疗核心概念的治疗师,也不会帮助病人去面对这个核心概念——不确定性一直存在,所有人都必须学习与之共存。

解译选择：一个说明性的案例研究

在第四章里，我描述了涉及死亡焦虑的常见临床综合征所潜藏的一些普遍的存在性心理动力，我在此以一个强迫性欲的病例来展示上述取向的解译选择。

布鲁斯是位中年男性，用他自己的话说，他从十几岁开始就频繁地"四处觅食"。他和数百位女性有过性关系，却从未深入关心过她们中的任何一位。布鲁斯并没有把女人看成是完整的人，而是"性交的家伙"。女人对他来说多多少少是相同的。重要的是睡女人——可是，一旦达到高潮，他就不再对她有什么特别的欲望。所以，一个女人一离开，他就再去找另一个女人，这没什么稀奇的，有时只隔上几分钟而已。行为的强迫性质如此明显，以至于他自己也心知肚明。他发现自己常常在不想要女人时，还"需要"或"必须"去追求女人。

现在可以从许多观点来理解布鲁斯，其中没有哪个观点是唯一的真理。俄狄浦斯情结的意味非常明显：他既渴望又恐惧与母亲相像的女性。他在妻子面前常常阳痿。在旅行时，越是接近母亲所在的城市，他的性欲就越强烈。此外，他的梦常常出现乱伦和阉割的主题。还有迹象显示，他与异性的强迫性欲是为了压制无意识的同性恋冲动的爆发。布鲁斯的自尊严重受损，可以把勾引女性的成功看作是他支撑自我价值的努力。还有另一种观点：布鲁斯对亲密感既需要又害怕。性交，既是亲密关系又是歪曲的亲密关系，同时回应了需要和害怕。

在八年多的精神分析治疗过程中，多位称职的治疗师已经充分探索了上述全部的以及其他的多种解释，但是他们的治疗对他的强迫的性冲动毫无作用。

在布鲁斯治疗期间，大量被忽视的存在性主题令我震惊。布鲁斯的强迫表现可以当作是对抗存在处境的盾牌来理解。举个例子，很明显，布鲁斯害怕孤单。每当他离开家的时候，为避免独自一人打

192

发夜晚的时光,布鲁斯不遗余力地寻觅异性。

焦虑可以成为有用的向导,并且有时候治疗师和病人必须公然引发焦虑。因此,当布鲁斯忍受焦虑的能力有所增强时,我建议他彻底地独自一人过一夜,并记录他的想法和感受。就是那天夜里发生的事,对他的治疗无比重要。赤裸裸的恐惧是对当时经验的最佳描述。从他孩提时代以来,他第一次产生了对超自然的恐惧。那天恰好有次短暂的停电,布鲁斯发现自己很怕黑。他想象自己看见了一个死去的女人躺在床上(类似电影《大法师》中的老女人);他想象自己看到窗前有一个死人头;他害怕"什么东西"会来摸自己,"或许是一只裹着破布的只剩骨头的手"。一只狗的出现,极大地慰藉了布鲁斯,他第一次认识到人们与宠物之间的强烈联结,他说:"我们需要的不一定是有个人陪在身边——只要是个活物就行。"

通过治疗,那一夜的恐惧逐渐转化为领悟。独处一整晚致使性的作用表露无遗。没有了性的保护作用,布鲁斯遭遇到严重的死亡焦虑:生动的意象——死去的女人、只剩骨头的手、死人的头。性是如何保护布鲁斯免受死亡威胁的呢?是通过许多方式实现的,我们在治疗中分析了每一种方式。性的强迫性,像所有症状一样,是由多重因素决定的。首先,性是一种抗拒死亡的形式。对布鲁斯而言,性包含一些令他害怕的东西;确定无疑的,性常常牵连着隐藏的乱伦渴望以及对报复性阉割的恐惧——"阉割",我指的并不是字面上的阉割,而是毁灭。所以,性行为是对抗恐惧的。布鲁斯通过把阴茎塞入生活的漩涡来使自己存活。从这个角度来看,布鲁斯的性强迫症和他热衷的其他事情是吻合的——跳伞、攀岩和飙车。

性也可以通过强化布鲁斯个人独特性的信念来战胜死亡。从某种意义来说,布鲁斯通过成为自身宇宙的中心来使自己存活。女人环绕着他。全世界的女人都崇拜他。她们只为他而存在。布鲁斯从未想过她们也有自己的生活。他想象她们为了他而处于生命休眠的状态中;就像卡夫卡的小说《审判》(*The Trial*)里的鞭毛虫,每次约瑟夫打开它们的门时,它们都在那里,没有他的召唤,它们就定格在静止状态。当然,他避免必须真实面对死亡状态,这也是性的功用。布鲁斯从来不必面对孤独,与一个人对自己死亡觉察相伴而来的孤独。女人是"身边的活物",很像他在惊恐之夜遇到的狗。布鲁斯从来就不独处,他一直处在性交之中(狂热地与女人融合在一起)、正在找女人或是刚刚离开一个女人。所以,他寻找女人并不是真的寻求性,也不是由幼儿期力量、如弗洛伊德所说的"性会从中产生的东西"[27]推动的,而是一种寻找能让布鲁斯否认或减轻死亡恐惧的努力。

在后面的治疗里,他有机会与一位美丽的女子上床,这位女子是他直属上司的妻子。他对这个机会进行了慎重的考虑并和一位朋友讨论,朋友劝他别去,因为那样可能造成危害性后果。布鲁斯也知道他必然为此付出焦虑和内疚的高昂代价。最终,他痛下决心放弃这次性征服,这是有生以来第一次。紧接着的一次会谈中,我同意他的做法,这的确是对他最有益处的做法。

他对这个决定的反应是有启迪作用的。他指责我剥夺了他的生活乐趣。他感觉自己"不中用"、"完蛋了"。接下来的一天,他在原本用于性幽会的时间里读书、晒日光浴。他想,"这就是亚隆想要的,让我晒着太阳慢慢变老,像褪色的狗屎。"他感觉毫无生气且沮丧。当天晚上他做了个梦,这个梦对象征意义的运用,在我所知道的梦里,是最有启发作用的:

> 我有一副漂亮的弓箭,我称赞它是拥有神奇力量的伟大艺术作品。你和X(一位朋友)认为不是这样的,指出它不过是非常普通的弓箭。我说:"不,它是神奇的,看看那<u>些</u>特征,还有这<u>些</u>特征!"(指着两个凸起,)你说:"不,它非常普通。"并且你继续向我说明这把弓的构造是多么简单,式样和做工是多么普通。

布鲁斯的梦非常优美地说明了性是另一种征服死亡的方式。死亡与平庸和普通有关。神奇的角色可以让一个人超越自然规律、超越平凡,可以让人否认自身的生物属性——命中注定必将死亡的属性。他的阴茎是有魔力的弓箭、一柄让他超越自然规律的魔杖。每一次风流都有如魔法般建立了一个微型生命;尽管每一次风流都糊里糊涂地结束在死胡同里,但是把它们全部连在一起,就使他产生了生命在不断延伸的错觉。

随着我们修通了他带来的这两部分材料——独自消磨时光和没有接受性邀请——大量的领悟紧跟着产生,不只阐明了他的性欲病理现象,也对他生活的其他许多方面有所启迪。例如,他一直以非常局限、有性色彩的方式与他人相处。当性的强迫减弱时,他第一次面对一个问题,人为的是什么?——这引发了颇具价值的探索,即对布鲁斯所面对的存在性孤独的探索。我将在第九章讨论布鲁斯的这个治疗阶段。其实,布鲁斯的治疗过程可以说明所有的终极关怀是相互关联的。布鲁斯拒绝性邀请的决定,以及随后勉强接受这个决定,是另一个极其重要的存在关怀的冰山一角,也就是自由,特别是关于责任的问题——第六章的主题。最后,布鲁斯终于放弃了性的强迫,使自己面对另一个终极关怀——无意义。随着布鲁斯主要的存在理由的更换,他开始面对生命目的这个问题——第九章的主题。

长程治疗中的死亡焦虑

虽然短期的治疗过程,通常可以完全避开任何对死亡焦虑的明确思考,但是所有长程高强度的治疗却会因没有修通对死亡的觉察和恐惧而不完整。只要病人一直以相信治疗师能解救他脱离死亡的婴儿式信念来避开死亡,那么病人就不会离开治疗师。"只要我一直跟着你,我就不会死。"这种没有明说的心声,在治疗的后期非常常见。

梅·斯特恩在一篇重要文章里,描述了六位陷于无止尽精神分析中的病人,[28]在每个例子中,修通死亡焦虑都给精神分析带来了成功结局。一位有代表性的病人是罹患强迫症的三十八岁男性,症状包括失眠、噩梦、疑病,以及在性关系中强迫地幻想自己接受人工呼吸。大部分的精神分析治疗都在俄狄浦斯和前俄狄浦斯层面进行。

阉割焦虑、乱伦的女性认同、前生殖器期的退行、口唇期合并等，都被用来解释他的症状，但都没有疗效。只有当分析进行到更深的层面——死亡恐惧背景中的症状意义，临床情境才得以改变。

　　最后，把移情材料归因于他想从精神分析师那里得到神奇的处方，才引出他把分析师当作对抗死亡恐惧的防护和没人能保护他脱离必然死亡的这一解译。这个解译的效果出人意料，几乎是戏剧化的转变。他的疑病症状，他为对抗尚未成形的虚无的恐惧所作的抗争，他想要永远接受精神分析的愿望，此后都被作为死亡恐惧的表现来加以分析。

　　另一位病人有许多自我毁灭的症状——赌博、酗酒、频繁争吵、性受虐倾向——在漫长的精神分析中同样没有什么进展。

　　在分析治疗中，没有任何技术上的方法能够使他放弃把幻想见诸行动。他用堕落的行为激怒分析师，对他而言，分析师的愤怒意味着殴打。他把分析师做出的任何解译都用来满足想挨骂和挨打的愿望；把沉默解释成父亲生气后愠怒的反应。他的精神分析似乎陷入了僵局……最终，治疗师做出解译，通过与分析师（父亲）的融合，他想要赢得保护，以对抗死亡。这个解译启发了很多此前受到抑制的材料。"死亡在现在和过去都一直围绕着我。"他记起小时候就有许多关于死亡的想法。"我通过顺服来解决我的死亡恐惧……被鸡奸是对抗死亡的保护。"他对治疗师没有早一点向他指出这一点感到不满。

　　在这个病例中，与第一个病例一样，对移情的修通揭开了死亡焦虑的隐秘层面。移情的历史观点（就是，先前的某种情感转移投注到当前的情感）在实际的治疗过程中只有有限的价值。重要的是即时化，病人的歪曲在此时此地的作用。斯特恩的病人意识到自己把治疗师作为对抗当前死亡觉察和恐惧的盾牌。他逐渐地面对了自己的死亡,并且慢慢地理解了不只是他的移情,也包括他的症状,都代表着想神奇地逃避死亡的婴儿式方法(例如,酗酒代表着"象征性地与母亲欣喜若狂的融合,以此作为反抗死亡的防御")。

随后,每位病人都取得了明显的进步,但是作者小心翼翼地指出:"这些病人在治疗情境中的戏剧性转变,或许是多年冗长的修通,以及结束精神分析的可能性,为死亡恐惧的解译提供了机会。"神经症患者的内心都有一个死亡焦虑的基层,它可以在长期的治疗里进行修通——通过将病人的症状和移情都解释为应对死亡的努力,治疗师可以推动修通过程。

在详尽的自我探索的冒险中,不可能忽略死亡,因为成人的一个主要任务就是遵从衰弱老化的现实。但丁在年近不惑时写下的《神曲》(*The Divine Comedy*),可以从许多象征性层面进行理解,但是它也确定无疑地反映出作者对自身死亡的关注。开篇诗句描述的就是中年时期常常出现的面对自身必死性时的恐惧。

> 我走过我们人生的一半旅程,却又步入一片幽暗的森林,迷失了正确的路径。啊!这森林是多么荒野,多么险恶,多么举步维艰!道出这景象又是多么困难!现在想起来仍会毛骨悚然。[29]*

那些生活中有严重情绪痛苦的人,和那些神经症性防御导致自我束缚的人,当步入中年,开始认识到衰老与死亡迫近的时候,可能出现特别严重的困扰。对中年病人进行治疗的治疗师必须提醒自己,有许多心理病理现象来自于死亡焦虑。雅克在讨论中年危机的文章中,清楚地陈述了这一点:

> 一个步入中年的人,如果没有成功地建立起婚姻和职业生

---

* 此处从黄文捷译本。——译注

活，或是将自我建立在狂热的活动上而无视随之而来的情感贫乏，都是没有准备好面对中年的需求，无法享受来自成熟的乐趣。在这样的情形下，步入中年的人突然意识到生活在不断接近死亡的情形中，容易出现中年危机，经历一段心理困扰和沮丧的崩溃时期。也有人会通过强化狂热的防御来逃避崩溃，避开衰老和死亡带来的忧郁和困扰，但是，当人最终需要承认衰老和死亡的必然性时，会面对不断累积的焦虑。

197

　　许多步入中年的男人和女人，试图强行留住青春。对健康和外表过度忧虑或乱交行为的出现，为的是证明自己年轻有力；空洞而缺乏真正快乐的生活、频繁参与宗教活动，都是常见的模式。他们试图跟时间赛跑。[30]

死亡焦虑作为主要的症状：病例研究

　　治疗师常常遇到一些病人，他们的死亡焦虑占据着非常核心且明显的位置，以至于不需要经过什么推论。这些病人常常很棘手，因为治疗师认识到死亡的议题无法回避时，就会不安地发觉自己并没有什么概念上的工具可以指导治疗。

　　西尔维娅就是这样的病人，本章前面曾提到罹患晚期癌症的查尔斯加入治疗团体时，她也是团体成员之一。三十六岁的西尔维娅是位离了婚的、富有的建筑师，断断续续地接受了十多年的心理治疗。她酗酒、严重抑郁、焦虑、肥胖、寂寞，常有各种各样的心身症状，包括头痛、荨麻疹、背痛、听力障碍和哮喘。她跟十三岁女儿的冲突很严重；因为她酗酒以及无法预料的行为，另外两个较大的孩子选择与父亲同住。她先前的治疗（个别、团体、家庭形式）收效甚微。在针对酗酒者的特殊团体中进行的一年半治疗，帮助西尔维娅对饮酒有了一定的控制。然而在其他方面，她仍然处在压力的高原期；治疗仅仅是"维持运转"。

　　查尔斯进入治疗团体（她已经加入了几个月）彻底改变了西尔维

娅的治疗过程。查尔斯的加入，强制她面对死亡的观念，并且使一些以前没有注意到的重要主题在她的临床情境中浮现了出来。

当查尔斯告知团体他罹患了无法治愈的癌症，西尔维娅的第一反应是非常不理性的。之前我曾描述过，她非常不满于他消极接受癌症、不去寻求常规医疗以外的帮助。查尔斯告知团体他罹患癌症之后的几个星期，西尔维娅有过一次惊恐反应。她给家里买了一张新的皮沙发，可是它的气味却让她心烦意乱。另外，她有一个房客是艺术家，她确信油彩的气味是有毒的。那天晚上，她的脸上起了轻微的皮疹；午夜，她在强烈的惊恐中醒来，她认为自己就要死了，死于对沙发和油彩过敏导致的呼吸衰竭。她越来越恐惧，最后在午夜叫来了救护车。她又开始喝酒，并在查尔斯进入团体三周后，因为醉酒驾车而被拘捕。她表示那样开车是自杀的一种形式；她觉得自杀是获得对死亡掌控的一种方法，因为它给予人们对自己命运的主动控制，而不是等待"什么可怕的东西吞噬你"。几个星期以来，她的焦虑水平一直很高，因为太过难受而提出离开治疗团体。与此同时，她开始认定自己"在团体的气数已尽"，我正试图除掉她。由于她持续的头痛，我把她转诊给内科医师去做身体检查。这个时候，她陷入了急性抑郁，并把这次转诊理解成我拒绝继续照顾她，想把她交给别人。当团体引进新成员时，她认为是要用他们来取代她。

最初的焦虑平息之后，西尔维娅不再回避查尔斯并开始与他接触，先是试探性的，进而以更为积极的方式与他接触。当时查尔斯在会谈中表现出沮丧或焦虑，团体成员中只有西尔维娅鼓足勇气向查尔斯发问，他是不是担心癌症或是怕时间不够。渐渐地，西尔维娅开始思索、谈论自己的核心关怀：对衰老、患上癌症的恐惧，对寂寞的忧虑。她变得专注于她母亲的死亡，开始思考与之相关的事件，比过去的十五年更加详细、更加清晰。这些主题一直存在，却从未在治疗中正式处理过。

西尔维娅的例子极好地证明了治疗师的理论框架是怎样影响由病人提供的资料的。比如，西尔维娅严重失眠已经十五年了，接受过多位医师、各种疗法的治疗，服用过多种镇静剂。在查尔斯进入团体几周后，她再次谈起她难治的失眠，但是这一次，因为治疗师转向了不同的取向，她补充了信息：多年来几乎是每天夜里两点到四点之间，她都会全身冒着汗醒来，不停地对自己说："我不想死，我不想死。"在这之前的十年的治疗（包括跟我治疗的两年）中，她从未向治疗师讲过这件事！199

当我把死亡焦虑作为一个核心组织原则加以应用时，许多毫无联系的症状和事件就形成了条理清晰的图像。西尔维娅的惊恐发作常常引发暴饮暴食，几乎总会对她的身体造成某种损伤，使她陷入躯体疾病或衰弱的联想中。西尔维娅的死亡焦虑总是在孤独的时候最严重。她向十三岁女儿传递的隐含信息是："不要长大、不要离开我。我受不了孤独。我需要你停在小时候，一直留在我身边。如果你不长大的话，我就不会老。"这个讯息严重影响到她女儿，女儿表现出严重的不良行为。

西尔维娅对抗焦虑的首要防御机制是相信终极拯救者的存在，这个信念是她泛化的口唇期问题（部分表现在酗酒和肥胖）的根源，并且在她与心理治疗、治疗师的关系中也特别明显。她不停地奉承他们、顺从他们。她最害怕的就是可能被他们拒绝或抛弃。为此，她夸大自己的需要，隐瞒自己获得的一切有益收获，常常表现出言过其实的困惑和无助。她在治疗中的任务似乎是通过多种策略让自己表现得非常脆弱，迫使治疗师照顾她、救助她。

这些问题越来越多地摆在西尔维娅面前，她的焦虑也就不断地攀升。很快，她的不安就强烈到需要在每周一次团体治疗之外的治疗了。我跟她进行一系列个别治疗，我们对她的死亡关怀进行了焦点分析。

母亲的死是西尔维娅生命中最痛苦的事件，一想到这件事她就毛骨悚然。母亲罹患子宫颈癌，二十五岁就离开家的西尔维娅飞回母亲身边，在她生命中的最后一个月照顾她。那段日子，母亲不是失去意识，就是处在非常不理性的意识状态，出现幻觉并且特别偏执。

200 由于大小便失控,母亲需要西尔维娅的不间断看护。最后,母亲喉咙里咯咯的响着,嘴里淌着血水和粘液,在粪便和恶臭之中死去。西尔维娅记得她当时的感受,脑袋好像从身上断开了,不停地胀大,就要裂开似的(与查尔斯进入团体时她体验到的头痛相似)。

关于死亡,西尔维娅有许多可怕的童年记忆。她七岁时,祖父去世,六个月后祖母也走了。她一直记着她看到祖母在棺材里的样子,也记得她确信祖母的喉咙被人切开了(回溯起来,她认为祖母曾接受甲状腺手术)。她十二岁时,一位同学溺水身亡,她去参加他的葬礼——对她而言,又是一次非常可怕的经验。

西尔维娅儿时常常生病,母亲多次告诉过她(并且记得母亲告诉过朋友和亲戚),她年幼时是多么接近死亡。五岁之前,她得过好几次肺炎。六岁时,她撞断了手臂的骨头,还得了慢性骨髓炎,这在当时需要手术治疗,她现在想起令人窒息的乙醚口罩,还觉得非常可怕。从此以后,她对麻醉就非常焦虑。她每次分娩的时候,麻醉引发的死亡焦虑都非常强烈,以至于造成短暂的精神病发作。

她关于"濒死"的最早记忆是在很小的时候,一位阿姨在按摩她的腿,或许是为了救活她。她认为自己可能是昏迷了,她记得阿姨在哭。她还记得身体每被碰一下,都会感到强烈的疼痛,却不能说话或用其他什么方式让阿姨停止按摩。第二个早期记忆是一次濒死的体验,她飘浮在身体之外,拼命试图接回身体,却徒劳无功。

除了这些使她"过多过早"暴露于死亡之下的早期敏感经验外,还有其他几个重要因素妨碍她建立起对抗死亡恐惧的传统防御机制。不论是对母亲还是对父亲,西尔维娅都没有信赖感。父亲在她年幼时就抛弃了家庭,她对母亲的印象则是不可靠、不负责任的。她母亲对任何疾病或身体损伤都会惊恐万状,如果有什么人生病,她就会叫来其他家人进行看护。无论从情感或身体上说,母亲都指望不上:甚至在西尔维娅还是十岁左右的孩子时,她母亲就曾一连几天不回家,大概是跟一个男人在一起,而把整个家都交给西尔维娅照顾。

201 她母亲面对自己的死亡时,有着无法遏制的恐惧,对西尔维娅的影响就是使她更加害怕死亡。(许多病人谈到,在他们形成自己对待死亡的态度上,父母面对死亡的方式是非常重要的。这一观察可以明确地指导对濒危病人的治疗:想到自己在为他人树立榜样,就是一种把生命意义维持到最后一刻的方法。)

显然,西尔维娅的死亡焦虑是多重因素造成的。她不但过早、过多地面对了死亡——早年生命受到威胁的体验以及母亲促使她不断意识到死亡近在咫尺——而且也无法发展出以否认为基础的传统防御来对抗死亡。她不能指望父母的保护或拯救:父亲其实已经死了,而母亲自己又被生活淹没。她既做不到把死亡赶走,也不可能发展出自己神圣不可侵犯的信念。死亡就近在眼前,不止一次地差点就抓到她了,所以她把自己看成是非常脆弱、非常容易受到伤害的人。

西尔维娅记得她曾尝试跟随祖母从宗教的教义和祈祷中获得安慰。因为如果像祖母所说的那样,上帝真的存在,他就会保护她不死,或者在她死后好好照顾她。她在一间南方浸礼会长大,常常听闻地狱的概念和图景。她小时候,有好几次在生病时,她跟上帝谈条件:"你救我的命,我将来做修女,把一生奉献给你。"现在几十年过去了,西尔维娅仍然对自己的背信弃义念念不忘。

我们的个体治疗专注于死亡记忆是富有成果的,西尔维娅更为明确地意识到自己恐惧死亡的程度以及这种恐惧在她生命中所扮演的角色。当她继续进行团体治疗时,她意识到了自己恐惧变老,还意识到了自己极其适应不良的防御方式,那就是"静止和伪装"的策略。换句话说,她中止了生命和成长,怀着神奇的希望,希望死亡会因此而忽略她。她无视自己身体的样子,单调乏味地打发掉晚上和周末的时光。她越来越胖,出于某种神奇的信念,她相信如果避免像母亲那样消瘦虚弱的话,她就可以逃离死亡。(哈蒂·罗森伯格描述过一个心理动力相同的病人。[31])当一位男性成员在她生日送花时,她深切地认识到了自己生命的停滞。当她发觉自己是多么想要有位爱人时,几乎喘不过气来,她意识到自己在生活与不生活之间的摇摆不定,已经让她虚度了很多年。

西尔维娅也认识到她把自己当作濒死的人看待,同时也要求别人如此看待她。一次,她因过分担心生病而在团体中受到攻击时,她脱口而出:"我就要死了,在这个时候,你们怎么能这样对待我?"她清楚这句话的荒谬之处,也意识到这是她多年来不断重复的心声。

在团体中,西尔维娅的大部分治疗都集中于她与查尔斯和我的关系。她与查尔斯的关系越来越真实:她不再否认他的疾病,不再催促他去寻求术士的帮助,也不再跟他比谁是团体中最接近死亡的人。一周又一周,她慢慢开始放弃了她的信念,不再认为我是全能者。她虽然试图继续把我当作比生活更重要的人物形象,却也发觉她因为我可能犯错而不耐烦。因此,我小心地不去承担全能者的角色,尽可能地开放和坦诚。西尔维娅的进步变得显著且稳固。她开始面对死亡,而不是被它搞得无法动弹。她认识到为了逃避死亡焦虑,她过去一直试图与治疗师或朋友融合。就连电视也能达到这个目的,当她非常害怕死亡的时候,她会长时间地看电视,因为:"仅仅是听到声音就让我觉得自己还活着。"她不再害怕寂寞,并且开始感到即使没有与孩子或男人的、舒服的依赖关系,她仍然能够过上满意的生活。(有一句老话:"自己手里有灯的人,不需要怕黑。")

她开始打扮自己、减肥,并且开始建立团体之外的社交生活。过去两年来,团体是她全部的社交世界,当她在一次会谈里宣布她要提前半小时离开去赴晚餐约会的时候,我们就明白她结束治疗的时间快到了。然而,出人意料的事情是,她向团体说道,几周来她每天都在思索母亲的死亡——不是过去常常出现的强迫性思考,而是有意识地冥想母亲死亡的全部可怕情景,这是慎重的计划,为的是通过完全熟悉以掌控那些可怕的情景。这个决定非常重要,因为这是她自己构思的,而不是由治疗师提议的。多年来,有个想法一直缠扰着她,那就是自己将在母亲去世的年纪死亡。团体观察到她不再谈论这种强迫观念,她回答:"我已经很久没有想那些了。它彻底不再是我经验的一部分了。现在,我正投入生活之中。"

她坚定地做出了结束团体治疗的决定,而且可以预料到很多症 203
状会再度复发。她经历了梦魇,午夜时分的死亡恐慌,以及一闪而过
的祈盼某位优越人物给予安慰的渴望。然而,这些症状的恶化是短
暂的,部分的原因可能是治疗师预言早就说过,面对结束治疗的痛苦
会发生这种情形。在最后一次会谈中,她提到了这个梦:

> 我在一个大洞里,那儿有位向导,我认为他答应给我看一些
> 光彩夺目的展品。可是洞里什么也没有,没有画作或任何艺术
> 作品。然后他把我带到另一个房间,是个长方形的房间,大约是
> 这个团体治疗室的大小,又没有画作或任何展品。我唯一看到
> 的东西是可以眺望昏暗天空和橡树的几扇窗户。在往外走的路
> 上,向导突然变身了,他有了一头红发和不可思议的吸引力,所
> 以我认为他有魔力。在我俩之间,有些什么事情非常、非常强烈
> 地发生了。过了一会儿,我再次见到他,他似乎失去了所有的吸
> 引力,又变成了穿着蓝色牛仔裤的正常人。

这个梦是放弃不可思议力量的相当生动的描述;它表现出西尔
维娅接受了终极拯救者信念的虚幻性质。在这个梦里,我不能向她
展示光彩夺目的展品;我提供的只是从窗户眺望这个世界单调乏味
的现实,而不是迷人的画作。梦的结尾,西尔维娅最后一次尝试为我
披上神奇的外衣:我突然变成具有超人性质的形象。但是过去自我
欺骗的咒语失去了效力,我迅即变回了真正的我——一个向导,不多
也不少。

在先前的治疗中,西尔维娅常常间歇性地停止治疗。她非常害怕
分离、告别,不想觉察到治疗师的能力有限,她总是回避最后几次会
谈,与治疗师突然中断联系。现在,她直接面对分离的过程(潜在意义
上是死亡的提醒),与面对死亡焦虑采用相同的方式:不是被焦虑征
服,而是接受它,通过焦虑来体验比之前所认识到的更为丰富的人生。

心理治疗的问题

病人和治疗师的否认

尽管死亡无所不在,并且有大量丰富的机会可以来探索它,可是大部分治疗师却发觉增强病人的死亡觉察和修通死亡焦虑的任务格外困难。否认使得这个过程的每一步都充满困惑。死亡恐惧存在于知觉的每一个层面——从最容易意识到、最表面、最理性的层面,到最深层的无意识领域。通常病人表面上对治疗师的解译表示领悟,而在深层仍是一种否认。病人可能会对治疗师的提议进行回应,审视他们关于有限性的感觉,但是会谈逐渐变得没有收获,资料变得索然无味,对话变成理性讨论。在这种时候重要的是,治疗师不要贸然做出错误的结论,不要认为自己在钻探一口枯井。联想的中断、缺乏,情感的分裂,都是阻抗的表现并且必须以此为依据进行处理。弗洛伊德在动力性心理治疗实践的早期发现之一,就是治疗师会不断遇到病人对抗治疗的心理力量。("在临床工作中,我不断要与病人的心理力量相对抗,这种力量阻止病人意识到自己的病态观念。")[32]

治疗师必须锲而不舍,必须继续搜集证据、对梦进行工作、坚持他的观察,必须一而再、再而三地从不同角度处理相同的焦点。与死亡有关的问题,或许看起来太过平凡、太过明显,以至于治疗师觉得坚持下去是很愚昧的。可是简单和持续是克服否认所必需的。一位抑郁、自虐、有自杀倾向的病人,在结束治疗几个月后的追踪访谈中,谈及我在对她的治疗里说过的最重要的话。她经常描述她对死亡的渴望,而有的时候,又谈起她在生活中喜欢做的各种事情。我则不止一次地给出简单的、令人难堪的意见,就是她谈及的这些事情只有一种可能的顺序：先体验，后死亡。

当然，病人并非否认的唯一来源。治疗师的否认与病人的否认常常无言地形成共谋。治疗师也必须面对死亡并感受面对死亡的焦虑，这一点也不比病人少。治疗师必须在日常工作中觉察死亡，这需要治疗师做很多准备。我和我的协同治疗师在带领罹患转移性癌症病人的团体时，深刻地感觉到这一必要性。团体在前几个月里，讨论都停留在表面：大多讨论医师、药物、治疗方法、疼痛、疲倦、身体的限制等。我们认为这种表面性讨论的实质是防御——病人恐惧和绝望的深层信号。于是，我们尊重防御并且采用非常谨慎的方式带领团体。

过了很久我们才了解到，在维持团体的肤浅中，身为治疗师的我们扮演了主动的角色。当我们能承受自己的焦虑并跟随着病人的带领时，对团体而言，没有什么话题是太过恐惧而无法以明确而有建设性的方式进行处理的。对于治疗师来说，讨论常常是非常痛苦的，许多心理卫生专业的学生透过单向玻璃观察团体，有时候一些人不得不离开观察室以使自己平静下来。治疗临终病人的经历促使许多治疗师再次接受个人治疗——这对他们常常是非常有益的，因为许多人在先前的传统治疗中，并没有处理关于死亡的担心。

如果治疗师要帮助病人面对死亡并将死亡整合到生命之中的话，就必须完成对这些议题的修通。我们可以从原住民文化里术士的遴选仪式中发现有趣的相似之处，许多这类仪式有着传统的要求，就是巫师必须经受一系列痛苦和死亡的威胁，然后从中复活，获得开悟的体验。有时部落会挑选真正长期患病，徘徊在生死之间的人成为巫师。一般说来，这种经验是一种神秘洞察。举个典型的例子，一位通古斯（西伯利亚的部落）萨满巫师描述自己在入选仪式上，曾经遇到巫师先祖，他们围绕着他，用箭刺他、割开他的肉、扯断他的骨头、喝他的血，然后把他重新拼合起来。[33] 有几种文化要求新手巫师睡在墓穴或把他们绑在墓园过上几夜。[34]

为何要自找麻烦？

许多治疗师回避与病人讨论死亡，并不是出于否认，而是刻意的决定；这个决定基于思考死亡会使病人病情加重的信念。为什么去捅马蜂窝呢？为什么让病人陷入除了增加焦虑外毫无益处的深渊呢？每个人都必须面对死亡。神经症患者不是已经有足够多的困扰了吗？何必再提醒他有一杯苦酒在等着所有的人，何必加重他的负担呢？

这些治疗师觉得挖掘和分析神经症性问题是一回事；他们至少能够对此提供一些帮助。但是，探讨真正的现实，痛苦的、永恒不变的人生真相是另外一回事，这么做不但愚蠢，而且会起到相反的作用。例如，一些病人的问题是未解决的俄狄浦斯冲突，他们会因为虚幻的烦恼而丧失活力：一系列很久以前发生的内在和外在事件的集合，一直存在于不受时间影响的无意识之中并且困扰着病人。病人以歪曲的方式回应当前的处境：把现在当成过去。治疗师的使命很清楚：阐释现在，揭露并驱散过去的影响，帮助病人去除事件的毒害。那些事件是指，本质是良性的却由于非理性而被体验为有害的事件。

可是死亡呢？死亡不是来自过去的幽灵。死亡的本质并非是良性的。我们能对它做什么呢？

增加治疗中的焦虑。首先，人类有限性的观念伴随着一个焦虑的力场，进入这一力场就意味着加深焦虑。我这里描述的治疗取向是动力性和揭示性的；并不是支持性或潜抑性的。存在主义治疗确实会增加病人的不安。深入人的焦虑根源而没有一段时间高度焦虑和抑郁的体验，是根本不可能的。

西尔维娅的案例是很清晰的例证。查尔斯向团体坦露他的癌症之后，她体验了焦虑的猛烈爆发，并且再度启动了许多原始防御机制来对抗这种焦虑。我先前谈到过斯特恩报告的两位病人，他们接受长期的个体精神分析，直至明确而详尽地修通了发源于死亡恐惧的严重恐怖症状之后，才成功地结束了治疗。[35] 这两位病人的治疗一进入死亡焦虑的范畴，就分别经历了一段剧烈的焦虑复发。一位病人在修通他的幻想，即分析师保护着他对抗死亡的幻想时，认识到并没有拯救者，于是陷入了深度的抑郁。"他原本在工作和业余爱好中极度活跃，现在转而陷入彻底无助的状态，感觉自己生活在迷茫之中、自己不再是自己。这种感觉引发了退行成一种矛盾共生体的愿望，想要与妻子和分析师口交，又对他俩有着极其强烈的愤怒。"另一个病人也了解到自己的神经症性防御不能在对抗死亡中保护他，他的精神分析也经历了类似的过程。"他变得抑郁，时常感觉到一片混沌，许多婴儿式的防御模式再度出现，试图成为抵抗死亡的最后一道防线。"斯特恩报告的另外四个病例，在面对未来死亡的创伤时，也经历了暂时的焦虑和抑郁。

在对这一主题的杰出论述中，布根塔尔把这个治疗阶段称为"存在性危机"——对抗存在性焦虑的防御遭到破坏时，人们突然真正觉察到生命的根本处境，这时必然会产生危机。[36]

生命的满足与死亡的焦虑：治疗的立足点

治疗师最好从概念上谨记，围绕死亡的焦虑既是神经症性的，同时又是正常的。全人类都在体验死亡焦虑，可是有些人死亡焦虑的体验过于强烈，以至于它泛滥到他们的很多体验领域，导致高度不安和/或对抗焦虑的一系列防御，这些防御阻碍了成长并且常常产生继发性焦虑。为什么有些人会被所有人都必须面对的情形击倒？这个问题我已经讨论过了：由于一连串不寻常的生活经历，有些个体遭受了死亡焦虑的过度创伤，没能建立起对抗存在性焦虑的"正常"防御。治疗师遭遇的是自我调节失败的死亡焦虑。

治疗师可用的一种方法是着眼于改变、调整病人当前的心理动力。我相信，对临床工作者而言，有一个特别有用的公式：死亡焦虑与生活的满足成反比。

约翰·欣顿报告了一些相关研究的有趣结果,[37]他研究了六十位罹患晚期癌症的病人,研究他们的生活态度(包括"生活中的满足感或成就感")与罹患晚期癌症的感受、反应之间的关联。对生活满足感的评估,来自对病人及其配偶的访谈。患病期间的感受和反应,则通过与病人面谈,由护士、配偶填写量表来进行测量。数据显示,在非常显著的水平上,存在如下现象:"当生活令人满意时,死亡不太令人烦恼……对过去的生活较为不满时,对疾病及其结果的看法会有更多忧虑。"生活满意度越差,越容易出现抑郁、焦虑、愤怒,并且整体上更加在意疾病和挑剔医疗护理的满意与否。

这些结果看似违背常识,因为从表面上,人们可能会断定那些生活不顺、希望破灭的人会欢迎死亡的解脱。可是与之相反的才是正确的:成就感,一种已经好好活过的感觉,可以减轻死亡恐惧。尼采以他典型的夸张式语句说道:"变得完美、成熟的一切——都愿意死。所有不成熟的人都想要活。所有受苦的人都想要活,以便能够变得成熟和快乐,怀着渴望——渴望更深、更高、更耀眼。"[38]

这样的领悟无疑给了治疗师一个立足点! 如果能帮助病人体验到生活的满足感增强,治疗师就能使过度的焦虑平静下来。当然,这个公式是循环的,个体正是由于过度的死亡焦虑才会活在受限制的生活中——致力于更多的安全、生存和解除痛苦,而不是成长和实现的生活。席勒斯提出了同样左右为难的推论:"除非病人是完整的人,否则他无法面对死亡;然而只有通过面对死亡,才能成为真正完整的人。"问题(席勒斯认为,这对于精神分裂症病人尤为重要)是:"除非人们能够强化自己是完整之人的认识,否则关于生命有限性的焦虑会过于巨大而无法面对……除非他经历过完完全全的生活,否则无法忍受面对必然死亡的前景,而精神分裂症患者还没有充分地活过。"[39]

另外还有一个立足点,那就是治疗师决不能被过去吓倒。人们并不需要经历四十年完整连贯的生活来弥补过去四十年郁郁寡欢的生活。托尔斯泰小说中的伊万·伊里奇通过面对死亡,在所剩不多的日子里,体验进而克服了存在性危机并转化了自己,而且回顾他的一生,这为他整个的人生注入了意义。

生活越是不满足,死亡焦虑就越大。我的一位病人可以清楚地说明这一规则,他叫菲利普,五十三岁,是位非常成功的商业管理者。菲利普一直是个严重的工作狂;他每周工作六十到七十小时,每天傍晚总是拖着装满文件的公文包回家。而且最近两年他在东海岸工作,周末才回到位于西海岸的家。他的生活没什么满足感:工作提供的是安全感而非快乐;他不是因为想要去工作才去工作的,而是为了减轻焦虑不得不如此。他几乎不了解他的妻子和孩子。几年前妻子曾有一段时间不长的外遇,他永远无法原谅她——不是完全出于实际的行为,而是因为外遇以及伴随而来的痛苦成了他从工作中分心的祸首。他的妻子和孩子遭到疏远,而他从未在和他们相处中汲取到爱、生命的意义和满足感。

接着发生的一场灾难,剥除了菲利普所有的防御。由于航天工业的严重衰退,他的公司倒闭并被另一家公司吞并。菲利普突然发现自己失业了,并且可能因为年龄和高级经理的地位而找不到工作。他出现了严重的焦虑并在这个时候寻求心理治疗。起初,焦虑完全集中于他的工作。他没完没了地反复思考他的职业;习惯性地在凌晨四点醒来,清醒地躺在床上,想上几个小时的工作:如何把消息透露给员工,怎样做才是让他的部门逐步停止工作的最好方式,如何表达他对所受待遇的愤怒。

菲利普没能找到新的职位,随着最后一个工作日的临近,他急得像热锅上的蚂蚁。我们在治疗中试着逐步松动工作带给他的焦虑,终于看到焦虑真正附着的地方。菲利普有着相当严重的死亡焦虑,这一点变得越来越明显。每天晚上都有一个梦折磨着他,在梦中,他环绕着一个"黑色深渊"的最边缘走动。另一个反复出现的噩梦是,他正走在海边陡峭沙丘的狭窄山脊上,然后失去了平衡。他一次又一次地从梦中醒来,念叨着:"我要活不了了。"(他父亲是水手,在他

209

出生前溺水而亡。)

菲利普并没有紧迫的经济顾虑：他有丰厚的离职金，最近还得到一笔巨大的遗产，这些提供了相当大的安全感。但是时间！他该如何打发时间？没有什么事情是对菲利普有意义的，他陷入了绝望。一天晚上发生了一件重要的事情。那天他无法入睡，大约在凌晨三点，走到楼下喝茶看书。他听到窗边有声响，上前察看时，发现窗外是一个魁梧的蒙面男子。在吃惊与害怕平静之后，在警察完成搜索离开之后，菲利普开始了真正的恐慌。一个难以忍受的念头闪现出来，令他全身剧烈地颤抖："玛丽和孩子们差点就出事了。"在我们的治疗中，当他描述这个事件、他的反应和他的想法时，我非但没有安慰他，反而提醒他玛丽、孩子们和他自己确实可能出事。

菲利普一下子感到头晕目眩。所有他习惯的否认体系：他的工作、他的特殊性、他的辉煌、他不会受伤的感觉，都不再起作用。现在，就像他面对蒙面窃贼时一样，他先是退缩然后是坚定地面对一些生命的基本事实：无依无靠、时间无情流逝，以及不可避免的死亡。这样的面对使菲利普产生了一种急迫感，他在治疗中努力找回自己的满足感和生命的意义。我们特别着眼于亲密——这是生活满足的重要来源，而他却从未享受过。

菲利普曾经是如此投入于独特性信念，以至于他畏惧面对（以及与他人分享）他的无助感。我主张他把真相告知所有询问他的人——他失业了并且很难找到别的工作——然后注意自己的感受。他起初畏惧并回避这个做法，但他逐渐认识到，与人分享自己的脆弱开启了通向亲密的大门。在一次会谈中，我提议把他的简历寄给我的一位朋友，一家相关领域企业的总裁，这位朋友或许能给他一份工作。菲利普以礼貌、郑重其事的态度感谢了我；可是他回到自己的车里后，"哭得像个婴儿"，这是他三十五年来第一次痛哭。我们围绕着那次哭泣讨论了很多，它的意义是什么、有什么感觉、为什么在我面前不能哭。随着他学会了接受自己的脆弱，他与别人交流的感觉得到了深化，先是和我，然后是和家人；他获得了与他人的亲密感，这是他以前不曾拥有的。他对时间的定位发生了显著改变：不再把时间视为敌人——要么掩盖时间流逝的感觉，要么找点什么消磨时间。现在，在一天接一天的空闲时间中，他开始欣赏并尽情享受着时间。他也开始认识自己的其他部分，在心中蛰伏已久的部分，数十年来第一次把他的创作欲望表现在绘画和写作上。失业八个月后，菲利普在另一个城市得到了全新而富有挑战性的工作。在我们最后一次会谈中，他说："过去几个月，我在地狱里走了一遭。你知道的，它是多么可怕，但我很高兴没有立即找到工作。我感谢自己被迫经历了这些。"菲利普学到的是，隐藏生命的真相，否认死亡的来临，会限制自己体验生命，最终将作茧自缚。

死亡脱敏

211

提供给治疗师立足点用以对抗死亡焦虑的另一个概念是"脱敏"。"对死亡脱敏"——一种粗俗的说法，它有贬低的意味，因为它把最深刻的人性关怀和机械化的技巧并列了起来。但是在讨论治疗师处理死亡焦虑的技巧时，这个说法是难以回避的。脱敏的意思是，伴随着反复地接触，人们可以习惯任何事情——甚至死亡。治疗师或许可以用类似的、克服其他形式恐惧的技巧帮助病人应对死亡恐惧。治疗师让病人一次又一次地暴露于较轻程度的害怕之中，帮助病人操控他所害怕的对象，并从各个方位来审视这个对象。

蒙田注意到了这个原则，他写道：

> 然而对我来说，似乎有一种确定的方法让我们自己熟悉死亡，并在某种程度上尝试它。我们可以拥有它带来的经验，即使不是纯粹而完美的经验，至少也有些用处，这些经验使我们更为坚强、更加放心。即使我们不能触碰到它，但我们能靠近它、观察它；即使我们不能进入它的堡垒，但至少随着不断地接近它，

我们能看见它并变得熟悉它。[40]

　　治疗癌症病人团体的几年中,我多次看到了脱敏现象。病人一次又一次地接近自己的恐惧,直到恐惧因为彻底被熟悉而逐渐减轻。其他病人和治疗师应对死亡的模式——不管是下定决心,坚忍面对,还是安之若素坦然接受——为很多病人消除死亡的恐惧提供了帮助。

　　以行为治疗的方法减轻焦虑的基本原则是,在事先设计好的、减缓焦虑进程的心理状态和环境中,让人们暴露于他所害怕的刺激(精细地划分出等级)。癌症病人的团体就采用了这个策略。团体常常在开始时(以及结束时)进行一些减轻焦虑的冥想或放松肌肉的练习;每个病人都被罹患相同疾病的人围绕着;他们彼此信任,觉得完全被理解。暴露于刺激的强度是按每位成员自己的进度——不会强制成员接受超过意愿的刺激,这是团体治疗操作中的原则之一。

　　处理焦虑的另一个有用的原则是解剖和分析。像有机体一样的灾难性恐惧感通常包括许多令人害怕的成分,可以对它们进行理性的分析。鼓励病人(包括日常心理治疗的病人和临终的病人)审视他们的死亡并找出各种恐惧成分,可能是有用的。许多人是被面对死亡时的无助感压倒的;事实上,我治疗过的临终病人团体,就是把大部分时间用在化解恐惧的来源上。主要的策略是,把附带的无助感觉和真正的无助区分开来,真正的无助是面对人们无法改变的存在处境的无助。我曾看到,临终的病人通过选择控制生活中可以控制的部分而重获力量和控制感。有些病人可能改变他与医生互动的方式:他或许坚持要了解关于自己疾病的全部信息,或是坚持要参与重要的治疗决定,或是不满意现在的医生而换另一位医生。有些病人是让自己投入社交活动中。有些人意识到自己的选择权,他们兴奋地发现自己可以选择不做那些不想做的事。有些人相信,发展出新的处理心理压力的方法将改变癌症的进程,于是他们积极地进行心理治疗。即使当所有事情似乎都超出了人的控制时，人们还是有力量控制自己面对命运的态度——重新解释自己无法否认的事实。

　　还有其他恐惧的成分：临终的痛苦，来生、未知的恐惧，担心自己的家人、身体，担心寂寞、衰退。在以成就为导向的西方国家中，怪异地把死亡等同于失败。把这些恐惧的成分一一分开来理性地审视，都比完整形态的恐惧小一些。每个部分显然都是临终时令人不快的一个方面；可是，这些恐惧不论是分开来看，还是合起来看，都不足以引发灾难性的反应。然而值得注意的是，当要求病人分析自己的死亡恐惧时，许多病人发现自己并不符合上述任何一种，而是某种原始的、难以形容的恐惧。在成人的无意识里停留着幼儿的非理性恐惧，认为死亡是一种邪恶、残忍、毁灭的力量。第三章里我曾经谈到的受惊吓小孩的死亡幻想，孩子把死亡看得远比成人所想的更为可怕。这些幻想正如俄狄浦斯情结或阉割恐惧一样，都是远祖的无意识残留物，它们破坏了成人认知现实和适当反应的能力。治疗师处理这种恐惧与处理所有其他扭曲的现实一样：他努力辨认、澄清，并驱散这些过去的幽灵。

死亡脱敏：*经验证据*

　　文献中的一些报告（全部是心理学博士论文）记述了觉察死亡的工作坊，他们使用一些方法进行死亡脱敏并测量死亡焦虑的改变程度。有一个八小时马拉松式工作坊，步骤包括对死亡的讨论，观看一部关于死亡的电影，引导每一个成员幻想（肌肉深度放松的情况下）自己罹患晚期重病、死亡以及葬礼。八个接受实验的人（与非团体的控制组比较）报告"重新整理了自己对死亡的看法"，用较少否认的方式面对自己的死亡，并且，在八周后追踪调查时，死亡焦虑的分数较之前降低了。在团体之后的访谈中，有些受试者主动证实工作坊催生了其他重要的生活改变。例如，一位酗酒者说这个实验给他极大的冲击：他决定不要作为酒鬼没有尊严地死去，从而彻底戒酒。[41]

另一个类似的死亡脱敏程序，SYATD（"shaping your attitudes toward death"，塑造你对死亡的态度），可以减轻死亡恐惧（根据两项死亡焦虑量表的测量）。[42]有一项"死亡与自我探索工作坊"的实验结果导致了死亡焦虑增加——但也同时增加了生活的目的感。[43]还有其他文献报告在工作坊之后成员的焦虑立即降低，四周后又恢复到参加工作坊之前的水平。[44]最后，一项为期六周的护理人员死亡教育课程，没有立即影响死亡焦虑，但在四周后成员的死亡焦虑明显降低。[45]

死亡只不过是人类存在处境的一个成分，死亡觉察的思考只是阐明了存在主义心理治疗的一个方面。为了成为完全平衡的治疗方法，我们必须审视每一项终极关怀的治疗含义。死亡帮助我们了解焦虑，提供了一个心理动力的架构，它是解译的基础，也是一种能够激发观点大幅转变的边界经验。我接下来要谈的其他每一项终极关怀各自提供了完整心理治疗体系的不同环节：自由帮助我们理解承担责任，做出改变、决定和行动的承诺；孤独阐明了关系的角色；而无意义则将我们的注意力转向一种原则，即投身于生活之中。

第二部　自由

在前面对心理治疗中的死亡概念的讨论中,我曾提出很多人对这种讨论应是既觉得陌生,又有一种奇妙的熟悉感。感到陌生是因为存在主义的取向横跨了传统的诊断分类,以一种不同的方式组织临床观察;熟悉则是因为有经验的临床心理学家深刻地理解死亡这个概念的重要性及其无所不在。这种"既陌生又熟悉"的体验也适用于本部分。虽然我们在心理治疗师的词典中找不到"自由"这个词,但无论是在传统的还是创新的治疗理论和实践中,自由的概念都是不可或缺的。为了说明这一点,请阅读下面这些在过去几年中引起我关注的治疗片断:

216

● 一位病人坚持说她的行为是由无意识控制的,治疗师问道:"是谁的无意识?"

● 每当病人在团体治疗中说"我不能"时,某团体治疗师都会叫停,请病人公开放弃这种说法,将"我不能"换成"我不愿"。

● 一位陷入自毁性关系中的病人说:"我不能决定该做什么,我不能自己结束这段关系,但我发誓,一旦让我抓住他在床上和另一个女人在一起,我就能离开他了。"

● 我的第一位督导是一位信奉经典弗洛伊德理论的分析师,他坚信弗洛伊德的心理决定论。二十年前,他在我们第一次会面中曾对我说:"心理治疗的目的是将病人带到能够做出自由选择的境地。"但在之后的五十多次督导中,我不记得他说过哪怕一个与"选择"相关的词,虽然他将之称为心理治疗的目标。

● 许多治疗师多次请病人改变用词,"占有"发生在他们身上的事情。不是"他拥抱我",而是"我让他拥抱我"。不是"我有的时候头脑不清",而是"当我受到伤害想哭的时候,我用装迷糊来防御(痛苦)"。

● 治疗师要求一位四十五岁的病人与他已经去世的母亲进行

一场对话,重复以下的句子:"除非你在我十岁的时候,以不同的方式对待我,否则我是不会改变的。"

● 奥托·韦尔是一位富有传奇色彩的治疗师,据说他曾治疗一位生活高度受限的强迫性穷思竭虑患者,当这位病人滔滔不绝地讲述他的各种忧虑时,韦尔会阶段性地打断他,并建议说:"那,你为什么不更名改姓搬到加州呢?"

● 一位性强迫症的男子在下午五点乘飞机抵达某市,第二天早上他在该市有公务要处理。还在机场的时候,他就迫不及待地开始给一堆认识的女性打电话,企图为当晚寻找性伴侣。不幸的是,她们都有约在先了(当然他本可以提前几天或者数周给她们打电话安排见面)。对此他的反应是如释重负:"感谢上帝! 现在我可以读点书,好好休息一晚上,这才是我一直以来真正想要的。"

以上这些片断也许看起来不过是病人不经大脑的喃喃自语,混杂了自命不凡的治疗师的种种花招。但是,这些片断实际是一个整体,将它们串联在一起的是自由这个概念。而且,这些片断虽然看起来并不起眼,但这并不表示其隐含的问题不重要。每个片断在适宜的考量之下,其隐义都会引申到"存在"的问题上。每个片断都提供了围绕自由主题的一个角度,并可以作为跳板引发某些对与治疗相关的自由的讨论。

对于哲学家来说,"自由"具有广阔的个体、社会、道德和政治含义,因此包含了广阔的范畴。并且,这个议题是极其富有争议性的: 关于自由和因果的哲学论战两千多年来从未止歇。几个世纪以来,绝对自由的概念总会引发激烈的反对,因为它总与主流的世界观相违背:最初,它与宗教信仰相对立;然后与科学因果法则冲突;之后,与黑格尔的历史进步观(历史的发展是进步的和有意义的)或者马克思或弗洛伊德的决定论理论相违背。但是在本部分,以及在本书的其他部分,我只会探讨那些对治疗师来说重要而常见的自由的方面。具体来说,在第六章,我将探讨个体创造自身生活的自由;在第七章,我将探讨个体欲望、选择和行动的自由,以及对于心理治疗目的而言最重要的自由——改变的自由。

第 六 章

责　任

　　责任有很多含义。我们称一个值得信赖的、可以依靠的人为有责任感。责任也有遵从法律、金融或是道德义务方面的意思。在心理健康领域，"责任"是指病人作出理性行为的能力以及治疗师对于病人的道德承诺。虽然这些含义都不能说与之后的讨论完全无关，但我在这里使用的"责任"这个词有确定的所指。其含义与让—保罗·萨特所写的负责任是"成为一个事件或者某物的毫无争议的作者"[1]中责任的含义相同。责任意味着个人原创。意识到责任等同于意识到自己是自我、命运、生命中的困阻和感受的创造者，也是个体自身痛苦的创造者。如果病人不能够接受这种责任，仍坚持认为其他人或者其他因素是造成自己不快的罪魁祸首，就不可能有真正的治疗。

责任是一种存在关怀

　　可责任如何与存在主义相关呢？死亡作为存在主义的问题是不言自明的：生命的必死与有限显然是关乎存在的。但当我们谈到责任或者下一章要谈的意志的时候，其存在主义的关联性就不是那么 219 直接显著了。

　　从最深层的意义上说，责任解释了存在。多年以前，一个非常简单的事件让我深刻地意识到这一点，而这个事件产生的影响如此之大,以至于对它的记忆一直历历在目。当时我正在一片热带环礁湖中独自用呼吸管潜水。湖水温暖、清澈、洒满阳光,让我深深感到愉悦和惬意(我在水中通常都会有这种感觉),觉得无比自在。温暖的湖水、美丽的珊瑚礁、闪闪发光的鲦鱼、霓虹灯般亮丽多彩的珊瑚礁鱼、尊贵的天使鱼、丰满的海葵触角、在水中游弋带来的感官愉悦,这一切共同创造一个水下极乐世界。接着,出于某种我从未明了的原因,我的视角突然之间彻底变化了。我意识到我的水下伙伴没有一个和我共享这种舒适温暖的体验。尊贵的天使鱼不晓得自身的美丽,鲦鱼不知道自己会发光,珊瑚礁意识不到自己有多么艳丽。而黑色刺海胆或者海底的碎片残骸(我企图不让自己看到它们)不知道自己的丑陋。所谓自在、温暖、愉悦、美丽、舒适,这些体验实际上都不存在。是我创造了这整个的体验!同样,潜游在表面漂浮着一层油迹,又夹杂着无数废塑料瓶的水中,这种体验究竟是美好还是可厌是我选择的。在最深层面上,选择和创造都属于我。用胡塞尔的词汇,我的"意向对象"("意义")被推翻了,我开始意识到自身的构建作用。就好像我透过日常现实这帷幕上的缝隙,窥见了更基本、更深刻的惊人事实。

小说《恶心》(Nausea)里有一段现代文学史上极为伟大的片断,萨特描述了发现责任的具有启发性的过程:

栗树的根深深扎入我坐的长椅下的土里。我再也记不得这是不是树根。词语消失了,随之消失的是事物的含义、使用方法,以及人在它的表皮上作出的微弱记号。我坐在那里,微弓着背,低着头,独自面对这团黑乎乎的、纠结在一起的、充满野性的东西,我感到很害怕。然后我有了这样的领悟。

我喘不过气来。就在几天前,我还从未理解"存在"的含义。我就像那些穿着春装沿着海边散步的人一样,我跟他们一样评论着:"海是绿色的,天空中那个白色的点是海鸥。"但我并没有感觉到它的存在,并没有觉得那只海鸥是"存在的海鸥"。

　　……但是突然间,道理像白昼一样清晰:存在突然间显露了真面目。它失去了其作为抽象概念的无害面貌:它就是事物的 220 原料本身。这个树根揉成了存在。或者说不仅仅是树根,公园的大门、长椅、草坪上稀疏的绿草都消失了。事物的多样性和事物的个体性都仅仅是表象,是一层清漆。这层清漆已经融化了,只剩下无规则的、软绵绵的一堆丑陋,而且裸露着——令人恐惧地、猥亵地裸露着……另一方面,这树根以一种我无法解释的方式存在着。它有许多根结,它一动不动,没有名称,它让我如醉如痴,占据了我的视线,不断地将我引向它的存在。我不断地重复着"这是一个树根",但是没有任何作用。[2] *

　　《恶心》这部小说的主角直面那原始的"奇形怪状的东西"和"事物的原料",那些在人赋予其形状和意义之前没有形状和意义的东西。当他发现了自己对于世界的责任之时,对于真实"处境"的认识就与他迎面相撞、嵌入其内。只有通过人建构世界的方式,世界才获得了意义,用萨特的术语说,这是"对己存有"。在世上,没有超脱或者独立于"对己存有"的意义。

　　西方和东方哲学家都在思考人对于真实的责任这个问题。康德对哲学的革命的核心是他认为人的意识、人的思维结构的性质为真实提供了外在形态。空间本身"不是客观和真实的,而是主观和理想化的;其现在如是,过去亦如是,是由思想本质中自带的恒定定律所产生的框架,用来协调所有外在的感觉"。[3]

　　这种世界观对于个体心理学有何启示呢? 海德格尔和萨特这两位哲学家先后探索了责任对于个体的意义。海德格尔把个体称为"此在"(并不是"我"或"一个人"或"自我"或"一个人类")。这样称呼是有特别原因的,他希望永远强调人类存在的双重性:个体在"那里",但同时个体也构建了什么是"那里"。自我是二合一的,它是一

---

　　* 此处参考了人民文学出版社 2000 年版《萨特文集·小说卷》的翻译。

个经验自我(一个客观自我,那个在那儿的某物,世界中的一个客体);它又是一个先验(建构性)自我,建构了自身和世界,也就是为自身和世界负有责任。这种角度下的责任是必然与自由彼此纠结的。除非个体可以自由地将世界以任意多种方式构建,否则责任的概念就没有意义。宇宙并非是超然存在的,存在总可以用不同的方式来创造。萨特对于自由的观点有着深远的意义,他说:人类不仅仅是自由的,而且注定是自由的。进一步说,自由的概念扩展到不仅要为世界负责(也就是将意义注入世界),还要为个人的生活负责,不仅仅是为个人的行动负责,也要为不作为负责。

221　　在我现在写作的时候,世界的另一部分有很多人在挨饿。萨特会说我对那饥荒负有责任。我当然会反驳说,我根本不知道那里发生了什么,我也不认为我能够做什么事情改变那里的悲剧状况。但是萨特会指出,是我选择了让自己不知晓这些事情,也是我决定在此刻写作而不是让自己与这悲剧状况有所牵连。不管怎么说,我可以召办筹措资金的大会,或者通过和出版社的关系将这种状况公之于众。可我选择的是忽略。我对我所做的和我所忽略的负有责任。萨特这样说的重点并不在道德上,他并不是说我不应该这样做,而是说我对我所做的一切负责。我们将会看到,这两个层面的责任,即对意义的赋予和对行为的责任,对于心理治疗有着重要的意义。

　　个体构建了自己和自己的世界,也因此为此负责,这个认识是令人惊恐的洞察。想想它们的含义。如果不是个人的创造,世上万物都没有意义。宇宙不存在规则、道德系统、价值、任何外在的参照物和宏大的计划。在萨特看来,个体本身是创造者,这就是他说"人就是要成为上帝的存在"[5]的含义。

　　用这种方式体验存在是令人头晕目眩的。任何事都不是它过去看起来的那个样子了,这就像人脚下的地面突然裂开了一样。实际上,无根感常常被用来描述觉察到责任时的主观体验。许多存在主义哲学家将无根感带来的焦虑称为"焦虑的底端",也就是最根本的焦虑,它要比死亡焦虑切入得更深。实际上,许多人把死亡焦虑看作是无根感焦虑的一个象征。哲学家通常会区分"我的死亡"和死亡（或他人的死亡）。"我的死亡"中真正让人恐惧的是其意味着我的世界分崩瓦解。伴随"我的死亡"，世界的意义赋予者和观察者也死去了，这使人真正面临虚无。[6]

"虚无"和自我创造还有另一层深刻的、让人不安的含义——孤独。存在性孤独（第八章将会讨论），远远超越了一般的社会性孤独，这不仅仅是与他人相分隔的孤独，也是与世界相分隔的孤独。"对己存有"（也就是个体意识）的责任会让人感到无法承担，因为"对己存有"的本质，正是世界的本质。[7]

对于无根感带来的焦虑，我们的反应与面对其他焦虑时类似，即逃避。我们可以用许多方法屏蔽焦虑。首先，和死亡焦虑相同，无根感焦虑在我们的日常生活中并不显著。成人不容易觉察到它的存在，儿童甚至对此不会有所体验。有些人，譬如萨特小说《恶心》中的罗根丁，仅在生活的一些时刻感受到是自我在创造生活，但通常来说这种感觉是远离意识的。对于那些深入思考便会让自己意识到根本性的无根感的情境，例如作决定、孤独、自主的活动，个体避之唯恐不及。因此人们追求秩序、权威、宏大的图景、魔术等，即那些比自己"大"的东西。弗洛姆在他的《逃避自由》（*Escape from Freedom*）中让我们看到，即便是暴君，也比没有领袖要好。儿童会因为自由而不安，会要求设定限制。惊恐不安的精神病人表现出对结构和限制的类似的需要。相同的机制存在于心理治疗的移情反应背后。其他反抗无根感焦虑的防御与人们对抗"我的死亡"的防御机制相同，因为对死亡和无根感的否认往往是相耦联的。

然而，最为有力的防御恐怕是把个体所体验到的（也就是事物所显现的样子）认作是现实。把自己看作世界的创造者，这与我们通常的体验背道而驰。我们的感觉告诉我们世界在那里，我们进入或者离开它。但正如海德格尔和萨特所说，表象为否认服务。我们建构世界的方式是让它看起来独立于我们的建构。以经验世界的方式构建世界也就是把它看作是独立于我们自身的。

任何这些使我们逃避自由的手段,都是"不真诚"地(海德格尔语)或是"怀有坏信念"(萨特语)地生活。萨特认为,帮助人从坏信念中解脱出来,并且帮助他们承担责任,是他的使命。这也是治疗师的使命。本章后面的大部分内容都会用来探讨逃避责任的临床后果,以及治疗师可以采用的促使个体承担责任的技术。

223

逃避责任的临床表现

即使最粗略地回顾心理治疗领域,我们也会发现治疗师向病人提供帮助的模式产生了巨大的变化。大量新生的疗法彼此竞争,似乎表明并不存在任何统一的模式。其结果就是有时公众对于治疗领域的信心被削弱。但是,如果我们仔细来看这些疗法以及传统疗法的新发展,我们就会发现它们具有一个共同的特征:强调个人承担责任。

现代治疗模式极为强调个人责任并非偶然。治疗方法反映了它所处理的心理病理,也被这种病理所塑造。19世纪末的维也纳是经典精神分析的摇篮,它有着晚期维多利亚文化的所有特征:对本能(尤其是性本能)的压抑、高度结构化、界定清晰的行为规则;男性和女性彼此隔离的生活领域;强调意志力和道德力量;脱胎于科学实证主义的令人迷醉的乐观精神,它让人相信所有自然规律(包括人类行为)都可以得到解释。弗洛伊德非常正确地意识到,这种对自然倾向的僵硬压抑对心理是有害的,不被允许赤裸表达的力比多会引发限制性的防御机制,最终得到间接表达。防御机制和力比多的间接表达共同构成了经典神经症的临床图景。

可如果让弗洛伊德来检验美国当代文化,尤其是加州这个众多新疗法的诞生地,他会强调什么呢? 自然本能驱力有了相当的自由表达权;从青春早期就开始的对性的接纳已经成为现实,这在许多问卷调查中有所显示。一代青年美国人在宽容,甚至可以说是强迫性宽容的教养环境中长大成人。任何形式的结构、仪式、界限都被无情地瓦解了。在宗教领域,天主教修女可以公然违抗教皇,神父可以拒绝独身,男女同性恋为争取神职分裂了英国圣公会,许多犹太教会堂中由女拉比领拜,学生对教授直呼其名。那对脏话的禁忌、言谈中强调的职业头衔、种种礼仪衣着规则,都跑到哪里去了?我的一个朋友是位艺术评论家,他以自己初次去加州时遇到的一件小事来形容新加州文化。当时他在快餐店外卖窗口,拿到了他的汉堡包和一小包番茄酱。在其他地方,番茄酱包上都有一条虚线,旁边注着"此处撕开",可加州的番茄酱包上面并没有任何线,只是简单地写着"任意撕开"。[9]

　　心理病理的形貌也相应发生了变化。经典的神经症病症已经很少见了。即使是在十几年前,若是有病人表现出真正的神经症症候,肯定会成为让年轻的实习生和有经验的医师都争相接诊的"珍宝"。当今的病人更多要应对的不是被压抑的本能驱力,而是自由。病人不再受到"必须"要做什么的内心驱策,也没有"应该"做什么的外在要求,他们要应对的是选择,选择自己想要做什么。越来越多的病人寻求治疗时表达的是含糊的、不明确的主诉。实际上,很多时候我在完成第一次会谈之后都不能对病人的问题有清晰的了解。在我看来,病人不能定义问题本身就是一个问题。病人抱怨生活中"缺失"了什么,或者被切断了与感受之间的联系,没有激情,感觉漂浮不定。对这些病人的治疗过程也千差万别。"痊愈"这个词已经被剔除出了治疗词汇;相反,治疗师会说病人的"成长"或者"进步"。既然治疗目标是不确定的,治疗的终点相应也是模糊的,治疗常常会漫无目的地持续很多年。

　　曾为我们提供结构支持的社会和心理机制已然萎缩,我们必须要面对自由。如果没有规则,没有宏大的设计,没有我们必须要做的事情,那么我们可以自由去做我们选择做的事情。我们的本性并没有变化。有人会说,当所有遮蔽自由之物都被剥除,当外在强加的结构已经解体,我们今日比以往任何时候都要接近存在的体验。但是我们对此毫无准备,太多的东西要去承受,太多的焦虑需要释放,不管是个体层面还是社会层面,人们都在疯狂地找寻着可以将自己与自由隔离开的办法。

让我们现在看一看那些能够使个体避免察觉到责任的心理防御机制。每位治疗师在日常的临床工作中，都会遇到几种逃避责任的防御实例。我将会讨论那些最常见的防御，包括强迫性、转换责任、否认责任（"无辜的受害者"、"失控"）、避免自主行为，以及与决策有关的病理。

225 强迫性

个体最为常见的对抗觉察责任的动力性防御之一是建构一个没有自由体验的精神世界。这个世界受到某种不可抗拒的、自我疏离的（"非我"）的力量的影响。我们把这种防御叫做"强迫性"。

伯纳德的案例提供了这种防御的临床例子。他是一位二十五岁的推销员，其主要问题是负疚感和"被驱策感"。在性、工作，甚至休闲中，他都感到受驱策。我在第二部分引言的例子中曾经提到过他，他刻意很晚打电话，以至于不能安排一次偷情，然而他却松了一口气："现在我终于可以读点书，好好休息一晚上，这才是我一直以来真正想要的。"伯纳德的核心问题就在"这才是我一直以来真正想要的"中。显然我们可以询问他，"如果这是你真正想要的，你为什么不直接去做呢？"

对于这个问题，伯纳德有过几种不同的回答："直到最后那个女人拒绝了我，我感到解脱的时候，我才知道自己真正想要的是什么。"还有一次他说的是实际上他不知道存在选择，"只有和女人做爱这一回事"。这个驱力具有如此的强迫性，对他来说，不和有可能性的女人做爱是不可思议的，即使短暂的性欢愉远远比不上与之相关的种种不快乐，包括事前的焦虑、对性问题的反复考虑降低了工作效率，从而产生的对自我的不满、担心自己的性滥交可能为妻子发现而带来的内疚、恐惧和自我蔑视——发现自己把女性像物品一样利用等。

于是，伯纳德通过强迫性消除了选择，避免了责任的问题。他的主观体验近似于将自己的生命寄托在一匹疯狂的、无法控制的野马身上。他来治疗是因为想要摆脱不快乐,但是他却看不到,某种程度上是他创造了自己的不快乐、自己的强迫性。简单地说,是他自己创造了生活的每一个困境。

责任的转换

许多个体把责任转换到另一个人身上,以避免个人责任。这个策略在治疗情境中尤为常见。我和伯纳德的治疗主题之一,就是他努力把责任转移给我。他在治疗之间并不思考自己的问题,而只是将材料"倾倒"给我。(对于这个观察,他很妙地反驳说,如果他事先"处理"了材料,那么就会剥夺治疗中的自发性。)他很少报告梦,因为他不能够让自己在夜晚短暂醒来的时候记录梦境,而到了早上他就会忘了梦的内容。即使他记录了梦,他从来也不会在治疗之前读自己的记录,而到治疗的时候他已经无法辨识自己潦草的字迹了。

有一个暑期我外出度假。他仔细地标注了我度假结束的时间,等待我回来。在我们继续治疗的前一天晚上他做了个梦,梦到他在参加橄榄球比赛,站在我的肩膀上接住传球,然后连连得分。他在那次治疗中的行为象征性地再现了梦境,他滔滔不绝地向我倾诉了在我度假时的焦虑、内疚、性行为以及自我贬低。四周以来,他向自己的强迫性与焦虑屈服,等我回来告诉他该如何试图抵抗它们。虽然在工作中他经常做脑力激荡练习,但当我建议他做一个简单的小练习时(自我反省二十分钟,并写下自己的观察),他却显得十分惊慌。刚刚试了几次(效果不错),便报告说他"没有时间"来做这个练习了。在一次治疗中,我坚持向他指出他是如何把问题转移到我身上,之后他做了一个梦:

> 某个男人(很像伯纳德,显然是他的替身)给我打电话预约会面。他说我认识他的母亲,而他现在想要见我。我觉得我不

226

想见他。可我随即想到既然他的职业是公共关系，那么我可以想一想能够从他那里获得什么。但我们无法商定会面时间，两人的日程安排不合。我对他说："也许我们应该安排个时间来谈谈你的时间安排！"我笑着醒了。

伯纳德每次驱车五十分钟来见我，他从来没有觉得这段路程是个负担。但是，正如这个梦所显示的，他不能也不愿意安排一个与自我对话的时间。显然对伯纳德以及每一位没有治疗师就不想处理问题的病人来说，问题并不在于时间或者方便与否，而在于是否愿意对个人生活和改变负担责任。不愿意意识到责任的背后，永远潜藏着对无根感的焦虑。

承担责任是改变的先决条件。只要个体相信自己的处境和不快是别人或者某种外力造成的，那么努力改变自己又有什么意义呢？227 人们在逃避对责任的觉察上有着不屈不挠的创造性。例如，一个病人主诉他的婚姻中长期存在严重的性问题。我相信，如果他愿意为自身的处境负责，就能面对令人惊恐的自由，而发现自己实际上深陷自己所造的牢笼中。实际上，如果性真的足够重要的话，他是有如下自由的：离开妻子，找别的女人，或者考虑离开妻子（仅仅想到分开，就足以让他陷入严重的焦虑）。他有改变自己性生活的自由，这个事实非常重要，因为它意味着他必须承担自己长期压抑性欲，以及压抑自己情感生活的许多其他方面的责任。结果他固执地不去面对责任，并把性问题归咎到一堆外在的因素上：妻子对性不感兴趣并且不愿意改变；吱吱作响的弹簧床（声音太大，担心孩子听到父母做爱的声音，而又因为很多荒谬的理由，不能换一张床）；他年纪渐老（四十五岁），且天生性欲上有缺陷；他和母亲之间有未解决的问题（就像是用遗传因素进行解释一样，这个解释更多时候可作为逃避责任的借口，而不能催化改变）。

在临床实践中也经常看到其他转移责任的模式。偏执的病人显然在把责任转移到其他人或者外在力量上。他们不承认自己的感受和欲望,把它们归因于他人,一成不变地将自己的不快和失败看作是外在影响的结果。在与偏执的病人进行工作的时候,最重要的,也经常是不可能完成的治疗任务,是帮助他们认识到那些被投射给外界的感受正是由他们自己创造的。

逃避责任也是治疗心身疾病患者的主要障碍。这种病人对责任的逃避是双重的:他们体验到的是躯体痛苦而非心理痛苦;而且即使认识到躯体痛苦的根源是心理痛苦,他们仍然以外在化为典型防御机制,将心理上的痛苦归因于"神经过敏"或是不良的工作条件或外在环境。

否认责任:无辜的受害者

另一种逃避责任的典型,表现为将自己看作是无端被卷入事件的受害者的个体(通常见于癔病性人格)。

例如,克莱丽莎是位四十岁的执业心理治疗师,她参加治疗小组的目标是解决长期以来在发展亲密关系上的困难。尤其是与男性的交往上,她存在严重问题。与她交往的男性总会拒绝她、惩罚她(她的父亲就是残忍苛刻的)。在进入团体的初次会谈中,她告诉我几个月前她刚刚结束了长期的精神分析,现在她感到她的问题在小组中能够得到更好的处理。小组开始了几个月后,她告诉我们,在参加小组后不久她就重新接受精神分析。最初她觉得这事没有重要到在小组中提出的程度。但现在她的分析师强烈反对团体治疗,把她参与团体治疗解释为"见诸行动"*。

如果病人的个体治疗师反对并且贬低团体治疗的话,病人显然无法从中获益。在克莱丽莎的建议下,我试图与她的精神分析师沟通,但他选择保持精神分析的完全保密姿态,这在我看来是有些傲慢的。他甚至拒绝与我对此问题进行讨论。我觉得受到克莱丽莎的背叛,对她的精神分析师感到恼怒,而对事态的变化感到茫然。整个过

228

---

* 指病人在精神分析过程中把特定的、无意识的冲动转化为行为的现象。——译注

程中,克莱丽莎保持无辜的姿态,并显得对发生在自己身上的事情有些迷惑。小组成员认为她"装聋作哑",为了帮助她看到自己在这些事情中所起的作用,他们的话语逐渐变得强势,甚至有些苛刻。克莱丽莎再次感到自己是受害者,特别是男性的受害者,她"由于不可抗拒的因素"而被迫离开小组。

这件事是克莱丽莎核心问题的缩影:通过扮演无辜受害者的角色来逃避责任。虽然她还没有准备好看到这一点,这件事却是理解她为何无法建立亲密关系的关键。在她生活中两位重要的男性——她的分析师和她的团体治疗师,都觉得受到操控;就我来说,对她感到很恼怒。其他小组成员有类似的被利用的感觉。她并没有诚实地与他们建立关系;相反,她让他们感到自己只是她和治疗师演戏的道具罢了。

克莱丽莎进入团体治疗是因为她在发展亲密关系上存在困难。她对于这些困难的责任在团体中显现得十分清晰。她从来不是真正和他人在一起。与小组成员相处时,她是与我一起的;而和我相处时,她实际又是与她的精神分析师在一起;当和精神分析师相处时,跟她在一起的是她的父亲。因为克莱丽莎本人就是有经验的心理治疗师,曾经领导过治疗小组,很清楚小组成员和治疗师之间沟通的重要性,因此她扮演无辜受害者的心理动力尤为显著。

拒绝责任:失去控制

另一种逃避责任的方式是暂时的"非理性"。一些病人暂时性地进入一种非理性状态,在这种状态中他们可能有不负责任的行为,因为他们即使对自己也无需解释自己的行为。正是因为这个问题,在第二部分开始时所举的一个例子中,治疗师对一位哀叹自己并非有意识做出某个行为的病人说:"那是谁的无意识?"需要注意的是,在对这类病人进行检视的时候,治疗师会发现所谓"失控"行为绝对不是毫无章法的,它们实际上是有目的的,能带给病人继发性获益,并且自我欺骗性地逃避责任。

一位病人受到麻木不仁的、有虐待倾向的情人的粗暴对待,并最终被抛弃。她"失去了控制",因"变得疯狂"而彻底改变了关系中的控制优势。她连续几周跟踪他,多次闯入他的公寓进行破坏,在他在餐馆和友人就餐的时候当众大吵大闹、乱扔碗碟。她这些疯狂的、出人意料的行为彻底把他打败了,他感到惊恐失措,寻求了警方的保护,最终不得不接受紧急的精神科治疗。这时她达到了目的,说也奇怪,她重新恢复了自控,开始以完全理性的方式行事。这种心理动力的缓和形式并不少见。许多人都曾被伴侣潜在的非理性所控制。

失去控制提供了另外一种补偿,即他人的照顾。一些病人是如此深深地渴望治疗师以最亲密的方式照顾和关心他们,为了达到这些目的,他们甚至"失控"至严重退行的程度,需要住院治疗。

逃避自主行为

治疗师常常因为某些病人而备感挫折,因为他们明明知道如何能够帮助自己感觉好一些,但就是莫名其妙地不能迈出这一步。保罗是一位抑郁病人,在更换工作的过程中,他到纽约接受面试。他感到无法忍受的孤独,几个面试只占了三天中的六个小时,剩下的时间全部消耗在了孤独、疯狂的等待中。他过去在纽约居住过很多年,有许多朋友,见到他们是一定能让他精神振奋的。他花了两个晚上孤独地盯着电话,希望朋友们可以打过来。可这是不可能的,因为朋友们不可能知道他现在在纽约;可他就是不能拿起电话给他们打过去。

究竟为什么?我和他详细分析了这个问题,最开始的解释是"没有精力"、"要求陪伴很丢人"、"他们也许会觉得我只在需要他们的时候才给他们打电话"。逐渐我们才明白他不愿意承认幸福和安慰掌握在自己的手上,除非采取行动,否则帮助不会从天而降;他的行为就是这种观念的反映。有一次我说,当自己的父亲是一件很可怕的事情。这句话在保罗心中不断回响,在接下来的治疗中,他经常提到这句话。矛盾的是(就像是第四章中的萨姆,在妻子离开他之后,他不愿意出去和朋友在一起,因为担心会错过电话),要改变他社交上的寂寞,他必须面对更深层次的存在性孤独。在这些例子中,我们看到了两种参考框架在此处交会:对责任的承担让人放弃存在终极拯救者的信念;对于世界观建立在这个信念之上的人来说,放弃它是极端困难的。这两个参考框架共同形成依赖型人格的基本心理动力,并为治疗师提供了条理清晰而有力的解释体系来理解病理性依赖人格。

愿望和决定的障碍

下一章将会深入讨论承担责任和意愿(也就是愿望和决定)之间的关系。在这里我只是简要提一下,当一个人完全意识到了自己的愿望和决定的时候,也就是完全面对责任的时候。本章的主题是人创造自己,下一章的主题是愿望和决定是创造的基石。萨特常说,个体生活是由自己的选择构成的。人自愿成为自己现在的样子。如果一个人对自我构建(及其中隐藏的无根感)感到恐慌,那么他就可能会使自己麻木而不去期望或者感觉,放弃选择或者将选择转嫁给他人、某个机构或外在事件以逃避愿望。我会在第七章具体讨论这些否认意志以逃避责任的机制。

231

承担责任与心理治疗

为了帮助病人承担责任,治疗师的第一步不是技术,而是采用一种态度,作为以后所有技术的基础。治疗师必须在如下的理念框架中考虑问题和做出行动,即病人创造了自己的痛苦。病人之所以感到孤独、隔离、长期受到虐待或者失眠,并非因为偶然、运气不好或者基因有问题。治疗师必须判断每个病人在自己的困境中扮演什么样的角色,并且找到让病人理解这一点的方法。除非病人完全意识到是自己创造了自己的痛苦,否则是不可能有改变的动机的。如果病人总认为痛苦是由他人、坏运气、让人不满意的工作等外在事物造成的，那为什么还要花力气去改变自己呢？在这种信念下，显然对策不是接受治疗而是采取行动，改变自身之外的环境。

每个病人愿意接受责任的程度各有不同。对于一些病人来说，这非常困难，是治疗的主要任务；一旦他们承担责任，治疗改变几乎会自动地、毫不费力地发生。有些病人会更快地意识到责任，但是在治疗的其他阶段却止步不前。通常，对责任的觉察并不是在所有的事情上均衡分布，人们可能在一些问题上接受责任，但是对另一些问题却拒绝承认有责任。

识别与标记

治疗师的首要任务是关注这个问题，识别逃避责任的情形和方法，并且让病人知道。治疗师根据个人偏好的不同风格，会使用各种各样的技巧让病人关注责任。以第二部分开头所举的一些情形为例：当治疗师提出"那是谁的无意识？"以反驳病人的借口（"我不是故意的，是无意识这样做的"）时，就是在鼓励病人觉察责任。这和治疗师让病人"拥有"发生在他们身上的事情一样，不是"他烦我"，而是"我让他烦我。"每当病人说"不能"，治疗师就让他把说法改变为"不愿意"，用这个方法来增强对责任的觉察。只要人相信"不能"，他就不会意识到自己对个人所处情形的责任。治疗师要求病人说"妈妈，除非你在我十岁那年以不同的方式对待我，否则我不会改变"，这实际上是在让病人思考自己对改变的拒绝（而不是不能改变）。进一步说，她也要面对自己所处情形的荒谬性，并意识到因为怀恨她悲哀而无谓地牺牲了自己的生活。

维拉·盖奇和莫里斯·特默林研究了心理治疗会谈的录像，并提出了一系列旨在增强责任觉察的对质性干预方法：

当一个男人苦涩而又无可奈何地抱怨妻子不愿意和他做爱

的时候,治疗师指出了他隐含的选择:"你肯定很喜欢她这样,你已经和她结婚很长时间了。"一位家庭主妇抱怨说:"我管不了自己的孩子,他整天就坐在那里看电视。"治疗师阐明其中隐含的选择:"你太小太无助了,所以没有办法直接把电视关上。"一个总是冲动、有强迫观念的男子大嚷:"阻止我,我担心我会自杀。"治疗师说:"我应该阻止你? 如果你真的想杀死自己,真的要死的话,没有人能阻止你,除了你自己。"一个被动的、停留在口欲期的男子感到生命没有任何意义,因为一位年纪较大的女性爱上了他,而他不知如何回应,治疗师唱起歌:"可怜的小羊迷路了。"[10]

显然这种干预的一般性原则是,每当病人哀叹自己的处境,治疗师就要探询病人是如何自己创造出这种处境的。

如果治疗师记住病人最初的主诉,并在治疗的适当时候,将这些主诉和后来治疗中的态度和行为相对照,通常会对治疗有帮助。例如,一个病人因为感到孤独和寂寞而寻求治疗。在治疗中,他讨论了他的优越感和对他人的嘲讽轻蔑。对于改变这种态度,他有着很强的阻抗,这些态度是自我和谐的和固着的。治疗师为了帮助病人理解他对自己身处困境的责任,每在病人谈到他对别人的轻蔑时,就说:"所以你很寂寞。"

对厌恶生活中种种限制的病人,治疗师必须让病人体验自己如何造成了这种处境,例如:选择留在婚姻中,同时做两份工作,养三条狗,维护一个很正规的花园等。通常,当一个人的生活结构化到一定程度,往往感到生活是外加的,是一个固定的必须遵从的结构,而不是一张由个人编织的、可以有不同构造方式的网。我很确定这就是奥托·韦尔要对他那位生活受限的强迫症病人说"为什么你不改个名字搬到加州去?"的原因。他强而有力地让病人正视自己的自由,让他看到他实际上可以自由改变生活的结构,可以用一种完全不同的方式构建生活。

当然,对以上观点有一个很常用的反驳就是"有很多事情都是无法改变的"。人必须谋生,对自己的孩子来说必须是父母,必须实现自身的道德义务。人必须接受限制:瘫痪的人没有行走的自由,穷人没有退休的自由,老寡妇没有什么结婚的机会,诸如此类。这个反驳是对人类自由改变的根本性反驳,在治疗的任何阶段都会出现。由于它十分重要,我将会以独立的段落介绍讨论(见本章末,"责任的限制"一节)。

这些识别和标记责任以及强调责任的技术虽然有用,但是治疗效果却是有局限的。关注"不能"的警钟和类似于"为自己的生活负责"、"拥有自己的感觉"这样的口号总是很引人注目,可大多数病人需要的不只是激励、规劝,治疗师必须采用能产生更深层次影响的技术。最有力的方法包括分析病人当前(此时此地)在治疗中的行为,显示其在治疗的小型情境中如何再创了生活中所遇到的相同情境。实际上,正如我将要探讨的,治疗师必须以启发病人对责任的觉察为明确目的,构建心理治疗。

责任与*此时此地*

如果治疗师企图分析病人的叙述,努力证明病人对其所处生活处境的责任,经常会无功而返。病人会在心里默想:"说来容易。他可以坐在舒适的办公室,告诉我是我把自己搞成这样的,可他并不知道我丈夫是多么的残虐。"(或者不知道"我老板是多么离谱","我的冲动是多么难以抵御","商业世界到底是怎么回事",或任何其他难以计数、无法超越的障碍。)每个有经验的治疗师都知道,这种阻抗数不胜数,因为病人并不是自身生活困境的客观观察者。病人会使用外化的防御机制,或者用各种方法扭曲信息,使之符合其假设的外在世界。因此,治疗师很少能凭借二手信息促使病人承担责任。

如果治疗师能够处理治疗此时此地的一手资料,那么作用力就会大大增加。把焦点放在治疗情境中出现的经验、治疗师亲身经历的经验,治疗师可以帮助病人检视他对于当下行为的责任(在行为被

234

防御机制遮蔽之前）。而如果治疗师选择的时机或者处理的行为特点和病人接受治疗的问题有显著的相似性，那治疗作用就能够大大提高了。

针对这一点，多莉丝可以作为一个临床案例。她寻求治疗的原因是围绕和异性关系的严重的焦虑。她描述自己的主要问题是总让自己和虐待成性的男人建立关系，而且无法摆脱这种关系。她的父亲、第一任丈夫、现在的丈夫还有很多工作上的雇主都虐待她。她对于自己困境的描述很具有说服力，我的第一反应是共情：多莉丝是那样不幸地一次又一次落入暴君的魔掌。她因为严重的焦虑已经接受了好几个月的团体治疗。因为等不及参加下次的团体治疗，她在一天早上打电话给我，要求安排紧急的个别会谈。我费了很大力气才安排好了时间，和她约定在那天下午 3 点见面。结果在差二十分钟 3 点的时候，她打电话过来，留言取消会谈。过了几天，在团体治疗中，我问她怎么回事。她说那天下午她觉得好些了，鉴于我的规定是在整个团体治疗期间，我只能给每位成员一小时的个别会谈时间，她决定省下来那一个小时以备后用。

我从来没有过这么条规定！我从来不会拒绝和情况紧急的病人会面。其他小组成员也没有听过我说这种话。但是多莉丝坚信我曾这么告诉她。她以高度选择性的方式回忆我们关系中发生的事情。例如，她清楚记得我在几个月前曾经不耐烦地对她说过一句话（关于她的独占倾向），并在团体中多次提及。但是，她会忘记许许多多我这几个月中曾经对她说过的积极、支持性的话语。

多莉丝在治疗现场与我的互动正是她和男性关系的缩影，显示了她在自己生活情境中的角色（也就是她的责任）。她对我的感知歪曲正如她对其他男性的感知歪曲，也就是把我们都看作是独裁者，对她毫不关心。但是从这件事上我们还可以看到其他的方面。我费了那么大力气才安排好和多莉丝的约谈时间，却被她在最后一刻取消了，这让我十分恼火。而她面对其他团体成员的反对，仍坚持我曾提出过只能有一次个人会谈的"规则"，让我很生气。我努力压制住了自己的恼怒,试图保持治疗的客观性,但是我很容易想象到在非治疗情境中与多莉丝建立关系会是一件多么困难的事情。

多莉丝的核心问题是对于男性有特定的信念,对于他们会如何对待她有特定的预期。这些预期歪曲了她的感知,而歪曲的感知恰恰导致她的行为会招致她最害怕出现的后果。这个"自我实现的预言"很常见:人们先是预期某件事情会发生,然后依照预期行事使得预期实现,最后将对行为的觉察掩盖在潜意识中。

这件事在对多莉丝的治疗中起着关键作用,与她的基本问题有着深远的联系。如果她能够理解和我的关系中的行为,并接受责任,那么只需跨出一小步,稍作泛化,她就能够意识到她在生活中与其他男性的相处模式。我认为,治疗师应该抓住并坚持分析这样的事件。我明确定义了这件事,并强调了它的重要性。我说:"多莉丝,我相信你我之间发生的这件事意义重大,因为它给了我们重要的启示,让我们了解存在于你和其他男性之间的问题。"如果病人没有准备好接受这种解释,治疗师可以在未来表现出更多证据的时候重复它,或者当治疗关系更加稳固的时候再提出来。

觉察自己的感受是治疗师辨识病人对于其生活困境的责任的重要工具。例如,一位抑郁的四十八岁女性苦涩地抱怨孩子对待她的方式。他们不考虑她的意见,以漫不经心的态度对待她,当出现某种严重的紧急问题时,他们只和父亲探讨。我揣摩自己对她的感觉,发现她的语气中有着小孩子哭诉的意味,让我很难严肃对待她,总想把她看作孩子。我和她分享了自己的感受,这对她非常有益,帮助她了解到她在很多方面的孩子气行为。这种对于治疗此时此地(她的哭诉)的分析对理解孩子为什么会这样对待她非常有帮助。他们其实只是遵从她的指示,他们对待她的方式正是她要求被对待的方式(她的哭诉,她软弱的借口,她无助的抑郁状态,都无言地传递了这样的信息)。

病人对责任的逃避不仅会在与治疗师的关系中重现,也会在病人对治疗的基本态度中重演。在治疗师无声的配合下,病人舒适地、被动地参与治疗,并一直保持这种状态,不期待发生什么事情,即使有事情发生,也是由治疗师推动。

如果治疗师让病人把该承担的责任转嫁给自己,让病人觉得只有治疗师的努力才能带来效果,那他就会觉得病人是沉重的负担。对于这种情况,治疗师可以有很多处理的办法,大部分治疗师会反思这种情形。治疗师可能会说,病人似乎把所有事情都扔给治疗师了,或者治疗师没有感受到病人在治疗中的积极合作,或者感觉他自己承担了整个治疗的重担。如果治疗师发现没有任何办法可以触动病人,就可以直接询问:"你为什么来这里?"

病人对这样的干预有几种常见的阻抗。他们会强调如下主题:"我不知道该做什么"、"如果我知道该做什么,就不需要来这里了"、"这就是我为什么来找你的原因"、"告诉我该怎么做"。病人表现出一副无助的样子,坚持说不知道自己该做什么,尽管他们实际上接受了很多来自治疗师的或明或暗的指导。病人不坦露自己的感受;不能记住梦(或者太累了,不能把梦记录下来,或者忘记在床头准备纸笔);喜欢知性讨论;永无休止地和治疗师探讨该如何进行治疗。每位有经验的治疗师都知道,问题并不是病人不知道该做什么。上面这些所有的花招都反映了同样的问题:病人拒绝承担改变的责任,就像在治疗之外,病人拒绝承担对其生活困境的责任一样。

237　露丝是一位参加团体治疗的病人,她的情况可以说明这一点。她在生活中的所有领域都逃避责任。她非常孤独,没有亲近的女性朋友。因为太过依赖伴侣,她与男性的关系都很失败。三年多的个体治疗没有什么效果。她的个体治疗师告诉我露丝在治疗中就像"铅垂"一样原地打转。除了反复叙述和男性的关系困难之外,她没什么别的(包括幻想、移情)可说。三年来她没有报告一个梦。绝望之余,她的个体治疗师把她转介到团体治疗。但是在小组中露丝也只是重复被动和无助的姿态。六个月后,她在团体治疗中没有做任何工作,也没有任何进步。

在一次关键性的会谈中,她哀叹说她觉得团体治疗一点帮助都没有,并宣称自己怀疑这个团体或者这种治疗方式是否适合她。

> 治疗师:露丝,你在团体里做的和你在团体外的行为一样。你等待事情发生。可如果你不利用团体的话,你又怎么能够期待它能对你有任何帮助呢?
>
> 露丝:我不知道该做什么。我每周都来,可什么也没发生。我在团体中一无所获。
>
> 治疗师:你当然会一无所获。如果你不努力的话,怎么会有所收获呢?
>
> 露丝:我现在觉得大脑一片空白,我无法思考该说什么。
>
> 治疗师:对你来说,永远不知道该说什么或者该做什么似乎很重要。
>
> 露丝:(哭泣)告诉我你想让我怎么做。我不想一辈子像这样。我这个周末去露营了,所有的人都那么兴高采烈,可我在整个过程中都觉得很痛苦。
>
> 治疗师:你想让我告诉你该怎么做,虽然你自己其实知道怎么能够在团体中做得更好。
>
> 露丝:如果我知道,我会去做的。
>
> 治疗师:刚好相反!你好像非常害怕去为自己做什么!
>
> 露丝:(啜泣)我又沦落到这种悲惨的境地中了。我的心里乱成一团。你对我很生气。在这个团体中我觉得更糟糕了,一点也没好转。我不知道该做什么。

这时小组其他成员也加入对话。一位成员与露丝颇有共鸣,他说他的处境类似。另外两位小组成员对露丝永无休止的无助表示恼怒。还有人准确地指出,这个团体总是在讨论成员应该如何更为有效地参与(实际上,上次会谈就花了很多时间讨论这个问题)。有人告诉露丝,她实际上有无穷多的选择。她可以讨论她的眼泪,她的悲哀,她受了多大的伤害,她觉得治疗师是个如何苛刻的混账,或者她对其他团体成员的感受。她知道有这些选择,每位团体成员都知道她知道。这让整个团体感到奇怪:"为什么她要保持这种无助的姿态,做出一副近似痴呆的样子?"

这句话激出了她的反应。露丝说过去三周在到团体聚会的路上,她总是下决心要讨论她对团体成员的感受,但每次都没做到。她说她今天想要讨论自己为什么从不参加会谈后的聊天。她本想参加的,但是因为不愿意接近辛西亚(另一位小组成员)就作罢了。她觉得辛西亚对人出乎寻常地依赖,她担心如果接近辛西亚,这个人就会在半夜给她打电话寻求帮助。在和辛西亚激烈讨论了这个问题之后,露丝又坦率表达了自己对另外两位成员的感受。在这次会谈结束之前她所做的超过了此前六个月的总和。在这个实例中,值得强调的是露丝总是哀叹"告诉我该怎么做",这句话是在逃避责任。在对她施加足够影响之后,她非常清楚在治疗中该做什么,但她不想知道该做什么! 她希望从外界获得帮助和改变。帮助自己,做自己的"母亲"对她来说是件恐怖的事情,这让她过于接近一个可怕的认知——她是自由的、需要负责任的、根本上是孤独的。

在团体治疗中承担责任

治疗是社交的缩影。在治疗中,病人不但叙述自己的问题,还会在治疗的此时此地(适用于个体、婚姻、家庭或者团体治疗)表现出心理病理。在团体治疗中尤为如此。首先,较多的人数(包括治疗师在内八到十人),使得大部分病人的问题有机会被引发。在个体治疗中,病人在和治疗师的互动中面临的问题经常包括与权威的冲突,或者与父母以及类似于父母人物之间的关系问题。而在团体治疗中,病人会遇到很多人,从而激发出不同的人际问题(兄弟姐妹之间的竞争、异性恋、同性恋、同侪的竞争、亲密关系、自我坦露、宽容、给予和接纳等等)。有鉴于此,我们可以把治疗团体看作是每位成员社交世界的缩影。

治疗团体此时此地发生的小型互动为责任的觉察提供了绝佳的 239
机会。团体治疗中最令人兴奋的一面就是成员以相同的地位开始团
体治疗,因此可以说所有成员是同时"诞生"的。每个成员逐渐在团
体中塑造出独特的生活空间(如果治疗师尽责的话),这个过程对他
人和成员自身来说都很明显。于是,个体要为其在团体中塑造的人
际关系负责(以此类推,在生活中也是如此),也要为发生在自己身上
的一系列事件负责。团体有许多双眼睛。有人描述自己是如何成为
他人或者外部事件的牺牲者时,其他成员不一定接受这种观点。如
果团体以此时此地的方式发生作用,也就是将重点放在对团体成员
关系的体察和分析上,那么成员将会观察到每个人是如何创造自己
的痛苦,最终这些观察将会反馈给每位成员。

虽然治疗师并不常以这种方式思考团体过程,但我相信团体的
主要活动(尤其是在治疗的初始阶段)就是要让每个成员觉察到个人
责任。为什么要鼓励成员在团体中进行直接和诚实的讨论呢?为什
么要鼓励反馈?为什么鼓励成员分享他们对其他成员的印象和感
受?我相信团体治疗师虽然未必一定要意识到,但都会依照如下顺
序陪伴每位病人走过治疗:

1. 病人了解到他人如何看待自己的行为。通过反馈以及之后的
   自我观察,病人学习通过他人的视角看自己。
2. 病人了解到自己的行为如何影响他人的感受。
3. 病人了解到自己的行为让他人对自己产生怎样的看法。病人
   了解到自己的行为可以让其他成员肯定他、不喜欢他、感到不
   愉快、尊重他、避开他、利用他、害怕他等。
4. 病人了解到自己的行为如何影响到自我评价。根据以上三个
   步骤积累的信息,病人进行自我评估,他们判断自我价值和爱
   的能力,并学习认识自己的行为如何影响判断依据。

上述的每一步都是从病人自身的行为出发，试图显示行为产生
的影响。这个过程最终让团体成员认识到他对其他人如何看待自
240 己、对待自己和评价自己负有责任。进一步说，他对自己如何评价自
己也负有责任。成员的团体经验是他生活经验的缩影，这是显而易
见、令人信服的事实。从我的经验来看，病人可以毫无困难地将自己
为团体情境负有责任推广到对生活情境负有责任上。一旦到了这一
步，病人就进入了改变的大门，而治疗师就可以推动病人的意志发挥
其作用，这一点我们将在下一章进行讨论。

通过让病人意识到他们对令人不满的生活情境负有责任，以及
强调每位成员对团体进程的责任，团体治疗的互动可以增强病人对
责任的承担。基本的规律是，如果病人能够在团体的运作中承担责
任，那他们就能意识到自己有能力（并且有义务）对生活中所有领域
负起责任。

在有效的团体治疗中，成员本身就是产生帮助的主要动力。当
病人回顾成功的团体治疗经验时，很少有人会将进步直接归功于治
疗师（包括治疗师说的话以及与治疗师的关系）。相反，病人通常会
引述自己与其他成员的关系（包括支持、冲突和解决、接纳或是对别
人有所帮助的体验）。以领导者为中心的团体常常认为所有的希望
和帮助都来自领导者，因此不能推动这个过程的产生（在我看来，像
格式塔团体治疗以及交互分析团体治疗这种以领导者为中心的团
体，其失败之处在于不能充分利用团体模式下的治疗潜力）。

对于团体领导者来说，重要的是要知道自己的任务是建立一个
社会系统，在其中团体和团体成员是改变的动力。领导者必须准确
而敏感地觉知团体中的责任所在。如果在每次团体会谈之前领导者
都觉得抵触，并且会谈完后每个人都感到精疲力竭，那么显然这个团
体在塑造最佳治疗氛围上出现了严重的问题。如果领导者觉得每一
件事都要依赖他，如果他不出力，团体中就不会发生什么事情，如果
团体成员就像每周来看戏一样，就表示团体成员已经成功地将治疗
责任转移到治疗师身上。

团体治疗师如何能够塑造一个团体，使之发挥应有的功能呢？ 241
首先，领导者必须意识到，在整个团体中，自己是唯一基于过去经验，
对什么是有效和什么是无效的团体会谈有清晰定义的人。领导者必
须帮助团体成员理解这个定义，并且鼓励他们据此行事。领导者可
以采用一些技术，譬如过程核对，也就是领导者可以打断会谈，请成
员评估在过去三十分钟内团体进行得如何。如果会谈进行得十分艰
涩，领导者可以让成员和之前充满活力的会谈对比，以使他们逐渐开
始区分有效会谈和无效会谈。如果每个人都感到会谈富有成果，领导
者可以鼓励团体成员将该次会谈作为基准，和日后的会谈进行比较。

当领导者请成员评估会谈时，如果有人提出自己在开始十五分
钟都很投入，但是在乔或者玛丽开始说话后的三十分钟内就完全不
在状态了，此时领导者可以采用不同的方式询问，为什么某个成员
（乔或者玛丽）会让会谈变得对个人无效了？那个人是如何使会谈转
向的？领导者可以让团体投票，了解大家是否一致认为会谈没有收
获，然后问："似乎大家都知道这一点。可为什么你们不暂停会谈，重
新改变方向呢？为什么要把每个人都能做的事情留给我做呢?"这个
技术有许多可用的变种，取决于治疗师的不同风格偏好，重要的是其
背后的策略是鼓励病人通过在治疗中承担责任，而在生活中同样承
担责任。

大型团体治疗。同样的技术可以应用于大型治疗团体中。促使
病人承担个人责任是创造治疗共同体的重要动力。被拘于精神病院
一直是种剥夺自主的体验：病人没有权力，没有决策权，没有自由，没
有隐私，没有尊严。迈克斯韦尔·琼斯设计了一种治疗环境，使得医
院能够强化而不是削弱病人的自主性。他重新设计了病房，让病人
对自己的治疗和环境拥有更广泛的责任。病人的自治团体有权决定 242
病房规则、休假、病房人事安排，甚至包括出院和药物处方。

承担责任有一个同义词，就是"生活管理"。许多治疗取向都强
调教给病人生活管理技能。住院病人通常可以接受生活管理指导，
或是"授权"给团体，在团体中检验每个病人的"契约"（同意管理自己

的生活），并讨论与"契约"相关的不同议题。团体可以系统地关注和讨论每个人可以怎样掌控自己生活的各个方面，譬如个人财务、身体健康或者社会关系。

治疗师的风格与责任的承担

主动与被动。促进责任的承担常常给治疗师造成两难情况。过于主动的治疗师会接管病人的责任，而过于被动的治疗师又向病人传递一种无力感。在精神分析治疗技术中，这个问题尤为显著。因为分析师有限的行为和相对的静态，会促进依赖时间的延长。米尔顿·梅泽是一位关注这个问题的分析师，他警告说如果治疗师过于被动，会妨碍病人承担责任：

> ……在病人表达无助的时候，分析师的被动性相当于肯定了病人所选择相信的东西，也就是他对自己的行为并不负责，仅仅依照冲动行事。如果没有听到任何警告，也没有得到对可能后果的说明，病人得出一个他无法帮助自己的结论难道不是合理的吗？特别是这种结论会允许他满足内心的驱力！

梅泽也警告说相反的情况，也就是治疗师过于积极（包括提供指导或界限设置），也会妨碍责任的承担："对病人深思熟虑的行为，我不建议治疗师加以制止，因为这样做也会暗示病人不用负责任，只能受到治疗师权威这种外在力量的约束。"

如何能够找到中间道路呢？治疗师什么样的姿态是有益的呢？梅泽建议治疗师应该试图帮助病人意识到选择的过程：

> ……治疗师的工作是指出病人无论做或者不做某种行为，都是在决策过程之中，病人会因此明确对自己未来的责任。这种方式给了病人是选择神经症性需求还是选择需负责任的自由

的机会。如果他能够选择负责任的自由，那么他就会走出打破神经症人格结构的第一步。[11]

换句话说，治疗师专注于让病人意识到，不管是喜欢还是不喜欢，都得面临选择，不能逃避自由。

其他治疗师寻求更为积极的方式鼓励病人承担责任。例如，沟通分析治疗师会十分强调治疗"契约"。他们在前几次会谈并不是要确立诊断（诊断只是将治疗师—病人的关系界定为救助者—求助者关系），而是试图建立契约。契约必须出自病人的意愿，而不是来自病人已经内化为"必须"或者"应该"怎样做的他人的意愿（所谓"父母"的自我状态）。此外，契约必须是行动取向的，并不是"我想要更好地了解自己"，而是"我想要减重十五公斤"，或者"我希望能够和妻子做爱的时候至少每周勃起一次"。通过让病人自己设定具体可行的目标，并且不断让病人注意到治疗和这些目标的关系，沟通分析师希望能够增强病人对自我改变的责任感。

治疗师提出的积极的建议如果运用得当，也可能增强病人对责任的觉察。我在这里并不是指治疗师为病人承担责任，做出决策，或者简单地说，治疗师告诉病人该如何生活；而是治疗师有些时候可以提出看似很明显的可选行为建议，这是病人因为视角受到局限，从没有考虑过的。于是，"为什么不"可能要比"为什么"有用得多。甚至病人是否遵从这个建议并不重要，重要的是借此病人可以注意到自己甚至从来没有考虑过如此显而易见的可能性。于是接下来的治疗就是考虑可能的选择、探讨为什么之前看似没有选择以及病人在面对自由时引发的感受。下面的临床实例可以说明这一点。

乔治三十五岁，是位成功的牙医，他的主要问题在于逃避责任。他的婚姻全盘失败了，原因是他对妻子的依赖姿态，还由于他"发现"自己和另外一个女人有了关系。自此以后，他面临极大的苦恼，考虑是否要再婚。他需要在好几位女性之间（这些女性都对他感兴趣）做出选择，于是不遗余力地诱导别人为他做决定，包括朋友、治疗师以 244

及那些在他考虑中的女人。

有一件事使他意识到自己难以承担责任。他大约一年左右探望一次父母。他的父亲一向被视为家族中的恶人。乔治和他的关系一直充满冲突,两人都觉得不满意。十年来,两人为了汽车争执不休。每当乔治回家,他就想用家里的汽车,而他父亲(是一位汽车修理工)总是反对,理由要么是他也要用车,要么就是车有问题。乔治形容她的母亲是一位强势的女人,控制家庭生活中的方方面面,但是汽车除外:汽车是乔治的父亲唯一说了算的领域。

乔治对于即将探望父母感到十分恐慌。他预期会发生下面的情况:他想要用车,他父亲反对,声称刹车或者轮胎坏了,然后他父亲会侮辱他,问他干吗不行行好去租辆车。乔治说:"这是什么样的家啊?我每年看他们一次,他们却毫不关心,甚至连去机场接我都不肯。"

我问乔治:"为什么不租辆车呢?这个主意有那么奇怪吗?为什么你从来不考虑呢?毕竟你的收入是你父亲的四倍,又是单身,没有什么特别的开销,一天多付些钱对你来说很重要吗?"乔治似乎被我的建议吓到了。虽然这个方案很显而易见,可显然乔治从来没有认真地考虑过它。经过思考,他隔天打电话给家人,告诉他们他抵达的日期,并向母亲提到自己会租辆车。而他母亲立刻告诉他车正在修理,他父亲会去机场接他,他们很想见到他,交通工具不成问题。

在机场出现了必然发生的情境。父亲见到他就说:"你为什么不租辆车?你看那边租车的柜台,只花八块九毛五你就能租辆车。"两人当着其他人大吵一架。乔治跑到租车公司租了辆车,愤怒而自以为是地拒绝父亲为他出钱。他和父亲各自开车回家。到家之后,父亲立刻进入卧室,第二天一大早就离家去工作。因为乔治只会停留一天,所以两人并没有再见面。

我们在治疗的时候详细讨论了这件事。乔治认为这是他家庭互动的典型实例,可以解释他现在的状态:"看看我现在的这个样子,可你想想在这样的家庭长大又还能怎么样呢?"乔治认为,这件事尤其说明了为什么他会怀疑自己的男子气概:想想父亲建立的是什么榜样,而他和父亲根本不可能有什么对话。

我向他提供了一个完全不同的视角。他为和父亲对话做过什么样的努力呢?想想他父亲的处境:乔治的母亲没有询问父亲,就答应乔治父亲会去机场接他,好像父亲是家里的佣人。他的父亲觉得受到了控制,十分愤怒,于是试图在他唯一有权力的领域,也就是汽车的使用上显示自己的权力。但是乔治呢?他在打电话的时候和母亲说了话,那为什么不和父亲说话呢?是什么让他不能打电话给父亲说:"爸,我后天要用车,所以我会在机场租辆车。后天我晚上十点才会回家,你能先别睡,等等我,让我们有机会好好聊聊吗?"乔治听了我的话大吃一惊,他说:"这不可能!""怎么不可能?""我和我爸从来不在电话上说话。你根本不了解我家,就是这样!"

但是乔治一直对父亲有种模糊的罪恶感,正是这个头发花白的顽固老头子,从集中营幸存下来,三十年来每天早上六点起床工作,成功供养四个孩子读大学和研究生。"给他写封信,告诉他你的感受",我建议说。乔治再度对我的建议大吃一惊,并为我的天真感到十分气恼,他说:"这不可能!""怎么不可能?""我们根本不写信。我这辈子也没给我爸写过一封信。""然后你抱怨说你觉得和他很疏远,没有什么可沟通的。如果你真的想和他沟通,那么就去和他沟通,给他写信。没有人阻止你这么做,你不能把这个责任推给别人。"

这段简单的对话让乔治十分不安。那天晚上他流着泪,手颤抖着开始给他父亲写信,信的开头是"亲爱的爸爸",而不是"亲爱的妈妈和爸爸"或者"亲爱的们"。好似命运的安排一样,那天晚上他父亲也面临了同样的自由和责任。在乔治的信写完之前,他接到了父亲的道歉电话,这是他父亲第一次给他打电话。乔治告诉父亲自己在写的信,他感动得哭得像个孩子。不用说乔治和他父亲之间的关系再也不一样了。我在治疗中针对乔治当时认为"不可能"打电话或写信给父亲进一步做了分析,打开了治疗的深远前景。 246

弗里茨·珀尔斯、格式塔疗法与责任的承担。在处理责任问题上,弗里茨·珀尔斯是众多积极治疗风格的人当中,态度最为坚定和最富有创造性的。珀尔斯的方法所依据的基本理念是必须意识到责任并阻止病人逃避责任。

> 如果你与症状搏斗，情况只能变得更糟。如果你对自己所作所为、对自己如何创造自己的症状、创造自己的病症、创造自己的存在承担责任，那么在你承担责任的那个时刻你就接近了自己，那时成长与整合都将开始。[12]

珀尔斯对病人使用或是避免使用第一人称的情况非常敏感，对任何主动语态转化到被动语态的时刻同样敏感：

> 我们听到病人先是用"事情"来去除自己的行动，然后变成无常世界的被动接受者。"我做了这个"成为"事情就这样发生了"。我发现我必须不断打断病人，让他们重新拥有自己。我们无法对那些在别处发生在病人身上的东西做工作。所以我请病人用自己的方式把"这是忙碌的一天"变为"我让自己忙碌了一天"，把"这是段很长的谈话"变成"我说了很多"，诸如此类。[13]

一旦珀尔斯确定了病人逃避责任的模式，他就会敦促病人把无助重新表达为不愿意。他敦促病人为自己的每一个姿势、每一种感受、每一个想法负责。有些时候，他会应用"我负责"这个结构化练习：

> 我们要求病人的每一句话都使用下列说法，"……我为此负责。"例如："我注意到我在移动自己的腿……我为此负责。""我的声音很轻……我为此负责。""现在我不知道该说什么好……我为此负责。"[14]

珀尔斯要求病人为其所有的内心冲突负责。如果病人陷入了痛苦的困境,在讨论的时候,感觉到胃像绞成一个结一样,珀尔斯会请病人与那个结进行对话。"把那个结放在另一把椅子上,和它说话。 [247] 你扮演自己的角色和结的角色。它对你说什么?"然后他让病人为冲突的双方负起责任,以使病人意识到没有什么事情是自己发生的,个体才是每件事情,包括每个姿势、每个动作、每个想法的创造者。

> 治疗师:你有没有发现你的眼睛在做什么?
>
> 病人:我现在知道自己的眼睛一直看别的地方。
>
> 治疗师:你可以为此负责吗?
>
> 病人:我一直在躲避你,看别的地方。
>
> 治疗师:你现在能当你的眼睛吗? 描述你们之间的对话。
>
> 病人:我是玛丽的眼睛。我发现很难坚定的注视,我总是四处游移。[15]

我们选择了自己的症状。珀尔斯感到"未完成的"或者说未被表达的感受会找到方法以自毁的、让人不满的方式浮现(这是格式塔疗法这个名字的由来。格式塔的意思是完形。珀尔斯试图帮助病人完成自己的格式塔,完成自己未完成的事情,完成被阻隔的意识,完成被逃避的责任)。

下面这段治疗可以说明珀尔斯处理责任的方式:

> 两周前我有过一个美妙的治疗体验。并不是治愈了病人,但至少对他是一个开启的过程。这是一位口吃的男性病人。我请他增强自己口吃的程度。在他口吃的时候,我问他觉得喉咙里有什么感觉,他说:"我觉得我在窒息自己。"于是我伸出手掐住他说:"来,(掐住我)让我窒息。"他说:"他妈的,我会杀死你的。"他真的感到了自己的怒意,话声很大,没有任何结巴。就这样我向他演示了他存在着一个选择,是做一个愤怒的人还是做一个口吃的人。你知道一个口吃的人是如何能折磨你,让你如坐针毡。任何没有表达出来的、不能够自由流露的愤怒都会最

终转变成对他人的虐待、权力欲望或者其他折磨人的手段。[16]

这种对待症状的方式，要求病人制造或者扩大困难，经常是促进责任觉察的有效方式。治疗师让病人有意创造症状（在上面的例子中是口吃），借此意识到症状是"自己的"，是自己创造出来的。其他治疗师虽然没有用承担责任的概念，却也使用了相同的技术。例如，维克多·弗兰克尔描述了"矛盾意向"[17]的技术：治疗师鼓励病人增强症状，不管症状是惊恐发作、强迫性赌博、对心脏病的恐惧还是暴食。唐·杰克森，杰·哈里，米尔顿·埃里克森，保罗·瓦茨拉维克都谈到过同样的方法，他们称之为"症状处方（symptom prescription）"。[18]

珀尔斯发展出了一种处理梦的独特方法，这个方法可以巧妙地让人为自己所有的心理活动负责。历史上，人们一直认为梦是超越个人责任范畴的现象。这个观点反应在一句俗语中，如果一个人想否认自己的某个行为或者想法时，会说"我做梦都想不到会这样"。在弗洛伊德的心理动力学之前，梦被认为是神创造的，或者根本是偶然事件。例如，有一个理论认为入睡后，大脑皮质细胞在排除日间的有毒代谢物时，细胞群会以完全随机的方式被唤醒，而梦就是由细胞群被唤醒时的产物形成。之所以大部分梦毫无意义，是因为细胞群唤醒是随机过程；而有意义的梦并不是有意为之的，它们的形成类似于一群猴子在打字机上乱敲，偶然也会敲出一段有意义的话来。

弗洛伊德令人信服地指出，梦既不是偶然的产物，也不是神的托送，而是人格结构中各部分彼此冲突和作用的结果。这些部分包括本我冲动、日间残余、梦的审查者（自我的潜意识操纵者）以及自我（"次级修正"）。虽然弗洛伊德发现个体（或者至少是个体中彼此作用的这些结构）是梦的唯一创造者，但珀尔斯坚持认为，这种对心理层次和结构的区分导致个体责任丧失在这些成分的"缝隙"之中（我相信这个观点十分正确）。

珀尔斯把梦称作"存在的信使"，[19]他的目标是尽量促使个体了解自己是梦的创造者。首先，珀尔斯试图通过改变病人描述梦时所用的时态,把梦引入现实生活。他让病人用现在时态复述梦,然后再以表演的方式重现梦,让病人做导演、道具和演员。病人扮演梦中出现的各种东西。例如,我曾看过珀尔斯处理一位梦到开车的病人,在梦中,汽车先是噼啪作响,最后完全坏掉。珀尔斯让病人扮演梦中出现的所有东西:司机、汽车、空油箱、性能不良的火花塞等。通过这种技术,珀尔斯希望病人能够把他的人格从分裂的碎片重新整合为整体(也就是,完成个人的格式塔)。

249

对珀尔斯来说,承担责任意味着个体要为所有自己的感觉(包括那些不愉快的,通常会投射到他人身上的感觉)负责。

> 我们不愿意为我们挑剔的态度负责,于是我们把批评投射到他人身上。我们不愿意为自己的歧视负责,于是我们把它投射在外,然后我们活在担心被拒绝的恐惧中。最重要的责任之一就是为自己的投射负责,并成为我们投射的内容。[20]

通过重新接受所有过去被否定的自我,个体的体验变得更加丰富,能同自己、自己创造的世界更自在地相处。

> 当然,为自己的生活负责和拥有更丰富的经验和能力两者是相同的。我想要做的是……让你对每一种情绪、每一个动作、每一个想法负责,不要让其他任何人替你负责任,让你了解你会因此有多大的收获……[21]

不让他人承担责任对治疗师来说尤其重要。珀尔斯非常清楚病人会努力操控他人,尤其是治疗师,以便使他人能够照顾自己。

> 治疗师有三个当务之急:认识病人是如何从他人获得支持而不是自己给自己提供支持的,避免陷入病人的操控而去照顾病人,知道如何处理病人的操控行为。[22]

不陷入操控并不是一件容易的事情,治疗师必须习惯于辨识和抵御病人多种多样的操控手段:

> "在现在的情况下,我没有任何希望了,但是你能。我'需要'你告诉我该怎么做,这样我才能够继续生活。"这种生活根本不能算是生活,而是一种存在状态,病人将一系列的请求推给那些喜欢掌控他人的人。治疗师不过是病人的又一次尝试。但愿推卸责任能"到此为止"。[23]

为了不被操纵,珀尔斯采取了极端的立场,以终止责任的推卸。他以下面的方式作为其工作坊的开场白:

250
> 如果你想发疯、自杀、进步、得到启发,或是想得到能够改变生活的体验,就得靠自己。我做我的事情,你做你的事情。任何不想要为此承担责任的人,请不要参加这个研讨会。你来这里是出于你的个人意愿,我不知道你有多成熟,但是一个成熟个体的核心特质就是能够为自己的想法、感觉等负责任……[24]

珀尔斯在这里的立场较为极端,也许需要一定的修正,尤其是对问题严重的病人。许多病人可能需要几个月的工作才能够开始负责任,把完全承担责任作为治疗开始的前提是不切实际的。但是在有些情况下,治疗师在治疗开始之前就要求病人承担一定程度的责任是有益的。许多治疗师坚持要求与具有高度自杀倾向的患者约定,在一段特定的时间内,不许试图自杀。如果适当使用,这种方法的确可以显著降低自杀风险。[25]

虽然珀尔斯的话无疑显示他对责任的问题具有高度敏感性,也意识到治疗师必须不接受病人的责任,但他从未解决(或者说清楚认识)他自己治疗取向中的矛盾之处。治疗师告诉病人要承担责任。但是病人体验的另一个方面是什么呢?眼前是一位非常强力的、有魅力的、智慧的老人,他在无言地宣称:"让我告诉你如何去做,什么时候去做以及为什么这样做。"珀尔斯积极的个人风格,他的强力和全知全能感与他所说的完全矛盾。同时接受这两个完全冲突、一明一暗的信息,会使人陷入两难处境。我接下来要介绍另一个试图避免这个冲突的治疗取向。

赫尔姆斯·凯泽和承担责任。一方面要促进病人责任的承担,同时又不能"接管"病人,在许多面临相同困境的治疗师中,赫尔姆斯·凯泽的贡献十分突出,既深思熟虑,而又前后一致。虽然凯泽和珀尔斯的治疗取向均以责任为主轴,但是两人的风格和结构却刚好相反。凯泽在 1961 年去世,虽然是位非常有创造性的治疗师,但是却没有留下什么著作,以至于不大为人所知。1965 年出版的《有效的心理治疗》(*Effective Psychotherapy*)[26]把他所有的作品集结成书。凯泽相信病人有一种普遍性的冲突,"一种心智状态,可见于所有的神经症患者。"[27]这种冲突源自以下事实,"成熟的成年期必然要承担一种完全、基本、恒久而无法克服的孤独。"[28]

凯泽讲述了他在医学院的室友的故事。这位朋友叫沃尔特,他在学习期间接受了一个业余戏剧表演的角色,并为之着迷。他在戏剧上非常有天分,考虑放弃医学院,完全投入到演员的职业生涯中。可他到底多有天分呢? 他能够成为一位伟大的演员吗? 沃尔特为此辗转反侧,一个专家接着一个专家地寻求建议。凯泽看到了朋友的痛苦,突然意识到沃尔特的期望是不可能实现的。他不仅仅想要专家的看法,他要的更多:他想要别人为他负起做决定的责任:

之后的一段日子里,凯泽观察到沃尔特如何逐步发现,任何人的任何判断和意见,都无助于他必须要做的决定。因为同情沃尔特的挣扎,凯泽总是愿意和朋友探讨所有的对要做决策有影响的正面以及反面观点。但是当他们讨论完所有可能的结果、评估每个机会、衡量所有的方面、细细筛过所有信息之后,却无法得到任何最终结论。两人总是陷入深刻而痛苦的沉默,然后凯泽感到沃尔特无言的询问:"你觉得该怎么办呢?"[29]

沃尔特面对而又想要逃避的,是一种深切的矛盾:人渴望自主,却又逃避自主必然产生的孤独。凯泽把这种矛盾称为"人类天生的软肋"。如果不用某种"魔术师的花招"、某种手段否认孤独,这种矛盾就会让我们承受巨大的痛苦。凯泽把这些手段又叫做"普世症状",也就是一种借着弱化自我界限,与他人融合而否认孤独的防御机制。我先前在描述人类渴望终极拯救者时,曾讨论过融合或者结合是对抗死亡焦虑的防御机制。凯泽则提醒我们,孤独以及孤独下的无根感(凯泽并没有明确提出后者),是我们努力与他人融合的强大动力。

什么样的事情会迫使我们面对孤独?凯泽认为,就是那些让人们了解到自己要为自己的生活承担完全责任的事情,特别是可能改变一生的决定,或是注定不被权威支持的信念。这时我们就会像凯泽的朋友沃尔特一样,努力寻找为自己承担责任的他人。

凯泽对病人为了避免孤独,试图将决定权转给治疗师的言行十分敏感。作为治疗师,应该如何阻止病人的这种企图呢?凯泽对此问题进行了思考。他最初提出了几种方法,但是最后发现这个问题实在太重要,决定必须借着调整治疗结构来处理。为了阻止责任转移,治疗必须是完全没有结构的,治疗师必须是完全非指导性的,而病人不仅要对治疗内容完全负责,也要为治疗进程完全负责。凯泽声称"对治疗师不存在规则"。下面他描述的治疗师和病人之间的一段对话可以说明这一点:

> 病人:可以告诉我治疗包含什么内容吗? 我是指有什么步骤。
> 治疗师:步骤? 我不确定是否完全了解你的意思,但是如果我理解正确的话,我的回答是没有步骤。
> 病人:(礼貌地微笑)噢,当然了,我只是想问你想让我做什么。
> 治疗师:我认为刚才说的"步骤"就是这个意思。

　　病人：我不明白(沉默了 20 秒)。我的意思是，当然了，你必然会期望我做什么，不是吗？

　　治疗师：你似乎很确信在这里必然会被期望做某些事。

　　病人：难道不是这样的吗？

　　治疗师：就我所知，不是的。

　　病人：那，我……我……我不懂了。

　　治疗师：(微笑)我认为你理解我的意思，只是你不敢相信。

　　病人：你说的没错，我的确不认为你真的是这个意思。

　　治疗师：(停了 10 秒钟)我的确是这个意思。

　　病人：(不安地沉默了 60 秒，继续尝试)我可以谈一谈我的惊恐发作吗？

　　治疗师：你好像无法相信我的话。

　　病人：很抱歉……我不是故意的……可事实上，我完全无法确定我是否真的……对不起，你刚才怎么说的？

　　治疗师：我说，你好像无法相信我的话。

　　病人：(微微摇头，好像有些生气)不是，我的意思是我是否可以……(抬起头，和治疗师目光交汇，笑起来。)[30]

　　凯泽相信"任何可以增强病人责任感的话一定有助于治疗"。就如以上例子所显示的，他甚至拒绝接受指示病人如何进行治疗的责任。

　　这种极端的技巧显然有其局限。我相信珀尔斯的错误在于为病人提供过多的结构和推动力，而凯泽的错误刚好相反。如果病人因为疑惑、缺乏结构、缺少信心而过早退出治疗，任何治疗师都无法帮助病人。治疗师的最终期望是帮助病人承担责任，但这并不是说治疗师必须要求病人在治疗的每一阶段，甚至治疗初始就承担责任。治疗情境通常需要一定的灵活性，为了让病人能够继续接受治疗，治疗师常常在治疗开始时采取主动和积极的态度。在稳定的治疗同盟形成之后，治疗师就可以着重强化使病人接受责任的那些治疗情境。

在其他地方,凯泽强调过治疗关系与坦诚沟通的重要性。[31]因此毫无疑问在真实的治疗情境中,他并不是十分僵化,而是会根据情境进行必要的调整。他写过一本十分有趣的剧本《紧急时刻》(*Emergency*),对治疗师的灵活性作出了绝佳的描绘。《紧急时刻》的主人公特温是位精神科医生,找他咨询的珀费芮太太的丈夫也是精神科医生。她说她丈夫深受困扰却拒绝求助。于是特温大夫装扮成病人找珀费芮大夫咨询。几乎不可察觉地,他开始以"病人"身份治疗珀费芮大夫。显然,珀费芮大夫并不能够承担责任,甚至不能承担寻求治疗的责任。但治疗师并没有强求他承担责任,而是做了任何好的治疗师必须做到的事情:调整治疗使之适合病人的具体情况。

美国式的责任觉察——或者说,
如何为自己的生活负责、掌控
自我、照管自己、获得成功

责任觉察在美国行之已久,其原本是职业哲学家的模糊语汇,之后成为先锋左派的警语,现在则变成新世界的重要商品。许多全国性畅销书都以"承担责任"作为主题,举例来说,《错误地带》(*Your Erroneous Zones*)一书有几章的标题如下:"掌控你自己"、"选择——你的终极自由"、"你不需要他人的许可"、"挣脱过往"、"打破传统屏障"、"宣告独立自主"。[33]这本书的中心意思十分清楚:"根据你已经做出的和未能作出的选择,开始检视你的生活,为你之为你和你对自己的感受承担全部的责任。"[34]类似的书如《依靠自己》(*Pulling Your Own Strings*)[35]和《自我创造》(*Self-Creation*)[36]都很快高居畅销书排行榜榜首。

消费主义要求商品得吸引人,有着精美的包装,并且最重要的是可以迅捷简单地消费。但不幸的是这些要求很难允许人们真正检视和反思自己的生活和世界观,并做出改变,于是退而求其次的方法就是接受劝告，像《错误地带》这种畅销书就告诉我们该"如何结束拖延"：

> 坐下来，开始做你一直拖着的事情。开始写一封信或者读一本书。单纯地开始去做就会帮助你消除对整件事情的焦虑……给自己一个特定的时段（譬如星期三晚上 10 点到 10 点 15 分），全心投入被你拖延的任务中……现在就开始戒烟！立刻就开始节制饮食……放下这本书，做一次俯卧撑，当成运动计划的第一步。以这种方式处理问题……现在就开始行动。下决心直到感觉疲劳才去上床睡觉。不让自己以疲倦或者生病作为逃避或者拖延任何事的借口。[37]

或是看看《免除依赖》中所说的：

> 花上五分钟就能处理自己和支配地位的人之间的关系了。试着说"不，我不想"，测试你这样反应时别人的反应……不要再接受别人的命令。[38]

"责任"已经引起了公众的瞩目，以责任为主题的专业工作坊在全国范围内大量出现。例如，1977 年到 1978 年间，一个大型工作坊在不同地点进行了数次。其主标题是"掌控自己的生活"，副标题则为"医疗健康领域的心理学，个人责任的作用"。这个工作坊包括：罗洛·梅关于通往个人和精神自由的存在挣扎的主题演讲；阿尔伯特·艾利斯根据他的理性情绪疗法谈个人对性和亲密关系领域中的自我成长和变化的责任；阿诺德·拉札勒斯从多重模式治疗的角度谈自我治疗［在他的著作《如果我想，我就行》(*I Can if I Want to*)[39]一书中有详细描述］。工作坊的其他内容包括行为主义的应激管理，其目的是帮助过于自我鞭策（例如 A 型人格）的病人改变行为模式、掌控应激、应用生物反馈技术、克服害羞、应用东方的自我控制方式（冥想）、改变所谓"不可改变的"习惯模式。尤其有意思的是，在同一个课程里聚集了很多不同的临床取向，并且是以"责任"作为主题汇集在一起的。

EST *

EST 可谓对承担责任进行大众营销的佼佼者了，它是 20 世纪70 年代商业宣传最为成功的成长工作坊。由于 EST 的巨大成功，以及其对责任概念的特别关注，所以我需要对其进行严格的检视。

EST 是由温纳·艾哈德创立，标榜追求个人成长的大型团体。它经过巧妙包装、大量推行而获利丰厚，短短几年就从一间一人公司发展为大型企业。到 1978 年为止，它已经有超过十七万名毕业学员，而 1978 年它的盈利超过九百万美金，支薪的工作人员达三百人，不支薪的义工则高达七千人。其咨询顾问包括著名的商界领袖、律师、大学校长、加州大学医学院的前任校长、知名的精神病学家、政府官员和娱乐明星。

EST 采取大团体的形式，一个团体包括大约二百五十人，用两个周末接受培训。培训师提供指导，与团体成员互动，用话语侮辱、冲击学员，引导其完成一系列结构化活动。虽然 EST 套装课程中包含的技巧大杂烩来自类似于科学论派、心智动力学、人本主义的团体治疗、格式塔疗法以及禅修冥想等流派中的个人成长技术，[40] 其基本要旨还是在于承担责任。这一点可以在学员和 EST 领导者的话中得到清晰体现：

> 领导者解释说："任何人都是独特的，因为我们每个人都做出不同的选择。我们的生活会被卡住，是因为没有能力去选择。当你做出了选择，你的生活就会向前走。选择通常可以归结为简单的是或不是。'我不知道'也是一种选择，是选择逃避责任。"[41]

---

* 艾哈德研讨训练课程。

一位学员描述了她参加工作坊的印象：

> 司徒尔特(训练师)大声怒喝："当你负起责任时,就会发现自己并不是碰巧躺在铁轨上被火车碾过。你是把自己放在铁轨上的笨蛋。"
>
> 责任的主题贯穿训练课程的每一部分。事实上,如果要我用几个字来总结课程内容的话,就是我们每一个人是自身经历的原因,要为自己经历的每一件事情负责。[42]

责任的主题是 EST 内部对话的明确重点。例如一位 EST 训练师试图并有效地论证了一个人要为自己被抢劫负责：

> "你们每个人都是自身经历的唯一源头,也就是说要为你经历的每一件事负起完全的责任。当你了解这一点时,就必须学会丢弃目前占据你生活百分之九十九的无聊事。汉克,有问题吗?"
>
> 汉克看起来很恼怒,他很直接地问："好吧,我要为我所作的一切事情负责,这一点我懂。可如果我是被别人抢劫的话,怎么会要为自己的被抢劫负责呢?"
>
> "汉克,你的经历的源头是谁?"
>
> "在这种情况下,是劫匪。"
>
> "劫匪能控制你的思想吗?"
>
> "他控制我的思想和钱包。"
>
> (众人大笑)
>
> "你是否为你那天早上从床上起来负责?"
>
> "当然。"
>
> "为走在那条街上负责?"
>
> "是的。"
>
> "为看到一个手上拿把枪的男人负责?"

"只是为看到他?"

"是的,看到劫匪。"

"为看到他而负责?"

"是的。"

"那我当然是看到他了。"汉克说。

"如果那个时候你没有眼睛、没有耳朵、没有鼻子、皮肤也没有感觉的话,就不会看到劫匪,是吗?"

"哦,我知道你的意思了。"

"所以你要为你自己在那个时间、那个地点、身怀现金可能被抢负责,是吗?"

"嗯,我明白你的意思。"

"所以你要为你选择不冒生命危险去反抗,选择放弃皮包负责,是吗?"

"如果有人拿枪,让我把钱交给他,我毫无选择。"

"你选择了出现在那个时间、那个地点了吗?"

257

"是的,但是我并没有选择让那个男人出现。"

"你看到他了,是吧?"

"当然了。"

"你为看到他负责,是吗?"

"只为看到他的话没错。"

"就是这样:每一件你经验的事情都不存在,除非你经验了它。每个生命经验的每一件事都是独特的创造,个人才是经验的唯一来源。醒醒吧,汉克!"[43]

大多数 EST 学员在讨论收获的时候,最强调的都是承担责任。有位 EST 学员说:

人们认识到他们自己创造了自己的背痛、偏头痛、哮喘、溃疡和其他疾病……疾病并不是恰好发生在我们身上。看到一个又一个人站起来承认只有自己要为身体的疾病负责，实在是不凡的经验。人一旦诚实面对生活中的经验，他们的病痛就消失了。[44]

下面的对话中，一位 EST 训练师甚至进一步论证一位男性要为妻子罹患癌症负责：

> "我怎么要为我妻子得癌症负责了？"
>
> "你要为你妻子对症状的体验负责，你选择同意他人，把那种病称作癌症。"
>
> "但是癌症不是我造成的。"
>
> "弗里德，我知道对你来说，我的话很难符合你的信念体系，你努力了四十年，建立了自己的信念体系，我知道你现在已经尽力让自己开放心胸，可是四十年来你一直相信事情发生在外部，你是被动的、无辜的旁观者，被汽车、公交车、股市崩溃、神经质的朋友和癌症打击。我了解，这个房间里的每一个人都生活在相同的信念体系中。我，是无辜的；外在的现实才是有罪的。可这套信念体系并不是真的！它是你生活出问题的原因。你的体验才是真正重要的，你是自己经验的唯一创造者。"[45]

"你是自身经验的唯一创造者。"这句话和萨特关于自由和责任的很多话极其相似。EST 的核心就是承担责任。这样看来，EST 采用了一些重要但是模糊的概念，以吸引人的言语重新表达，就好像是更容易被理解的、加州式的"通俗"萨特一般。如果对哲学思维的这种巧妙运用有效的话，许多专业治疗师就应该多多向 EST 学习。

但是它果真有用吗？可惜对这个问题我们没有切实的答案。对 EST 没有对照研究；EST 毕业学员众多，但是似乎不能对他们进行有效性的测量。每一种新的个人成长技术都有众多追随者，例如训练团体、人本主义治疗小组、裸体治疗小组、马拉松、艾撒仑身体觉醒、心理剧、洛夫按摩、交互沟通分析、格式塔、生命泉。这些众多治疗取向的发展史（EST 的发展史亦是如此）总是始于一段崭新的勃发期，然后逐渐沉寂下来，最终为其他技术取代。实际上，这些技术的许多追随者都曾参加和忠于某种其他的技术。这样的发展史对我们有什么启示？它是否让我们开始怀疑这些方法是否真正有效并能产生持久的影响？

追踪研究显示极高比例的 EST 学员认为他们的受训经验是积极的、有建设性的。但是在进行没有对照组的研究评估时，我们必须要小心谨慎。许多实证研究表明，评估结果时最容易犯的错误就是单纯的追踪研究，这种研究就好像是要把有利证据汇聚在一起似的。如果只针对研究设计的某个方面进行检验，就要考虑自我筛选的问题。谁会来参加 EST？选择参加的人要交一大笔钱，忍受疲劳的周末，有没有可能本来就是准备改变的人才会参加，而不是课程内容造成改变呢？

答案很可能是这样的！对于安慰剂效应，被试期待以及志愿者态度的研究已经明确显示，促成个人变化的影响因素早在工作坊之前就已经存在了。这种情形当然会让研究变得非常困难：召集志愿者参加旨在个人成长的活动（例如会心团体），然后将其结果与相似数量的非志愿者进行对比，这种常见的研究设计有着严重的缺陷。因为主动参加成长团体或者工作坊的个体往往动机高，愿意投入体验，渴望个人成长，并且有较高的期望（部分是源自团体之前的有效宣传）。由这样的参与者组成的团体总是成功的。若是否认团体收益，就会造成很大的认知失调。而团体之后的"巅峰体验"、闪耀的证书更是普遍现象，只有特别无能的领导者才会在这种氛围中失败。

如果没有可靠的证据显示结果的有效性，我们该依据什么进行评估呢？我认为如果去检验 EST 的内在特征，我们会发现一个严重而令人担心的不一致。EST 虽然自称其目标是承担责任，但它同时又是高度结构化的课程。在 EST 的周末营,有许多强制实施的基本规则:不可饮酒,不准使用毒品或镇静剂,不准戴手表;除了四个小时的休息时间之外,不准使用厕所;随时都要戴着写有自己名字的牌子;不准挪动椅子;严守时间规定;如果迟到就不准进入会场,或者以公开羞辱作为惩罚;[46] 各餐之间间隔时间很长,但除用餐时间之外参与者不准进食,必须交出藏在口袋里的零食。

许多 EST 毕业的学员都会自愿做义工。从他们对自己体验的描述来看,他们很高兴放弃自主性,沉浸在权威的光芒之下。一位身为临床心理学家的 EST 义工说:

> 我的下一个任务是准备名牌。必须十个放成一列,彼此分开,一列一列之间要完全平行。我现在注意到 EST 对细节非常严格,对每项小事的指示都精确到像有一本完美的指导手册,对我的要求则是用同样的精确性执行任务。
>
> 整理完名牌,我接着去处理桌布……每一条桌布的四角都要弄得方正,必须接近地面,但是不能真正碰到地面……我抬起头看着身边督导的人,他说:"布碰到地面了"……
>
> 我非常仔细地重铺了桌布。现在四角是完美的方正,桌布垂下的长度刚刚好。我完成了这项工作,用 EST 的话说就是我"在全然的体验中完成了工作"。[47]

"完全平行的排列"、"非常注意细节"、"精确到像有一本完美的指导手册"、"桌布垂下的长度刚刚好"。在这些对顺从与结构的渴望之中,何处可发现自由和责任? 更让我困扰的是,我在工作坊看到,EST 的核心工作人员的穿着就像温纳·艾哈德一样(蓝色的上衣、白色敞领衬衫、灰色的宽松长裤),发型也和艾哈德一样。谈话则像艾哈德一样,用同样的词开始句子,压低声音,以近乎宗教的语气谈论 EST。再看其他义工的描述(这是我从 EST 寄给我、让我了解这个组织的书中,随意摘取的段落,这些书都经过艾哈德的认可):

　　一位志愿清扫艾哈德在旧金山办公室的年轻女性告诉我，她被详细指示要如何做这项工作。"我需要清洁每样物品的底部，譬如在茶几上放置的物品，然后把它们照原位放回，不得有丝毫差异。"[48]

　　被分配打扫总部卫生间的人报告说，在 EST 做这件事情只有一种方式，他很惊讶地发现用 EST 的方式清扫卫生间，竟需要全部的注意和精力才能完成。[49]

　　我们接受的指示是，在接待的时候要面带微笑……其他时候则面无表情。当我和我的 EST 督导提及此事时，他简明地说："协助的目的就是协助。做你现在要做的事情。在应该幽默的时候再幽默。"[50]

一位执业心理学家如此描述她的志愿工作：

　　周末的最高潮就是我画出去洗手间的最简路线之后，负责后勤的人对我说："谢谢，你写的这些指示非常棒！"哇！我为此兴奋了好几个小时。[51]

以"正确"的方式做事；用 EST 的方式清扫厕所；把茶几上的物品精确地放回原位；在"幽默时间"才能幽默；因为画出去洗手间的最简路线图而"兴奋了好几个小时"。这些话反映了失去自由时的满足，放弃自主并受人役使的喜悦。

从许多 EST 毕业学员的叙述中，看不出个人力量的增长，只有为一个更高的存有放弃自己的感觉。个人的判断和决策都被放弃了，什么都比不过圣者的笑容。一位 EST 的义工说得很妙：

　　当工作没有完成的时候，温纳的嗓门可以变得很大。我吓得不行，可我知道他爱我。这听起来难道不像是疯了？可事情就是这样，所以按照温纳的期望把工作做好就行了。[52]

温纳成为比生活更重要的人，他的瑕疵受到"润色"，他的缺点变为美德，他的天赋成为超人的品质。一位临床心理学家如此描述了她对温纳·艾哈德的第一印象：

> 在我还没有见过温纳之前，一位朋友告诉我："他让你感到 [261] 他就像是整个世界，就像没有任何其他存在一样。"在 8 点整，灯光开始变暗，温纳出现了……他看起来要比四十岁年轻很多，他的皮肤十分干净，眼睛清澈得令人难以置信，他穿着剪裁得无可挑剔的米黄色夹克，开领白色衬衫和一条黑色的宽松长裤。观众们起立开始鼓掌。温纳来到了他们中间！[53]
>
> 观众坐定之后，全部注意都集中到了这位富有魅力的、吸引人的（虽然并不十分英俊）男人身上，他的身材像是一位网球选手，而他的眼神像一位先知。[54]

"眼神清澈得令人难以置信"、"眼神像一位先知"、"温纳来到了他们中间！"这种言辞代表了个人判断和自由的终结，也正是这种宣言让另一位 EST 的学员（同时也是一位临床心理学家）写道："越是看到 EST 组织中心的整齐划一性，我就越是欣赏无秩序。"[55] 对 EST 的最为重要的批评，并不是它过于简单化（这可能是一种优点），也不是它的大规模生产（每一种伟大的思想体系都需要通俗化），而是它根本是自相矛盾的。权威主义并不能培养个人自主；与之相反，它必然会扼杀自由。EST 假定可以用权威主义的手段培养个人责任感，这完全是一种诡辩。究竟什么是目的，什么是手段？弗洛姆告诉我们，逃避自由的愿望是根深蒂固的。我们会尽力逃避责任、拥抱权威，甚至会假装承担责任，如果权威这样要求我们。权威主义的手段是否成了目的？也许从一开始就是这样了，我们根本不知道！

责任与心理治疗：研究证据

责任和心理治疗的联系建立在两条彼此关联的前提下：逃避自由并不利于心理健康；在心理治疗中，病人接受责任能够带来成功的治疗结果。让我们回顾现有的研究，看看是否有支持这两个前提的实证依据。

262 首先，我们必须认识到这两条前提是过度简化的说法。譬如，有些防御机制会导致逃避自由（譬如无辜的受害者、外化、失去控制），这些都是适应不良的防御机制；而另一些防御机制（例如对神圣权威的全然信任）会获得很多社会强化，就会被认为是好的、适应性的。有一些人过于全然、开放地面对责任，却没有内心资源去处理由此产生的焦虑。人必须拥有相当程度的自我力量，才能面对自己的存在处境和其中必然存在的焦虑。

逃避责任不利于心理健康吗？

要找到实证证据证明逃避责任不利于心理健康并不容易。因为"责任"、"自由"、"意愿"从没有得到明确的研究。经验性的研究不可能出现在数字化的科研领域中。在心理治疗研究的关键词中，没有"责任"、逃避责任或者接受责任。于是我只能以间接的方式搜寻文献资料，查找和责任至少有些相关的研究。最为相关的概念是在第四章中讨论到的心理控制点。* 外控点是拒绝承担责任。如果逃避责任对个体的心理健康不利，那么外控点应该与不正常的个体功能成正相关。研究显示，具有外控点的个体比内控者有着更多的能力

---

* 心理控制点最为表浅的含义就是一个人是否为自己的行为和生活境遇负责，或者一个人是否相信自己的遭遇和个人行为无关，是个人无法控制的。一般认为承担责任的个体有着内控点，而不承担责任的个体有着外控点。

不足感；[56]较大的情绪困扰；[57]更为紧张、焦虑、不友善、混乱，[58]成就更低，政治上不积极，更容易接受暗示；[59]想象力较差，更容易有挫折感，也更常忧虑。[60]精神分裂患者更容易在外控点上获得高分。[61]严重的心理障碍患者相较于轻微心理障碍患者来说更可能具有外控点。[62]

抑郁是应用心理控制点的概念进行研究最多的心理障碍。由于抑郁症患者有明显的无助感和宿命论，即使是没有受过训练的观察者，也可以看到这些病人不相信自己有行动的力量，不相信自己能够影响经验世界。许多研究显示抑郁症病人具有外控点。作为必然的结果，这样的病人就会发展出无助感和无望感。[63]

赛利格曼提出习得性无助理论来解释抑郁。他假设抑郁的不同成分（情绪，认知和行为）是由于人在生命早期学到，无论什么结果（奖赏或惩罚），都是自己不能控制的。[64]一个人若是认为自己的行为和结果之间没有因果关系，不但会停止以有效的方式行动，更会开始表现出抑郁症状。用存在主义的术语来说，那些相信自己无法为发生在自己身上的事情负责的人，会为此付出沉重的代价。虽然他们逃避了觉察责任时产生的存在焦虑，但是像赛利格曼所提出的，他们可能表现出宿命论和抑郁症状。

抑郁的习得性无助模型来自实验研究，研究者观察到当实验动物暴露于不可逃避的应激之后，它们避免可逃避的应激能力有所下降。例如，如果给狗施以它无法躲避的电击，之后再施以可以躲避的电击，狗这时躲避电击的能力要弱于那些事先不给电击或者是只给可以躲避电击的狗。[65]研究者尝试设计以人为被试的类似实验。例如，被试在相当于动物实验箱[66]的情境中，接触无法躲避的噪音，接下来测试他们是不是更难躲避可以避开的噪音，或者是测试他们解决问题的能力是否变差。[67]

这些结果证明，如果个体在实验室中"学到"自己的行为无法使他们摆脱其处境时，以后的应对能力就会受损。而且，大卫·克莱因和马汀·赛利格曼还发现，抑郁个体（没有暴露在不可躲避的噪音中）的表现和那些接收过不可躲避噪音的非抑郁个体很接近。[68]威廉·米勒和赛利格曼在问题解决的实验情境中重复了这个结果。[69]

264 在其他实验中,研究者发现抑郁的被试对实验任务未来是否成功的期望要低于非抑郁的被试,而且即使接受正强化,抑郁被试的期望也不会提高。[70] *

总的来说,心理控制点是得到广泛应用的心理概念,它可以大致对应于责任的承担或者逃避。证据表明逃避责任(外控点)和某些心理病理相关,尤其是抑郁症。抑郁症的习得性无助模型提供了更多的支持性证据。

关于个体控制观或者责任态度的起源,研究又告诉了我们什么呢?有些证据显示内控或者外控起源于早期家庭环境:稳定、温暖、关注和对孩子需要敏感的环境可以孕育内控的发展,而矛盾、不可预测、相对不温暖的环境(更多在社会经济地位较低的家庭中出现)容易引起个人无助感和外控的归因。[73]排行也有影响:头生子倾向于具有内控的归因方式(可能是因为他们经常需要承担家事,为自己的行为负责,并经常负责教养弟妹)。[74]

心理治疗能促进责任觉察吗？责任觉察提高有助于治疗吗？

有几个研究项目调查了治疗结果和心理控制点变化之间的关系。乔恩·吉利斯和里察·哲瑟的研究显示,那些情况有所改善的住院病人,有着从外控型向内控型的转变。[75]杜阿报告了一个针对青少年罪犯的行为治疗计划有助于增强内控感。[76]史蒂芬·诺维克和杰韦斯·伯尼斯的研究显示,一个在夏令营进行的效能感训练有助

---

  * 抑郁症的习得性无助模型,和贝克[71]提出的抑郁的认知模型,在概念上有着一个有趣的矛盾之处。贝克提出,抑郁症患者的特点是悲观的预期以及倾向于为结果过度负责。抑郁症患者常会为显然自己无法控制的事情自责(例如,精神病性抑郁的病人可能会谴责自己发动了战争或者自然灾害)。林恩·亚伯拉姆森和哈洛德·萨凯姆在一篇文章中对于这一仍然不可调和的矛盾进行了精彩的回顾。[72]

于提高贫民区青少年的内控感。[77]好几项会心小组治疗的效果研究表明小组体验能促进成员内控感形成。[78]可惜这些研究的贡献有限，因为它们缺乏严格的实验控制，缺少对照组，或者有对照组但是却没有控制"霍桑效应"*。而且，相关的结果并不能够让我们知道病人的改善是因为心理控制点变化还是相反，即病人的改善导致了心理控制点的变化。

另一种研究取向是调查病人在结束治疗后的主观报告，如果询问病人觉得治疗的哪部分最有帮助，他们通常指出是发现和承担个人责任。在对二十名成功完成小组治疗的病人进行的研究中，我和我的同事使用了含有六十个项目的 Q 分类测验**，试图反映治疗中的"改变机制"。[79]这六十个项目来自十二类"治疗有效因素"（每类下有五个条目）：（1）宣泄；（2）自我了解；（3）认同（认同其他成员而不是认同治疗师）；（4）重建家庭关系；（5）灌注希望；（6）问题普遍性，即了解到其他人有类似问题；（7）团体凝聚力（他人的接纳）；（8）利他性（对他人有帮助）；（9）建议；（10）人际学习的"信息输入"，即了解他人如何看自己；（11）人际学习的"输出"，即改善人际关系的技巧；（12）存在主义的各项因素。

存在主义的项目下包括如下五个条目：

1. 意识到生命有时是不公正的。
2. 意识到人生终究难以逃避某些痛苦，也无法逃避死亡。
3. 意识到我和别人无论如何亲近，终究仍是要孤独地面对生命。
4. 直面生和死的基本问题，更诚实地生活，较少陷入琐碎的事务中。
5. 学会不论从别人那里得到多少支持和指导，必须承担对自己生活的最终责任。

---

* 霍桑效应（Hawthrone effect）：是指当被观察者知道自己为被观察对象而改变行为倾向的反应。——译注

** 给病人六十个项目（每条项目在一张独立的卡片上），要求病人把这些卡片分到从"最有帮助"到"最没有帮助"的七个类目下。

这个研究的治疗师并不是存在主义取向的,而是秉承以互动为基础的传统团体治疗模式。存在主义这一类目的加入并不是事先计划的。所以当结果列出来之后,我们非常惊讶地发现,许多病人认为这些并非治疗组成部分的"额外"项目极为重要。存在主义的这个类目在十二个类目中排名第六(在计算了各条目排序的总分和平均分之后)。第五个条目,"学会不论从别人那里得到多少支持和指导,必须承担对自己生活的最终责任"得到特别高的分数。在所有六十个条目的重要性排序中,它排名第五。

约克和艾斯曼在对十八名参加了密集心理治疗(为期六月,每周六天,着重强调团体的方式,也有十四名家长同时参与)的药物和酒精成瘾者进行的研究中,重复了这个 Q 分类测验。这两位研究者发现,"责任"这个条目同样也常被病人选为最重要的条目之一(在总共六十个条目的排序中,被一个小组评为第一重要,被另一个小组评为第二重要)。[80]

德耶尔把这个研究程序用到了精神病院的住院病人上。他在病人刚刚入院以及八天后进行评估。结果发现大多数病人在进入急性精神病房时,所预期的主要帮助模式是别人给予具体的劝告或是建议,以帮助他们解决生活中的主要问题。可是到了接受治疗第八天的时候,大多数人改变了想法,认识到自己必须承担较大的个人责任,而不是相信帮助来自其他人。[81]

莫顿·利伯曼等人研究了一个旨在提升女性自我意识的团体的治疗效果,发现"在对团体成员的访谈中,一个反复出现的主题是'我要为自己的快乐负责'"。[82]

伦纳德·霍洛维茨研究了对四十位病人的三次录像访谈(第一次是在治疗前,第二次是在开始治疗八个月后,第三次在十二个月的治疗结束后)。他统计了每个病人说"我不能……"、"我必须……"或者类似的话("我无法……"、"我一定要……"、"我需要……"等)的次数,发现随着治疗的进行,这种话出现的次数显著降低,同时病人报告了更少的无力感和对个人责任更多的承担。[83]

这些证据显示,成功的心理治疗意味着病人变得更加意识到自己对生活的责任。而成功治疗的结果之一,就是病人不但学到了关系中的亲密感和彼此连结(也就是一个人能够从和他人的交往中获得什么),同时也发现了关系的限制(也就是一个人不能从他人处获得什么,不管是在治疗中还是在生活中)。

治疗师的风格:研究证据。病人(特别是想要逃避责任的病人) ²⁶⁷比较喜欢主动、指导式的、安排会谈结构内容的治疗师(就像是一本好的指南应该做的那样)。有三个以心理控制点为工具的研究结果支持这一结论。

赫尔维格请精神病人和大学生观看两位治疗师的访谈录像。一位治疗师是卡尔·罗杰斯,其风格是非指导性的;另一位治疗师是阿尔伯特·艾利斯,其风格是极端指导性的。看完录像之后,每个人选出自己最喜欢的治疗师。外控点个体明显更喜欢主动、指导性的治疗师。[84]

亚布森请行为主义治疗师和精神分析治疗师介绍各自的治疗步骤,然后请参加者选择他们的治疗师。结果发现外控点个体喜欢指导性的、行为主义取向的治疗师,而那些内控点个体更喜欢非指导性的、分析取向的治疗师。[85]韦尔森采用了类似的研究方法,发现最重要的变量是(在病人眼中)治疗师对于控制和参与的态度。内控点个体会选择那些他们认为能够允许他们充分参与和控制治疗过程的治疗师。[86]

那些逃避责任的病人(外控点个体),他们的问题在于选择一个积极指导性的治疗师可能恰恰是使他们无法完成治疗目标的原因。他们所要求的控制并不是他们真正需要的控制。治疗师越是积极和引导(即便其表面上的目标是帮助病人承担责任),病人越被幼儿化。

我和我同事做的一个治疗效果研究为这一点提供了支持。[87]我们研究了十八个会心小组。这些会心小组在十周期间会面三十小时,小组治疗师有不同的理论取向。研究设置的旁观者从不同的方面对小组治疗师的行为进行评估:治疗师的参与强度、所做评论的内容、治疗师对小组的领导程度(包括设置界限、规则、模式、目标；管理时间、控制小组进程、阻止打断行为)、结构化练习的数目(这里指的是一些治疗师要求小组成员做的任务或者练习,譬如提供反馈的练习,或者心理剧)。所有的小组治疗师都使用结构化练习,有些在每次小组会面都用到很多结构化练习,有的则用的很少。当我们分析治疗师行为和小组治疗效果(自尊、应对、人际关系、同伴评估、价值观等)的关系时,我们发现了一些有意思的相关:

268

1. 对小组的领导程度和疗效之间存在着曲线关系。换句话说,治疗的黄金法则在这里是成立的:"过度"和"不足"都不会有好的结果。太多的领导会导致形成一个高度权威化的结构化小组,其成员无法培养自主性。太少的、过度自由放任的领导会导致一个成员无所适从的失败小组。

2. 小组治疗师采用的结构化练习越多,小组成员在治疗刚结束时对其能力的评估就越高,但是从治疗结果(基于六个月后的跟踪测量)来看并不是很成功。

责任的局限

责任的概念是心理治疗的核心。从实践的角度看,它是有效的,接受责任可以让个体获得自主,充分实现其潜力。

可是这个真理能够适用到什么程度呢？许多治疗师在专业上提倡责任,但是在其内心深处和信念体系中,他们是环境决定论者。我多年来为心理治疗师提供治疗,治疗形式包括个体和团体(由心理治疗师构成),发现心理治疗师(包括我自己)常常有双重标准:病人建构自己的世界,为自己的世界负责,而治疗师则生活在完全客观和结构化的世界中,尽力去发现"实际"是什么样的。

治疗师和病人都要为不一致的信念体系付出代价。治疗师提倡承担责任，却又泄漏出心底的怀疑，他们不能说服病人相信他们自己都不信的事情。他们的潜意识同情病人的阻抗，结果很快就被病人的阻抗所"纠缠"。例如，治疗师面对一位离异女性，她极度渴望寻找到伴侣，治疗师在努力帮助病人承担责任的过程中也许会动摇。她的阻抗勾起了治疗师的同情，治疗师也许会想："这位病人看起来很有吸引力，我们的文化对四十八岁的单身女人也的确不宽容，单身的情况有很多烦人之处。在旧金山有吸引力而又单身的非同性恋男性少得可怜。而她赖以谋生的工作并不能给她提供结识他人的机会。也许她说得没错，如果有一个理想对象出现，她的问题百分之九十都会消失。这完全是命运弄人。"于是治疗师与病人的阻抗结合起来，很快就将问题简化成如何遇到单身男性，例如寻找单身俱乐部、网络约会、单亲家长组织等途径（就像是病人自己没有能力作出这样的计划似的）。

只有当"白马王子"出现，可却没有"与公主从此幸福地生活在一起"时，治疗师才真正得到教训。"白马王子"可能不够帅、太依赖或者太独立、太穷或者太富，或是太冷淡。再不就是她不想放弃自由，或是她拼命想抓住他却把他吓跑了，或是她太过焦虑而丧失了自主性，让他觉得她空洞无趣。事实上，治疗师总会发现面对亲密关系有冲突的病人有无数的方法去破坏一段关系。

治疗关系中的双重标准和任何关系中的双重标准一样有问题。治疗师必须检验自身关于责任的信念，然后确立一个稳定的立场。环境和个人自由之间的关系极其复杂。人是否塑造自身命运呢？还是像斯金纳这样的环境决定论者所宣称的，人的命运完全由环境的种种情况决定？（"人无法影响世界，世界影响人。"）[88]

一般来说，决定论者和相信自由意志论者之间的辩论，逻辑和现实似乎站在决定论者那一边。自由意志论者比较"软弱"，在论证中他们偏好诉诸不可测量的情感。治疗师于是陷入两难。如果希望能够有效进行治疗，他们就得是自由意志论者。但是许多治疗师都有较强的科学背景，他们或者接受过实验心理学或社会心理学的培训，或者有生物学和医学的背景,因此他们发现自己虽然想接受自由意志的观点,私底下却相信决定论的观点是无懈可击的。

不过,对于个人责任的观点,有大量的论据支持,其中部分论据有实证研究的支持,这也许能帮助治疗师摆脱之前提到的两难境地。首先必须意识到的是绝对的环境决定论是一种过于极端的观点,已经无法得到实证研究的坚实支持。斯金纳提出既然我们是由环境所决定的,所以每个人都可以借由操纵环境来操纵行为。可这个观点本身是自相矛盾的。到底是谁在操控环境呢?一个人即使是最彻底的环境决定论者,也无法说通我们是由环境决定来操纵环境的;这种立场显然会导致观点的死循环。如果我们操控环境,就不再是由环境决定的;相反,环境是被我们决定的。宾斯旺格在其 1936 年撰写的一篇庆祝弗洛伊德八十大寿的文章提到这一点,他发现弗洛伊德的个人地位和贡献正为其决定论理论的有限性提供了绝佳的例证:

> 我们的生命是由生命中的种种外力决定的,这个事实只是真理的一面;另一面是我们决定使生命中的外力形成我们的命运。只有把这两方面放在一起,我们才能够探讨理性与癫狂的问题。像弗洛伊德那样锤炼出自己命运(他以语言作为中介而创造的艺术品足以证实这一点)的人,是最不可能反对这一论断的。[89]

阿尔伯特·班杜拉在 1984 年美国心理学会主席致辞中,把这种观点称作"交互决定论",并且区分了可能环境和实际环境。他指出,虽然所有个体可能具有相同的潜在环境,但是每个人实际上都在对自己的环境进行调节。

> 有学者研究过患有精神分裂症的儿童和正常儿童在一个具有很多有趣设备的环境中的表现。这些设备包括电视机、留声机、弹球机、电动火车、图像阅览器和电子琴。只要在设备上的一个灯亮起来的时候投入硬币,就可以启动这些设备。如果在灯不

亮的时候投入硬币,反而会延长设备无法运转的时间。正常儿童很快就学会如何利用环境,为自己创造最有利的情况。相反地,患有精神分裂症的儿童无法掌握即使是最简单的控制技巧,对他们来说,这个可能变得非常有趣的环境是匮乏和毫无意思的。[90]

因此,在行为和环境之间存在着一种交互关系。行为能够影响环境。班杜拉指出:"我们都很熟悉一种总是能够制造问题的人,无论他们去哪里,他们令人不愉快的行为可预期地带来消极的社会氛围;而另一些人则使用同样熟练但却相反的技巧,总是在互动中带出最好的结果。"反过来说,每个人所创造的环境也会影响未来的行为。环境和行为是交互影响的,环境不是既定的事实,而和行为一样是有原因的。班杜拉据此认为:"对非交互环境决定论者发现的每一只鸡,社会学习理论家都能通过回溯原因,找到之前的那个蛋。"

大量实证研究支持交互决定论的立场。已经有人就相关的研究做过回顾和总结(发表于《美国心理学家期刊》),[91]我在这里不打算引述文章的具体内容,只是想指出这篇回顾性文章内容翔实又有严格的实证支持,其引用的研究来自不同的领域,包括人的沟通互动、期望理论、个人偏好与大众传媒之间的交互关系、认知与知觉、自我系统的自我调节功能(即自我的精神控制学模型)以及生物反馈。

虽然许多自由意志论者愿意接受交互决定理论提供的实证支持,可是仍有许多人说这些研究走得不够远。他们强调在社会心理学研究和行为实验中有一个致命的缺点,就是其因变量是"行为"。在讨论自由和决定论的关系时,班杜拉以一段在行为主义者看来不证自明的论据作为开始:

> 在一座大城市中,一个人在众多选择中决定看哪一部电影时,并没有多少条件限制个人的选择,因此个人偏好是主要的决定因素。但是,如果人们落入深水之中,他们的行为就会非常相似,不管他们的认知和行为特点有多大的不同。[92]

对自由意志者造成最大困扰的是所谓落入深水中的人们的"行为"会"非常相似"。这里争议点自然出在"行为"上。在测量选择或者自由时，为什么要以行为做标准呢？如果是测量肢体的摆动、身体的变化，或者生理指标，人体的生理反应或行为自然是很有限的（正如其他生物一样）。但是，即使在水已经淹到脖子的情况下，人还是有自由的：人可以选择对这个处境有什么感受、采用什么样的态度，是勇敢、坚忍、宿命、费尽心机，还是恐慌。心理反应的可能范围是没有止境的。伊壁鸠鲁在大约两千年前说过：

> 我一定会死。我一定会被囚禁。我必须得忍受被流放。但是我必须呻吟地死去吗？我必须哭诉不休吗？有人能够阻止我在被流放时面带微笑吗？主人威胁要把我绑起来：你说什么？把我绑起来？你可以绑住我的脚，没错，但是绑不住我的意志，即使是宙斯也无法征服我的意志。[93]

这并不是个无关紧要的小议题。溺水的人竟也拥有自由这个意象显得十分荒谬，但在这个意象之后隐藏的原则却有着重要的意义。一个人面对自身处境的态度才是人之所以为人的关键，仅仅基于可测量的行为来判断人性，是对人性的扭曲。我们无法否认环境、遗传和偶然事件在人的一生中占有一定分量。环境的限制作用是很明显的：萨特谈到过逆境指数。[94]我们每个人都会面临影响生活的外在困境。举例来说，多种可能性都可能让我们在寻找配偶或者工作上遇到困难，包括身体的缺陷、教育程度不够、健康有问题等。但是这并不能说明我们在这个情境中就毫无责任（也别无选择）了。我们对自己从困境中能获得什么负有责任，我们面对困境的态度负有责任，对自己是否会被伴随而来的痛苦、愤怒、沮丧所击倒负有责任。举例来说，虽然外貌在社会上很受重视，但是许多人的个人风格和魅力超越了其平淡无奇的外表（如果我记得没错的话，林肯曾经说过"四十岁以上的人们要为自己的相貌负责"）。即便所有的努力都失败了,逆境无法克服,人们也要为自己对逆境采取的态度负责:是痛苦懊恼地生活,还是找到超越逆境的方法,在逆境中重建有意义的生活。

我有一位病人因为有严重的躯体残疾而很难找到伴侣。她折磨自己,选择"相信"如果生活中没有和异性的爱和性,生命就没有价值。她拒绝了很多可能的选择,包括从与同性友谊中获得极大的快乐或者是和异性建立与性爱无关的友谊。对她的治疗包括挑战其基本的假设:人如果没有伴侣就一无是处(这个观点一直受到社会的强化,对女性来说更是如此)。最终她意识到,虽然她对于自己的残障并没有责任,但她需要对面对自身残障的态度,以及其信念所带来的自我贬损负有完全的责任。

认识到并接受"已存有"(的逆境)并不意味着人要对外在环境采取一种消极的态度。实际上新马克思主义者以及激进精神病学的支持者常常指责心理健康运动,因其忽略了个体所处的恶劣物质环境,这个环境要求个体无条件接受他(被资本主义强加)的生活。但是真正的接受责任并不仅仅指个体为世界赋予意义,更包含个体在任何可能的情况下改变外在环境的自由和责任。对个体来说重要的任务是确认什么是真正不可改变的逆境,相关治疗的最终目标是帮助病人重新分析他们认为不可变的因素。

身体疾病

人不仅对自己的心理状态负有责任,许多医学研究显示身体的病痛也受到个人心理状态的影响。躯体疾病中的身心交互作用是一个极其广泛的研究领域,限于篇幅,在这里只能简单地讨论对于癌症这个具体疾病,关于个人责任的相关研究发现。

弗洛伊德在 1901 年出版的《日常生活中的心理病理学》(*The Psychopathology of Everyday Life*)一书中,就谈过应激与疾病之间的关系。他提出意外受伤其实并非意外,而是反映了内在的心理冲突。他在书中描述了那些遇到特别多意外伤害的所谓"容易受伤"的人。[95]在弗洛伊德之后的两代的精神分析师发展出心身医学这个领域。人们发现许多医学疾病,例如关节炎、消化性溃疡、哮喘、溃疡性结肠炎等都会受到病人心理状态的影响。现代生物反馈技术、静坐冥想,以及一系列自体调节方法的机理,使得人们重新关注个体对躯体情况的调控和责任。这些躯体因素受自主神经系统支配,后者过去长期被视为"非随意神经系统"。

癌症之类的疾病长久以来被视为个体无法控制的疾病,现在研究者则开始把个人责任的观念运用到这类疾病的治疗上。癌症一直被视为外在因素造成疾病的典型:它的发展毫无预警,病人几乎无法影响癌症的发病或者病程。最近有大量宣传试图改变对癌症的态度,促使病人检视自己在疾病中扮演的角色。卡尔·西蒙顿是一个放射肿瘤学家,是这一新发展中的领军人物,他率先提出了一个针对癌症的心理干预模型。[96]他的理论建立在当前的疾病理论基础之上,即认为人体内一直都存在癌细胞,但我们的身体会抵抗癌细胞,除非因为某些因素身体的抵抗力被降低,而导致人体容易患癌症。大量研究证据显示,应激可以影响免疫系统和激素的平衡,从而使人对疾病的抵抗能力降低。西蒙顿认为,如果有进一步的研究支持的话,我们或许可以说心理因素也会影响到癌症的病程。

西蒙顿的治疗方法包括每天的视觉冥想,病人先专注于某一个视觉想象,这个想象以隐喻的方式形象地表现出病人对于癌症产生的想象,然后病人专注于身体防御系统打败癌症的视觉想象。譬如说,一位病人想象癌症是一个中间塞满生肉的大汉堡,而白细胞作为身体的防御系统,就像是一群野狗狼吞虎咽地吃光大汉堡。西蒙顿鼓励病人检视自己处理压力的方式。对于癌细胞扩散的病人,他的第一个问题是:"你做了什么而导致癌细胞的扩散?"

据我所知,目前还没有可靠的证据表明这种方法可以延长病人的存活时间。而且对于这种承诺很高,但是却忽略用相对简单的研究方法来支持(或者否定)其主张的体系,我们必须抱以怀疑的态度。

但是西蒙顿的方法教导我们在处理严重躯体疾病时，责任的重要性。这些运用视觉想象的病人，即使没有直接得到躯体帮助，也因为他们对疾病承担起更主动负责的态度，而常常在心理上得到帮助。这一点非常重要，因为无助和绝望常常是癌症病人进行治疗时的主要问题。相较于其他疾病，癌症可能更容易造成无助感，病人觉得完全无法控制自己的状况。患有其他疾病的人（譬如心脏病或者糖尿病）有许多方式可以参与治疗，他们可以节食、服药、休息、遵守运动计划等，可癌症病人却经常感觉自己什么也不能做，只能等待，等到下一个癌细胞在身体某处冒出来。这种无助感常常因为医生的态度而得到强化，因为医生通常都不让病人参与到治疗决定中，许多医生不愿意让病人了解过多的信息，常常越过病人而与家属讨论关于未来治疗的重要决定。

　　可是，如果西蒙顿的方法没有得到研究支持，而且并不能延长病人的存活时间，是不是就可说这种方法只是个谎言，而注定被人遗忘呢？有哪些治疗方法可以帮助那些无法接受西蒙顿的基本前提和方法的病人？我个人相信承担责任的观念可以为任何癌症病人提供治疗的着力点，即使是那些已经身处晚期的病人。[97]首先，需要注意的是不管人所处的情况如何（即所谓"逆境指数"），人总是要为自己所抱持的态度负责。我在治疗癌细胞已经扩散的病人时，病人对待疾病态度的显著差异令我印象深刻。有些人陷入绝望之中，在心理上提前死亡；而且正如某些研究所显示的，这些人的生理死亡也会提早到来。[98]还有些人（如我在第五章所描述的），能够超越疾病，把即将来临的死亡作为改善自己生活状态的催化剂。为自己的态度负责并不一定指对自己的感受负责（虽然萨特认为人也应当为自己的感受负责），而是指对自己的感受所采取的态度负责。弗兰克尔在说明这一点时，讲了一个笑话：

　　　　在第一次世界大战期间，一位犹太军医和他的朋友，一位非犹太裔的贵族上校躲在猫耳洞里。此时外面响起密集的枪声。

上校嘲笑犹太军医:"你很害怕吧,这正好证明了雅利安人比闪米特人要优秀。"军医回答道:"我当然害怕了,但是谁更优秀呢?我亲爱的上校,如果你像我一样害怕的话,你早就跑掉了。"[99]

治疗师如果能够对癌症病人的无助感和绝望给予很多关注的话,会对治疗起很大的作用。在针对癌症病人的支持小组中,我和同事发展出了几种不同的旨在促进力量感和控制感的方法。[100]譬如,癌症病人经常在自己和医生的关系中感到无力,觉得自己像是被当作小孩子一样。我的支持小组对这个问题给予集中的关注,有效地帮助很多病人在医患关系中承担起责任。病人先描述自己和医生的关系,然后其他小组成员提出不同的建议,帮助病人通过角色扮演练习与医生互动的其他方式,使病人能够在医生面前说出自己想说的话。病人学会如何要求医生给予自己足够的就诊时间,如何从医生处获取信息(如果病人想要获取信息的话),有些病人学习到如何要求查阅自己的病历或者是如何看懂自己的 X 光片。还有些病人在合理的情形下,拒绝进一步的药物治疗,为自己的生命承担最终的责任。

许多参加治疗小组的病人通过社交活动发展出一种力量感。他们许多人开始谈论癌症病人的权益,并且参与相关的政治活动(譬如,对乳房修复手术减税的争取)。最后,如前面所描述的,小组治疗师通过鼓励病人承担起自己对小组进程的责任,帮助病人重新获得控制感。通过使病人意识到他们可以改变小组以适应自己的需求(换句话说,引导小组进程是病人的责任),治疗师可以促进每个人在生活的其他领域承担责任。

责任与存在的内疚

在试图增强病人对责任的觉察时,治疗师很快会发现治疗中有一个不请自来的现象,那就是内疚感,即责任的阴影。内疚感通常会阻碍存在主义心理治疗的进程。

　　存在主义治疗中的"内疚"与传统治疗中的内疚有所区别。在传统治疗中，内疚指的是一种做错事的感觉，这是一种具有渗透力的、让人很不舒服的状态。这种状态被形容为伴有焦虑的负面自我评价。（弗洛伊德曾经提出，从主观状态上讲，"内疚感和自卑感很难区分。"）[101]我们可能需要区分神经症性内疚和"真正的"内疚，或者用马丁·布伯的术语来讲，区分"内疚"和"罪恶感"。[102]

　　神经症性内疚来自于想象中的对他人的侵犯（或者是对微不足道的侵犯以夸张的方式做出强烈的反应），对过去或者现代的某种禁忌的违反，对父母或者对社会习俗的违背。"真正的"内疚来自对他人真正的侵犯。虽然这两种内疚导致的主观上的不悦感类似，但是这两种内疚的内在含义和针对它们的治疗干预是非常不同的。处理神经症性内疚必须要修通对自己的负面感受、无意识的攻击欲，以及受处罚的愿望。但是"真正的"内疚则需要以实际或者象征的方式做出恰当弥补。

　　存在主义心理治疗为内疚这个概念增添了新的维度。首先，为自己的行为负完全的责任这个观点通过减少逃避内疚的渠道从而扩展了内疚的范围。个体不能再舒服地依赖于如下的借口："我不是故意的"、"这是意外"、"我没有办法"、"我（这样做）是因为根本无法抵抗的冲动"。于是真正的内疚及其在人际交往中的作用就频繁出现在存在主义心理治疗的对话中。

　　但是内疚的存在主义概念除了扩展了"责任"的领域之外，还增加了一个更为重要的维度。简单地说，一个人感到内疚并不仅仅是因为对别人有过错或者是违反了某种道德或社会规范，它也包括对自己所犯下的错误感到内疚。在所有的存在主义哲学家中，先有祁克果，然后是海德格尔最为完备地发展了这一概念。需要注意的是，海德格尔使用了同一个词"罪"（schuldig）来指代内疚感和责任。海德格尔在讨论了对内疚一词的传统用法之后，提出："感到内疚同时也有负责的意思，也就是作为某件事的促进者、执行者，甚至是起始原因。"[103]

所以人的负疚感的强烈程度,等同于人对于自身、对于自身世界的责任感。内疚感是"此在"(也就是人的存有)的基本成分:"内疚感最初并非源自亏欠感;刚好相反,只有在感到内疚的基础之上,才可能有亏欠感"。[104]海德格尔进一步在这个主题上做出引申:"内疚这个概念包含着'非存有'的特点。"此在一直在不断形成中,"总是落后于其可能性"。[105]内疚感因此和可能性或者潜在性密切相关。当人们听到"良心的呼唤"时(也就是让人直面自己真实存在的呼唤),人们总是会感到"内疚",感到内疚的原因是人们没有能够实现自己真实的可能性。

这个概念具有异乎寻常的重要性,许多人将之发展得更为彻底(也更为直接和清晰)。保罗·蒂利希在这个观点上做出的贡献和心理治疗的关系格外密切。他在其著作《存在的勇气》(*The Courage to Be*)中,讨论了人对于失去存有感的焦虑,并且区分了三种不同的焦虑来源,也就是非存有威胁到存有的三种主要模式。我在本书其他地方探讨过其中的两种(死亡——对客观存在的威胁;无意义——对精神存在的威胁)。第三种模式和此处的讨论密切相关。非存有通过推翻道德上的自我肯定威胁存有,然后我们会体验到内疚感和自责的焦虑。蒂利希的描述非常清晰:

> 存有不仅仅是赋予人的,同时它对人也有要求。人需要为自己的存在负责,也就是说,他必须要回答使自己成为什么的问题。提出这个问题的人就是自己的审判者。这种情境带来焦虑。这个焦虑从相对的角度来看,就是内疚的焦虑;从绝对的角度来看,这个焦虑是对自我排斥或者自我否认的焦虑。人被要求使自己成为自己应该的样子,充分实现自己的命运。人通过实现自身的命运,通过实现潜在的可能,获得自我肯定。[106]

蒂利希的观点是人被要求"使自己成为自己应该成为的样子,充分实现自己的命运"，这个观点源自祁克果。祁克果描述过一种因为自己不愿意成为自己而产生的绝望。自我反思（对内疚的觉知）带来绝望，然而不知道自己已然绝望则代表了一种更深形式的绝望。[107]哈西德教派的拉比苏西亚有着相同的观点，他在去世之前曾经说过："当我到天堂的时候，他们不会问我'你为什么不是摩西？'他们会问我的是'你为什么不是苏西亚？为什么你没有成为你本可以成为的你？'"[108]奥托·兰克对这一点有着深刻的认识，他表达过这样一个观点，当我们限制自己不去经历很激烈很敏锐的生活，也不实现自己的潜能时，我们为自己未被运用、没有活过的生命感到内疚。[109]

罗洛·梅认为可以从人与自身可能性的关系上来了解压抑的概念，而潜意识的概念则可以扩大到涵盖人未被实现的、受到压抑的潜力：

> 为了要了解在某个个体身上的压抑，我们必须提出如下问题：这个人和他自身可能性的关系是什么？他为什么选择或者被迫选择将某些他知道的事情隔离出意识层面，而在另一个层面他知道自己知道这些事情？……在这里对无意识的理解并不是存储那些文化所不能接受的冲动、想法和愿望。我对无意识的定义是了解和体验那些无法或者不能实现的个体潜力。[110]

罗洛·梅在其另一本著作中把内疚（这里指的是存在的内疚）描述为"一种积极的、建设性的感情……是对于已实现和应实现的事物之间差异的觉知"。[111]因此存在的内疚（以及焦虑）是符合心理健康的，甚至可以说是心理健康的必要条件。"当一个人拒绝承认自身的可能性时，他无法实现自身的可能性，他所处的状态就是内疚。"[112]

这种关于个体有着独特的潜能，渴望能实现其潜能的观点由来已久。亚里士多德所谓的"圆满实现"指的就是充分实现潜能。第四大原罪是懒惰，被许多思想家诠释为"无法把人知道自己能做的在真实生活中实现的罪"。[113]这在现代心理学中是个非常流行的观点，出现在几乎每一位现代人本主义或者是存在主义理论家或治疗师的著作之中。* 虽然对它的称呼有所不同（"自我实现"、"自我认识"、"自我发展"、"潜能发展"、"成长"、"自主"等），但其内在的含义是简单一致的：每个人都有与生俱来的能力和潜力，而且个体对自己的能力和潜力很早就有认识。无法充分尽己所能生活的人，会体验到一种我在此称为"存在的内疚"的深刻的、强烈的感受。

卡伦·霍妮后期作品所依据的观点，就是在合适的环境下，个体会自然地发展与生俱来的潜能，就像是橡树籽总要长成橡树一样。[123]霍妮的主要著作《神经症与人的成长》（*Neurosis and Human Growth*）的副标题是"走向自我实现的奋斗"。霍妮认为心理病理起源于不良的环境阻碍儿童向实现自我潜能的方向成长。在这种情况下，儿童无法看到自己的潜力，于是发展出了另一个自我形象——"理想的自我"，并将生命能量指向理想自我。虽然霍妮并没有直接使用"内疚"这个词，但是她很清楚个体在无法实现自身命运时所要付出的代价。她谈到了自我疏离感，谈到了个体和真实的自我分裂而导致不承认自己真实的情感、愿望和想法。但是，人能意识到自己可能自我的存在，并且在无意识的层面上不断将可能的自我和"实际"的自我（即实际生活在世界上的自我）相比较。可能自我和实际自我之间的差别会导致强烈的自我轻视，而这种自我轻视会贯穿人的一生。

马斯洛受到霍妮的极大影响，我相信他是第一个使用了"自我实现"这个名称的人。他也相信人自然会试图实现自我，除非环境对发展太过不利，使人力图获得安全感，而不是努力成长[也就是说，人必须采用"匮乏动机"（deficiency motivation）而不是"成长动机"（growth motivation）]。

280

如果人的本质核心被否认或压抑，人就会"生病"。"病"有

* 其中著名的作者有布伯[114]、墨菲[115]、弗洛姆[116]、布勒[117]、阿尔波特[118]、罗杰斯[119]、荣格[120]、马斯洛[121]和霍妮[122]。

些时候以明显的方式得到表现,有些时候其表现方式则十分隐晦……人的本质核心十分细腻微妙,它很容易为习惯和社会文化压力战胜……即使它受到否认,也不会消失,而是会一直潜藏,不断要求得到实现……每一次我们与自己本质核心的疏远,每一项违反我们本性的"罪行",都会在无意识中有所记录,让我们自己鄙视自己。[124]

　　但是人如何能发现自己的潜力呢? 人怎么能在遇到它时认出它来呢? 人如何知道自己迷失了呢? 海德格尔、蒂利希、马斯洛和罗洛·梅对这个问题给予了一致的回答:"通过内疚! 通过焦虑! 通过良心的呼唤!"他们一致同意存在的内疚具有积极、建设性的作用,可以引导个体回归自我。当病人告诉霍妮他们不知道自己想要什么的时候,她常常简单地反问道:"你有没有想到过问问自己?"在存在的核心之处,人是认识自己的。约翰·斯图亚特·密尔在描述他的多重自我时,曾经提到过存在一个基本恒久的自我,并称之为"持久的我"。[125]没有人把这一点表达得比奥古斯丁更好:"在我内心有一个比我的自我更真实的我。"[126]

　　一段临床案例可以说明存在的内疚作为向导的角色。曾有位病人因为严重的抑郁和无价值感来找我咨询。她当时五十岁,已结婚三十二年,她的丈夫是一个心理很不正常、充满仇恨的人。她一生有很多次考虑寻求治疗,但每次都决定放弃,因为她害怕自我检视会导致婚姻破裂,而她无法让自己面对孤独、痛苦、他人的否认、经济的困难,以及承认失败。最后她的日常生活功能受到严重的困扰,迫使她寻求帮助。可虽然她人出现在我的办公室中,却拒绝真正地参与治疗,以至于治疗毫无进展。治疗的一个重要的转折点出现在一天她谈到年华老去和对死亡的恐惧。我让她想象自己于濒临死亡之际回顾一生,描述自己的感受。她毫不犹豫地回答:"后悔。"我问她:"后悔什么?"她说:"后悔浪费了一生,后悔从来不知道我其实可以成为什么样的人。""后悔"(这是她对存在的内疚的称呼)成为治疗的关键。我们自此用它作为治疗的指导。虽然她面临的是几个月的艰苦治疗,但她不再怀疑结果会是什么样子。她的确检视了自己,她也的确结束了婚姻。在治疗结束的时候,她能够以可能性来体验生活,而不是后悔。

我在第五章谈到过一个中年病人名叫布鲁斯,他的治疗可以清楚地说明内疚、自我轻蔑和自我实现之间的关系。布鲁斯从青少年开始就十分迷恋性,尤其是乳房。他的一生一直看不起自己。"解脱"是他对治疗的目标,从焦虑中解脱,从自我憎恨中解脱,以及从不断在内心啃啮的内疚感中解脱。布鲁斯并不认为他是自己生命的主人,其实这种说法还有些保守。对布鲁斯来说,所谓他对自己的生活状态负有责任这个概念简直就是外国话。他的感受是永无休止地被驱动、永无止境的恐慌,就像是卡夫卡,他感到"能够有个角落坐下并且呼吸已属幸运"。[127]

在多月的治疗中,我们检视了他的内疚和自我憎恨。他为什么感到内疚? 他都犯有哪些过失? 他在治疗中花了一个小时又一个小时不断地检阅那些平庸、琐碎、令人厌倦的罪过,譬如还是个孩子的时候从父亲那里偷了点零钱,在保险理赔时夸大了数额,在申报个人所得税时作假,偷了邻居订阅的早报,还有那最重要的是和许多女人有性关系。我们对每一项罪做了详细的考察,最后确定他对自己的惩罚超过了他所犯的罪。例如,当他开始讨论自己的滥交时,他意识到他没有伤害别人,他对女性很好,从来没有欺骗过她们,也十分体贴她们的感受。他从理性层面上处理了自己的每项"罪过",意识到自己是"无辜"的,而且他对自己太过严苛。但是,他的内疚和自我憎恨仍然没有任何减轻。

他第一次微弱地意识到责任是在讨论自己在人前的自信问题。虽然他的职务要求他在人前表现出自信和不卑不亢,但是他却无法很好地代表公司参与公众前的讨论。对他来说,表达不同意或公开批评他人尤其困难,再没有比公开辩论更让他感到恐慌的了。我问他:"在那种场合会发生什么事情? 最可怕的后果是什么?"布鲁斯毫不犹豫地说:"是曝光。"他害怕他的对手会毫不容情地大声宣读他一生中所有那些可耻的性爱事件。他对詹姆斯·乔伊斯所著《尤利西斯》中利奥波德·布卢姆的噩梦感同身受。利奥波德·布卢姆因为自己隐秘的欲望而受到审判时,因自己的许多小过失在法庭上被公开陈诉而深感蒙羞。我很想知道布鲁斯最恐惧的是什么,是过去的还是现在的性活动被曝光? 他回答说:"现在的。我能处理过去的事情。我可以对自己说,也许可以大声说出来,'那都是过去了。现在我已经改变了,我已经和过去不一样了。'"

　　布鲁斯逐渐地开始听懂自己的话,实际上他在说:"我现在的行为,我此刻做的事,才是我缺乏自信的来源,也是我的自我轻蔑和内疚的原因。"布鲁斯渐渐认识到他的自我憎恨全部是由他自己造成的。如果他想要对自己的感觉变得好些,甚至能够开始爱自己的话,他必须停止做那些让他感到羞耻的事情。

　　之后布鲁斯有了更多的体悟。布鲁斯做了一个决定(我在第五章描述过),在平生第一次选择放弃勾引女人上床之后,他的生活逐渐开始改善。在接下来的几个月中,他的身上发生了很多变化(包括预期会出现的阳痿阶段),但是他的强迫性逐渐开始消退,他的自主性得到增强。随着行为的改变,他的自我形象也跟着大幅改变,他的自尊和自爱显著地提高。在治疗即将结束的时候,布鲁斯逐渐发现自己的内疚有两个根源。一个来自他把与人的交往局限于性上,使得他丧失了对自己的尊重(关于这一点我在第八章会有更多讨论)。另一个是他对自己犯下的罪过。他一生大部分时间把注意力和精力放在性、乳房、生殖器、性交、诱惑,和各种巧妙、放纵的性活动上,如同动物一般。布鲁斯在治疗出现转机之前,很少让心思自由奔驰,很少思考其他事情,很少读书(除非是想获得女性注意),很少听音乐(除非当成做爱的前奏),很少在真正意义上和他人交往过。布鲁斯把自己的过去形容为"像动物般活在两腿间那条热烈抽插的肉棒中"。有一天他说:"假如我们有办法仔细研究昆虫的生活,想象我们发现雄性昆虫无法把自己的注意力从雌性昆虫前腹的两块隆起物上转移开,穷其一生想尽办法去接触那两块隆起。我们会怎么想?什么,这种生活方式简直太奇怪了!生命中当然有比接触那两块隆起更重要的东西。可我觉得自己就像那昆虫。"当然布鲁斯会感到内疚。他的内疚就如蒂利希提到的,来自他对生命的背弃和对生命的限制,来自他拒绝成为他本可成为的人。

283　　把存在的内疚写得最生动有力的,莫过于卡夫卡。在卡夫卡的作品中,个体拒绝承认和面对存在的内疚是一个不断出现的主题。《审判》一书开篇就写道:"必然有人恶意中伤约瑟夫,因为他没有做任何错事,却在一个晴朗的早晨被逮捕。"约瑟夫被要求认罪,他却宣称:"我完全无罪。"整部小说都在描述约瑟夫如何努力让自己无罪离开法庭。他向任何可能的地方寻求帮助,却得不到任何帮助,因为他面对的不是普通的官方法庭。正如读者逐渐意识到的,约瑟夫面对的是自己内心深处的法庭。[128]裘利斯·赫舍提醒读者注意法庭的物理环境被原始本能的材料玷污,譬如法官的桌上散放着色情书刊,法庭坐落在贫民窟的一个肮脏的阁楼上。[129]

当约瑟夫进入一所教堂,一位神父对他讲了一番话,试图敦促他关注内心、发现自己的罪。约瑟夫回答说这一切都是误会,然后他开始合理化:"如果你是指这个的话,那么有哪个人可以说自己无罪呢?我们都只是平凡的人,每个人都差不多。"神父继续劝导说:"但是所有有罪的人都这样说,"并再次让他看向自己的内心而不是试图把自己的罪消解在集体的罪中。当约瑟夫描述了自己下一步的打算之后("我打算寻求更多的帮助"),神父生气地说:"你太热衷于寻求外界的帮助。"最后,神父在讲坛上高喊:"难道你就不能稍微看远些吗?"

约瑟夫于是希望能够从神父那里得到逃避法庭的方法,所谓"一种完全脱离法庭审判的生活方式"(指的是一种可以避免自己良心审判的生活方式)。其实约瑟夫问的是,人是否有可能永远不必面对存在的内疚?神父回答说他逃避的希望只是"妄想",并告诉他一则"写在律法前言"的寓言,其描述的就是"那种妄想"。这则寓言是一个人和守门人之间的故事。一个乡下人想要进入法律之门。在无数门中的一个门前,守门人迎接了乡下人,告诉他此刻不准进入。当乡下人试图向内窥探时,守门人警告他说:"你可以试着在没有我许可的情况下进去。但是你要小心光是我就拥有强大的力量。而里面的大厅一个连着一个,守门人一个比一个更强大。到第三个守门人我就已经看都不敢看了。"

乡下人决定自己最好等到获得许可再进入。日复一日,年复一年,他在门口等待着。他整个一生都在门外等待。他变老了,他的视力衰退了,就在他倒下快要死去的时候,他问了守门人最后一个问题:"每个人都想要进入法律之门。为什么这么多年来,除了我之外,就没有其他人要求进入呢?"守门人对着他的耳朵大喊(因为他的听力也衰退了):"除你之外没有别人需要经这个门走进法律殿堂,这个门是为你准备的。我现在就要把它关上了。"

约瑟夫无法理解这则寓言,他继续寻找某种外在的帮助,直到最后"像一条狗一样"地死去。[130]卡夫卡在日记中写到他自己一开始也并不能够理解这则寓言的意义。[131]之后正如布伯指出的,[132]卡夫卡在笔记中充分描述了这则寓言的意义:"承认罪,无条件地承认罪,门就会打开。它在世界之屋的内部,墙后是它污浊的反射。"卡夫卡笔下的乡下人是有罪的,他的罪不仅是没有活出应有的生命的罪,等待他人许可的罪,没有把握自己生命的罪,没有走入只为自己准备的大门的罪,他的罪更是因为没有接受自己的罪,没有用自己的罪作为内心的向导,没有"无条件"地认罪(他的认罪本可以让大门"自动打开")。

小说中并没有提到约瑟夫对应于其罪的内部生活,因此并不能够确定他的存在内疚的原因。不过赫舍在一篇精彩的案例报告中,描述了一位和约瑟夫极其相似的病人——T 先生,他明显对自己犯下罪过:

> T 先生因为无法吞咽而来找我咨询。数周以来他只能频繁地吮吸少量液体营养维生,结果体重减了四十磅。在他出现这

284

个症状之前,他的时间不是花在工厂里(在那里他的工作算是有趣,但都被预先设定好了)就是在家里。他的妻子虽然聪明,但是因为长期抑郁、神经质、酗酒,已经根本无法外出社交或者参与任何娱乐活动。好些年前他们就开始没有性生活了,据说是出于双方的同意。家里的活动仅限于阅读、看电视、妻子没有醉酒时的冷淡对话,以及偶尔接待拜访的远房亲戚。虽然大家都很喜欢 T 先生,愿意和他聊天,他却没有亲近的朋友,他很想交朋友,但却从来不曾大胆参加一些他妻子不会参与的社交活动。虽然深陷在这种僵化、局限的世界里,他却灵巧地回避任何治疗师提出的关于发展潜力、自由选择的建议。

虽然 T 先生的症状有所改善,但两年的治疗并没有能够改变他整体的生活方式。T 先生就像约瑟夫一样,并没有倾听自己的声音,在治疗中他尽一切努力逃避对自己生活的深入检视。可他坚持继续治疗,治疗师认为他的坚持体现了一种内在的感受,即认为可能会获得更为丰富的生活。

有一天,T 先生做了一个梦,这个梦清晰得让他惊诧。虽然他从未读过卡夫卡的著作,他的梦却与《审判》有着奇特的相似。而《审判》一书,正如卡夫卡的许多作品一样,起源于一个梦。T 先生的梦太长,无法全部复述,梦是这样开始的:

> 我被警察逮捕,送到警察局。他们不告诉我为什么逮捕我,却低声嘀咕着什么"错误行止",并让我认罪。当我拒绝认罪时,他们威胁要以重罪起诉我。我愤怒地说:"你们要指控我什么就指控我什么好了!"于是他们以重罪起诉我,结果我被判有罪,被关到农场监狱。根据一位警察的说法,这个地方专门关犯有"非暴力重罪"的犯人。我被要求认罪的时候,最初感到非常恐慌,然后我感到很愤怒和困惑,根本不知道自己犯了什么罪。可逮捕我的警察告诉我,拒绝认罪是很愚蠢的行为,因为如果只是

"错误行止"的话只会被判六个月的刑,而重罪至少要判五年。我最多可以被判三十年![134]

T先生和约瑟夫都受到了存在的内疚的召唤,两个人都选择通过以传统解释内疚的方式来逃避这种召唤。两个人都宣称自己是无辜的。毕竟两个人都没有犯过真正的罪。"他们肯定是搞错了",两个人这样考虑,并尽力去说服外在的权威审判有误。可是存在的内疚并不是因为犯下某种罪行而造成的。恰恰相反!存在的内疚(其他的名称还有"自责"、"遗憾"、"悔恨"等)源自不作为。约瑟夫和T先生都是因为生命中所没有做的事而导致内疚。

约瑟夫和T先生的经验对心理治疗师有着非常丰富的启示。"内疚"是一种令人不安的主观状态,接近于"因为自己的坏而感到焦虑"。但是这种主观上的内疚对不同的人有着不同的意义。治疗师必须帮助病人区分真正的内疚、神经症内疚和存在的内疚。存在的内疚不仅仅是一种令人不安的主观状态,或是一个需要被修通和排除的症状。治疗师应该把它看作是来自病人内心的呼唤,如果留意倾听,可以成为自我实现的向导。像约瑟夫或T先生一样有存在的内疚的人,都违背了各自的命运。受害人是潜在的可能的自我。要得到救赎,就必须把自己投入"真正的"人生使命中,正如祁克果说的,"愿意成为自己"。[135]

第 七 章

意　志

责任、意志与行动

　　日本谚语有云："知而不行，就是完全不知。"责任的觉察，本身并不等于改变；它只是改变过程的第一步。我在上一章说过，病人开始认识到责任时，才刚刚步入改变之门，就是这个意思。本章要讨论接下来的旅程——从了解到行动。

　　为了改变，人们必须先担负起责任：必须承诺自己有所行动。"责任"（responsibility）这个词本身就表示能力："反应"（response）加"能力"（ability），就是反应的能力。改变是心理治疗的职责，而治疗的变化必须表现在行动上——不是表现在知道、打算或梦想上。

　　这一点看上去很明白；然而心理治疗领域却一贯混淆了这个不证自明的事实。早期的精神分析师深信自我认识就相当于改变，以至于视理解为治疗的终点。如果改变没有出现，就认为病人并没有获得足够的领悟。1950 年，在最重要的精神医学期刊上有一篇非常著名的文章，艾伦·惠利斯在这篇文章中认为必须提醒治疗师："只有在病人采取新的行为模式时，才表示治疗带来了人格的改变。缺少行动的改变，不论在理论上还是在实践中，都是不可能实现的。"[1]

　　从心理治疗的立场看，什么是行动？思考是行动吗？毕竟，思考会消耗能量，这已经得到证明。惠利斯指出如果把行动的概念扩展到涵盖思考的话，那就剥夺了行动的意义。思考本身并没有外显的结果——尽管它可能是行动不可或缺的序曲：例如人们可能计划、预演，或是为行动做出决定。行动使人延伸到自身之外；它影响了人们与周遭物质或人际世界的互动。行动不一定是明显或是可见的动作。对别人轻轻地做个手势或是微微一瞥，就可能是有着重大意义的行动。行动有两面：与行动对应的一面是制动——例如，不按惯常的方式行动、不暴饮暴食、不利用他人、不撒谎——实际上可能是非常重要的行动。

治疗师必然谋求行动。他可能假装追求别的目标——领悟、自我实现、放松——但是归根结底，改变（也就是行动）才是每一位治疗师的隐秘目标。问题是，治疗师在培训中不曾学习过行动的技巧；取而代之的是，治疗师接受询问病史、解译和关系的训练，然后信心大增，相信这些活动最终能产生改变。

但是如果这种信心是错误的，那怎么办？治疗师就会变得迷惑不解，并且敦促更多的领悟、更多的自我审视；分析和治疗延续三年、四年和五年。事实上，许多精神分析的过程长达七、八年，而且再次分析也很平常，没什么特别的。治疗师看不见改变是如何发生的，只是希望通过互相拖垮的过程——应用惠利斯的恰当措辞[2]——瓦解病人的神经症性结构。

可是如果仍然没有改变的话，那怎么办？治疗师会失去耐心，开始直接关注意志和行动，不再只是遵从受过的训练，暗中观察它们。惠利斯说：

　　……治疗师也许会发现自己希望病人能更"进取"，更"有决心"，更愿意"做到最好"。这种愿望常常导致他们对病人说："人必须帮助自己"，"没有努力就没有成功"，"你一定要尝试"。这种干预方式很少在病例报告中提及，因为人们认为这些话相比解译而言，既不体面也没有效率。分析师常常对诉诸决心感到不适，好像他用了自己并不相信的方法，好像只要他分析得更娴熟，就不需要说这些话。[3]

288

"你一定要尝试"、"人必须帮助自己",惠利斯说病例报告很少提到这种干预方式。事实上,是根本没有。它们完全"在记录之外"。然而它们是司空见惯的;每一个治疗师都有这种想法,并以各种方式传达给病人。

但是当治疗师轻声说出"你必须更努力地尝试"或"人必须尽力"的时候,他们是在对谁说呢? 问题在于,大部分治疗师面临的是,精神分析(或行为学派)的模型之中没有对应于这种要求的心理结构。像我在第二章里描述的,弗洛伊德的精神模型基于赫尔姆霍兹原则——一种反生机的决定论模型,认为人是由"可以简化为吸引力和排斥力的物理—化学力量"驱动和控制的。[4]弗洛伊德在这个问题上非常坚定。弗洛伊德说:"人是以潜意识为生的……对心灵自由和选择的根深蒂固的信念是非常不科学的,必须在支配精神生活的决定论主张面前让步。"[5]如罗洛·梅所说,弗洛伊德眼中的人"不再能够驾驭,而是受到驱策"。[6]行为是一种向量,一种内在力量相互作用的结果。可是,如果这是真的,如果所有人类的精神和身体活动是受到决定的,如果没有驱动者,那么谁或者什么能够"更努力地尝试"或是展现"坚定"或"勇气"呢?

临床工作中采取"科学的"决定论立场的治疗师,很快就面临一个严重的问题:这个模式把人细分为相互关联却又彼此冲突的部分,比如自我、超我和本我,哪儿是留给责任的位置呢? 我的督导的话可以清晰地表达这个问题,我在第二部分一开始引用过这句话:"心理治疗的目的是把病人带到能够做出自由选择的境地。"但是,在决定论模式中,"做选择的结构"位于哪里呢? 难怪在我们五十次的访谈中,他只字未提"心理治疗的目标"!

弗洛伊德从未调和他的决定论模型与他的治疗工作之间的矛盾;在写于六十七岁的《自我与本我》(*The Ego and the Id*)中,他指出治疗师的任务是"给予病人的自我进行选择的自由"。[7]这句经常被引述的话,正是决定论模型难以自圆其说的绝佳明证。尽管传统精神分析思维将人的行为完全看作是受决定的,尽管它把人的心灵划分成若干互相冲突的部分(自我、超我和本我;或前意识、潜意识和意识),但是它似乎必须引入一个不受决定的东西作为核心。后来的自我心理学分析师提出"自主自我"的概念来继续回避这个问题。好像有个自由选择的小人儿被放在了人内部的某个部分。但是这种说法根本没有意义,因为,如罗洛·梅所言:"没有整个人的自由,怎么可能有部分的自由?"[8]

　　一些治疗师试图说明尽管人们体验到自由和选择的主观感觉(并且治疗师努力增强这种状态),但这种状态不过是一种错觉——就像任何其他主观状态一样是被决定的,他们企图通过这样的说明来处理进退两难的状况。这正是诸如霍布斯和斯宾诺莎的理性主义者们提出的论点。霍布斯把人的自由感描述为是一种意识的幻象,他说:"如果一个木陀螺被一群男孩抽打着……不时地旋转着,有时偶然碰到了人的小腿,陀螺把这感知为自己的移动,以为这源于它自己的意志。"[9]同样地,斯宾诺莎说一块有着自我意识和感觉的石头,被某种外部的(不明来源的)力量推动时,它"相信自己是完全自由的,并认为不停地移动是完全出于自身意愿的"。[10]然而,治疗师如果相信自由是主观的错觉状态,就陷入了困境:既然他们声称成功心理治疗的结果是病人体会到更大的选择感,那就相当于宣布治疗的目的是创造(或恢复)错觉。如同罗洛·梅所指出的,这种对于治疗过程的观点完全不符合心理治疗最重要的价值观:探索真理和自我认识。[11]

　　精神分析的理论模型遗漏了某些重要的部分,一些构成主要心理结构并且在心理治疗的每个过程中都扮演核心角色的东西。在命名这个结构之前,让我先回顾它的特征和功能。它是把觉察和认识转化成行动的精神能量,是愿望和行动之间的桥梁。它是行动之前的心理状态(亚里士多德)。[12]它是精神的"未来器官"——就好像记忆是精神的过去器官(阿伦特)。[13]它是自主地启动一系列连续事物的力量(康德)。[14]它是意愿的所在,是内在"负责的行动者"(法伯)。[15]它是"打破平衡促发改变的决定因素……是发生在领悟和行动之间的过程,人们把它感受为努力或决心"(惠利斯)。[16]它是责任的承担——而不是责任的觉察。它是心灵结构中有着"做出选择并使之执行"的能力部分(阿瑞提)。[17]它是包含动力和欲望的力量,是"努力的启动装置",[18]是"行动的主要推动力"。[19]

我们把这种心理结构命名为"意志",其功能是"意愿"。坦白地说,我希望找到一个更恰当的术语——更简单、更少争议、不背负着两千年来神学和哲学争议的名称。"意志"有着多重、彼此冲突的定义,这是这个术语的缺陷。例如,叔本华在其主要著作《作为意志和表象的世界》(*The World as Will and Representation*)中,把意志看作是生命力——"一种非理性的力量,一种盲目努力的力量,其运作没有目的或计划";[20]而尼采在《权力意志》(*Will to Power*)中,则把"意志"等同于权力和命令:"意志就是发号施令;意志的本质就是支配的思想。"[21]

争议的一个主要根源来自意志不可避免地与自由捆绑在一起的事实;因为谈论不自由的意志毫无意义,除非我们像霍布斯和斯宾诺莎一样改变意志的意义,那样的话,意志变成虚幻的主观状态,而不是意愿能力的存在场所。整个历史中,自由意志一直是违背主流世界观的。虽然关于自由意志的争议一直存在,但是几个世纪以来,反对的观念已经发生了改变。古希腊哲学家并没有"自由意志"的说法;这个概念与当时永恒循环的主流信念不相容,亚里士多德持有这样的主流信念,他指出,"成为存在的,必然意味着某件事物先前已经存在,不过那是潜在而不是现实的存在。"[22]斯多葛学派的宿命论者相信一切是或者将是"过去已有的",拒绝接受人类拥有自由意志的观点。基督教神学无法将自由意志的主张与他们信奉的全知全能上帝的旨意相融合。后来,自由意志与科学实证主义相冲突,与艾萨克·牛顿和皮埃尔·拉普拉斯的信念——可解释、可断言的宇宙——相抵触。在那以后,黑格尔的历史观认为世界的本质是必然进步的,这也与自由意志的观点相抵触,因为自由意志的本质拒绝必然性,认为所有既定或已完成的事,当初都有未完成的可能。晚近以来,所有基于决定论思想体系的学科,无论是经济学、行为主义还是精神分析,都反对自由意志。

"意志"这个术语带给心理治疗师一个难题。很早以前,治疗的字典就把"意志"这个词去除了,以至于现在谈到"意志"时,临床工作者很难认出它——很像是遇见少小离家老大回的人。也或许是临床工作者并不真的想把它认出来。许多年前,"动机"取代了"意志",治疗师学习的是根据动机来解释人的行为。于是,像偏执之类的行为被"解释"(也就是"归因")为潜意识的同性恋冲动;露阴癖被"解释"为潜意识的阉割焦虑。可是,根据动机来解释行为,等于赦免了人对自身行为的最终责任。动机可以影响但不能取代意志;尽管存在各种动机,人仍然有以某种方式行动或不行动的选择权。

尽管有这么多问题,但是没有比"意志"更符合我们意图的术语了。我先前引用的"意志"定义("努力的启动装置"、"负责的行动者"、"行动的主要推动力"、"意愿的所在"),能极好地说明治疗师着手处理的心理结构。许多人已经注意到"意志"(will)这个词有着丰富的含义。[23]它传达着决心和承诺——"我将要做这件事"。作为动词,"意志"有决定的意思。作为助动词它表示未来时态。最后的意志和遗嘱是某人投入未来的最终努力。阿伦特非常贴切的措辞"未来的器官",对治疗师有着特别重要的含义,因为未来时态是心理治疗带来改变的正确时态。记忆("过去的器官")关心的是客体,意志关心的是计划;而有效的心理治疗,正如我希望证明的那样,既要注重病人的客体关系,也要着眼于他们的计划关系。

临床工作者与意志

如果意志是"负责的行动者"(换句话说,我相信,这是"意志"的一个特别有用的定义),如果治疗需要行动和改变,那么也就是说,不管采取什么样的理论架构,治疗师都必须做出影响病人意志的努力。

暂时回到先前一章谈及的责任——一旦治疗师成功地帮助病人了解到每个人要为自己不快乐的生活困境承担主要责任,将发生什么呢？对治疗师而言，最简单可行的办法是劝告："对于发生在你自己生活中的事情，你是有责任的。正如你所知道的，你现在的行为会让你完蛋。它不符合你的最佳利益。这不是你想要的。天啊，改变吧！"

292　人们有一种来源于道德哲学的期望很天真，认为如果一个人知道什么是好的（在深层意义上等于符合自己的最佳利益），他就一定会依此而行动。["在自主行动的情况下，人们都会根据他所想象的益处而行动。"（阿基纳）]。偶尔——非常偶然——劝告的方法是有效的。在短程个体治疗或是短期体验性团体（这种团体通常着眼于责任的觉察）后发生改变的人，往往是由于意识中的意志受到激励。

然而，正如我将要讨论的，"意志力"仅仅构成了"意愿"的第一个层次，而且是薄薄的一层。就像威廉·詹姆斯所言，"审慎、缓慢、麻木的意志力量"只能产生些许改变。[24]根深蒂固的心理病理不会简简单单地屈从于劝告；发生改变需要更多的治疗力量。有些治疗师或许会尝试通过强调个体独有的责任来增强治疗的影响。治疗师帮助病人了解到不仅仅是他要为自己的处境负责，而且只有他自己才可以负责。病人更进一步会认识到，一个人独自为改变自己的世界负责。换句话说，没有其他人能为某人改变他的世界。如果一个人想要改变，他就必须（主动地）改变。

这种对意志的恳求，或许会给病人造成兴奋或刺激，但通常不能持久，于是治疗师开始漫长、艰难的治疗中期工作。尽管特殊的措施、策略、结构化的过程和目标，均取决于治疗师的思想体系和个人风格，但我认为只要能影响病人的意志，就是有效的治疗。治疗师可能明显地强调解译和领悟、人际对峙、发展信任和充满关爱的关系，或是分析适应不良的人际行为，但是所有这些或许可以视为影响意志的冒险。（我特意用"影响"这个词，而不是"创造"或"产生"。治疗师既不能为病人创造意志，也不能为病人赋予或灌输意志；治疗师能做的只是解放意志——移除使病人的意志受到束缚和扼杀的障碍。）

然而我说的还是过于笼统。在临床工作中，我有时认为意志就是病人内部那个负有责任的推动者，像是一台被多层厚重金属包裹、埋藏起来的发动机。我知道充满活力、原动的部分深嵌于机器内部。我围着它团团转，试图从远处影响它、规劝它、敲打它、拨弄它、朝它念咒施法，或是进行我认为能够影响它的仪式。这些仪式需要巨大的耐心和盲目的信心——事实上，当今多数有自由思想的治疗师都做不到。我们确实需要一种接近意志的更为方便、合理的方式。在本章余下部分，我将尝试拆开发动机并且系统彻查毫无遮掩的意志，从惯常的、修饰过的心理治疗方法中，区分出带来改变的步骤。

由于心理学—心理治疗文献长期将意志排除在外，所以我首先要概略地描绘意志心理学的轮廓。我将研究三位杰出心理治疗师和理论家——奥托·兰克、莱斯利·法伯、罗洛·梅——对意志的相关临床观察，然后以他们的深刻见解为指南，讨论影响意志的心理治疗的临床策略和方法。

关于意志的临床认识：兰克、法伯、罗洛·梅

奥托·兰克：意志治疗

讨论临床治疗中的意志，一定包含奥托·兰克的贡献，因为正是他把意志的概念引入了现代心理治疗。1905 年，兰克追随弗洛伊德，成为弗洛伊德最初一批学生和亲密伙伴之一，直到 1929 年，观念上的分歧才使两人之间形成了不可逾越的鸿沟。作为一名非医师背景的精神分析师和人道主义者，兰克兴趣广泛、学识渊博，他卓越的才华和充满激情的双眼，都让学生和病人为之倾倒。头号精神分析期刊主编的地位，权威的维也纳精神分析研究所创立者和主席的身份，使他成为精神分析初期发展中具有重要影响力的人物。可是在

美国,命运,再加上著作被拙劣地翻译(好在现已绝版),使兰克并没有得到应有的重视。虽然在社会工作的宾州学派,他成为一股具有影响的知识力量,可是没有谁为他说话——直到最近欧内斯特·贝克的发言中提到兰克。[25]贝克认为兰克是个满腹经纶的天才,在幕后等待着上场;的确,当我阅读他的著作,特别是《意志治疗》(*Will Therapy*)和《真理与现实》(*Truth and Reality*)[26]时,他的先见之明令我震惊。

294　　兰克关于行为和治疗的思想体系围绕着意志的概念而建立,并且极为丰富和复杂,限于有限的篇幅,这里只能就临床相关的议题做个简单的摘要。他离开弗洛伊德是因为反对后者的精神决定论。尽管弗洛伊德认为行为是对抗驱力和反作用力的向量,可是正如我先前提到的那样,他认为一个自由选择的小人儿藏在自我的里面。兰克以此为他的出发点,他认为这个小人儿具有执行的功能并且称之为"意志"。他保留了本能驱力的概念,但将它们置于意志的管辖范围之内:"我认为意志是一种积极引导的结构,既是利用创造性的结构,也是抑制和控制本能驱力的结构。"[27]兰克更为关心的是治疗结果,而不是构建一个精神模型,他确信绝对的精神决定论与有效的心理治疗不相容。兰克强调,专注于揭示病人受到了什么影响(包括过去的和潜意识的)的治疗方法,只能让病人逃避责任,变得更少地去行动:"如果不去提供这个便于推脱责任的理由,就会惊讶地发现病人的认识有多么深、潜意识的影响有多么小。"[28]兰克认为弗洛伊德的理论把潜意识提升到免除责任的水平,在过去的体系中只有神明有这个权力:

> 潜意识,就像这个词原来的意义那样,纯粹是个阴性的概念,用来命名某些没有意识到的事情,弗洛伊德的理论却把它提升为精神生活中最有力的因素。然而,这种做法不是基于心理学的经验而是出于道德上的需求,也就是说,要找一种可接受的上帝概念的替代物,它使人们摆脱责任。[29]

意志的发展。兰克相信,在个体的发展中,意志与本能冲动有关。意志的形成受父母对待儿童冲动的态度影响。起初,儿童的群体主要关注于限制儿童的冲动,为的是让儿童配合群体。儿童对这些限制产生反作用力:意志的萌芽,或是如兰克所说的"消极意志"。[30]以后,儿童逐渐开始控制自己的冲动和决定,举个例子,基于对父母的爱而约束攻击冲动。所以,意志的功能最初是与冲动紧密联系在一起的,或是控制冲动,或是对抗控制冲动的外界力量。兰克说,儿童情绪状态的发展也与冲动有关。情绪和冲动不同:我们想要释放冲动,却试图延长或蓄积情绪。(兰克在这里指的是愉快情绪,但没有讨论不安的情绪。)因此"可以说情绪相当于被制止或蓄积的冲动"。[31]

所以兰克认为,情绪状态是冲动状态的镜像,而意志则是不同的执行实体,与冲动的力量相当。"意志是一种正向、积极地效力于自我的冲动,而不像情绪那样是一种受阻的冲动。"[32]后来,兰克把意志称为"自我冲动"(ego impulse)。[33]兰克努力使自己脱离弗洛伊德,却没能放弃弗洛伊德的驱力理论。由于沿用精神分区理论,兰克给自己制造了难题:把意志这一自由选择的力量描述为"自我冲动",这个术语造成了不大不小的混淆。

兰克将亲子关系,甚至整个同化过程,也包括我们即将看到的治疗关系,视为意志的挣扎,并极力主张父母对这个议题给予高度的敏感。不要压制消极意志,而应该接纳它,以这样的方式将之转化成积极的或"有创造力的"意志。

兰克认为早期生活的其他重大议题也属于基本意志冲突。他说:"俄狄浦斯情结的重大意义——如果不是首要意义——是成长中的人与以父母为代表的、数千年道德规范的对立意志之间的意志冲突。"兰克带着讽刺意味继续说道:"儿童必须受道德规范约束,意义不在于让父亲活下去、不与母亲结婚,而在于知道自己不能随心所欲,不是一切以自己的意志为转移。"[34]

兰克描述了意志的三个发展阶段:(1)对立意志——反抗别人的

意志；(2)正面意志——愿意做自己必须做的事；(3)创造性意志——愿意做自己想做的事。养育儿童（和治疗）的目标就是把前两个阶段的意志转变为创造性意志，兰克认为，养育儿童的主要"错误"是压制冲动状态和初期的意志（"对立"或"消极"的意志）。如果父母教导儿童所有自由的冲动都不能表达，所有的对立意志都是坏的，儿童就会经受两种后果：一是压抑自己的情绪体验，二是意志的发展受阻并充满内疚。儿童长大成人后，也会压抑自己的情绪，并认为所有意志行动都是邪恶的、被禁止的。这样的发展过程对治疗师极其重要，他们常常看到病人因为内疚而无法感受和不能行使意志。

兰克的疾病分类系统基于意志的发展类型。他描述了三种基本性格类型：创造型、神经症型、反社会型。创造型性格有着可接近的情绪和想要的意志。神经症型性格有着被内疚纠缠着的意志及被压抑的情绪状态。反社会型性格有着受到压制的意志并且这种性格是受冲动支配的。

意志与心理治疗。兰克觉得弗洛伊德和阿尔弗雷德·阿德勒都忽略了意志，弗洛伊德把意志解译为对性斗争的升华，而阿德勒将意志视为用以适应儿童渺小感和自卑感的补偿倾向。两个人都认为意志是一种衍生的功能，因此"开脱"了意志的重要性。相反地，兰克假设有一种"先验的意志"，并且强调意志的重要角色不只在儿童的发展中，也在治疗之中（他感觉治疗一直在违反意志的背景中进行）。

兰克像看待亲子体验一样看待治疗师和病人的互动。在治疗中，"两个人会发生冲突，可能是一方压制另一方，也可能是相互对抗，彼此争夺主导权。"[35]治疗的目标应该是让神经症型性格的人认识意志，最重要的是没有内疚感地运用意志。[36]兰克观察到，意志在第一次会谈时就进入了治疗情境。治疗的起点是"开启一场同意志的搏斗，在这个过程中，看起来意志柔弱的病人在一开始被轻易击败后，会再三激烈地报复"。[37]病人处于和治疗师之间的意志冲突，既想抵抗，又想顺从。兰克认为，弗洛伊德忽略意志冲突是最严重的错误："（分析师和病人之间）主导权的争夺如此明显，弗洛伊德忽略它的唯一解释就是他不想看见它。"[38]兰克认为弗洛伊德的方法非但没有强化意志，反而以两种方式破坏它：通过精神分析的基本程序以及对"阻抗"的处理。

　　首先，兰克认为精神分析的基本程序——要求病人和治疗师都处于"更少意志"状态的程序，会削弱意志。"作为精神分析基本规则的自由联想，格外强调完全排除意志，或许你尚存一丝未被神经症破坏的意志，也要排除，让自己听凭潜意识的指导……"[39]（这段评论预见了数十年后对精神分析的批评：例如，西尔万·汤姆金斯提到精神分析像是"对优柔寡断的系统化训练"，[40]艾伦·惠利斯说："博学的现代人可以把后背靠在治疗椅上，却无法挺起胸膛全力以赴。"[41]）

　　在治疗过程中，病人对抗他感知到的治疗师的意志，弗洛伊德将这种对抗命名为"阻抗"，认为它是一种障碍，并提出了多种克服它的技巧（耐心、指导、解译）。在兰克看来，这样看待阻抗是个严重错误：他相信病人的反抗是"对立意志"正当而重要的表现，所以治疗师不是要去消除它，而是要予以它支持并将它转化为创造性意志。"治疗师的任务就是以强化病人意志而不是破坏它发挥作用的方式。"[42]如果治疗师试图迫使病人做"正确"的事，病人就会抗拒，而治疗也将失败。（这段话无疑蕴藏着当代心理治疗"悖论"策略的萌芽。）所以，兰克系统化地增强病人意志的一切表现：如果病人抗拒或是提出结束治疗，兰克就会敏锐地指出，他认为这种态度意味着进展。他说："神经症病人在行使意志时总伴随着内疚。改变这种情形不是靠病人自己，只有在他与治疗师的关系中，治疗师接纳了病人的意志，证明它是合理的，顺从它，并使它成功，才能改变这种情形。"[43]

　　治疗的终止是病人意志和治疗师意志必然发生冲突的一种情形。有些病人决定突然终止；有些则拒绝结束，而且，如果必要的话，他们会抓着症状不放，以此抗拒治疗师把治疗带向结束的努力。兰克认为这种意志冲突包含巨大的治疗潜力，只是它不幸每每发生在治疗将结束的时候，甚至完全在治疗之外。把这种意志冲突转为治疗的核心——甚至在治疗一开始就这么做——岂不是更明智吗？兰克试图通过特殊的设置来达到这个目的，就是在治疗开始时，有一个明确的"时间限制"。他的"结束设置"的结果是，将治疗的最后阶段提前到了治疗的开始。

这些关于意志的治疗策略仅仅呈现了兰克治疗方法的一部分，稍后我将讨论他对"体验"、现在和将来时态的重要性以及对治疗关系本质的观点。

298 ## 莱斯利·法伯：意志的两种类型

兰克看到弗洛伊德和阿德勒一直在破坏意志和责任，当他努力抵制这种破坏时，可能夸大了意志力和意愿的角色。总的来说，病人在治疗中的改变，并不是有意识的意志行动的结果。事实上，常常让治疗师困惑的（也让研究者感到恼火的）是，改变发生在隐秘的层面，完全在治疗师和病人的理解范围之外。

隐秘的、"非自愿"的改变是意志的行为吗？这个问题正中要害，意志行为和基于潜意识的改变之间的这种联系，给试图为意志做出简洁操作性定义的心理学家制造了很大的难题。莱斯利·法伯对意志心理学的贡献是，对过分强调自觉意志提出了极为重要的修正。[44]法伯认为给意志下定义的努力注定失败，因为存在两类意志，二者截然不同，笼统的定义是完全没有意义的。

法伯所说的第一类意志——他最重要的贡献——是在行动中不能明显体验到，而在事后可以被推断的，这类意志可以说是潜意识的意志。法伯引用奥登的话：

> 当我回顾一生中三四次具有决定性的选择时，我发现，我做出选择的时候，几乎没有感觉到它们的严重性，只是事后才发现看似微不足道的小溪，实际上是鲁比肯河。* [45]

---

* 鲁比肯河位于意大利东北部，由于历史上的意义，此词有"重大决心"、"没有退路"的意思。——译注

　　所以法伯认为,人在一生中(我确信他也会说,在治疗中)做出的重要选择,并不能在意识层面清晰地体验到。事实上,只是在事后追溯才能推断自己其实做出了选择。这类意志可以看作是生命的潜流,虽有方向,却不是明确的实体或目标。它提供推进的力量,却巧妙地避开了直接、即刻的观察。

　　第二类意志则是意识的成分:在事件发生之时就有所体验。人们可以轻易地描述它的存在、状态和重要性。第二类意志竭力趋近某些特定的对象(不像纯粹作为推动力的第一类意志),功利性是其特质:"我做这个为的是得到那个。"这类意志的目标在一开始就是已知的(例如:减肥、改变人际交往的风格、从大学毕业)。

　　在治疗中,必须以不同的方式对待这两类意志。第二类(意识的)意志通过劝告和诉诸意志力、努力、决心来处理。第一类意志不受这些命令的影响,必须以间接的方式来对待。把施加于第二类意志的规劝技巧应用到第一类意志时,将产生严重的问题。法伯举了一些例子:

> 　　我能获得知识,却无法拥有智慧;可以躺在床上,却无法入眠;可以进食,却无法产生食欲;顺从,但不是谦逊;小心谨慎,但不是美德;一意孤行或虚张声势,但不是勇气;好色,但不是爱;怜悯,却没有同情;祝贺,却没有钦佩;虔诚,却没有信仰;阅读,却没有理解。[46]

　　法伯在此向治疗师提供了非常重要的洞察,我将在本章中多次提到这一洞察。然而,在心理治疗领域中,大量出版的自助书籍有着"敲警钟"、"恐吓"的风格,说明人们没有理会法伯的警告,而且许多心理治疗师犯下了同样的错误,试图对第一类意志进行第二类意志的工作。

罗洛·梅:愿望和意志

　　罗洛·梅撰写的杰出著作《爱与意志》(*Love and Will*),充满了丰富的临床洞察,其中之一是把"愿望"纳入意志心理学。[47]他提醒我们愿望先于意志,没有先前的愿望,就不会有具有意义的行为。[48]意志不只是力量和决心,也是与未来有着密切关系的潜能。[49]我们通过意志把自己投入未来,愿望则是这个过程的起点。愿望是"我们想要未来成为某某情形的一种准许;是使我们深入内心并全神贯注于改变未来之渴望的能力"。[50]

罗洛·梅的"愿望"和在精神分析模式中起重要精神功能的愿望,二者的定义不同,区分它们非常重要。弗洛伊德的心理玄学始终认为愿望是"驱力的一种心理表现"。"单凭愿望就能使精神器官运转"、"愿望是缓解紧张的渴望"——弗洛伊德反复地说。[51]

这一立场的最完整阐述可见于《梦的解析》[52]中常常被人引述的第七段,弗洛伊德在此清楚地陈述了他的观点,即人的运作依据守恒原理:人试图将大脑皮质的兴奋程度维持在恒定的水平。当发生失衡(比如,婴儿体验到饥饿)时,机体就会体验到进食的"愿望",并据此产生行为(例如,哭泣或以某种方式表示不舒服)以恢复平衡。逐渐地,随着饥饿之后反复跟着喂食,婴儿获得了被喂食的视觉表象(图景或"幻觉")。后来,在现实原则的压力下,儿童学会了通过唤起被喂食经验的视觉表象来延迟满足愿望。弗洛伊德认为,这种愿望和愿望内在、暂时满足的过程,是全部思维的原基。愿望可以存在于意识的不同层面。潜意识的愿望是本我冲动的心理表现。意识的愿望通常是妥协的产物——也就是说,超我和自我的潜意识部分对潜意识的愿望进行了调节和塑形。所以,对弗洛伊德而言,愿望是一种非自由的力量,类似于向性运动(tropism)*。

萨特批评弗洛伊德的潜抑理论,理由是它忽略了自我。萨特问道:"没有说谎的人,何来谎言?"或者是没有骗子何来欺诈?没有否认者何来否认?弗洛伊德的愿望概念面临着相同的批评:没有祈愿的人,怎么能有愿望?

罗洛·梅强调,愿望不同于需求、力量或向性运动的一个重要方面,在于愿望充满了意义。人不会盲目地祈愿。例如,男人和女人在

---

* 植物由单方向的外界刺激引起的定向运动。——译注

一起不仅仅是为了性：他发觉某位女士有吸引力，而反感另一位女士。愿望有选择性，并有高度的个体差异。如果一位男士不加区别地渴望与所有女人发生性关系，那就表示有什么东西出现了严重的问题。这种情形若不是出于特殊的环境压力，如长期驻守北极的军人，[53] 就是心理病理的结果：一个人放弃自己的自由，不再是驱动者而只是受到驱动。这是明确的没有祈愿者的"愿望"状态，我们称之为"神经症"。这正是罗洛·梅想要表达的，他说："这是在神经症中发生了扭曲的象征意义，不是本我的冲动。"[54]

愿望，罗洛·梅的定义是"在想象中体验产生某种行为或状态的可能性"，[55] 这是意志过程的第一步。只有在愿望产生之后，才能发动"努力的启动装置"，从而引发接下来的意志行为、承诺和选择，它们在行动中达到顶峰。

> "愿望"为"意志"提供了温暖、内容、想象力、兴味、新鲜感和丰富度。"意志"使"愿望"得到自主和成熟。没有"愿望"，意志就失去了其赖以为生的生命之血，在自我矛盾中走向死亡。如果只有"意志"而没有"愿望"，人就是干瘪的，像维多利亚时代的新清教徒。如果只有"愿望"而没有"意志"，人就是被动、不自由、幼稚的，就像长大的婴儿，或是像机器人。[56]

[301]

意志与临床实践

意志不是一个深奥的概念，也不是只有特殊的病人和治疗师才会感兴趣的概念，它以多种方式进入每一个病人的治疗过程。有些病人因为意志失调的问题而寻求治疗。当然，由于在标准的疾病分类中没有意志的位置，所以意志从不是问题的关键词。相反，意志失调可能表现为强迫症，在内部压力迫使下做出对抗自己意志的行动。或者表现为犹豫不决，不能为自己期望什么或是有所行动。或者陷于某种由异乎寻常的苦恼决定带来的困境之中。或者在决定什么事情时,表现为胆小、害羞、缺乏自信、充满内疚。就像兰克说的,在早年生活中,人们可能认识到了表达冲动是坏的,并把这种裁定泛化到了意志的全部领域。

在当前的临床分类中,虽然没有明显的意志障碍,可是意志的问题会不可避免地出现在心理治疗之中。意志是一切改变行动所固有的。在某些时刻,病人必须面对自己真正的愿望,必须对某种进程做出承诺,必须采取一种立场,必须有所选择,必须肯定某些事而否定另外一些事。意志也会出现在所有治疗师与病人的关系中。尽管兰克把治疗形容为"双方意志的决斗"[57]而过于强调意志,但是他仍然做出了重要的贡献,把大家的注意引向了治疗过程中的这个重要方面。有些病人和治疗师的确在争夺主导权,兰克的观察对这些情形是非常恰当的。病人的抗拒或固执并不都是治疗的障碍,也不都是必须进行分析的。相反,如兰克建议的那样,它们是病人采取的立场,通过接纳和强化这种立场,治疗师或许可以促使病人无内疚感地行使意志。

治疗师认可意志理论的一个主要障碍是,错误地相信"意志"和 302 "意志力"是同义词。但是,正如法伯"两种意志"的概念告诉我们的那样,意志远不止是可以意识到的、咬紧牙关的决心。实际上,像我已经简短讨论过的,充分地思考"意志"的意义和来源,将引导我们进入最深层的潜意识领域。但是,即使是潜意识的意志,也不是没有决心和承诺而存在的。不花力气的改变是不可能的;病人必须使自己置身于治疗中、必须付费、必须肩负起责任的重担、必须体验必然伴随治疗而来的冲突和焦虑。简言之,治疗这部车没有顺滑的、无噪音的自动变速器;努力是必要的,而意志就是"努力的启动装置"。

意志的概念是非常广泛和庞大的,我们或许只能把它当作一个实体进行泛化、浅薄的讨论。为了有助于临床实践,我必须分别讨论它的各个组成部分。汉娜·阿伦特关于意志的哲学专论提供了一个自然的分界线:

有两种完全不同的理解意志机能的方式:一个是在不同对

象或目标间进行选择的机能，像是裁决者在既定的目标间自由仲裁，自由地深思达到它们的方法；另一个是我们的"自发、及时地开启一系列事情的机能"（康德），或是奥古斯丁说的："人有开始的能力，因为他自己就是一个起点。"[58]

这两种理解意志的方式——一种是"自发、及时地开启一系列事情"，一种是在给定的目标中做决定并且选择达到目标的方法——都有显而易见的、重要的临床对象。人通过愿望而启动，然后凭借选择而实施。

临床工作者的目标是改变（行动）；负责任的行动始于愿望。如果一个人了解自己的渴望，他才能为自己而行动。如果一个人不了解自己的渴望、不能产生愿望，就无法想象自己的未来，而负责任的意志就会夭折。一旦愿望具体化了，意志的过程就会启动并最终转化为行动。我们应该怎样命名这个转化的过程呢？在愿望和行动之间需要对自己做出承诺，需要"限令自己为此事全力以赴"。[59] 我觉得最恰当的字眼似乎是"决定"——或"选择"*，这是临床工作者和社会科学家都会使用的词。 303
做出决定意味着将有行动跟随。如果没有行动发生，那就表示没有做出真正的决定。如果有愿望而没有行动，那就表示没有真正的意志。（如果有行动而没有愿望，也是没有"意志"；那只是冲动的行动。）

意志的任何一个阶段——愿望和决定——都可能会以各种各样的方式发生故障，每种方式都有不同的临床情境，各自需要不同的治疗方法。

愿　望

"我该做什么？我该做什么？"

---

* 我将交替使用"决定"和"选择"。它们是同义词，但各自有不同的背景："选择"比较偏向于哲学用语；"决定"比较偏向于社会—心理学用语。交替使用它们，也反映了我在讨论中跨越不同学科的努力。

"什么不让你做自己想做的事?"

"可是我不知道我想要什么! 如果我知道,我就不在这儿了!"

　　治疗师多长时间会遇到一次类似这样的场景呢? 治疗师多长时间会遇到一位知道自己应该做、本该做、必须做,却对自己想做什么没有体验的病人呢? 治疗完全感受不到愿望的病人,是极其令人沮丧的体验,没有几个治疗师不想像罗洛·梅那样大喊:"难道你从来没想要过任何东西吗?"[60] 愿望受阻的人有很严重的社交困难,其他人也同样想对这种人大喊。他们没有意见,没有喜好,没有自己的愿望。他们寄生在他人的愿望上,最终让别人变得厌烦、精疲力竭,或者疲于为他们提供愿望和想象的空间。

　　说这种人是"失去愿望的能力"会有些过头。更为常见的是个体怀疑或抑制自己的愿望。许多人为了努力表现自己很坚强而决定不要期望,他们认为这样比较好;期望使人容易受伤或处于暴露自己的状态:"如果我从来没有愿望,那我永远不会软弱。"另一些人把自己局限在消沉的内在体验中:"如果我没有愿望,那我永远不会再失败或遭人拒绝。"还有些人把愿望隐匿在婴儿式的期待中,希望永恒的照顾者能读出他们的愿望。当别人满足了自己未说出口的愿望时,他们会感到极大的安慰。还有些人非常害怕被照顾者抛弃,以至于克制一切个人欲望的直接表达。他们不允许自己拥有愿望的权利,就好像他们的愿望会激怒、威胁或赶走别人。

304 *无法感受*

　　失去愿望的能力或不能体验自己的愿望,在临床文献中没有广泛、明确的讨论;人们通常把它置于一个总括性的障碍里——无法感受。心理治疗师常常见到一些病人,他们似乎无法感受或不能用语言来表达感受。他们无法区分不同的情感,似乎用同样的方式体验喜悦、愤怒、悲伤、烦躁等一切情感。他们不能定位身体内部的感觉,对内在的驱力和情感尤其缺乏想象力。彼得·西夫诺斯在1967年提出一个术语"述情障碍"（来自希腊语，意为"说不出感受"）来描述这种临床境况，此后，有大量文献谈到了这类病人。[61]心身疾病的病人很可能是"述情障碍"；然而，许多"述情障碍"个体伴随着其他临床情境而呈现。

　　情感表达一直被认为是心理治疗的重要部分。弗洛伊德在1895年出版的《歇斯底里症研究》中首次假设癔病是由某种强烈情感造成的（例如，创伤事件造成的结果），[62]这种特别的情感持续被潜抑到潜意识之中，而不同于大多数强烈的情感反应通过"正常的宣泄过程而消退"。这种情形一旦发生，就打破了"守恒法则"*：大脑内的兴奋程度升高，个体为了恢复平衡便以象征性的方式缓解压力，以致发展出症状。所以，精神症状是由"被扼杀的情感"造成的；心理治疗应该包括释放这种受到禁锢的情感并使之进入意识，进而经由宣泄而排除。

　　尽管这是弗洛伊德对治疗机制的最初构想，尽管他很快就认识到宣泄在本质上并不是充分的治疗方法，但是这个构想因其简单明了而显得如此美好，以至于持续了数十年。它确实是非常流行的观点，在众多好莱坞电影中都有所体现。当代观点是，虽然宣泄不是改变，宣泄本身也不产生改变，但它在治疗过程中却是不可或缺的。的确有相当多的研究支持这个观点。例如，我和同事研究了若干位病人，他们心理治疗的结果非常成功。[63]为了准确描述产生效果的治疗机制，我们设计了一份包含六十个条目的调查表（见第六章），请病人依据对他们个人改变的重要性逐条评分。六十个条目中，两个与"宣泄"有关的条目重要性位列第二和第四。

　　最近有很多新疗法涌现出来（例如，完形治疗、强烈感受治疗[64]、爆发疗法[65]、生物能疗法[66]、情绪迸发疗法[67]、心理剧、尖叫治疗[68]），它们彼此极其相似，都注重感受的觉察和表达。虽然每一种疗法都对

_____

　　* 也就是，有机体需要保持最佳的紧张程度。

此提出了自己的理论基础，但是我相信，它们有着共通的重要观点。它们都认为感受的觉察和表达以两种基本方式来帮助人：通过促进人际关系，以及通过促进人的愿望的能力。

感受与人际关系

在人际关系中，情感表达的作用是显而易见的。述情障碍的人在关系中会有严重的问题。别人永远不知道这个人有何感受；他看起来好像是被动、呆板、沉闷、乏味、了无生气的。别人不得不在关系中制造全部情感，因而他们感觉到沉重的负担，并且怀疑这种情感阻塞的人是否真正地关心自己。情感阻塞者的行动是如此谨慎和被动，以至他们看起来好像是被迫和伪装的。没有乐趣、没有愉快，只有一个呆板沉闷的自我意识。一个不能感受的人，别人不会注意他，他存在于寂寞状态之中，不仅切断了自己的感受，也切断了别人的感受。

感受和愿望

如果我们帮助一个人去感受，他的愿望的能力就会自动得到促进。愿望需要感受。如果一个人的愿望基于感受之外的东西——例如，理性思考或道德责任，那么，它们就不再是愿望，而是"必须"或"应该"，人与真实自我的交流就被封锁了。

一次，治疗团体中的一位病人发现他不能理解另一位病人，后者由于治疗师休假要离开她一个月而感到心烦意乱。前者问道："如果你对此无能为力，为什么还让自己陷入混乱之中呢？"换句话说，他把感受和愿望置于功利性目标之后，他其实是说："如果做什么都是徒劳的，那为什么还要期望，还要感觉呢？"这种人的行动有着内在的引导感，但是没有愿望。他们的愿望来自外部，而不是内在。环境的迫切要求和理性的控制决定他们内在的愿望和感受的状态；对于观察者而言,这种人或许像机器一样呆板,墨守成规、毫无生气。

另一种人——在治疗团体中特别显眼——努力弄清楚别人想要的是什么,借此找出自己应该有什么感受和愿望,以便让别人满意。这种人是非自发的;他们的行为是可预测的,因此,他们总是令人厌烦。

愿望不只是念头或漫无目的的想象。愿望包括情感和一种力量的成分。如果情感受到阻塞,人就无法体验自己的愿望,整个意志过程就会受到阻碍。萨特在《理性时代》(*The Age of Reason*)中描写了一个因为不能触及自己感受而没有行动、也没有愿望的人,没有谁的描写比这一段更引人入胜了:

> 他合起报纸,开始阅读头版上特派记者发回的报道。合计已有五十人死亡、三百人受伤,但这并不是全部,残骸之下无疑还有很多尸体……在法国,那天早上,成千上万的人看到报纸时都会感觉到有一团愤怒堵在喉咙里,成千上万的人握紧拳头嘟囔着:"该死!"马修握紧他的拳头也嘟囔了一声:"该死!"但却觉得很自责。如果他能在内心至少发现一点点真正的情绪就好了,那种适度活跃、可以意识到其界限的真正情绪。可是没有:他是空洞的,他面对巨大的愤怒、极度的愤怒,他看见了它,几乎碰到了它。但是它毫无生气——如果它能活跃起来,能够表达和体验的话,他一定全身投入。那是别人的愤怒。"该死!"他握紧拳头,跺着脚,但什么也没出现,愤怒仍然在他身外……有什么东西在存在的门槛外,是怯生生的愤怒的萌芽。终于!但是它渐渐缩小、枯萎,把他抛给了孤独,他迈着缓慢而庄严的步伐,走在巴黎的致哀队伍当中……他用手帕擦了擦额头,心想:"人不能勉强最深处的感受。"那边的事态惨绝人寰,本来应该唤起人们最深处的情绪……"没用的,那一刻不会到来……"[69]

感受是愿望的前提,但并不等于愿望。人可以有感受而没有愿

307 望,所以也就没有意志。现代文学中一些著名的"没有愿望"的人物——比如,阿尔贝·加缪《局外人》(*The Stranger*)里的默尔索,安德烈·纪德《违背道德的人》(*The Immoralist*)中的麦克——都是有强烈感觉的人,但都脱离了他们自己的愿望,特别是人际关系方面的愿望。他们的行动是冲动的爆发,最终深深地伤害了他们自己和别人。

情感阻塞和心理治疗

情感阻塞(也就是感受被阻塞)病人的心理治疗是缓慢而磨人的。首先,治疗师必须坚持不懈。他必须一次又一次地询问:"你有什么感觉?""你想要什么?"他需要一次又一次探寻阻塞的来源和本质,以及阻塞背后什么感受被抑制了。阻塞清晰得甚至未经训练的人都能看到,所以治疗师可能很容易地得出结论,认为只要能够打破阻碍,只要炸毁阻碍病人情感的堤坝,健康和完整的情感就会像瀑布一样从缺口流出。因此许多治疗师使用新颖而细腻的技巧,如完形、心理剧、生物能、会心团体的技巧诱发情感,希望在治疗情感阻塞的病人时能有所突破。

这些突破策略有效吗?治疗师能在情感阻塞病人的防线上炸出一条通路,让蓄积的情绪得以释放吗?我和我的同事们尝试在一项研究中检验这个问题,我们研究了三十五位处于长程心理治疗中期的病人(其中许多人是情感阻塞的病人,并且治疗陷入困境),试图确定引发情感体验是否能导致接下来的个体治疗进程发生明显改变。[70]我们将这些病人分为三组不同的周末体验团体。其中两个团体使用非常强大的会心和完形的情感引发技术;第三个是冥想、躯体觉察的团体,充当实验的对照组,因为它既没有情感唤起也没有人际互动。结果表明,在周末团体期间,虽然许多病人有强烈的情感突破,却没有持续性,对接下来的个体治疗进程没有明显的影响。

所以,虽然引发情感在治疗中很重要,但是没有证据显示快速集中地情感唤起本身具有疗效。不管我们愿不愿意，心理治疗是"循环治疗"[71]*——长期、缓慢的过程，同样的议题不断地重复修通，并且在病人的生活环境中检验、再检验。如果情感突破不是一个有效的治疗模式，那么与之相反的方法——枯燥乏味、过度理智化、高度理性的方式——同样无效。成功治疗的一个要素是情感投入——弗朗兹·亚历山大称之为"矫正性的情绪经验"[72]。虽然许多早期的治疗师(比如桑德尔·费伦齐、奥托·兰克、威廉·赖克、朱利叶斯·莫雷诺)都认识到治疗需要情感投入，也引入了一些技巧使治疗性会谈更为真实和充满情感，但是在这方面，弗里茨·珀尔斯是最值得一提的人，他发展了一种有计划地增加个体对情感觉察的方法。

弗里茨·珀尔斯说："丢掉你的头脑，进入你的感觉。"珀尔斯坚持着眼于觉察，他的治疗是一种"体验治疗，而不是谈话或解译治疗"，[73]他只在现在时态工作，因为他认为神经症患者过分地生活在过去：

> 完形治疗是"此时此地"的治疗，在这样的治疗中，我们要求病人把全部注意力转向会谈过程中、当前正在做的事情——完全的此时此地……开始觉察他的姿势、呼吸、情绪、面部表情，以及迫切的想法。[74]

珀尔斯经常以感官印记和运动印记的觉察为开始。例如，病人如果抱怨头痛，珀尔斯可能会请病人专注于头痛，直到病人发现头痛与面部肌肉的收缩有关。然后珀尔斯可能要求病人加大肌肉收缩的力度，每增强一些就谈论他觉察到什么。逐渐地，病人会从运动感觉进入到情感。比如，一位女病人可能这样描述她的脸："就像是我要把自己的脸扭曲到哭的样子。"这时治疗师可能通过询问"你愿意哭吗?"来鼓励情感的表达。[75]

珀尔斯的治疗从觉察开始，逐渐转向"愿望"。

---

* 心理治疗(psychotherapy)和循环治疗(cycle therapy)英语读音相同。——译者

我确信单是觉察的技巧就能产生有价值的治疗结果。如果治疗师受到限制,在治疗中只问三个问题,就能最终使几乎所有最严重的病人获得成功。这三个问题是:"你正在做什么?""你有什么感觉?""你想要什么?"[76]

珀尔斯试图帮助病人感觉事物、去"拥有"这些感觉,然后开始了解自己的愿望和期望。例如,病人如果理智化或谦恭地向治疗师提问,珀尔斯就会鼓励他们用陈述句来表达,并说出问题背后的愿望。

病人:你说的支持是什么意思?

治疗师:你能不能把这个问题改成陈述句?

病人:我想知道你说的支持是什么意思。

治疗师:这仍然是疑问句,请你把它改成陈述句。

病人:如果可能的话,我非让你回答这个问题不可。[77]

这时病人更接近他的情感,也更接近他的愿望。

情感唤起的目的不完全是宣泄,还包括帮助病人重新发现他们的愿望。完形治疗最大的一个问题是许多治疗师过于重视情感唤起的技巧,而忽视了技巧的深层目的。从某些角度看,这是治疗师模仿珀尔斯的结果,珀尔斯是伟大的表演者,喜欢在大群观众前展示他与病人简短而令人印象深刻的对话。但是珀尔斯在沉思的时候,对治疗师过于重视技巧的倾向颇感失望:

我们花了很长时间才拆穿了弗洛伊德理论的废话,现在正进入一个全新而更加危险的阶段。我们正进入按钮式治疗的阶段:转向速成的治疗、即时的快乐、直接的感官觉察。我们正进入江湖骗子式治疗的阶段,认为如果获得了某种突破,病人就痊愈了……我得说,我对目前的情形非常担心。

……技术是个伎俩。伎俩只能用于特殊的案例。我们已经听到有太多的人四处搜集伎俩,滥用它们。这些技巧、这些工具,在某些感官觉察或快乐工作坊中是相当有用的……但是不幸的事实是这种一时的兴奋常常成为一种危险的替代活动,成为另一种阻碍成长的虚假治疗。[78]

其他治疗方式。珀尔斯不是唯一设法解决情感阻塞问题的治疗师。心理剧、会心团体、催眠治疗和生物能疗法都有各种成熟的技巧,用来唤起情感、增加人们对愿望的觉察。其实这类方法还衍生出来大量技巧,已经无法追溯它们的渊源了。然而,所有技巧均基于一个假设,即在某个深入的层面人们了解自己的愿望和感受,并且治疗师通过适当地聚焦,能够增加病人对这种内在状态的意识体验。

姿态、手势或其他细微的非语言线索,可以提供有关深层而疏离的感受和愿望的重要信息。治疗师必须密切关注这类线索,诸如握紧拳头、用拳头捶打另一只手掌,或是摆出封闭(双手或双脚交叉)的姿态。每一种都是潜在感受或愿望的体现(在这种情形中,珀尔斯引起病人对自己行为的注意,要求他们用夸大自己行为的方式来尝试促使被压制的感受浮现出来——例如,更快更猛地捶打手掌)。实际上,有些病人与情感过于疏离,以至于身体反应是他们与内心世界的唯一联系——例如,"如果我的眼中有泪水,那我一定是伤心了",或"如果我的脸红了,那我一定是尴尬了"。

"你想要什么?"这个问题常常使病人感到诧异,因为他们很少这样问自己。波斯特夫妇提供了一个实例:

> 一位大学教授觉得不堪重负,写作、阅读、教学等无法抗拒的要求塞满了每一天——都到了感觉他的时间就要爆裂的程度。在他详细列出生活中做出过度承诺的全部要求之后,我问他:"你想要什么?"他停顿了一下……他的姿势是一只手放在另一只手中——非常放松并留有间隙……然后说:"我想在我的生活中有些放松的时间。"这些认识相当简单,但是对许多人而言,它们却不是能够轻易得到的。不过,至少人得认识到这些想法,

才有可能聚焦于行动。[79]

如果病人是严重的分裂样人格并且与自己的愿望非常疏离，集中询问当下此时此地的互动，或许能有所成效。例如，在一次团体治疗会谈中，一位深感困扰的年轻男子在对我的问题进行回应时，抱怨自己没有丝毫的感受和愿望，并且表明只有知道自己应该有什么感受后，他才能有所感受。其他成员继续这个话题，询问他对一些主题（比如寂寞、强效镇静剂、病房的某些问题）的感受，所有这些讨论反而使这位病人感到更加困惑和沮丧。当我们着眼于当下过程提问时，才变得对他比较有帮助。"被问到你的感受时，你有什么感受？"在这个层面，他可以体验到许多真实的感受和愿望。虽然众人的关注令他害怕，但他仍然感到高兴和感激，并且希望团体继续逼迫他。他同时感觉自己贪婪地一直在谈自己，担心别人因为时间被占用而怨恨他。从当下情感的这一基础开始，这位病人逐渐对自己拥有感受并辨别它们的能力有了信心。

另一位病人多年来一直怀疑并贬低自己感受的重要性。她认为感受是虚伪的、做作的，因为每当她觉察到一种特别的感受时，她就能产生同等强度的相反的感受。大量治疗时间耗费在打破这种防御的努力上。只有当治疗师帮她在此时此地识别出某种无可置疑的感受和愿望时，才出现了进展。她参加的是医院病房的治疗团体，有病房工作人员对团体进行观察，病人有机会听到观察者对会谈的公开议论。请她描述她对议论的反应时，她说别人很少讨论她，她为此感到恼怒。当我们深入探讨她的恼怒（因为它毫无疑问地显示出深刻的感觉），它变成了痛苦——她因忽视而受伤；接下来是害怕——害怕治疗师在心里把她归入"慢性"类别。治疗师接着鼓励她表达希望治疗师说什么或做什么。以这样的方式，她逐渐体验到她真实的愿望是渴望治疗师照料她、保护她。

弗洛伊德在很久以前指出幻想就是愿望；深入探索幻想——无论是自发的还是引导出来的幻想——常常是揭示并领会愿望的高效

技巧。例如,一位病人无法决定是继续与女友交往还是终止两人的关系。他对诸如"你想要什么?"或"你在乎她吗?"这类问题的反应始终是令人困惑和恼怒的"我不知道"。治疗师请他想象接到她打来的电话,电话里她提出结束他们的关系。病人在脑海中清晰地看到了这个场景,欣慰地松了口气,觉察到电话之后释放的感受。这个想象只是他了解自己对关系的真正愿望的一小步,接下来的治疗是处理阻止他识别并表露愿望的因素。

冲 动

愿望的障碍未必导致压抑和无能。有些人逃避愿望的方法是对愿望不加分辨,对所有愿望都立即且冲动地行动。对每一个冲动或每一个突发奇想都立即行动的人,就像抑制或镇压愿望的人一样,都是逃避愿望。这样,人就避免了在多个愿望中做出选择,因为如果这些愿望同时被体验到,也许它们是相互矛盾的。就像罗洛·梅指出的,皮尔·金是不能分辨不同愿望的绝佳范例,他企图实现所有的愿望,结果失去了真正的自我——这个真正的自我想要其中一件事而不是其他事。[80] 愿望无一例外地包含方向和时间。愿望是指向未来的,人必须考虑实现愿望的未来含义和后果。当愿望涉及他人时,这种考虑格外重要。冲动的皮尔·金表露出所有的人际愿望,其结果是对他人的侵犯或蹂躏,而不是真正的交会。皮尔·金其实需要区分内心不同的愿望并排出这些愿望的优先顺序。如果两个愿望是互相排斥的,就必须放弃其中之一。例如,如果愿望是在人际关系上有意义的、爱的关系,那么与之相冲突的愿望——诸如征服、权力、诱惑或镇压——必须被排除。如果作家的根本愿望是与人沟通,他必须放弃其他的、妨碍沟通的愿望(比如卖弄聪明)。冲动而不加区别地接受全部愿望是意志失调的一个症状:表明个体无法或不愿将自己投身于未来。

另外,还可以用两种不同形式的矛盾描述冲动行为背后基本的

312

愿望障碍：先后矛盾和同时矛盾。[81] 在"先后矛盾"中，个体先体验到一个愿望，然后体验到另一个愿望。当一个愿望占优势时，个体就按照它行动，因此不能充分体验到另一个愿望。在"同时矛盾"里，两个愿望完全、直接地摆在面前。詹姆斯·布根塔尔描述过一位在先后矛盾造成的痛苦状态中摇摆的病人：

> 四十二岁的梅布尔已经与她深爱的男人结婚十七年了，跟他在一起，她有很多充满意义且满足的时光。后来，通过一系列事情，她发现自己也深爱着另一个男人，一个鳏夫，他对她也有相同的感觉。她不想失去深爱的丈夫格雷格，也不想跟另一个男人哈尔只是简单地"放纵一下"。

> 这样，当梅布尔和格雷格一起在家时，她觉得自己和他在一起的生活非常丰富，她怀疑自己是不是真的想把这样的生活变得充满痛苦和内疚，是不是真的想破坏掉她和他的未来。然而当她和哈尔在一起，或者只是格雷格没在身边的时候，她又痛苦地发现跟哈尔在一起是多么有活力，她渴望拥有跟他在一起的不一样的生活。[82]

313　治疗师的任务是帮助冲动的病人把先后矛盾转变为同时矛盾。以先后的方式体验相冲突的愿望，是保护自己免于焦虑的方法。当一个人同时充分地体验相冲突的愿望时，他就必须面对选择其中一个、放弃另外一个的责任。同时，矛盾导致极度不安的状态；如布根塔尔所指出的，治疗师避免削弱病人的痛苦或自主性是非常重要的。治疗师强烈地想要提出劝告、给予帮助、（如海德格尔所说）"跳到别人的面前"；[83] 然而，如果病人能够以最高的强度和深度面对自己一切相关的愿望，那么他就能最终形成创造性的、全新的解决方法——别人无法预见的方法。

在先前的案例中，梅布尔利用她的冲突获得了真正创造性的领悟："她明白了长久以来自己是如何微妙地利用丈夫来界定自己的存在以及她是如何用同样方式对待哈尔的。"她开始认识到,她的自我认同是与哈尔或格雷格分开的。这并不意味着她要停止爱她的丈夫,她选择继续跟他在一起,但爱他的方式是不一样的:爱着他,不是爱着融为一体的她和他;她现在能够独自面对生活而不失去自我,没有了可怕的寂寞感。

强迫性

强迫性是一种对抗责任觉察的防御,也相当于一种愿望的障碍——比冲动显示出更多的条理和更少的变化。强迫性的个体依据内在的要求行动,这些要求并没有被体验为愿望。某种"异化自我"控制着这样的人。他被鞭策着去行动,常常是违背他的愿望的,而且,如果他不去行动,就会感到非常不安。虽然他希望自己的行为不那么怪异,却发现违背强迫性的命令是异常困难的。加缪通过《堕落》(*The Fall*)的主人公精确地把握了这种特质,他说:"世上最困难的事,就是不做自己不想做的事。"[84]强迫性的个体通常意识不到自己不能产生愿望的问题:他们并不觉得空虚或没有目标。与此相反,这样的人常常是积极的,坚强的,并且无时无刻不拥有一种目标感。但是怀疑常常一阵阵袭来——当个体认识到他虽有目标,但并不是自己的目标时;当个体认识到他虽有欲望和目的,但并不是自己的欲望和目的时。这种人是如此忙碌,如此被驱策,以至于他觉得自己既没时间也没权利询问自己想做的是什么。只有在防御破裂的时候(例如,"外部强加的"目标——金钱、名声、权力等——由于失业、家庭破裂,或是已经实现而失效),他们才会发觉真实的自我受到了压抑。

决定——选择

一旦个体充分体验到愿望,就要面对决定或选择。决定是愿望和行动*之间的桥梁。决定意味着致力于行动的过程。如果没有行动随决定而产生,我认为就是没有真正的决定,那只是摇摆不定的决定,一种失败的决心。塞缪尔·贝克特写的《等待戈多》(*Waiting for Godot*)是描写决定流产的经典之作。剧中人物思考、计划、拖延、下决心,但没有做出决定。这出戏是以这样的场景结束的:

> 弗拉基米尔:我们该走了吧?
>
> 埃斯特拉冈:我们走吧。
>
> (舞台旁白:)没有人移动。[85]

决定与治疗契约

治疗与具体的决定。决定的概念以多种方式进入心理治疗之中。有些病人因陷于特定决定的痛苦中而寻求治疗,这些决定常常与关系或职业生涯有关。所以,治疗以这些决定为中心。如果是短程、焦点、任务取向的治疗,治疗师就会促使病人做出决定。治疗师和病人一起考虑这个决定的正反两方面理由,并试着帮助病人理清每一个选择的意识和潜意识含义。另一方面,如果治疗更为深入、目标更为广泛的话,治疗师就会以特定的决定作为主线,随着治疗的进展,探讨由它扩展出来的各种主题。治疗师帮助病人理解决策焦虑的潜意识意义,回顾其他既往决策的紧要时刻,希望帮助病人解决冲突,以便他以适当的方式做出决定和与之相关的一些决策,不过治疗目标并不是明确地帮助病人做出具体的决定。

治疗与潜意识的决定。许多治疗师密切关注决定,即便病人并不是因为面临决定危机而来治疗的。为了增强病人的个人责任感,这些治疗师强调每个行动(包括个人的改变)之前都有一个决定。以

---

* 我不是从能量的角度而是从治疗的角度使用"行动"这个词。最微小的变动或是去除某些先前习惯的活动,都可能是重大治疗行动的组成部分。

这种方式注重决定的治疗师,常常假定决定也包含在通常被认为无关的行为中。所以,治疗师关注病人对失败、拖延、与人疏离、回避亲密,甚至对变得被动、压抑或是焦虑的决定。显然这些决定没有一个是有意做的;治疗师假设,既然个体为自己的行为负责,那么个体呈现的状态也是自己"选择"的。这是怎样的选择呢? 这正是法伯提到的"第一类"意志的选择。没有几个重大的决定是完全出于深思熟虑、刻意努力的。威廉·詹姆斯深入思考了人是如何做出决定的,他描述了决定的五种类型,只有前两种包含"刻意的"努力:

1. 合理的决定。我们思考支持和反对某一决定的理由并选定其中之一。常规的理性平衡;我们以一种自由状态的完美感觉做出决定。

2. 刻意的决定。刻意且费力的决定包括着一种"内在努力"的感觉。一种"缓慢、非常吃力的意志"。这种决定是很少见的;人类绝大部分决定是无须努力而做出的。

3. 放任的决定。在这种情形中,似乎没有哪一个行动有足够的理由,每一个看起来都很好,我们渐渐变得厌倦或灰心。我们通过放任自己进入由外在偶然因素确定的方向而做出决定。

4. 冲动的决定。我们感觉到无法做出决定且决定像第三种一样出于偶然。但它来自内在而不是外在。我们发现自己的行动是不自觉的,而且常常是冲动的。

5. 基于观念改变的决定。这种决定常常是突然发生的,是某些重要的外在经验或内在改变(比如,哀伤或恐惧)的结果,导致观念上的重大改变或是"内心的改变"(我在第五章描述的很多癌症病人做出的就是这种决定)。[86]

根据詹姆斯的观点,"决定"涉及一系列活动,这些活动具有不同的主观体验——差别在于努力的程度、理性、意识、冲动和责任感。

治疗、决定、性格结构。有些治疗师——比如,沟通分析师(transactional analysis，T. A.）——从更为激进的潜意识角度使用"决定"。他们认为，个体在生命早期形成的决定，以至关重要的方式塑造他们的生活。沟通分析师声称心理病理发展的典型模式是："个体从父母那里得到通过反复敲打（也就是强化）而植入的命令，围绕这些命令做出决定，然后发展人生剧本以支持命令。"[87]于是，根据埃里克·伯恩的观点，个体对出演什么样的"人生剧本"做出"决定"——这是人生过程的潜意识蓝图，它包括了人格的可变因素和反复重演的人际互动。伯恩的"人生剧本"与阿德勒的"指导小说"或霍妮的理想形象系统区别不大。虽然伯恩的看法更多地以人际互动为基础，但它仍然大致类似于弗洛伊德的性格结构概念。

根据沟通分析的观点，儿童做出影响他性格结构的决定，因此对性格结构负有责任。然而，当"决定"只用在意识层面刻意的角度时，就有问题出现了。沟通分析给出的"决定"定义反映出术语的混淆："决定是孩提时期的产物，儿童运用自我的全部适应资源，修正自己的期待并设法使它们与家庭境况的现实相匹配。"[88]注意这个定义的开头"决定是……时期的产物"，好像决定有特定的时刻一样，好像在原初状态和改变状态之间必定有某种有意识的决定一样。

治疗师如果过分相信儿童是在生命早期就做了塑造一生状况的重大决定，就有可能以僵化、过分简单的方法进行治疗。其实，这种情况的确已经发生：例如，沟通分析教材提出，治疗师的任务是帮助病人回到"原初的决定"、"初次行动体验"[89]（与弗洛伊德早期理论的原初创伤没有什么不同），重新体验它们，然后做出"重新决定"。这一构想的问题在于，病人做出的是当前的理性决定，却要用它来消除生命早期完全不同类型的决定。这正是法伯所警告和反对的，他说：不要迫使第二类意志（意识的）去做第一类意志（潜意识的）的工作，这是非常重要的。

317　　这种激进观点忽略了发展过程的细微差别。个体的性格结构并不是可以追溯和修正的、个别重大决定的结果，而是由一生中无数的选择和放弃所塑造的。尽管儿童必然了解不到成人性格的选择权，但是儿童一直都有少量的能力对呈现给他们的事物接受或拒绝、顺从或叛逆，或是如埃里克·埃里克森告诉我们的，对某些角色的榜样产生正向或负向的认同。[90]正如我在上一章所讨论的，病人对他是什么样子——也为他将要变成什么样子承担负责，这是治疗过程所必需的。只有这样，个体才能体验改变过程必需的力量（和希望）。但是心理治疗的改变并不是由个别重大且刻意的决定所构成，而是多次决定的渐进过程，每一次决定都是为下一次所做的准备。

为何难以决定

"我们该走了吧？我们走吧。没有人移动。"在决心和坚决行动之间发生了什么？为什么对这么多病人而言做出决定是格外困难的？的确，想一想目前我所治疗的病人，就会发现几乎每一位病人都正在与某个决定角力。有些病人关心着特定的生活决定：如何处理一个重要的关系？是继续婚姻状态还是分开？是否重返学校？是否要生小孩？另外一些病人说他们知道自己必须做什么——戒酒或戒烟、减肥、试着认识更多的人，或试着建立亲密的关系，但不能做出决定——也就是，无法把自己投入到行动中。还有些病人说他们知道什么是错的——比如，他们太自负、太痴迷于工作、太冷漠——但不知道如何做出改变的决定，同样他们在治疗中也不怎么努力。

这些未做出的决定有着极其令人痛苦的成分。随着我回顾自己的病人并试着分析决定对他们的意义（和威胁），令我感到惊讶的是病人反应的多样性。难以决定有着很多原因：有些很明显，有些是潜意识的，有些则是，如同我们将要看到的，触及最深的存在根源。

选项互相排斥。约翰·加德纳的小说《格伦德尔》(*Grendel*)中的主角为了弄清生命的奥秘去拜见一位老牧师。这位智者说："终极的悲剧是一去不返的时间和包含着消亡的存在。"他用两句简单却可怕的陈述总结了他对生命的思考："万事皆灭，选项互斥。"(Things fade; alternatives exclude)[91]我认为牧师的话发人深省，"万事皆灭"是本书第一部分的根本主题,"选项互斥"则是难以做出决定的基本原因之一。

有一个"是",就必然有一个"否"。决定一件事总是意味着放弃其他的事。如同一位治疗师向犹豫不决的病人指出:"决定是非常昂贵的,代价是其余所有的事。"[92]放弃始终伴随着决定。人必须放弃其余的选项,通常放弃之后,它就再也不会回来了。决定是痛苦的,因为它们意味着可能性的限制;而人的可能性越是有限制,就越是接近死亡。实际上,海德格尔把死亡定义为"未来可能性的不可能"。[93]受到限制的现实威胁到我们应对存在焦虑的主要模式:独特性的妄想——也就是,尽管别人受到限制,但自己却能豁免;自己是独特的,能够超越自然法则。

当然,人也许通过回避对决定的觉察来避免意识到放弃了选择。惠利斯把决定比喻成旅途上的十字路口,放弃的选择就是未走的路,他极好地描述了这种心态:

> 有些人可以无忧无虑地盲目前行,相信自己走在康庄大道上,所有岔路都是偏僻小径。但是带着觉察和想象力前行的人,由于想到自己不可能再遇到这些岔路,就会受到触动。有些人因为无法两条路都走而停下来,在十字路口坐下,幻想自己如果坐得够久,两条路就会自动变成一条路,使两条路都走成为可能。很大程度上,成熟和勇气是能够做出这样的放弃,很大程度上,智慧能够找到使自己尽可能不停下来的方法。[94]

用"因为无法两条路都走而停在十字路口"来描述无法放弃可能性的人,是非常恰当的比喻。古代哲学隐喻描述过相同的困境:亚里士多德的例子是,一只饥饿的狗,在两份同样吸引它的食物之间,无法做出选择;另一个著名的问题是布里丹(Buridan)的驴,那头可怜的驴饿死在两捆同样美味的干草之间。[95]在两个例子里,如果动物拒绝放弃其余选项就会饿死;拯救之道在于信任愿望和掌握所能获得的部分。

　　这种隐喻与临床病人有着密切的关联,这些病人承受着意志失
能的痛苦,不仅仅因为他们无法说是,也因为他们无法说不。他们在
潜意识层面拒绝接受放弃的存在性意义。 ³¹⁹

　　决定是一种边缘体验。完全觉察到个体的存在情境,意味着个
体对自我创造的觉察。觉察到人塑造了自己、没有绝对的外部对象、
人赋予了世界的主观意义等事实,就意味着个体开始认识到自己根
本无所依靠。

　　决定——如果个体允许它这么做——就会使人进入到这种觉
察。决定,特别是不可逆转的决定,是一种边缘处境,与觉察"我的死
亡"一样的边界处境。两者都是催化剂,使个体从日常的态度转变为
"本体的(ontological)"态度——进入了密切关注存在的状态。像我
们从海德格尔那里学到的,尽管这种催化剂和转变最终是有益的,是
真诚存在的前提,但是它们会唤起焦虑。如果没有做好心理准备,个
体就会像潜抑死亡一样发展出潜抑决定的模式。

　　重大的决定不但使人面对无所依靠的焦虑,也会威胁个体对抗
死亡焦虑的防御机制。通过使个体面对可能性的限制,决定挑战了
个体的个人独特性的信念。在一定程度上,决定迫使一个人接受自
身的责任和存在性孤独,并且威胁着人的终极拯救者信念。

　　重要的决定也会使我们每个人面对存在性孤独。决定是一种孤
独的行动,并且是我们独立的行动;没人能为我们做决定。所以,很
多人为决定而深感苦恼,如同我将简要讨论的,他们试图通过强迫或
说服别人为他们做决定而逃避决定。

　　决定与内疚。有些个体难以做出决定的原因是内疚,正如兰克
强调的,内疚能够使意志过程完全失能。意志脱胎于内疚;兰克说,
内疚最初是作为对立意志而出现的。儿童的冲动遭到成人世界的压
制,意志就是为了对抗这些压制而产生的。如果不幸遇到了试图镇
压所有冲动表现的父母,那么儿童的意志就会充满内疚,体验到一切
的决定都是邪恶的、被禁止的。这样的个体无法做出决定,因为他觉
得没有做决定的权利。

受虐性格的人与父母陷于共生关系，他们有着内疚和决定带来的特别困扰。埃斯特·梅纳克认为，这种病人的父母其实是在说："你不敢成为你自己，你没有能力成为你自己，你的生存需要我的存在。"[96]在成长过程中，任何自由表达的选择都是被禁止的，因为这代表违背了父母的命令。在成人期，重大决定引发的焦虑不安不但源自分离恐惧，而且源自违抗支配者的内疚。

一般的内疚定义为个体对真实或想象中侵犯他人而懊恼，而存在性内疚远远不止于此。在第六章，我把存在性内疚定义为来自违抗自己；它源于懊悔，源于对自己毫无生机的生命和自身尚未开发的可能性的觉察。存在性内疚或许也是阻碍决定的强大因素，因为改变的重大决定使个体想到过去的荒废，想到竟然牺牲了那么多自己仅有一次的人生。责任是把双刃剑：如果个体接受自己对人生处境的责任并作出改变的决定，就暗示着个体要独自为过去无法改变的悲惨生活负责，也暗示着很久以前本来能够改变。

邦妮是位四十八岁的女性，她的例子可以说明这些议题，我在第四章简短讨论过她。多年来，邦妮患有伯格氏病，一种造成四肢小血管堵塞的疾病。有明确的临床证据显示尼古丁对伯格氏病非常有害：吸烟病人的疾病进程加快，通常很早就需要截肢。邦妮一直吸烟，而且无法——不肯——戒烟。各种催眠和行为疗法都失败了，她似乎不能——不愿——作出戒烟的决定。她觉得烟瘾以多种方式破坏了她的生活。她曾与一位相当冷酷、专横的男子结婚，十年前，对方因为她糟糕的健康状况而离开。他是个狂热的户外活动迷，他决定找一位更好的、能共享户外活动的伴侣。邦妮的"恶习"（他描述的）导致了她的疾病，而薄弱的意志使问题更加恶化。终于他向邦妮发出了最后通牒："选吸烟还是选婚姻。"她继续吸烟，他离开了她。

当我和邦妮讨论为何难以做出戒烟的决定时，出现了一个重要的主题，她认识到自己现在能戒烟的话，就意味着她以前也能戒烟。这个领悟的意义其实非常深远。邦妮一直视自己为受害者：伯格氏病的受害者，习惯的受害者，残忍无情的丈夫的受害者。但是如果她的命运一直在她的控制之中,实际上的确如此,她就不得不面对她必须承担全部责任的事实,为她的疾病、婚姻失败,以及悲惨的(她自己形容)人生负责。决定改变需要接受存在性内疚——因残忍对待自己、坚决反对自己而有的内疚。治疗中,邦妮必须在帮助下理解为自己做决定的含义——也就是,她的决定不是基于丈夫、父母、治疗师或其他什么人的期望。她必须接受阻挠自己成长而有的内疚(以及随之而来的沮丧)。她必须通过领会她为将来负责以承担起她对过去行为的沉重责任。不论是侵犯别人或自己而有的内疚,最好的应对方式是补偿,甚至这可能是唯一的方式。人无法让时光倒流。人只能通过改变未来以补偿过去。

逃避责任的临床表现

既然决定对很多人而言是异常困难和痛苦的事,那么个体发展出各种逃避责任的方法也就不意外了。逃避决定的最常见方法就是拖延,所有治疗师都见过痛苦徘徊于决定门前的病人。但是人们还有很多更为隐秘的方法,用来应对决定固有的痛苦——使得人在做决定时又假装自己没在做决定。毕竟,是过程而不是内容令做决定如此痛苦;如果能在不知情的情况下做出决定,那是再好不过了! 我通过强调与决定相伴的放弃、焦虑和内疚来回答"为何难以决定"这个问题。为了淡化决定的觉察和痛苦,个体必须建立防御来对抗这些威胁:通过歪曲其他选项来避免放弃的感觉;通过安排别人或其他什么东西做决定来避免存在的焦虑和内疚。

避免放弃

打折扣。如果难以决定是出于选择时必须放弃其他可能性的话,那么如果能设置放弃较少的情境,做决定就变得容易了。举个例子,我的一个病人艾莉斯,因为无法做出与丈夫离婚的决定而寻求治

322 疗。他已经决定离开她,一年前搬了出去,但是偶尔为了性关系他还会回来。艾莉斯一直为失去他感到哀伤,她的想象中全是赢回他的白日梦。她想方设法见到他,不顾脸面地恳求他再给婚姻一次机会。理智告诉她这段婚姻从来没有幸福过,而且分开对她来说要好得多。但是她一直把关系中的一切权力交给他,并且拒绝相信她在这方面同样可以做出决定。她认为她要选择的是与丈夫之间舒适、依赖的关系还是可怕的孤独。

经过几次支持性咨询会谈的帮助,艾莉斯终于着手处理她的窘境,她开始与另一位男性交往。她把他当成支柱,借此完全放下她的丈夫。(事实上,她很快就采取了一个终极步骤,她把丈夫告上了法庭,因为他拒绝支付孩子的抚养费。)艾莉斯能够做出决定,是因为剥除了决定的更深层含义。她通过改变决定的方式而避免了觉察到放弃:不必在丈夫(毫无用处的丈夫,她有很好的理由对他感到强烈的敌意)和寂寞之间做选择;取而代之的是,在丈夫和钟情的男友之间做选择——一个毫无困难的决定。

从某个角度看,短期支持性治疗是有用的,因为它使艾莉斯摆脱了犹豫不决的痛苦折磨。但是从另一方面看,她因为逃避了决定的更深层含义而错失了成长的机会。例如,假如她愿意投身于这些含义的话,就可以处理她对寂寞的恐惧,她无法主宰自己生活的问题,以及由此导致的臣服于男性支配者的倾向。事后证明,艾莉斯并没有从经验中学到什么,几个月后她又陷入了相同的处境。她与男友的关系变了味儿,她终止不了这段关系,再次为了决定关头的挣扎而寻求治疗。

贬低未被选择的项目。自由是我们害怕的;常识、临床经验和心理学研究都指出,越是明白决定中不同选项的价值接近,自由(和不安)的感觉就越强烈。所以,舒适的决定策略需要把选择的项目看成是很有吸引力的,把未被选择的项目视为毫无吸引力的。在潜意识层面,人会放大两个近乎相同的选项间的微小差异,以便从中做出明
323 确且毫不费力的决定。这种轻松的决定完全避免了面对自由的痛苦。

例如，一位分裂样情感阻塞的病人多年来"决定"不为改变而努力。出于与目前讨论无关的理由，改变对他来说是非常可怕的前景，因而他拒绝投入治疗，并且为自己创造了一种寂静的、与世隔绝的生活。客观地看，他的两个选项一是与自己和他人内心的完全隔绝，一是自发而富于感情的生活。为了延续不要改变的决定，这位病人歪曲了这两个选项，他贬低了自己否定的那个，高估了自己选择的另一个。他视情感压抑为"高贵"或"风雅"，视自发表达情感为"兽性的失控"，这将让他冒被暴怒和泪水淹没的危险。我的另一位病人决定留在令她极为不满的婚姻里，因为另一种选择（被她歪曲和贬低为）是加入单身一族——"众多可悲的怪人、被遗弃的人和不适应环境的人"。

社会心理学研究证实，贬低未被选择的项目是常见的心理现象。[97]受试者在选择之后，如果所选的项目没有比未被选择的项目具有明显的优势，往往会感到后悔。未被选择项目越是有吸引力，就越令个体不安，有一种"我做了什么？"的感觉，这在文献上通常称为"认知失调"：是指个体做出的选择显得与自身的价值观不一致（失调）。认知失调理论认为失调的紧张状态是极为不愉快的，所以个体忙着（但不是在意识层面）采取些行动以降低那种紧张。[98]实验室研究表明，人有许多方法可以减轻放弃带来的痛苦。一个常用的方法和临床非常有关，就是信息歪曲：当信息能提升已选项的价值，降低未选项的价值时就接纳信息；反之当信息使未选项的吸引力增加，已选项的吸引力减少时，就拒绝该信息。[99]

委托他人做决定。像我讨论过的那样，决定是痛苦的，因为深入思考的话，决定让我们每个人面对的不只是自由，还有根本的孤独——因为我们每个人都是独自为自己的生活处境负责。如果一个人能找到并说服另一个人为自己做决定，他就能在拥有决定的同时避免孤独的痛苦。埃利希·弗洛姆一再强调，人类对自由一直抱着非常矛盾的态度。虽然他们为自由浴血奋战，却又迫不及待地找机会把自由交给极权制度，那样他们就卸下了自由和决定的重担。极具魅力的领导者——干净利落、把握十足地做出所有决定的人——可以轻而易举地吸引追随者。

在治疗中,许多病人尽其所能地哄诱或说服治疗师为他做决定;治疗师的主要任务之一就是避免被操纵着去照顾病人或为病人负责。为了操纵治疗师,病人可能会夸大自己的无助或隐藏他的力量。许多处于决定关头的病人会细察治疗师的每一个字词、每一个手势或姿态的变化,好像从中可以发现神谕;在会谈后,他们会细细回忆治疗师的话,在治疗师的观点中搜寻适合做出决定的线索。无论病人涉世深浅,他们都在暗自渴望治疗师能够提供条理性和指导。治疗过程中的愤怒和挫折,在某种意义上都是因为病人开始明白治疗师不会为他解除决定的重担。

有数不清的策略可以让一个人找到另一个人来为自己做决定。我的两个熟人最近离婚了,他们用的就是这样的方式,即两个人都认定对方已经决定了。妻子并没有要求离婚,但告诉丈夫她在与另一个男人恋爱。不出所料,丈夫根据自己的标准,自然而然地做出了两人必须离婚的结论,于是他们离婚了。通过认为是对方做的决定,丈夫和妻子各自避开了决定的痛苦(和决定后的懊悔)。妻子只是说出了她对另一个男人的感情,并没有要求离婚。丈夫觉得妻子的告白实际上是已经做了决定。

人可能通过拖延来逃避决定,直到外界的代理者或环境为他做出决定。尽管这种人或许没有感觉到已经做了决定——比如,让自己一门课程不及格,事实上他的拖延把不及格的决定授权给了讲师。同样地,表面上是雇主决定辞退员工,其实可能是员工暗中做出了决定,通过表现不佳而离开工作。有些人可能无法做出结束关系的决定,于是以冷淡、无动于衷或沉默寡言的行为方式迫使对方做出决定。

325　　在这一部分开始的简短描述里,一位女性表示希望逮到丈夫跟别的女人在床上,那样就可以离开他。显然,她想离开她的丈夫,但无法把愿望化为行动:决定的痛苦(或是预想中决定之后的懊悔)太大了。所以她希望他破坏关系中某些不可含糊的规则，这样他就为她做出了决定。但是，她决不仅仅限于等待和期望。她运用很多办法来加速这个决定，还把它们隐藏起来让她不知道是自己做出了决定：比如她巧妙地疏远他，并且不愿跟他做爱，还不露痕迹地暗示他可以在别的地方找到他想要的。

另一位病人乔治表现出相似的问题。他不愿承担明确做出决定的责任。他与一位女性的关系充满冲突；他享受和她的性爱，却讨厌她其他很多方面。他拒绝对关系做出决定——既不说"不"而结束关系，也不说"是"而投入其中。结果他被迫"找到"决定而不是"做出"决定。他潜意识地企图迫使女友做出决定。他尽可能晚回家，致使女友打电话找不到他，或是"不小心"忘了清理他的汽车，以致别的女人的东西（烟蒂、发夹等）留在非常显眼的位置。然而，在这段时间里，如果有什么人说他已决定终止关系了，乔治都会严词否认。

她的女友也不愿做出结束关系的决定；她反而逼他搬来同住。那个时候，乔治找到别人来帮他做决定。他征求所有朋友的意见，不断恳求治疗师对此事的指导。当治疗师终于成功地帮他安静下来足够长的时间以检视他的行为时，乔治做了一段很有意思的解释："如果别人做决定的话，我就不需要承担决定的责任了。"［大量社会心理学研究显示，如果个体参与了做决定的过程（即民主过程），他就会为决定的施行负责。而如果决定是他人强加的，他就会采取漠不关心和抗拒的姿态。］

乔治知道结束关系对自己是最具吸引力的。他结束这段关系，对女友也比较好，尽管他长期以来一直坚持他的合理化理由，即他不想伤害她——好像长期、令人备受折磨、隐秘的拒绝不会引起痛苦。³²⁶然而，他下不了自己做出决定的决心，又因为找不到人来为他做决定，所以只好那么悬着。

很多病人会在治疗中"见诸行动"，为的是说服治疗师为他们做出决定。另一位病人特德本身也是心理治疗师，几个月来，他一直在与强烈的依赖渴望进行抗争。特德的治疗师曾在一次会谈中表示，成为自己的父亲和母亲是件困难的事情。（用这样或其他方式表述的这个观念，必然出现在每一次探讨自由的存在主义治疗里。）接下来的一次会谈，特德异常痛苦，他说过去的一周他"失去了控制"，跟他的一位病人卷入了性关系，他需要有人对他"吹响警笛"。这种情境似乎是有意用更强烈的手段迫使治疗师为他做出决定。毕竟，负责的治疗师怎么可能无动于衷地坐着，任由病人去伤害另一个病人，乃至毁掉他的专业前程呢？

然而治疗师选择去检视特德"见诸行动"的所有方面，很快就看清特德不是完全失去了控制，而是做出好几个决定，这表明他能够承担某种程度的责任。他并没有跟精神病或边缘型人格的病人卷入性关系，而是"选择"了成熟、适应良好的病人，并且她经过三年的治疗，已经终止治疗了。此外，虽然他违反了专业的伦理规范，但实际上，他在性交之前及时停了下来，并立即把这一情境带到个人治疗中详细讨论。治疗师拒绝被操控着为特德做出决定（"吹响警笛"），并且坚持向特德说明，为自己做决定虽然可怕，但他完全有能力自己做出决定，事实最终证明这种做法是对特德最有帮助的。

把决定交给某件事物。一种做决定的古老模式是诉诸命运。不管命运的答案是从羊肠、茶叶、易经、气象变化或是其他什么征兆中发现的，都不重要。重要的是，把决定转移给外在媒介，个体就能免受决定固有的存在性痛苦。

完全信赖运气的现代版本，可以在卢克·莱因哈特的小说《骰子男人》（*The Dice Man*）中看到，主角做出了一个重要决定：把今后所有的决定都交给运气——掷骰子。[100] 此后，他制定出备选项目的清单，然后通过掷骰子的方式，做出人生中所有的重要决定。确实，人在有些时候是要通过列选项的方式做决定，但骰子男人列出的选项太多，被选到的机会均等，所以每个选项都成了微不足道的。骰子男人的行为依据是，长期以来，他各方面的性格都遵守"少数服从多数"规则的约束。通过把决定权交给骰子，他让每一部分都有存在的机会。尽管骰子男人像个存在主义的英雄——信奉全然自由（也就是无规则）和偶然的人，但也可以把他看成是截然相反的——放弃自由和责任的人。事实上，每当要求骰子男人对他荒谬的行为做出解释时，他的回应都是："骰子让我这么做的。"

"规则"是另一种便捷的决定代理者。人们总是寻求一套舒服的、包罗万象的规则，以便从决定的痛苦中解脱出来。遵从513条犹太教义的正统犹太教徒省去了许多决定，因为教义规定了他们大部分的行为，从日常生活的规矩到面对重大生活危机时正确的反应过程。传统社会的规则常常扼杀创造，限制抱负和选择，但是它们确实可以保佑人们免于决定，诸如"我该和谁结婚？""我该离婚吗？""我要追求什么样的事业？""我该怎样度过余暇？""我该与谁为友？"等。

布根塔尔描述了对一位大学系主任的治疗，这段描述出色地说明了"规则"是如何使人逃避决定的：

斯托德特主任谅解地微笑了一下，不过她略带伤感地对女孩说："我现在真的理解你为什么那么做，可是你知道，我对这种事真的别无选择。如果我现在对你破例的话，就必须对每一个拥有好理由的人破例。规则很快就变得毫无意义了，不是吗？所以，尽管我对此非常遗憾，但情况很明显，你下个月不得离开校园。"

学生透过泪眼感激地看着系主任："知道你理解就可以了，可不知为什么，我就是觉得这种情况不公平。这意味着我会失去工作，而且我不知道爸爸是不是还会让我继续留在学校。"系主任表示同情，但是很显然，她别无选择。

学生离开后，斯托德特主任在椅子上坐了一会儿，相互矛盾的感觉使她很激动。一方面，她觉得很满意，当规则要求坚定立场的时候，她终于制伏了她的感受和判断。因为多年以来，她发现自己会被同情心牵着鼻子走，以至于她几乎不能兼顾理解和坚持规则……

斯托德特主任感慨地想，处理刚才的那个情形着实不易啊。然而出乎意料的是，不知为什么，她并不满意。她一再安慰自己刚才做得很好,还是有种隐隐的不安。当天的晚些时候,她坐在我办公室的治疗椅上,她发现自己在反复思考:"不知道为什么,跟那个学生的谈话一直在困扰我,我一想到这事儿,就觉得焦躁不安。而且我一直想着它。我好像忽略了什么,可我想不出来到底是什么……"[101]

如布根塔尔指出的,斯托德特没有支配规则,而是被规则支配了。她断定"规则有着它们自身的意义",规则和前后一致优先于人性化的理解和对具体需要的考量。斯托德特觉得如果行使选择就会有危险;关于危险,她的道理是:"如果我现在对你例外,就必须对每一个人例外,因为大家都有违反规则的好理由。"

但是,为什么一定这样呢?为什么一致性是最重要的呢?事实上,斯托德特遵守规则有着其他更为重要的原因,尽管在临床报告中并不明确:很显然,斯托德特通过回避做决定避开了"决定者"的角色。她欣然接受并珍惜这种令人欣慰的假象,假设有着某种绝对的外在参照物,有着既定的对与错。在这样的信念之下,斯托德特回避了"真实"情境中固有的存在性孤独,所谓"真实"情境,就是她自己塑造并赋予了意义和架构的世界。

决定:临床策略和技巧

在每一次成功的治疗过程中,决定都扮演着重要角色。也许治疗师并没有明确地把决定作为焦点,甚至不承认它,也许治疗师相信改变是通过规劝、解译或治疗关系而产生的,但决定仍是悄然启动改变的装置。没有努力就不可能有改变,而决定正是努力的启动者。

在此,我要讨论一些对于决定的治疗方法——包括意识和潜意识的决定。病人寻求治疗,有些是陷于当前决定引发的痛苦,有些是在治疗过程中不时出现决定危机,有些是长期无法做出决定的问题。虽然治疗师并不以决定困难来描述病人的心理动力,但是正如我在

第二部分的引言中所说:"心理治疗的目的是把病人带到能够自由做出选择的境地。"

决定的治疗方式:意识层面。比阿特丽斯是我治疗团体中的一位成员,由于突发的决定危机而打电话给我,要求一次紧急会谈。三个月前,她邀请她的意大利男友住到她这儿来。当时看,这只是个短期安排,因为他计划一个月后就回国。然而,他启程的日期延后,而他们的关系却急转直下。他酗酒、辱骂她、借了数目很大的钱,还使用她的汽车和公寓。比阿特丽斯深感焦虑,而且对自己的无所作为也很绝望。经过数周挣扎,她终于决定了,要求他一早就离开,但他拒绝离开,声称自己既没钱也没地方住。此外,由于她住的公寓没有签租约,所以他对这间公寓有着跟她一样的权利。她考虑报警,但是怀疑他们不能有效地处理。况且,她害怕激怒男友,因为他的脾气很坏,完全有可能因心怀怨恨而没完没了地找她的麻烦。

她该怎么做?四五个星期之后他才会离开;她希望能撑到那时候,可事态急剧恶化,让她觉得再也忍不下去了。如果她要求他离开,他可能会伤害她的身体,或是毁坏她的家具或汽车。此外,对她而言,更为重要的是令男友在结束这段关系后仍然爱她。她该怎么做?

比阿特丽斯感到无能为力,显然不可能有什么有效的做法。在紧急会谈中,她显得焦躁不安,以至于我冒出了收她住院的念头。我试着通过反复询问"你还有什么别的选择?"而让她直接面对决定的恐慌和无力感。比阿特丽斯觉得无可选择;但当我坚持时,她还是列出了几个选择。她可以比之前更为坦率、真诚,更为有力地面对他。她能让他明确地知道过去的经历是多么让她崩溃,不再与他共用公寓的决心是多么坚定。她可以坚持让他离开,然后去寻求法律的建议和警察的保护。她可以获得朋友们的帮助,请他们帮她去面对他。她可以搬出公寓(对这间公寓,她既没有租约,也没有特别的依恋)。如果她害怕他毁坏她的家具,那她请个搬家公司帮她把家具放到仓库里。(贵吗?是的,但不会比她给男友的多。)她还可以住到姐姐家,等等,等等。列出这个选择清单之后,比阿特丽斯不再觉得身陷

330

困境,无力感消失了,她安排了一连串的行动。

这次会谈之后所发生的事情引领我们进入另一个领域,虽然跟此处的讨论不完全相关,但它可以阐释病人在决定过程中横生枝节的问题。比阿特丽斯在那次会谈后觉得好多了。她回顾了所有的选项,选择去面对那个使她痛苦的人。她鼓起勇气,小心地告诉他,她再也无法忍受这种处境了,请他离开。虽然她告诉过我,她之前就这么说过,但是很显然,信息没有传达到,因为他这次的反应是立刻默许了。他收拾好随身物品,找到了另一个可以住的地方,同意第二天就搬走!

那天晚上她同意与他共进最后的晚餐,在谈话的过程中,他深情地说,两个相互喜爱着对方的理性的人,却不能像好朋友那样住在一起,实在是很遗憾。比阿特丽斯怎么回答的? 她说:“我想也是啊。”于是他们打开了他的行李,他再度住了下来。

四天后的团体治疗中,会谈一开始,比阿特丽斯就简单地汇报了这个事件。她描述了他们的争吵,和我的紧急会谈,她决定让男友离开,又和好如初,以及他们的关系在接下来的几天里显著改善。她没有提及强烈的焦虑、她遭受的虐待、酗酒、经济上的剥削、恐吓。比阿特丽斯的描述令我大吃一惊;在她讲完后,我告诉团体,我也有一段过去一周里的经历跟他们分享。“一位年轻女士极度痛苦地给我打电话……”我以这样的语气开始,讲述了我的版本。当然,由于两人的叙述如此不同,大家花了好一阵子才搞明白,我和比阿特丽斯讲的是同一件事!

比阿特丽斯为什么要扭曲转达给团体的信息呢? 潜意识里,她331 一定明白,如果她向团体——还有她自己——如实地描述她与男友的关系,其他成员就会给出她应该结束关系的结论。(的确,她所有的朋友都是这种反应,其中较为理性的反应是:“把那狗娘养的踢出去!”“你疯了吗?”“离开那个混球!”“你干嘛要忍受那种讨厌的家伙?”)在内心深处,比阿特丽斯知道自己做了一个非理性决定——显然不是对自己最有利的决定。可是她已经决定了,而且她想避免认知失调造成的焦虑。由于她看重团体成员的意见，为让自己舒服些，她就得隐瞒事实，以免他们得出她做了错误决定的结论。

在与比阿特丽斯的紧急会谈中，我通过帮她考虑可行的选择，缓解了她的恐慌。这一技巧在面对因决定而生的恐慌时，通常很有效；但是治疗师要牢记，必须是病人——不是治疗师——提出那些选项并从中做出抉择。为了帮助病人有效地表达，治疗师最先要教的原则是，一个人"拥有"他自己的感觉。同样重要的是，一个人"拥有"他自己的决定。由别人做出的决定根本就不是决定：病人不太可能真心投入这样的决定；即使他投入了，也不会获得什么改变，下次面临决定时病人仍然束手无策。对于病人代做决定的哀求，治疗师必须拒绝。新手治疗师通常会屈从，掉进为病人做决定的陷阱。日后，当这些治疗师发现病人无法履行承诺时，他们不只是觉得失望，还会感觉到生气或是遭到背叛。如果治疗师接管病人做决定的功能，那么整个治疗的焦点就偏离了有关责任和决定的重要内容，变为处理对权威的服从或反抗。

无论做了决定，还是没有做出决定，都不是最终结果，记住这一点非常重要。个体必须一次又一次地重新决定。一次没能实现的决定并不预示着每次都会"搞砸"，也不一定影响下一次的决定；人们可以从失败中汲取经验。有时病人只是还没准备好或是还没能做出决定：两方面的选择过于均衡；病人的焦虑、将会后悔的预期过高，以及对于决定的"意义"（我稍后讨论这一点）了解太过有限。治疗师可以通过同意病人在这样的时刻不做决定来减轻病人的负担。

"万一"导致许多病人丧失了做决定的能力。万一我辞了这份工作又找不到别的怎么办？我让孩子们自己玩，万一他们受了伤怎么办？我向其他医生咨询，万一先前的医生知道了怎么办？对这些可能性进行逻辑、系统的分析，有时是有用的。比如，治疗师可以请病人依次思考对于每个"万一"的全部推测：想象这种情形的发生，可能伴发的各种后果，然后体验并分析由此而来的感觉。

这些意识层面的方法虽然有些用处，但却有着极大的限制，因为许多左右为难的决定困境存在于隐秘层面,不受理性方法的影响。在两千年前,亚里士多德曾说过:"我认为整体大于部分的总和。"民间智慧也一再反映出这个领悟,就像一个关于三角肉饼的犹太笑话所表达的。一个小男孩的妈妈试图让儿子摆脱对三角肉饼(一种装有肉馅的点心)的强烈反感。她带着男孩在厨房里辛勤地制作三角肉饼。她耐心地展示并讲解每一种食材:"你瞧,这是你喜欢的面粉、鸡蛋,还有肉"等等。男孩高高兴兴地一一点头。"好的,接着,把它们包起来,三角肉饼里就是这些材料。"可是一听到"三角肉饼",男孩立刻干呕了起来。

关于决定的治疗方法:潜意识层面。治疗师如何才能进入做出决定的潜意识部分——也就是法伯所谓的"第一类意志"呢?答案是"迂回"。尽管治疗师希望他们能够引发意志或承诺,但他们无法做到这一点,他们无法启动决定的开关或鼓舞病人坚定起来。但是他们能够对左右意志的因素施加影响。没有谁生下来就是意志缺失的。正如罗伯特·怀特[102]和卡伦·霍妮[103]极力主张的,人与生俱来的本质特征是驱力,它指向自我实现,控制自己的环境,以及成为自己所能成为的人。如果儿童在发展之路上意志受到阻挡,而后阻挡又被内化,就会导致个体在没有客观因素阻碍的情况下仍然无法行动。治疗师的任务就是帮着移走这些障碍。一旦移掉了障碍,人就会自然发展——就像霍妮所言,橡树籽总会长成橡树的。[104] 所以,治疗师的任务不是创造意志,而是为意志去除障碍。

就这一任务,我将讨论一系列方法。治疗师首先必须帮助病人认识到决定是无可避免、无处不在的。其次治疗师可以通过帮助病人"架构"或看清楚某一个决定,然后协助病人揭示那个决定的深层含义("意义"),最后发展病人的洞察力。以这个方式治疗师得以唤醒病人休眠的意志。

决定的无可避免和无处不在。人不可能不做决定。不管我们多么不愿意,做决定都是无法回避的。如果真是人自己造就了自己,那么决定就是人创造出来的这种生命体的基本粒子。在治疗过程中,

接受自己的决定是承担责任的第一步。治疗的下一个阶段则是让这个领悟更加清晰和深入。病人获得的帮助不仅仅是承担责任，还在于发现自己采取的一个又一个逃避责任的策略。

如果完全认可自己的决定无处不在，人就会以真实的方式面对自己的存在处境。拖延是一种决定——如同失败、酗酒、被诱惑、受利用或受骗。甚至，活下去也是个决定。尼采说，人们只有彻底思考过自杀之后，才能认真地对待自己的生命。我治疗过许多切除了肾上腺（转移性乳腺癌治疗计划的一部分）的癌症病人，她们必须每天服用可的松。很多人就像天天刷牙一样自然而然地服药，但也有些人非常清楚地知道自己是每天都在做着继续活下去的决定。我的印象是，对这种决定的觉察使生命得以充实，并且激励人们尽其所能、全身心地投入生活的任务之中。

一些治疗师通过提醒病人必须为治疗做出决定，来强化病人对决定无处不在的觉察。所以，就像我们看到的那样，凯泽提出完全"无条件"的治疗形式，格林沃尔德执意要求病人做出关于治疗方式的决定——是否想对梦进行工作、会面多少次，等等。[105]

治疗师应该帮助病人充分认识到元决定（meta-decisions）——也就是，对于决定的决定——因为有些人试图否认决定的重要性，这些人让自己相信，他们已经决定了不去做决定。这样的决定实际上是一种不去主动做出决定的决定。人无法彻底地避开决定，但有时会决定让自己被动做出决定——比如，让别人为自己做决定。我相信，人们做决定的方式是极其重要的。主动决定的方式与积极接纳自己的力量和资源是相一致的。

我先前描述过的许多病人都可以阐释这个原则。例如，没法使男友离开她公寓的比阿特丽斯，毫无疑问，她知道哪个决定对她自己更好。当我要她想象一个月后她男友终于出国的感受时，她回答是强烈的"欣喜"。祈祷将丈夫和别的女人捉奸在床的病人，无疑也知道她想要什么。然而，两个人都畏惧做出把男人赶出自己生活的主动决定；两个人都通过安排别人做决定而做了一个被动决定的决定。

但是,两个人都为此付出了代价。这两个病人的自尊受到了严重的伤害,而且她们回避决定的方式也导致了自我蔑视。只有当自己能欣赏自己的行为方式时,一个人才可能真正地爱自己。

一年来,我的病人比尔为了结束与一位名叫琼的女士的关系而十分痛苦。我再三强调他做出决定的方式非常重要,可他却一再否认自己做了决定。他说他无法对关系做出决定,因为他的工作太忙了,而琼对他的工作有很大帮助。我提醒他,是他选择了在傍晚邀她到他的办公室来帮忙。他说,他陷入危急情况时,琼能给他极大的支持。我认为,他不但选择进入危机(比如,无谓地错过工作的最后期限,因而在老板面前遭受羞辱),还心甘情愿地选择把自己的危急情况告诉琼,并恳求她的帮助。

最后比尔做出了结束关系的决定,但他对自己隐藏了这个决定。他的决定是被动地决定:迫使琼终止关系。他选择了一个巧妙的计划,逐步地展开;他几乎不对琼付出感情,以致她因为别的男人而离开了他。他曾经多次经历这样的循环,每次他都感觉自己被拒绝了、自己没有价值。比尔的基本问题在于内心充满了自我贬低;治疗的重要功能就是帮助他理解,他做决定的卑微方式促成了他的自我贬低。

架构一个决定。在描述两类意志(意识的和潜意识的)的差异时,法伯谈到,你可以"躺到床上,但无法入眠"。[106]治疗师偶尔能通过改变决定的架构,通过向病人提供看待决定的不同视角,来影响较深层的意志。我自己的一段往事就是例证。

多年前,我一度遭受严重失眠的困扰。失眠与压力有关,并且每当我为演讲而旅行时失眠就会更加严重。我特别担心即将到来的克利夫兰之旅,因为我曾在那里度过了一个非常不舒服的无眠之夜,所以我视克利夫兰为"无眠之城"。这种忧虑当然会引发恶性循环:担心无法入睡反而招致失眠。

我一直把自己的困扰当作是让我熟悉各种治疗方法的机会来利用,这一回我去请教一位行为治疗师。在我跟他的四五次会谈中,我们用系统脱敏疗法和肌肉放松的磁带进行治疗,都没什么特别的帮助。可是,在一次会谈完我就要离开时,治疗师一句不经意的话使我获益匪浅。他说:"你收拾行李去克利夫兰时,别忘了放把左轮手枪。"我问他:"为什么?"他回答:"如果睡不着,你总还可以把自己毙了。"那句话"击中"了我的心底;即便现在,已经过了这么多年,我仍然认为它是很有启迪作用的治疗方法。

它是怎么生效的呢? 这很难准确地解释,但它重新架构了我的处境,它将我的处境置于一种有意义的存在主义观点里。这正是我从一些与死亡不期而遇的病人身上观察到的体验。我在第二章里描述过一位罹患晚期癌症的病人,她曾说过,面临死亡使她"不再看重生命中的琐事"或是让她不再做那些自己不想做的事。这些病人在死亡面前,清楚地看到生命只有一次,体会到日常的决定并不那么重要,从而使自己的生活从条条框框中解放出来。

如果把一大块锦缎遮盖起来,只能看见它的一小部分,这部分的色彩就会非常鲜艳夺目——但当整个锦缎全部呈现时就会立即黯然失色。"观点转换"技术,与此相似,就是去除架构和揭示的过程。但是治疗师如何去除原先的架构并揭示出完整的锦缎呢? 一些治疗师明确地诉诸理性。例如,我曾研究过的存在主义治疗师维克托·弗兰克尔。一大堆折磨人的决定困扰着他的一位病人,弗兰克尔的治疗是:请病人冥想自己的生命核心,然后提议病人围着这个核心划条线,让病人认识到那些决定都离核心很远,只是生活中无足轻重的部分。

然而,就产生重大的观点转变而言,诉诸理性的方式通常无效。重大的观点转变,常常需要人们直接面对边缘处境,即能够觉察自己 336 存在境况的处境。我在第五章讲述的帮助人们面对自身必死性的技巧,也常常能够影响决定的过程。

决定的意义。每个决定都有显而易见的意识部分和大量隐藏起来的潜意识部分。决定有其自身的心理动力,是在许多因素中做出的选择,这些因素中,有些因素是在觉察范围之外的。为了帮助被某个特别痛苦的决定所折磨的病人,治疗师必须探讨与此决定有关的很多隐秘的潜意识意义。埃玛是位六十六岁的寡妇,她的一个困难决定可以作为例证。

埃玛寻求治疗的原因是她的夏季度假屋——离她住所一百五十英里远的一栋豪宅,她在为是否该把它卖掉而苦恼。它需要经常打扫整理、照顾花园,需要警卫看守、需要佣人,还有高昂的维修费用,这对健康欠佳的虚弱老妇人而言,实在是多余的负担。当然,还有经济因素要考虑,市场是否处在高点? 房产是否还会继续升值? 她能把钱投到更为有利可图的地方吗? 埃玛反复思索这些问题;但是,尽管这些问题既重要又复杂,却不足以解释她的极度痛苦。所以,我继续探索这个决定的更深层意义。

埃玛的丈夫在一年前去世了,她仍然在悼念他。在那栋房子里,他们共同度过了很多美好的夏日,每一个房间都有他在世时的大量印记。埃玛几乎没对房子做任何改动:每一个角落都有她丈夫的东西;抽屉和柜子里装满了他的衣服。她坚守这栋房子就像在坚持对丈夫的回忆。所以,对埃玛而言,出售房屋的决定要求一个更深层的决定——接受她的失落和丈夫永远不再回来的事实。

很多朋友频繁去这栋房子小住,以致她把它看作是她开的"旅馆"。尽管她讨厌开三个小时的车,也对招待他们的开销心有不甘,可是她太寂寞了,她还是很感激朋友们的陪伴的。埃玛总觉得自己没给朋友们实质上的款待;而且,自从丈夫去世后,她感觉特别空虚,也觉得自己多余。她想:"会是谁来看我?"这栋房子就是她吸引别人的东西。所以,卖房子意味着考验朋友们的忠诚,也使她面临寂寞孤独的风险。

337　　她父亲设计并建造了这栋房子,它坐落在她家世代相传的土地上。埃玛一生最大的悲剧是没有子女。她以前总是设想把房子传给自己的孩子,然后一代代地传下去。可是她是最后的血脉;家族到她就终止了。决定出售房子,就等于决定承认自己在象征意义上永生的重大计划失败了。

因此,埃玛的决定并不是平常的决定。探索过她的决定的意义后,卖房子的隐喻意义就变得清晰而且令人震惊:她在决定是否要凸显丈夫的逝去,是否要面对孤独和可能的寂寞,是否要接受自己的有限性。如果我基于便利、健康欠佳或财务因素来帮她做决定的话,我就会错过导致埃玛混乱的所有要点,也会错失从根本上帮助她的机会。我把卖房子的决定作为探讨这些更深层问题的跳板,帮助埃玛哀悼丈夫、她自己,以及从未出生的子女。一旦修通了决定的深层意义,决定本身通常就会顺理成章地到来;在十二次会谈后,埃玛轻松地做出了卖房子的决定。

如今,在探索决定的"回报"时,许多治疗师会询问决定的"意义"。格林沃尔德建立了基于决定的一整套心理治疗方法("决定治疗"),他强调探讨"回报"的重要性。[107]每个决定都有回报——有些是意识的,有些是潜意识的。如果病人无法坚持某个决定,治疗师就必须假设病人已经做出了另外一个必然有所报偿的决定。如果病人想要改变却不能下定决心做出改变,那么治疗师的关注点就不要放在对决定的拒绝上,而是要放在事实上已经做出的决定上——病人决定保留原有的方式。保持生病的状态是一种决定,必然有明确的或象征的回报——例如,病人可以获得补贴、朋友的关心或是治疗师的持续照料。

除非一个人"拥有"决定,认识到与此决定相反的回报并且摒弃它,否则决定无法坚持。因此,对于表示希望戒除毒瘾的人,格林沃尔德会问:"为什么?"并探讨他服用成瘾药物的全部回报——诸如缓解焦虑、获得快感或是免除责任。[108]如果一个人发现每个与决定相反回报的局限,他就更可能"拥有"决定。在我带领的治疗团体中,有两位病人想要发生性关系,可是因为我的"规矩",他们决定不这么做。我指出我没有制定任何规矩,然后围绕决定带来的"回报"询问他们。经过充分讨论后,他们意识到团体对他们有着重大的意义,而且性关系将破坏团体,这个决定成了他们的决定,这比我作为治疗师给他们制定规则要扎实得多。

"回报"虽然是个新的术语,但却是旧的概念。不论我们谈论的是"意义"、"回报"或"继发获益",我们都是在说这样一个事实,即人们所做的每一个决定都是对自己有益处的。我们总会发现,那些看似自毁的决定,如果从病人的经验世界去看,它们也是合理的,它们是以某种高度个人化或象征化的方式在保护自己。然而,还有很多的决定,治疗师难以全然了解它们的含义,因为它们深植于潜意识之中。

领悟和决定

领悟与决定做出改变之间的确切关系一直令人费解。虽然精神分析的教科书通常视领悟为改变,但是他们使用了循环逻辑,他们的依据是病人没有改变的原因是没有获得足够的领悟。更为严重的问题是,没有对"领悟"的精确定义。在其最广泛的临床含义中,"领悟"指的是自我探索——"向内审视"。但是,临床工作者的概念中,对于引发改变的自我探索的类型有着非常不同的见解。是理解自己与他人互动的方式?或是理解自己行为背后的动机?还是理解常常被误认为是行为最初"原因"的童年根源?弗洛伊德一直坚持,引发改变的领悟就是理解行为的早期根源;他还相信成功的治疗取决于对生命最早期记忆的挖掘。另外一些治疗师相信,有效的领悟是发现当前发挥作用的心理动力。例如,面对着出售房屋这一决定的寡妇埃玛,是通过探索当前发挥作用的心理动力而得到改善,而不是考虑根源问题或"你为什么是这样的?"

领悟总是必需的吗?大部分肯定不是。每位临床工作者都治疗过没有领悟却有着极大改变的病人。我先前讨论过,这些人的改变是彻底转变观念的结果——这种转变,个体通常只是苍白无力地解释为"我学会了细数我的幸福",或"我决定好好度过我的生命而不是拖延它"——很难把这些话当成领悟。个体以多种方式经历治疗:有些人从领悟中获益;有些人从其他的改变机制获益;甚至有些人的领悟就是改变的结果本身,而不是领悟带来改变。罗洛·梅说过:"除非我能体验到什么,否则我不能理解它。"[109]通常,只有采取改变的态度后,人们才可能了解关于自己的真理。一旦做出了决定,一旦向自己表明了自己的立场,那么个体就可以构建自己独特的世界,并且能理解先前对自己隐藏的真理。

虽然关于最可能产生改变的领悟类型的讨论和争议有很多,但是关于领悟如何引起改变的文献却是少得可怜。许多传统的解释——比如,让潜意识的内容意识化、去除阻抗、修通过去、重新整合解离的材料、矫正情绪体验——都只是详细说明了问题,但还是在回避问题的本质,仍然没能说明领悟产生作用的精确机制。

意志的心理结构,特别是决定的概念——从意愿发展到行动的过程——为临床工作者提供了一个领悟如何催生改变的解释模型。治疗师的任务是消除意志的障碍,领悟是治疗师达成任务的重要工具之一。

在接下来的一段,我将论证领悟引发改变的方式是:(1)领悟促进治疗师—病人关系的发展;(2)治疗师使病人获得解放受压制意志的领悟:治疗师通过各种方法来让病人了解到,只有他们能够改变他们自己创造的世界;改变没有危险;为了得到他们真正想要的,他们必须改变;每个人都有改变的力量。

促进治疗师—病人关系

接纳的、信任的治疗师—病人关系是改变过程的关键。作为治疗师的关心和无条件尊重的结果,病人的自爱和自尊会逐渐增加。自尊使人相信自己有愿望和行动的权利。病人首先会在治疗场所中练习,这里有治疗师的接纳和支持。一旦病人相信自己的意志在治疗情境中是没有破坏力的,就能逐渐地把意志应用到其他的地方。

领悟是如何促进治疗关系的? 是间接的! 领悟是一种副现象——达成目标的方法的方法,它是关系的养料。治疗师—病人关系建立在共同寻找领悟的背景下;探索领悟的过程把病人和治疗师紧密结合在一起,使他们全身心地投入互相满足的任务中(病人通过彻底、细致地观察自己的内部世界而得到满足,而治疗师则是受到智力挑战的吸引);改变的真正动因,即治疗关系,始终是悄然发展的。

产生影响力的领悟

除了发展治疗师—病人关系的功能外,领悟还能以更为直接的方式促进意志。治疗师协助病人获得对意志有影响力的自我认识。接下来是意志受抑的病人在治疗师帮助下,产生的四种最常见的促发改变的"领悟"。

"只有我能改变我创造的世界。"我在前面的章节中,描述过一些帮助病人认识到他们对自己生活困境负责的技巧。一旦病人真正领会了他的责任的完整含义,治疗师就必须帮助病人理解责任是持续的:人们不是一下子铸就了自己生活的处境;恰恰相反,人们是持续不断地创造着自己。所以,为过去的创造负责必然包含着对未来的改变负责。接下来,治疗师帮助病人在认识上再迈进一小步,那就是,正如人要为自己现在的样子负全责一样,人也要为自己将来变成的样子负全责。即将改变的病人必须达到这样的领悟:"如果我,而且只是我,创造了我的世界,那么只有我能改变它。"改变是主动的过程:除非我们主动改变,否则改变不会发生。没有什么人能改变我们或者为我们改变。

这个领悟既简单又深刻。尽管说起来很容易,而且基本是劝告的形式,但是它的含义却非常深远。

"改变没有危险。"许多病人不能为改变做出关键性的决定,是因为他们在潜意识中常常认为,如果改变的话,某种灾难就会降临他们身上。幻想中,灾祸的性质因人而异:如果与别人有着密切关系,有些人就会害怕被对方吞没;如果变得更为率真或自我坦露,有些人就会害怕遭到拒绝或丢脸,或是因为坚持己见招致可怕的惩罚,或是因为独立自主的行为遭人抛弃而变得孤单。

这些想象的灾难是对意志的障碍,而治疗师必须为消除这些障

碍寻找方法。识别和命名这些幻想的灾难，或许这一过程本身就能 341
使病人认识到他的恐惧离现实有多么远。另一个方法是，鼓励病人
在治疗会谈中逐渐展现出他所恐惧的各种各样的行为后果。想象中
的灾难当然不会发生，于是担心逐渐得以消除。例如，病人可能出于
内心深处的恐惧而避免做出攻击行为，他要对内心蓄积的、足以致人
于死地的暴怒一直保持警觉，以免它们释放出来而遭到别人的报复。
治疗师帮助这样的病人在治疗中适度地表现攻击性：被打断时的不
满、对治疗师无能的恼怒、治疗师提高收费时的气愤等。逐渐地，病
人去除了夸张的想象，认识到自己不是嗜杀成性的异类。

　　"为了得到我真正想要的，我必须改变。"是什么因素阻止人们做
出明显符合自己最佳利益的决定呢？一个显而易见的答案是，病人
看似在破坏他的需要和目标，实则是为了满足另外一套需要，这套需
要常常在潜意识之中而且与前面提到的需要不相容。换句话说，病
人有着相互冲突的动机，不能同时得到满足。举例来说，病人或许意
识里希望建立成熟的两性关系，但是却潜意识地期待被照料、永远地
被呵护、免于成人所面对的可怕的自由，或者——用另一种表达，在
男性的案例中——通过母性认同来缓解阉割焦虑。显然，病人无法
同时满足两套愿望：如果病人内心中说着："关心我、保护我、照顾我，
让我成为你的一部分"，那么，他就不可能与女性建立起成人式的两
性关系。

　　治疗师运用领悟来去除阻碍意志功能的障碍，并且帮助病人觉
察他有着互相冲突的需要和目标，而且每一个决定，包括做出不做决
定的决定，都是在满足某些需要——也就是，有着某种"回报"。当病
人完全了解到他们矛盾需要的本质时，治疗师就要帮助他们认清既
然不能满足全部的需要，那就必须在其中进行选择，放弃那些无法
实现的、破坏自身整合及自主的需要。一旦病人认识到什么是他
（作为一个成人）"真正"想要的，并且认识到他要做的是阻碍成
长的行为，就会逐渐地得出"为了得到我真正想要的，我必须改变"
的结论。

"我有力量去改变。"许多人感觉,他们没有做出、也不会做出符
342 合自身最佳利益的决定。他们的内心体验是弥漫且混乱的无能感;
他们认为自己是自身行为的受害者而非主人。只要这种主观状态占
据优势,病人就不太可能产生由意志支配的、建设性的行动。

治疗师试图用解释来对抗病人的困惑和无能感,告之:"你以某
种方式表现,是因为……""因为"后面的句子通常包括病人觉察范围
之外的动机因素。这种策略是如何帮助病人改变的呢?

对抗由不可知而产生的无力感,解释是有效的力量。解释、分辨
和标记必然伴随着对事物的掌控出现——或是伴随着掌控感,反过
来,掌控的感觉能引发有效的行为。人类一直厌恶不确定,长久以来
主要是通过宗教或科学提供的解释来搜寻宇宙规则。对一个现象的
解释是控制那个现象的第一步。举个例子,如果原住民生活在附近
火山随时爆发的恐惧之中,他们掌控自身处境的第一步就是提出解
释。比如,他们或许把火山爆发解释为火山之神愤怒时的行为。尽
管他们的外部环境可能完全相同,但现象学的世界却因为解释而改
变了。而且——这是非常重要的——这种做法可以增强他们掌控的
感觉:如果火山爆发是因为神灵的愤怒,那么就一定能有安抚并最终
控制神灵的方法。

杰尔姆·弗兰克研究美国人对一种南太平洋罕见疾病(血吸虫
病)的反应,结果显示,由不确定引起的继发性焦虑远比疾病本身造
成的焦虑更具破坏性。[110]精神疾病的病人也与之相似:人们不确定精
神症状的来源、意义以及严重性,由此引发的恐惧和焦虑可能导致病
情全面恶化,以至于有效的探索变得异常困难。治疗师通过给病人
提供解释可以提供有效的干预,这些解释让病人以清晰的、可预测的
模式考虑自己的精神疾病。通过解释,治疗师帮助病人整理原本陌
生的现象,并且体验这些现象如同他们控制之下的事物一样。这样
的领悟使病人感觉到:"我是有力量的,我有改变的能力"。

上述过程中蕴涵着一个重要的原理:起首要作用的是领悟的过
343 程(提供领悟)而不是领悟的确切内容。解释的功能是向病人提供掌

控的感觉；所以，解译的价值应该以此标准来衡量。能带来力量感的领悟是有效的、正确的，或是"真正的"领悟。这种根据事实的定义是完全相对和实用主义的。没有哪个解释体系有着统治的地位或排他的权利，没有哪个体系是正确的、根本的，或"更深入的"——换句话说，没有哪个体系是最好的。

我和同事们在一项会心团体的研究中发现，积极的结果与领悟呈高度相关。[111] 获得领悟且能够以有条理的方式组织自己经验的受试者，都有积极的结果。此外，成功的团体领导者是能向成员们提供某种认知架构的人。不同成员的领悟类型和不同团体领导者的思想流派，都不与结果直接相关。重要的是他们学习了，而不是他们学到了什么。

对相同问题的阐述，治疗师可以给病人很多个解释；每个解释可能来自不同的参考框架（弗洛伊德、荣格、霍妮、沙利文、阿德勒、沟通分析），每个引发能力感的解释都是"正确的"。没有哪个是唯一正确的，尽管有些人会强烈反对这个说法。毕竟它们都是基于想象中的"好像"，都是在说："你的行为（或感受）的真实情形好像是如此这般的。"

超我、本我、自我；原型，理想化和真实的自我，自尊系统；自我系统和解离系统，男性化的对抗；父母、儿童、成人的自我状态——没有哪个是真正存在的。它们都是想象的，所有的心理结构都是为了语义方便而创造的，证明它们存在的理由，仅仅是它们解释的能力。意志的概念为这些不同的解释体系提供了最重要的组织原则。它们都由相同的机制而发挥作用：它们之所以是有效的，在于它们提供了一定程度的个人掌控感，从而激发了蛰伏的意志。

这是否意味着心理治疗师要放弃做出精确、缜密解译的尝试呢？绝对不是。只是他们要重新看待解译的目的和功能。有的解译或许比另外的解译更好，不是因为它们"更深入"，而是因为它们有着更强的解释力、更为可靠、提供了更多的掌控，也因此能更好地促进意志。真正有效的解译，必须适合接受者；一般来说，如果解译合情合理、有符合逻辑的证据支持、基于实证观察、与病人的参考框架相一致、让人"觉得"正确、"击中"病人的内在经验、能够应用到病人生活中的各种相似情境,那么,它们就更有效。对于病人大体的行为模式(不是单一的特质或行为),治疗师通常会从全局给出一个新颖的解译,这种解译来自治疗师特殊的参考框架,使他能够把病人的资料以独特的形式组合在一起;而且,这些资料通常是病人忽略或没有觉察到的素材。

当我向学生介绍这种相对性的观点时,他们回应以这样的问题:"你的意思是说占星术的解释在心理治疗中也是有效的吗?"虽然理智上我持保留态度,但我必须给予肯定的答复。如果占星、巫术或神奇的解释能增强人的掌控感,并导致内在的、个人的变化,那它就是有效的(请记住,附带条件是它必须符合这个人的参考框架)。来自跨文化精神医学研究的大量证据支持我的观点;在大多数原始文化中,只有神奇的或宗教的解释才能被接受,也只有这些才是有效的和有作用的。

一个解译,即便它是第一流的,但如果病人听不进去,那也没用。治疗师应该不厌其烦地与病人一同回顾证据,并清晰地加以叙述。(不能这么做的治疗师,是因为他不理解这些证据;而不是像有些人说的,是因为他在直接对病人的潜意识讲话。)治疗师第一次做出解译时,病人可能无法接受它;但是,直到有一天,他听了多次相同的解译后,他就能明白了。为什么有一天会明白呢?对治疗师而言,必须认识到一件重要的事情,那就是尽管改变的决定可能是在极短时间内做出来的,然而为改变所做的准备工作常常要花费好几个月,甚至数年。有些报告提到,一些人在短暂的治疗性会面或参加了一次个人成长工作坊之后,就发生了显著的、突然的人生转变,这样的报告令许多治疗师印象深刻却又困惑不解。评价这些报告是极其困难的。理查德·尼斯比特和蒂姆·威尔逊证实,做出决定的人常常不能准确地形容这些决定的先奏。[112]我对经历了明显突破的人进行过访谈,从访谈中,我发现那些生命转变决不是突然的:为改变所做的准备工作已经持续了数周、数月,甚至数年。许多人在寻求治疗或某种类型的自我成长体验的那一刻,早已在深层做过工作并且已经处于显著改变的边缘了。在这种情况下,治疗——也就是,决定去接受治疗——是改变的表现而非原因。

决定去改变通常需要相当长的时间,治疗师必须保持耐心。解译必须是在适宜的时机。有经验的治疗师知道过早给出的解释不会有治疗作用。一个可以说明这种状况的临床例子,来自治疗团体中的一位病人,她多年来一直生活在极为不满意的婚姻中。她所有改善婚姻的尝试都失败了;尽管她认识到婚姻正在毁掉她,但却坚守着婚姻,因为她害怕独自面对生活。她没有把丈夫当成真实的人,而是把他看作是保护自己免于孤独的画像。虽然婚姻关系明显地不能令人满意,但她太害怕失去婚姻了,以至她拒绝做出改变的计划。没有真实的关系,也没有改变的承诺,几乎没有进行婚姻治疗的可能。对我来说,这似乎是很清晰的,即只有能面对分离和自主,她才有机会与人真诚、实在地互动。因此,我冒险地劝说:"除非你愿意放弃婚姻,否则无法挽回婚姻。"这个解译对她是非常有意义的:她说,这句话像晴天霹雳一样击中了她;随后这个解译催发了相当大的改变。

这个情境的有趣之处是,她参加的这个治疗团体,我在每次会谈后都会写份摘要并在下次见面前发给全体成员(这一步骤的原理,参见我关于团体治疗的书籍)。[113] 所以,治疗团体有书面的历史——病人在每次会谈后都会阅读的详细记录。我提到的这位病人,是摘要的忠实读者,她还把它们整理归档,所以她拥有持续增厚的团体日志,在那里面有时会提到她。我向她做了那个有效解译后不久,翻阅了过去几年的团体活动摘要和我记录的一些资料,令我吃惊的发现是,一年前我就向她做出过完全相同的解译! 尽管是一字不差,而且那个解译还用了下划线加以强调,可她在一年前完全没听进去,因为她没有做好听到它的准备。

346

心理治疗中的过去与未来

不可忽视的是,"意志"(will)这个单词有双重含义:它表示决心和决定,也标志着未来时态——"我将要做(I will do it)——不是在此刻做,而是在将来做。"正如所有治疗师公认的那样,所谓成功的心理治疗,就是使病人拥有改变他们未来的可能。然而,过去时态而非未来时态支配着心理治疗的文献。过去时态占支配地位的情况,很大程度上是由于解释和"起源说"的混淆造成的。心理治疗师,特别是弗洛伊德的追随者,常常相信为了解释某件事情——也就是,为了提供领悟——就必须揭示它的起源;或者,起码把现在的事件与过去的某种情境联系起来。根据这种参考框架,个体的行为一定要从早先的生活中找出原因。

但是,如我在前面章节提到的,有许多解释的模型或因果系统并不依赖于过去。举例来说,未来(我们观念中的未来)是不亚于过去的一个行为的重要决定因素,而未来决定论的概念是完全站得住脚的。"尚未发生的"事以很多令人生畏的方式影响着我们的行为。在意识和潜意识层面,人们都有一种目标感、一种理想化的自我、一系列奋斗目标、对命运和终将一死的觉察。这些概念全都会延伸到未来,而又强烈地影响内在体验和行为。

另外一种解释模型适用伽利略的因果概念,这个概念强调当前的场域力量对个体产生的作用。就像我们高速通过一个空间,影响我们行动轨迹的,不仅仅是最初推力的性质、方向以及前方目标的性质,还有我们所在场域的全部作用力。所以,治疗师通过检查病人意识和潜意识层层包裹下的动机,可以"解释"其行为。例如,假设有一个有着强烈攻击他人倾向的人。探索这种行为,可能揭示出病人的攻击性是反向形成,隐藏着强烈的依赖欲望,这种依赖的欲望因为预计会遭到拒绝而没有表达出来。这种解释没必要回答"病人是怎么学到那种方式"的疑问。

不过,治疗师的固有倾向仍然是在心理治疗中把过去作为关注点。大部分长程深入的治疗把很多精力用于回顾过去,搜集多年的发展历史,充分回忆早年与父母及手足的关系,煞费苦心地检视早期记忆、梦的婴儿期根源。弗洛伊德为这种方法奠定了基础。他是位坚定的心理考古学家,他一直坚信,挖掘过去是成功治疗所不可或缺的,甚至挖掘过去就等于是成功的治疗。事实上,他在晚期的一篇文章中,对精神分析师与专业考古学家的工作进行了广泛的比较,他把治疗师的任务描写为"过去的建造":

> 我们都知道,必须引导受分析者回忆起他曾经历过又受到潜抑的事情。精神分析师的思考中,既不体验也不潜抑任何素材;他的任务不是记起什么事情。那么,他的任务是什么呢?他的任务是,从残存的蛛丝马迹中辨别出被遗忘的事情;或者,更恰当地说是去组建……他的建造工作,或,我更喜欢说成是重建的工作,类似于考古学家对已经毁坏、埋于地下的建筑物进行的大范围挖掘。两项工作其实是相同的,差别不过是精神分析师有着更好的工作条件,有着更多可以自由使用的材料来帮助他。[114]

弗洛伊德继续说明,像考古学家一样,治疗师必须经常重新建构可用的断简残篇(由病人提供),把成果提供给病人。实际上,弗洛伊德认为,"建造"比"解释"更适合界定治疗师的行为。弗洛伊德认为,如果治疗师没能成功地帮病人记起过去,他就应该根据自己所见的部分为病人建造过去,弗洛伊德相信,这样的建造可以和真正想起过去的素材一样有效:

> 相当多的时候,我们无法成功地让病人回忆起被潜抑的事情来。如果仍然正确实施精神分析,那么取而代之的是,我们在他内心制造一种确信,相信建造的真实性,而这个建构可以获得

与重温记忆一样的治疗结果。[115]

348 　　这段陈述与我之前谈到的要点一致——也就是,重要的不是内容而是解译或解释的过程。

　　弗洛伊德把过去的建构作为一种解释系统加以强调,这和他的决定论密切相关:所有行为和精神体验都是先前事件的结果——无论是环境的事件,还是本能的事件。这样一个解释系统的问题是,治疗中包含了绝望的种子。如果我们由过去所决定,那改变的能力从何而来呢? 在弗洛伊德晚期著作,特别是从《限期和无限期的精神分析》(*Analysis Terminable and Interminable*)中,我们可以非常明显地看到,坚定的决定论观点导致他站在了虚无主义的治疗立场之上。

　　任何解释行为和精神体验的体系,如果依据是个人责任范畴之外的现象(如过去或当前的环境事件、本能驱力),都会导致治疗师处于危险的境地。正如兰克所说:“因果法则意味着否定意志原则,因为它导致人们认为感受、思想和行为都依赖于外在力量,这使人摆脱了责任和内疚。”[116]

　　当然,使人摆脱对过去事件和行为的内疚,常常是有益的。坚持决定论的治疗师以这种方法检视过去时,能够向病人证明他是环境事件的受害者——特定的环境中,他只能那么做。这样一来,探索过去可以免除内疚,却让治疗师面对新的问题,即如何用一个(免除责任的)参考体系处理过去,而用另一个(唤起责任的)参考体系处理未来。

　　盖奇和特默林研究了二十位治疗师的誊录文本——十位弗洛伊德派分析师和十位存在主义分析师——探究他们如何处理这种矛盾。[117]结果发现,正如预期的那样,存在主义治疗师明显更多地强调病人的选择、自由和责任。可是,二十位治疗师中,没有一位讲过诸如病人是不可控环境的受害者这样的话。面对一位仔细思考着改变的病人时,所有治疗师都会努力让病人知晓并强调可行的选择。此外,当病人谈论他们的婴儿期或儿童期时,所有治疗师都会采取决定论的立场:会说那时的环境超出了病人作为儿童所能控制的范围。

很显然,治疗师学会了适应这种自相矛盾的立场。他们可能通过把决定论原则改良为相对决定论,以减轻这种冲突:他们假设过去的不幸因素过于巨大;也就是,考虑到病人的年幼、经验,以及成人暴力对病人的作用,他们认为病人无法在当时做出其他的行动。

与其他流派的治疗师相比,大部分存在主义治疗师较少把重点放在过去,而是更多地关注未来时态,关注吸引人的决定、展现在面前的目标。存在主义治疗师处理内疚时,不关注过去所做的不良选择,而是关注病人对未来选择的拒绝。如果当前的行为正在引发内疚,一个人很难借此免除对过去的内疚。人们必须首先学会为了现在和将来而原谅自己,并且停止继续以过去的行为方式来对待自己,从而为过去而原谅自己。但是,即使是在对过去进行工作时,也必须注意不承担不相称的责任。一个重要的概念是,为责任做出必要的分类:个体有责任,群体同样有责任。很多人为别人的行为和感受承担了过多的责任和内疚。虽然病人可能真的侵犯了别人,但是别人也要承担一部分责任,是他们允许病人对自己施加伤害、轻蔑或其他形式的虐待。所以,治疗师必须帮助病人设定责任的界限。

基于过去的因果解释系统,不仅会使治疗效果出现严重问题,也会有严重的方法学难题——尤其是,心理的真实并不等同于历史的真实。如兰克所指出的,弗洛伊德的自然科学思想体系导致他尝试从病人对过去的回忆中重建历史,但是"重建过去并不是根据事实,而是根据当事人对事实的态度或反应……过去的问题是记忆的问题,因此这是一个意识的问题。"[118]换言之,过去是被现在重新组织过的。即使是一段长长的回忆,记起来的也只是自己过去经历的一小部分,并且个体可能对过去进行选择性的回忆和组合,使之符合当前对自己的看法。(因为这个原因,戈夫曼建议把这种对过去的重建称为"自辩"。)[119]随着人们经由治疗改变了当前的自我形象,就有可能再重组或重整自己的过去;比如,一个人可能记起遗忘已久的、与父母相处的积极体验。他可以人性化地看待他们,而不是以自我中心的方式去体验;他可以开始理解他们都怀着良好的意愿,同样需要面对所有人都需要面对的困境。马克·吐温的一段话可以看作是这个过程的体现:"十七岁时,我确信父亲是个十足的傻瓜。二十一岁时,这个老头子让我感到震惊,他在四年里学会了那么多。"

解译的方式需要考虑理解与背景之间的关系:理解需要某种背景,但是这个新的理解又改变了背景的感知。所以,解译是一种有机的过程,背景和理解在其中连续不断地重新组合彼此。同样的原则也适用于过去和现在的关系:人们的过去并不像某个古老庙宇的残垣断壁,既不是固定不变的,也不是可以穷尽的;过去是由现在组成的;并且,过去以其多变的内在象征影响着现在。

如果把过去作为一种解释系统没什么价值的话,那么在心理治疗过程中,过去扮演什么角色呢?我先前简略提过探寻起源的领悟在发展治疗关系中的作用。这种弗洛伊德喻为考古发掘的脑力探险,提供了一种有着明确意义的、共同参与的活动,在这个活动中,病人和治疗师密切合作;与此同时,改变的真正动力,即治疗关系,得以展现。可是,过去还以另一种重要方式推动着关系——详细了解一种特殊人际态度的早期形式,增强了共情的可能性。例如,一位妇人表现出傲慢而不可一世的高贵姿态,当了解到她来自移民家庭,并且拼命奋斗,使自己没有因为在贫民窟长大而沉沦,治疗师好像突然就能理解她了,甚至觉得她有点可爱。知道别人成长的历程,对于了解这个人,通常是不可或缺的助力,重要的是在这一点上强调什么。探索过去是为了促进、加深当前的关系。这种观点恰好与弗洛伊德的原则相反,他认为,现在的关系起的作用是深入了解过去。查尔斯·里克罗夫特非常清楚地陈述了这一点:

> 比较合理的说法是,分析师深入探究过去的事件,是为了理解妨碍他当前与病人交流的障碍(就像翻译家为了阐明晦涩的文本可能求助于历史专著),而不是说,分析师是为了获得病人的人生资料才与病人接触的。[120]

第三部　孤独

第 八 章

存在孤独

　　向最深处探索的过程(海德格尔称之为"揭露"[1]),使我们认识到自己是有限的,我们必然会死亡,我们是自由的,我们也无法逃避自己的自由。我们同时也了解到人必然是孤独的。

　　传统上自由和死亡的概念并不被涵盖在心理治疗的领域中,因此在前几章我觉得有必要详细阐述这些概念和心理治疗的具体关系,但在谈到孤独这个概念时情况则有所不同。孤独是经常在心理治疗中出现的为人们所熟知的概念。事实上,孤独是大家过于熟悉的概念,许多人以不同的方式使用它,所以我的首要任务是在存在主义的背景下界定孤独的含义。我认为临床工作者会遇到三种不同的孤独:人际孤独、心理孤独和存在孤独。

　　人际孤独就是通常人们感受到的寂寞,意指与他人分离。它可能是许多不同因素作用的产物:地理的隔绝、缺乏适当的社交技巧、在人际亲密上存在严重冲突的感受,或者是因为某种人格特点妨碍个体在人际交往中获得满足(譬如分裂型、自恋型、利用型、评判型人格)。文化因素在人际孤独中也起着重要的作用。那些有利于人际亲密的社会设置(譬如大家庭、稳定的社区邻里、教堂、本地的零售商贩、家庭医生等)逐渐式微,无可避免地导致了人与人之间越来越疏远(至少在美国是如此)。

　　心理孤独*是指人把自己内心分割成不同部分的过程。弗洛伊德用"隔离"来描述一种防御机制。这种防御机制在强迫型神经症的

---

　　* 此处被译作孤独的英文原词 isolation 也有隔离的意思。——译注

个体身上格外明显。对不愉快的体验,个体去除了其中的情绪,阻断了它的来龙去脉,使得这种体验脱离了通常的思维过程。[2]沙利文对这种现象(个体把经验从意识中隔离,使自己无法碰触心灵的这些部分)很感兴趣。他摒弃了"压抑"这个概念,而把这个过程称为"解离",并将之提升到其心理病理学理论架构的核心位置。[3]在当代心理治疗中,"隔离"不仅仅用于指代一种防御机制,更在广义上暗指任何形式的自我分裂。因此,只要人压制自己的欲望或情感,把"应该如是"或"必须如是"作为自己的愿望,不相信自己的判断,埋没自己的潜力,都可以导致心理孤独。

心理孤独的概念在现代心理病理学的范式中得到了广泛的应用。现代理论家包括霍妮、沙利文、马斯洛、罗杰斯和罗洛·梅都指出心理病理是早年发生的阻碍造成发展过程脱离自然轨道的结果。罗杰斯和宾斯旺格在讨论著名的案例埃伦·韦斯特时清楚地描述了心理孤独:"虽然她在孩提时期完全不用依赖别人的看法,现在她则彻底依靠他人的意见。她不再知道自己的感受和想法。这是最孤独的状态,一个人几乎完全地脱离了自主的我。"[4]

当代治疗师强调心理治疗的目标是帮助病人重新整合之前被分裂出去的自我部分。我在第六章谈到过一个研究项目:请治疗获得成功的病人根据对其帮助的大小,为心理治疗的六十个因素排序。[5]其中特别经常被选到的因素是"发现和接受之前不被意识到、不被接受的那部分自我"。再度让个体完整是绝大多数心理治疗师的目标(症状导向的治疗师除外)。珀尔斯把自己的治疗取向称为"格式塔疗法"就是旨在强调他努力的目标是"完整"。[请注意"完整(whole)"、"治愈(heal)"、"健康(healthy)"、"健壮(hale)"这几个词在英文里同源。]

在本章后面的部分我将集中讨论存在孤独。这并不是说人际孤独和心理孤独不是临床工作中的重要问题,而是我若想把本书保持在适当的篇幅,就不能对这两个问题做详细的介绍,而只能推荐读者阅读相关的文献。[6]不过,我还是会常常提到人际孤独和心理孤独,因为它们和存在孤独有着密切的关系（特别是人际孤独和存在孤独有着相同的边界）。这几种孤独可能有相似的主观体验，它们赋予人的感受相似，彼此可以相互伪装。治疗师常常会误把某一种孤独当作另一种孤独，而针对错误的孤独类型进行治疗。此外，这几种孤独的界限是半相通的，例如存在孤独常常会因为人际联结而被保持在可以控制的范围内。对所有这些问题我都会在适当的时候进行讨论，但首先我需要界定什么是存在孤独。

什么是存在孤独？

个体常常和他人隔绝或者和部分自我隔绝，但是在这些隔绝背后有一种更基本的、因存在而存在的孤独。即便是和别人有着最圆满的沟通，或者是有着最高程度的自我知识和自我整合，这种孤独也不会消失。存在孤独指的是个体和任何其他生命之间存在着的无法跨越的鸿沟。它也指一种更基本的隔绝，个体和世界的隔绝。"与世界分离"也许是一个适当的形容，但是仍然过于模糊。我的一个病人曾经描述过一个具体经验来定义存在孤独。每当她和一个对她很重要的人之间的关系出现问题时，她就会间歇出现惊恐发作。当她试图向我描述自己的体验时，曾说："你记得《西区故事》（*West Side Story*）那部电影中，当两位恋人相遇时，突然之间世界中的其他所有都消失了，只剩下他们两人？那就是我的感受，只是那时只有我而没有任何他人在场。"

另一个病人从孩提时起就反复做同一个噩梦。成年以后他因这个噩梦而严重失眠，或者更确切地说是患有睡眠恐惧症，因为他根本就害怕睡觉。这个噩梦的不寻常处在于做梦者本人在梦中没有受到任何伤害。只是在梦中他的世界消融了，他不得不面对虚无：

我在自己的房间，突然发现每样东西都在变化。窗框开始 356

拉长,然后像波浪一样扭曲;书柜被压扁;门把手不见了,只留下一个空洞在门上,洞越来越大。每样东西都失去原本的形状,开始融化。然后什么东西都不见了,我开始尖叫。

托马斯·沃尔夫因为对存在孤独有着不同寻常的敏感觉察而受到困扰。在他的自传式小说《天使,望故乡》(*Look Homeward, Angel*)中,主角还在襁褓时就已经开始思索孤独的问题:

> 深不可测的寂寞和哀伤悄悄爬进心里,沿着一条森林小路的肃穆景色,他看到了自己的一生。他知道自己是一个悲哀的人,囚禁于小小的颅骨中,禁锢在不断跳动、最为私密的心里。他的生命必然永远会沿着孤独的小径走过。他了解人与人之间永远是陌生的,没有人能真正了解任何人。我们原本都被关在母亲幽暗的子宫里,到出生时也未曾见过她的脸,像陌生人一样被放在她的臂弯里。不论是谁的手臂紧紧抱住我们,不论是谁的嘴唇亲吻我们,不论是谁的心温暖我们,我们都被无法解决的生命牢笼捕获,永远无法逃脱。永远、永远、永远无法逃脱。[7]

存在孤独是有许多入口的寂寞之谷,面对死亡和自由都会让人无可避免地进入这个山谷。

死亡与存在孤独

认识到"自己的死亡"会让人彻底了解没有人可以与别人一起死亡,也没有人可以替代另一个人死亡。海德格尔说:"虽然可以为别人赴死,可是这种'为他人死'一点也不表示另一个人的死亡可以被带走。没有人可以消除另一个人的死亡。"[8]虽然我们可能有很多朋友,虽然有人可能与我们死因相同,甚至死期相同(好比古埃及杀死仆人为法老殉葬的做法,或者约定一起自杀),但是从最根本的层面看,死亡仍然是最孤独的人类体验。

　　著名的中世纪道德剧《世人》(*Everyman*),用一种简单有力的方式,描绘了人面临死亡时的孤寂。[9]死神拜访世人(剧中主人公),告诉他必须走上朝见上帝的最终旅程。世人恳求怜悯,却毫无用处。死神告知他必须为"没有一个活着的人能逃得了的"那一天做好准备。绝望的世人急忙到处寻找帮助。他吓坏了,更重要的是他感到非常孤单。世人请求别人做他的旅伴。剧中人物之一亲属拒绝与他同行:　357

> 先生,做个快乐的人!
>
> 鼓起勇气莫要伤心。
>
> 但有一事你要注意,
>
> 圣安娜作证,你自己去。

世人恳求他的表妹,她声称自己不能同行:

> 不,圣母作证我的脚疼。
>
> 莫指望我有神保佑,
>
> 你有了难我背叛你。

剧中其他种种有着不同暗喻的人物也都遗弃了他,包括同伴、世俗之物和知识。甚至他自身的特质都遗弃了他:

> 美貌、力量和谨慎,
>
> 因为死亡吹一口气,
>
> 他们全都溜之大吉。*

世人最终避免了存在孤独的巨大恐惧,因为有一个人,即善行愿

---

　　*　此处参考王宪生译文。——译注

意陪他走向死亡。实际上这反映了这部剧的基督教道德：在宗教背景中，善行可以抵抗最终的孤独。如今俗世中无法接受宗教信仰或者没有宗教信仰的世人，无可逃避地必须独自一人进入存在孤独的寂寞之谷。

自由与存在孤独

做自己"父母"的孤独。一个人为自己的生命负责，这是很寂寞的。责任的意思就是做自己生命的主人。意识到自己是自己生命的作者意味着不再相信有人可以创造和保护自己。自我创造的行为本身蕴涵着深刻的孤独感。人开始意识到天地的不仁。从某种意义上动物还会被看顾、被庇护，但是人受到自我意识的诅咒，不得不赤裸裸地面对存在。

弗洛姆相信（自我意识带来的）孤独感是焦虑的主要来源。他特别强调人类根本的分隔所必然带来的无助感：

> 意识到自己的孤独和隔绝，意识到个人在自然和社会力量
> 面前的无助，所有这些都使人孤独的存在成为难以忍受的牢笼。
> 对分离的体验会引发焦虑，实际上它是所有焦虑的来源。分离
> 意味着被孤立，无法使用任何人类力量改变这种状态。因此分
> 离意味着无助，我无法主动掌控外部，不管是人还是事；分离意
> 味着世界可以侵犯我，而我毫无反抗的能力。[10]

358

当我们发现在未经自己同意的情况下，被放入自己无法选择的存在时，强烈的孤独和无助感是很可以理解的情绪反应。海德格尔用"被抛入"来描述这种状态。虽然人创造自己，但这种创造（人最终使自己成为什么样子）却是有限度的，因为人本身就是被孤独地抛入存在中的。

去熟悉感。我们不仅创造自我，而且为了掩盖这个事实我们以

各自的方式创造了各自的世界。存在孤独孕育了"事物的原料",构建了世界的根基。但是它也被一层又一层世界的加工品所隐藏,每一层加工品都饱含个人的和集体的意义。我们只体验到了一个寻常的世界,一个由日常生活和"他们"构成的世界。我们周围是一个由"熟悉"的事物和制度所构成的稳定的世界,一个所有物体和个体都彼此多重连接的世界。我们被平静地诱导入一种熟悉的、亲切的归属感。那极度空旷和孤独的原始世界被无声地深深掩埋了,只有在噩梦或者幻想中才会偶然发出短暂的声音。

但是现实的帷幕有时会拉开,让我们瞥见后台的构造。我相信每个有自省能力的个体都体验到过这样的时刻:一种陌生感浮现出来,所有的意义从事物上剥离,符号彻底瓦解,个体从那种"熟悉"的安全锚上脱离。加缪在一篇早期作品中描述过这样的时刻,当时他身处一个陌生国度的酒店房间内:

> 我无依无靠地待在这座城市里,我甚至连路标都看不懂……没有可以谈话的朋友,总之,没有任何能分散注意力的活动。这个房间里弥漫着陌生城市的各种声音,我知道没有什么能够把我带到自己家里柔和的灯光下,或者是其他我所珍爱的地方。我要大喊大叫吗? 出现的只会是陌生的面孔……习惯的帷幕,舒适的姿势和话语的薄纱,曾让心逐渐变得迟钝,现在却终于被拉开,露出后面那张焦虑苍白的脸。人面对面看到自己,我不相信他还会快乐……[11]

在这些时刻中存在着深刻的存在痛苦,人与世界的关系受到了剧烈的震撼。我有一个病人是一位非常努力的、成功的经理人,他描述了类似的亲身体验,虽然仅仅持续了数分钟,却如此强有力,以至于四十年之后这体验仍十分真切。十二岁时,有一次他在屋外过夜,眼望着天空,他突然感到自己和大地之母是分开的,他正在星空间飘荡。他在哪儿? 他从哪里来? 上帝从哪里来? 有(相对于无)从何而来？他觉得自己深陷在寂寞、无助和无根感中。虽然我不太相信人在那一刹那会做出相关一生的决定，但是这位病人坚持认为就在那时那刻他决定要变得非常有名、有影响力，这样他就不再会有类似的感受。

当然，这种空虚、迷失、无助的体验并不是外在的，它存在于我们内心，并不一定需要外在的刺激才能够发现它。我们所需要做的只是积极地向内心探索。罗伯特·弗罗斯特用一段美丽的话描述了这个过程：

> 我并不害怕，那群星间的虚无
> 没有人居住的星际。
> 它就在我心里，
> 恐吓我的，是我自身的荒原。[12]

当人陷入自身的"荒原"时，世界突然变得陌生了。柯特·莱因哈特如此描述这种时刻：

> 某种全然神秘的东西，出现在他和他在世界上熟悉的物品中间，在他和其他人类之间，在他和他所有的价值观之间。所有原本被他视为属于自己的东西，都变得暗淡并消逝了，没有剩下任何他可以依恃的东西。令人害怕的是"空无"，他发现自己孤独地失落在虚空中。当这种可怕、痛苦的暗夜离去时，他松了一口气，告诉自己说：害怕本身也是"空无"的。他体验到了"虚无"。[13]

海德格尔用"诡异"（不自在）来指代人失去了在世界中的熟悉感的状态。当人完全专注于表象世界，对自己的存在处境失去接触时，海德格尔称这个人处于"日常"或者"陷入"的模式里。"诡异感"伴随着焦虑，它引导人们意识到孤独和虚无：

> 焦虑把人从对"世界"的沉溺带回。日常的熟悉感崩溃……

人的存在模式从"安住于世"进入"无所立足"。这就是我们说的
"诡异"。[14]

海德格尔在《存在与时间》的另一段说过，当人从"对世界的沉 360
溺"中被带回，事物的意义被剥除时，就会因面对世界的孤寂、无情和
虚无而焦虑。* 因此，为了逃避"诡异"感，我们将世界作为工具，让
自己沉溺在表象世界中。而当我们面对虚无，就会感到终极的恐惧。
在面对虚无时，没有什么事或人可以帮助我们，就在这个时刻我们最
完整地体验到了存在的孤独。祁克果和海德格尔都很喜欢用"虚无"
做文字游戏。"什么东西可怕？""没有东西可怕"**。

意大利电影导演安东尼奥尼是描写陌生感的大师。他的许多电
影［例如《蚀》(*The Eclipse*)］会以全然清晰的方式观察事物，并带着
一种冷酷的神秘感。事物脱离了其意义，主角只是飘过事物，没有行
动能力，主角身边的人物则忙着利用事物而生活。[16]

熟悉感的丧失不只牵涉具体的事物，其他可以提供结构和稳定
性的事物，包括角色、价值观、原则、规则、伦理，都可以以类似的方式
被剥离其意义。在第五章我谈到过一个"去认同"的简单练习。每个
人针对"我是谁"这个问题，在卡片上写下答案，然后一个又一个地放
弃不同的角色(譬如男人、父亲、儿子、牙科医生、步行者、读书人、丈
夫、天主教徒、鲍伯等)，并试图让思绪沉浸在放弃的体验中。当练习
结束时，个体将所有的角色从自己身上剥离开，开始意识到人的存在
独立于所有的"包装"。就如尼采所说的，即使在"现实消散到连最后
一点模糊的影子也没有"之后，人仍然持续存在。[17]在练习结束后，一

---

* 海德格尔把世间的客体称为"备用"(ready-to-hand)或"在用"(present-at-hand)，前
者指人将客体作为"工具"，后者指人完全把握了客体的本质：
威胁并不来自备用或在用的客体，而在于这两种情况都默不作声。我所在的世界陷
入一团无意义中。焦虑是面对世界的"虚无"所产生的焦虑；这并不意味着我们能在
焦虑中体验到在用的缺失。只有在与其他事物毫无牵涉的情况下我们才在与在用相
遇，看到它的空洞无情。然而，这也就是说，我们苦苦等待，只能发现自己不能理解自
己；我们发现的是这世界的虚无。[15]

** 双关语，可解读为人什么也不怕，也可解读为人最怕的是"什么都没有"。——译注

些人报告了他们的幻想(如"一个无形的精灵滑入虚空"),清晰地说明剥离角色会促使人体验到存在性孤独。

361   对孤独的体验和日常指导原则突然被剥离的体验,能够引发诡异感,或者说是在此世的陌生感。迷路的徒步旅行者,突然发现自己脱离轨道的滑雪者,在浓雾中看不到眼前道路的驾驶者,在这些处境中的个体常常体验到一种突然的恐惧,一种与实际威胁无关的恐惧。这是一种孤独的恐惧,从自己内心的荒凉中生起——因为存在的核心是虚无。

    诡异感突然之间颠覆了那些我们认为独立存在的价值、伦理和道德。对犹太人的屠杀、暴动、琼斯镇集体自杀、战争的狰狞,所有这些都让我们感到恐怖,并不仅仅因为它们是邪恶的,而且因为它们让我们意识到,那些我们一直以为理所应当的其实只是虚无,所有的事情都可能变化,所有被我们珍视的、被看作是固定不变的东西都可能消逝,没有坚实的地面,我们无论在哪里都无法真正"立足于世"。

成长与存在孤独

    "存在"这个词意味着区别(存在"exist"分解为"ex-ist",有凸显的含义)。兰克认为,成长的过程是分离的过程、自主的过程、自我依靠的过程、自立的过程、个体化的过程、成为自己的过程,是独立的过程。人类的生命起源于精子和卵子的结合,经历了完全依赖于母亲的胚胎期后,再进入在物质和情感上依赖于周围成人的阶段。然后个体逐渐建立了自身的边界,明确自己和他人的分界,逐渐成长为依靠自我的、独立的、和他人分离的人。不分离意味着不成长,而分离和成长的代价是孤独。

    在这个两难中所蕴涵的冲突,被凯泽称为人类的"普世冲突"。"成为一个个体就必须承担全部的、根本的、永恒的、无法克服的孤独。"[18]弗洛姆在其作品《逃避自由》中提出了相同的看法:

        孩子在这个世界上诞生,逐渐意识到自己是孤独的,是与其他人彼此分离的存在。这个与个体分离的世界,相较于个体自身的存在来说,具有压倒性的力量,经常让人感到危险和受到威胁,从而产生了无助感和焦虑。只要个体仍然是这个世界中无法分离的一部分,只要个体没有觉察自身行为的可能性与责任,个体就不需要害怕这个世界。当一个人成为独立的个体时,就要孤独地站立,面对这个世界所有的危险和强大势力。[19]

362

　　放弃与他人共生融合的状态,就意味着面对存在孤独及其所带来的恐惧和无助感。解决融合与分离的两难(一般称为依恋与分离)是一个重要的存在性发展任务。兰克强调出生创伤的重要性,就是指的这个任务。对兰克来说,所谓出生代表的是所有从共生融合状态的分离。孩子所害怕的是生命本身。[20]

　　现在我们可以很清楚地看到存在孤独和人际孤独是密切相关的,脱离人际的共生融合状态会把人推入存在孤独中。不满意的共生—存在,或者太早太莽撞的脱离,都会让个体未能对自主生存中的孤独做好准备。对存在孤独的恐惧是许多人际关系背后的驱力,也是移情现象背后的重要心理动力。

　　关系的问题也就是共生融合与分离的问题。在与他人建立关系时,人一方面不能为了逃避孤独而使自己成为他人的一部分,一方面也不能为了对抗孤独把他人当成自己的工具。布根塔尔在讨论关系的问题时,谈到"分离"[21]这个词。人类最基本的人际任务是在"关联"的同时能够"分离"。人际孤独和存在孤独是彼此的"停靠站"。人必须和他人分离才能体验隔绝;人必须独自一人才能体验孤独。但是,正如我马上要讨论的,正是因为面对孤独才能让一个人和另一个人深刻地、有意义地彼此关联。

孤独与关系

　　存在孤独的体验会产生非常不舒服的主观状态,就像任何其他形式的不安一样,人无法长时间地忍受这种状态。潜意识的防御机制会"处理"它,迅速将之"掩埋",使之脱离意识体验的范畴。防御机
363 制必须行动迅速,因为孤独总是存在,永远等待着被人发现。如同马丁·布伯所说:"以太的浪潮永远在咆哮,但多数时候我们都关闭了感应器。"[22]

人如何保护自己远离终极孤独的恐惧呢?人可以接纳一部分孤独,勇敢地(用海德格尔的话是"毅然地")承受它。至于剩余的孤独,人会试图放弃单一性,进入与他人的关系中,他人可能是和自己很像的人或者某种神圣的对象。所以,用以对抗存在孤独的恐惧的主要力量就是关系。我在讨论存在孤独的临床表征时,必然会把重心放在人际关系上。但是我和传统人际关系心理学的不同在于,我并不强调像安全、依恋、自我肯定、欲望满足,或者权力;相反,我关注的是关系如何能够舒缓根本而普遍存在的孤独感。

没有一种关系可以消除孤独感。我们每个人都是孤独存在的。但是孤独感可以被共享,爱能够弥补孤独感带来的痛苦。布伯说:"伟大的关系可以突破孤独的障碍,压制它的严厉规则,在不同个体的自我之间架起一座桥梁,跨越对世界的恐惧深渊。"[23]

我相信如果我们承认自己的存在是孤独的,并且毅然地面对孤独,我们就能够真正地去爱他人。可如果我们在深不可测的寂寞前为恐惧所征服,我们就不能够真正和他人建立联系。相反,我们会为了力图不在存在的海洋中溺亡,而向他人疯狂地舞动双手。在后面这种情况下,我们和他人的关系根本不是真正的关系,而是一种混乱、失败、扭曲的关系。在这种与他人的关系中,我们无法把他人感觉为像自己一样,是有感情的人,是同样孤独、同样害怕、同样试图让世界显得不那么诡异的人。相反,我们对待其他人的方式就像是对待工具或者器械一样。他人不再是"他人",而是"它",为实现某种功能而被放置在我们的世界中。其最基本的功能,当然是否认孤独,可对否认孤独的觉察会让我们太过靠近被压抑的恐惧。我们需要更深的隐藏,于是出现了功能之上的功能。我们把关系处理为能够提供

某种产物(例如,权利、共生、保护、崇高、敬爱)的东西,由这些产物帮我们对抗孤独。

这种心理防御结构并无新意:每一种行为的解释体系都会假设有某种核心的冲突,为层层的保护和隐藏机制所包裹。这些失败的"关系",连带着它们的产物、功能、功能之上的功能,就是临床上所称的"人际关系心理病理"。我接下来要描述各种病态关系的临床表现,并讨论每种关系的存在主义动力学。但是为了充分了解关系不是什么,就必须先理解关系能是什么。

无所求的爱

最好的关系是个体以彼此无所求的方式建立关联。但是怎么可能只因为对方本身去爱一个人,而不是因为对方能够付出或提供什么去爱呢? 我们怎么可能只是爱而去不利用、不求回报,没有痴迷、欲望、崇拜、自私呢? 许多有智慧的思想家都谈过这个问题,我首先要回顾这些思想家的贡献。

马丁·布伯。"关系是一切的起源。"[24] 马丁·布伯如是声明。作为哲学家和神学家,他那威严的外表、锐利的目光和花白的胡须,增强了其哲学观点的力量。布伯对宗教哲学和现代精神医学理论有着深刻的影响。他的观点很特别,从犹太教神秘思想和哈西德教派横跨到现代关系理论。他的声明"关系是一切的起源"就是来自这些传统。布伯是神秘主义传统的一员,他相信每个人都是圣约的一部分,每一个人都拥有神圣的火花,可以在和谐中展现神圣的存有。这样每个人都彼此联合在一起,因为每个人和宇宙都有一种宏大的、灵性的联系。

布伯相信对关系的渴望是"与生俱来"的,"每一个人在母亲子宫里就知道自己和宇宙有联系,而出生时遗忘了这个联系。"儿童有一种对接触的天生渴求,一开始是触觉的接触,然后是与他人建立"最理想"的接触。[25] 孩子不知道"我",不知道关系之外的任何存在状态。

364

布伯说人并不是作为独立的实体存在,"人是彼此关系中的生物。"[26]有两种基本的关系,也就是有两种关系中间的状态,布伯将之称为:我—汝(有时翻译为"我—你")和我—它。"我—它"关系是人和器具之间的关系,一种所谓"功能性"的关系,是在主体和对象之间完全没有相互性的关系。

365   "我—汝"关系是一种完全相互性的关系,包含对他人的完全的体验。这种关系和共情(通过想象从另一个人的角度看待情境)不同,因为"我—汝"关系不仅仅是"我"试图和"他者"建立关联。"这种关系里没有'我',基本的构成就是'我—汝'一词。"[27]

    "关系是交互的。"[28]不只是"我—汝"关系中的"汝"不同于"我—它"关系中的"它",也不只是"我—汝"关系和"我—它"关系在本质上大不相同,甚至还有更根本的差异。这两种情境中的"我"是不同的。"我"并不拥有明确的实体,并不是一个"我"决定与那些漂浮在"我"的视野中的"它们"或者"汝等"发生关联。不,"我"只是一个"中间状态","我"是在某种关系的背景上出现的,并且受到关系的影响和塑造。因此"我"受到与"汝"的关系的深刻影响。对于每一个"汝",在关系的每一个时刻,新的"我"时刻被生成着。在和"它"(不管是一个物体还是被物化的人)建立关联的时候,个体对自己有所保留:个体从很多不同的角度检视它,试图去分类,去分析,去判断,去确定它在物的整体框架中的位置。但是当人与"汝"关联的时候,人的整个存有都进入了,没有任何保留。

>   "我—汝"这个词只能用人的整体存有来谈。专注并融入整个存有是我自己永远无法实现的,可没有我也永远无法实现。需要一个汝来使我成为我,在成为我的过程中,我说汝……[29]

如果人并没有用自己的全部存有与另一个人建立关系,而是对自己有所保留(例如,以贪婪或者期望回报的方式建立关系),或是在关系中保持客观的态度,像个旁观者,思考着自己的行为使得对方产生什么印象,那他就是把"我一汝"的相会变成了"我一它"的相会。

如果一个人和另一个人真正地建立关系,就必须真正地倾听对方,抛弃所有对对方的预设和偏见,允许自己受到对方反应的影响。布伯对于"真诚的"和"虚假的"倾听的区分显然对治疗关系有着重要的启示。

若要以无所求的方式与他人建立关系,就必须放下或者超越自己。关于"我一汝"关系的例子,我最喜欢布伯对他还是孩子的时候和马之间的关系的描述:

> 当我十一岁时,整个暑假都待在祖父的庄园。我常常趁别人不注意的时候,溜进马厩,轻轻抚摸我钟爱的那匹马的脖子,那是一匹灰色带有深色斑点的马。我感受到的并不是一种轻松的愉快,而是一种极其美妙、亲切、深深扰动我心的事件在发生。如果现在要解释这件事的话,根据我仍然十分鲜明的记忆,我得说当我抚摸马时我体验到的是"他者","他者"的广大"他性"。这马的他性又并不是像牛或者羊的他性那样陌生,它允许我靠近并且抚摸。当我轻抚它的鬃毛时,有些时候感到它柔顺得不可思议,有时却狂野得令人惊奇。我可以感到手下的生命,就好像活力元素就在我的皮肤附近。这是某些不是"我"东西,肯定和我不相近的东西,显然是他者的东西,但不是其他,而就是"他者"本身。它允许我靠近它,向我开放,把它自己置放于根本性的汝和与汝一起的我之间的关系中。在我把燕麦倒进马槽之前,马就轻轻地抬起它巨大的头,然后轻声喷着鼻息,好像共谋的人向同党发出只有他们之间才了解的信号。我得到了它的认可。但是有一次,我不知道我当时怎么了,反正就是很孩子气地,我突然意识到我的手,意识到那种轻抚给我带来多大的乐趣。游戏像往常一样进行,可是某种改变发生了,再也不是同样的事情了。第二天,我给马喂了丰盛的一餐,可当我轻抚我的朋友的头时,它并没有抬起头来。[30]

366

"我—汝"的基本经验模式是"对话",不管是沉默的抑或出声的对话,"每个参与者心中都有他人的独特存有,参与者转向他人,意图在自己和他人之间建立一种持续的交互关系。"[31]对话就是单纯地把自己的整个存有转向他人。当还是孩子的布伯意识到自己的手,意识到他从轻抚中获得多少快乐,他转离了马,对话消失了,"独白"开始了,"我—它"关系占据了主导。布伯把个体脱离他人称为"自照",这时不仅仅是个体"只关注于自己"[32],而且更重要的是,个体忘记了他人的独特存有。

弗兰克尔在谈到当代对相会这个概念的"庸俗化"时,提出过了类似的观点。[33]他主张在会心团体中经常出现的所谓"相会"其实根本不是相会,而是一种自我表达,是对情感释放的推崇。而情感释放的基本理念根植于"单细胞生物学"式的心理学,把人看作是一个个封闭的单元,是无法超越自己、无法"转向他人"的生物。这样做的结果就是把重点放在个体攻击性的释放、自我价值感、利用他人解决过去的问题和自我实现上。个体并没有转向他人,而是像布伯所说的,个体连续的"独白伪装成对话"。[34]

布伯对"我—汝"关系有很高的期许。例如,有一次一位他不认识的年轻人拜访他,对方表面上是来找他聊天,但后来布伯发现这位陌生人其实另有心事,他"背负着沉重的命运",当时面临着重大的个人决定。虽然布伯以友善、体贴的方式接待了这位年轻人,但他仍然因为"灵魂没有在那里"以及"没有能猜测对方没有提出的问题"而感到自责。[35]可是,人可能一直以如此的强度来转向他人吗?显然不行。布伯强调,虽然"我—汝"关系体现的是一种人应当努力达到的理想状态,但它只在少数时刻才能实现。人主要还是生活在"我—它"的世界,仅仅活在"汝"的世界里会使人的自我在"汝"的白色火焰中燃烧殆尽。

> "我—它"世界是我们必须生活其中的世界,也是我们能够舒适生活的世界……我—汝的时刻是奇特的、抒情而又激烈的

时刻。它具有强烈的魅惑，但会把我们推向危险的极端……人无法活在纯粹的当下（也就是我—汝中），那会将我们耗尽……听我说，关于生活在"我—汝"的真理是：没有它，人无法活下去。但是只生活在"我—汝"中也不符合人性。[36]

这种对平衡的诉求使我们联想到希列拉比的著名格言："如果我不为自己，谁会为我呢？如果我只为我自己，那我又是什么呢？"[37]

我大量引述布伯的观点，因为他对无所求的关系的构想非常生动而引人注目。但是在结束对布伯的讨论之前，我必须要谈一下我对存在孤独的立场。布伯宣称人无法作为"我"存在而只能作为"彼此关系中的生物"存在，认为人类的基本存在模式是在关系中的，在他的系统中并没有存在孤独的位置。因此他绝不会赞同我的观点，即孤独是我们存在处境的一个基本方面。他甚至可能会强烈地反对我在讨论中引述他的观点。

不过，在此让我看一下布伯在《人与人之间》（*Between Man and Man*）一书中开头谈到的一个梦。这是布伯一生中反复出现的一个梦，有时他隔几年做一次相同的梦。[38]布伯把这个梦称作"双重呼喊的梦"。梦的一开始是他发现自己一个人"在一个巨大的洞穴中，或者是在泥做的建筑中，或者是在一个从未见过的庞大的森林边缘"。然后会发生某种非同寻常的事情，譬如一只野兽咬下他手臂上的肉，再然后：

368

　　我大声呼喊……每次都是同样的叫声，听不清喊的什么，但是有着严格的节奏，有高音和低音，声音饱满到如果我在清醒状态下喉咙一定受不了的程度。叫声长久而缓慢——非常久也非常慢——这喊叫是一首歌。在叫声停止时，我的心脏停止跳动。可是，接着从远方某处传来另一个叫声，是对我的哀悼，那个叫声和我之前的叫声一模一样，是由另一个声音发出或者唱出的相同的叫声。

回应的叫声对布伯来说是一个关键事件：

> 回应结束时，我会产生一种对梦的真实性的确信，事情就这
> 么发生了。就是这样，再无其他。事情就这么发生了。如果要
> 我解释，那就是一件引起我喊叫，引起远方的声音回应我的事
> 情，毫无疑问已经真的发生了。

布伯认为存在的基本模式是关系。他把这个梦看作是一个表达
了真理的意象，存在在关系出现的时候（梦中的另一个叫声）开始。
但是这个梦也可以用另一个方式得到很好的解释。人并不是在关系
开始的时候才存在，人一开始是孤独地处于一个奇异的地方。他被
攻击，感到很恐惧。他大声呼喊，在期望得到回应的时候，心脏停止
跳动。这个梦对我来说讲的是根本的孤独，以及我们的存在始于孤
独、寂寞的喊声，和对回应的焦虑等待。

亚伯拉罕·马斯洛。亚伯拉罕·马斯洛去世于 1970 年，他对现
代心理学理论有着不可估量的影响。他被认为是人本主义心理学的
先驱；而人本主义心理学，正如我在第一章提过的，和存在主义心理
学有很多共通之处。我认为，马斯洛必定会被人一再提起，直到他丰
富的思想完全被后人理解吸收。

马斯洛的基本主张之一是，人的基本动机或者是指向"匮乏"，或
者是指向"成长"。他认为，神经症是一种匮乏的疾病，源自始于生命
早期的缺乏对某种基本心理需要的满足，这些需要包括安全感、归属
感、认同感、爱、尊重、重视。[39]这些需要得到了满足的个体是成长导
向的，他们能够实现自己的潜力，达到成熟的自我实现。成长导向的
人和匮乏导向的人正好相反，他们更能自给自足，不太依赖环境来得
369 到强化或者满足。换句话说，管理他们的因素来自内心而不是社会
或者环境：

> 他们自己内在本性的法则、他们的潜力和能力、他们的天

赋、他们的潜在资源、他们的创造冲动、他们的需求,就是认识自己,越来越整合一致,越来越知道自己的真实本性,知道自己真正想要什么,知道他们的使命或者命运是什么。[40]

以成长为动机的个体和以匮乏为动机的个体有着不同类型的人际关系。以成长为动机的人依赖性较低,比较不需要他人的赞美和爱慕,比较不担心面子、名声和回报。他们不需要无间断地满足人际需要;实际上,有些时候他们觉得受到他人的牵绊,更喜欢有独处的时间。因此,以成长为动机的人并不把他人看作是供给的来源,而是能视其为复杂的、独特的、完整的存在。而以匮乏为动机的人从有用性的角度和他人建立关系,对于他人不符合自己需要的部分,不是完全忽视,就是视为干扰或者威胁。马斯洛因此说,爱于是被转换为另一种东西,类似于我们与"牛、马、羊,以及侍者、出租车司机、警察,或者其他被我们使用的人"之间的关系。[41]

相对应于匮乏和成长这两种动机,马斯洛描述了两种类型的爱。匮乏之爱是一种"自私的爱"或者"爱的需求",而存有之爱(爱他人之存有)是"无所求的爱"或者"无私的爱"。马斯洛认为存有之爱是非占有性的,是欣赏而非需求,这种爱更丰富、更高阶,是更珍贵的主观体验。匮乏之爱可以得到满足,但是满足这个概念并不适用于存有之爱。存有之爱几乎不包含任何焦虑和敌意(但是,当然可能有为他人的焦虑)。怀有存有之爱的个体彼此之间更独立、更自主、更少嫉妒或受威胁感、更少要求、更淡然,但同时又更为热切地试图帮助对方达到自我实现,更因为对方的成功而感到骄傲,更无私、更慷慨、更关爱。从更深的层次来看,存有之爱创造的是伙伴,它提供了自我接纳和值得被爱的感觉,进而促进了持续的成长。[42]

埃里希·弗洛姆。在他的经典之作《爱的艺术》(*The Art of Loving*)[43]中,弗洛姆提出布伯和马斯洛试图回答的问题:无所求的 370 爱的本质是什么? 让人倍感惊讶而又欣慰的是,这三位重要的思想家从不同的背景(神学家和哲学家,实验心理学家和社会心理学家,精神分析师)得到了相似的结论。

弗洛姆的出发点是人类最根本的关怀是存在孤独,对孤独的觉察是"所有焦虑的来源"。[44] 我们主要的心理任务,就是克服分离感。弗洛姆讨论了几种对这个问题的解决办法:创造性活动(艺术家和材料以及作品的结合)、迷醉的状态(宗教、性、药物引发的状态)、遵从团体的习俗和信仰。所有这些解决方案都有其缺陷:

> 与创造性作品的结合并不是人际的;迷醉的融合是短暂的;遵从带来的融合只是表面的融合。因此它们都是对存在问题的不完整回答。完整答案在于达成人际的融合,在爱中和另一个人融合。[45]

弗洛姆并没有解释"完整答案"的意思,但是我假设他是指"最让人满意"的答案。爱不能带走孤独感,孤独只能被面对而永远不能被抹杀。爱是我们应对孤独的最佳模式。布伯、马斯洛以及弗洛姆得到了类似的答案,即无所求的爱。但是他们对于爱在个体生活中的位置,有着不同的认识。布伯认为爱的状态是人类存在的自然状态,而孤独是一种堕落的状态。马斯洛认为爱是人类与生俱来的需求与潜力。弗洛姆认为爱是一种应对方式,是"对存在问题的一个回答"。我在本书中的观点和弗洛姆的观点接近。

并不是所有形式的爱都能够同样解决孤独的痛苦。弗洛姆区分了"共生结合"(一种堕落的爱)和"成熟"的爱。共生结合包括主动(施虐)和被动(受虐)的形式。在这种融合状态下,双方都不完整也不自由(我会在下一节讨论各种非适应性的爱)。成熟的爱是在"保存人的完整和个体性的情况下的结合……在爱中,两个对立的东西共存,两个人既成为一体,又各自保持独立"。[46]

弗洛姆从童年早期追溯爱的发展,那时候一个人体验到因为"自己原本的样子"(更准确的说法是正是因为自己原本的样子)而被爱。之后,大概在八岁到十岁期间,一个新的因素进入了儿童的生活:意识到人可以因为自己的行为而获得爱。当个体克服了自我中心时，他人的需要变得和自己的需要一样重要，于是爱的观念逐渐从"被爱"转换为"爱人"。弗洛姆认为"被爱"等同于一种依赖状态，人在其中感到自己弱小、无助、乖巧，因而获得"被爱"作为奖赏；而"爱人"是一种强有力的状态。幼稚的爱遵循的原则是"我因为被爱而爱人"，成熟的爱遵循的原则是"我因爱人而被爱"。不成熟的爱说"我爱你因为我需要你"，成熟的爱说"我需要你因为我爱你"。[47]

　　弗洛姆认为爱是一个主动而非被动的过程。这一点对临床工作者来说非常重要。病人抱怨寂寞、不被爱、不讨人喜欢，可是有效的治疗总是要探讨相反的范畴：他们缺乏爱的能力。爱是一个积极的行为，而不是消极的情感，它是给予，而不是接受，是"立于其中"而非"坠入其中"。[48]此外，我们必须区分"给予"和"消耗"。喜欢聚敛、接受或者是利用的人会因为给予而感到被消耗或者是变得贫瘠。一个以交易为取向*的人会在给予却没有收获时感到受骗。但是对于成熟的个体来说，给予表现了一种力量和丰富。在给予的行为中，自我的活力得到了增强。"当人给予时，他使得别人生命中的某样东西焕发了生机，而这生机会返还给他。在真正的给予中，人无法不接受返还。给予使得另一个人也成为付出者，两个人共享他们引入生命中的点点生机带来的快乐。"[50]注意这和布伯的观念非常接近，布伯说："关系是相互作用的。汝作用在我身上，我作用在汝身上。学生会教给我们东西，工作会塑造我们……不可思议的相互关联，我们生活在万物的相互作用中。"[51]

　　除了给予，成熟的爱还有其他的基本元素：关怀、回应、尊重和知识。[52]爱人的意思是主动关怀他人的生活和成长，对他人的生理或者心理需要积极回应，尊重他人的独特性，以对方的本来面目看待对方，并且帮助对方以自己的方式成长和展开自我，为他人着想而不是

372

---

　　* 弗洛姆描述了五种基于性格结构的人际类型：接受型、剥削型、囤积型、交易型和产出型。前四种（"非产出型"）认为"所有好的资源"都来自外界，而他们必须竭尽全力接受、获取、保存或交换。产出型受内在驱动，是以成长为动机，获得实现的个体。

为了自己的目的。可一个人如果不深刻地了解对方，是无法完全地尊重对方的。弗洛姆相信，只有超越自己的需要，依照对方的本来面目来了解对方，才能获得对对方真正的认识。人必须倾听，必须以共情的方式体验（虽然弗洛姆没有用共情这个词），也就是说，人需要进入并且熟悉对方的私人世界，进入对方的生命，感受对方的观念和体验。请注意弗洛姆和布伯的观点在这里又一次达成一致：弗洛姆的"爱人"和布伯的"对话"、"真诚地、没有任何预设的倾听"能够相互对应。

临床工作者需要把爱看作是"态度"（看待世界的某些特征），而不是用来形容人和被爱对象之间的关系。我们经常犯的错误是，认为对一个人独占的情感可以证明爱的强度和纯度，用弗洛姆的话来说，这种爱是"共生的爱"或者"过度膨胀的自我中心"。[53] 欠缺对他人的关心，必然会导致这种爱的自毁。无所求的爱才是人和世界建立关系的模式。

一位四十岁非常成功的经理人，正和一位女士坠入爱河，他痛苦挣扎于是否要离开妻儿，于是找我咨询。会谈才几次，他就感到不耐烦，批评我没有效率，无法提供一套系统化的、设计周全的行动方案。很快他的批评引导我们讨论他对人普遍持有的批判态度。我们继续探讨的不是他立刻要做出的选择，而是他对整个世界是否缺少爱。把治疗焦点放在计划之外的主题上（这也是有效治疗的常见模式），对他很有帮助。

弗洛姆相信爱的最根本形式是友爱。友爱是与所有人联系在一起但却不带有独占性。《圣经》强调爱的对象必须是弱者、穷人、寡妇、孤儿、陌生人。这些人并不会为你实现什么目标，对他们的爱是无所求的、"兄弟般的"。

我在这一节一开始就提出一个问题：怎么可能以无所求的方式与他人建立关系？现在，在布伯、马斯洛、弗洛姆相似结论的启发下，我可以描述成熟的、无所求的关系的特征，并以之为原型来探讨种种失败的关系的本质。

1.关爱另一个人的意思是以无私的方式与其建立关系:放下自 373
我意识和自我觉察。在和对方的关系中不要以下面的想法为核心:
对方怎么看待我？这段关系对我有什么好处？关系不是为了寻求赞
美、崇拜、性欲的释放、权力或是金钱。在每一时刻建立关联的只是
双方二者,不受实际或想象中第三方的监察。换句话说,人必须以自
己的整个存有与对方建立关系,如果自己有一部分在别处(比如,在
考虑关系对关系外的某个人有什么影响),就可以说关系已经失败。

2.关爱另一个人意味着要尽可能彻底地了解对方,体验对方的
世界。如果一个人能够无私地和对方建立关联,就能自由地体验对
方世界的各个部分,而不是某个符合某种功利目的的部分。一个人
把自己拓展到对方的世界,认识到对方是另一个有感情的存有,对方
有着自己的世界。

3.关爱另一个人的意思是关心对方的存有与成长。通过真实的
倾听得以全面了解另一个人,努力帮助对方在和自己建立关联的时
刻充满生机。

4.爱是主动的。成熟的爱是爱人,而不是被爱。一个人把爱付
出给另一个人,而不是"陷入"对对方的迷恋中。

5.爱是人在世界上的存有方式,并不是与某个特定的人建立排
他性的、逃避现实的奇妙连结。

6.成熟的爱来自个体自身的丰富而非贫瘠,来自成长而非匮乏。
一个人爱另一个人并不是因为他需要另一个人才会感到存在、感到
自己是完整的、能够逃避可怕的孤独。以成熟的方式爱人的人已经
在其他的时刻、通过其他的方式满足了这些需要,其中一个很重要的
来源是母亲对婴儿的爱,在一个人的早年注入到他的生命中。这种
过去的爱,是力量的源泉,而现在的去爱则是拥有力量的结果。

7.关爱是相互的。一个人若能真正地"转向他人",他自己也会
相应地发生变化。一个人能把对方带入生命,自己也会变得更充满
生机。

8.成熟的爱并不是没有回报。人会改变,变得更丰富,感到自我被实现,存在孤独也得以减轻。通过爱人,自己也得到了关爱。但是这些回报只源自真正的爱,它们也不是爱的原因。借用弗兰克尔的说法,这些回报是自然产生,而无法求得的。

存在孤独与人际心理病理学

如果我们无法发展能够让我们面对存在孤独的内心力量、自我价值感、坚实的认同感,无法接受事物本来的面貌、接纳焦虑的话,我们就会用间接的方式来寻得安全感。在这一节我会检视人们间接寻求安全感的方法和临床表现。在大多数情况下,这些方法和人际关系有关。但是我们也会看到,在每一种情况下,个体并不是真正和另一个人建立关系(也就不是"爱"另一个人),而是利用对方实现某种功能。对存在孤独的觉察和恐惧以及我们用来减轻焦虑的心理防御机制都是无意识的。人能意识到的是自己无法忍受孤独,拼命地要从他人那里获得某种自己永远无法获得的东西,结果,无论自己如何努力,在关系中好像总有什么地方出了错。

还有另一种解决方式是牺牲自我,借着让自己投入于某个人、某个目标或者追求,缓和孤独带来的焦虑。如祁克果所说,这样一来个体就有了双重的绝望:[54]首先是根本的、存在的绝望,然后因为牺牲了自我意识,人甚至不知道自己的绝望,这才是更深的绝望。

活在他人眼中

有一位病人在团体治疗中说了这样一段话:"关于孤独,最糟的想法就是那一刻整个世界没有人会想到我,这种想法简直要把我逼疯了。"这个病人因为一个人独处时出现惊恐发作而入院。在这个住院病人组成的治疗团体中,他这种说法立刻获得了其他病人的认同。

一位十九岁的病人因为失恋后割腕而入院，她很直接地说："我宁可死，也不要孤独！"另一位病人说："我独自一人时会听到声音，也许幻听是避免孤独的方法！"（这是对幻听的引人关注的现象学解释。）还有一位数度自残的病人说她之所以伤害自己是因为对和一个男人的关系不满而绝望。可是她无法离开这个男人，因为她害怕孤独。我问她为什么害怕孤独，她的回答带有一种赤裸裸的、直接的、精神病性的洞见："我孤独时，就不存在。"

　　当小孩一直恳求"注意我"、"看着我"时，也是出自类似的心理动力，需要有他人在场，才能让现实感觉真实（我在此提出儿童的经验，就像在别处一样，是指内心冲突的早期表现，而不是说儿童的经历是内心冲突的原因）。路易斯·卡罗尔在其作品《爱丽丝镜中奇遇》(*Through the Looking Glass*)中精彩地呈现了许多病人抱有的根深蒂固的信念，也就是"只有别人想到我的时候，我才存在。"书中爱丽丝、叮当弟和叮当兄遇到正在睡觉的红心国王：

375

　　　　叮当弟说："他在做梦，你猜他梦到什么？"

　　　　爱丽丝说："没有人猜得出来。"

　　　"就是梦到你啊！"叮当弟大喊，得意洋洋地拍手，"如果他没有梦到你的话，你以为自己会在哪里？"

　　　"当然就是现在在这儿啊！"爱丽丝说。

　　　"不对！"叮当弟轻蔑地反驳说，"你哪儿都不在，因为你只是这个梦里的东西！"

　　　叮当兄补充说："如果国王醒来的话，你就会像烛火一样，呼地一声消失！"

　　　爱丽丝愤怒地大叫："我才不会呢！况且，如果我只是他梦里的东西，那我很想知道，你们是什么？"

　　　"和你一样，"叮当兄说。

　　　"和你一样，和你一样！"叮当弟大喊。

　　　他叫的声音很大，爱丽丝忍不住说："嘘！你会把他吵醒的。

我很害怕,你不要那么大声。"

叮当兄说:"你只是他梦里的一样东西,谈论会不会吵醒他根本无济于事,你很清楚知道自己不是真实的。"

"我是真的,"爱丽丝说,然后开始哭泣。

"你哭也没有用,"叮当弟说,"没什么好哭的。"

"如果我不是真的,就应该不会哭才对。"爱丽丝挂着眼泪半笑着说,看起来非常滑稽。

叮当兄用一种非常轻蔑的口气插嘴说:"我希望你不会以为那是真的眼泪!"[55]

在团体治疗中有一位病人说,她曾接受几个月的治疗,数年后偶遇她的治疗师。治疗师花了四十五秒才想起她是谁,这让她"深受创伤"。接着她转向团体治疗师,问道:"你会一直记得我吗?如果你不能的话,我无法继续下去。"她是一位高中老师,后来才渐渐地接受了这样一个残酷的事实,正如作为老师她会在学生忘记她之前,早就忘了学生,治疗师也如此。治疗师和老师在病人和学生心中,比病人和学生在治疗师和老师心中,占有更多的分量(这并不妨碍治疗师和病人在一起的时候,其状态是全然在场的,我会稍后讨论这一点)。在这次团体会谈后半段时,这位病人说她开始了解自己为什么一直考虑自杀,因为她相信如果自杀的话,其他人会在很长的一段时间内记住她。这是对我第二章中描述的"自杀作为一种具有神奇作用的行为"的绝佳例证。在她眼中,自杀并不是死亡,刚好相反,自杀是对抗死亡的方法,她相信如果一个人存在于他人的意识中,就等于继续活下去。

神经症患者会通过寻求爱情,逃避对处于存在核心的孤独感和空虚感的隐秘觉察。他们借着被人选择、被人重视而觉得自己的存在得到了肯定。纯粹的存在感、所谓"我在"的感受、作为事物来源的感受*,这些对于个体来说都太可怕了。因此,个体否认自我在创造

---

* 指的是事物因我存在的唯心观。——译注

中的作用,选择相信自己的存在依赖于自己是他人意识中的对象。这种解决方式一定会失败:关系中的另一个人会因一直需要肯定对方的存在而感到厌烦。此外,另一个人会感觉到自己不是被爱,而是被需要。关系中的另一个人从来没有感觉到完整地被了解和被接纳,因为个体只与另一个人的部分建立关联,而且关联的目的只是为了肯定自己的存在。这种解决方法只是权宜之计。如果个体不能够确定自己,就会一直需要另一个人的确认。这样个体永远无法面对自己根本性的孤独。这种解决方法失败的另一个原因是它错认了问题之所在,个体相信问题在于自己不被爱,但实际上问题是个体无法去爱。如前所述,爱人比被爱更困难,爱人需要个体对自己的存在处境有更明晰的觉察和接受。

需要别人确认才觉得自己活着的人,必然会逃避孤独。完全的独自一人会让人太过接近存在孤独带来的焦虑感。所以神经质个体会不计一切代价避免这种情形,他们借着和他人共处避免孤独的空间,借着忙碌消除孤独的时间。这也是为什么单独囚禁是特别严厉的惩罚。还有人通过逃避当下孤独的时刻避免孤独,他们回忆过去甜蜜的往事来安慰自己(即使往事远远谈不上甜蜜),或者是在想象中享受根本未实现的计划在未来产生的快乐。

最近大众对于冥想的兴趣部分地来自它的新奇,部分地来自它带来的掌控感。在西方世界人们很少只是单纯地存在和体验,而是必须要打发时间。我们被教导要同时做几件事情:抽烟、嚼口香糖、听音乐、开车、看电视、读书。我们推崇能帮助节省时间的机器,把这些机器带来的价值使用在自己身上。可除了寻找更多的方式打发时间,我们能用省下的时间做什么呢?

当一个人和他人在一起的主要动机是为了抗拒寂寞感时,他人被转换成工具。很多时候两个人在一起是为了满足各自的基本需要,就像刀和鞘一样彼此合身。他们的关系可能因为对彼此的功能作用而保持稳定,可是这种情况完全不能帮助成长。因为双方彼此的了解只是部分的。这种关系就像是 A 字形的房屋,两面墙彼此支持,如果失去了一个人(或者一个人在心理治疗中力量得到了增强),另一个人就得倒下。

但通常来说,有这种需要的个体不能彼此满足。在某种层面上,个体知道自己被利用,而不是建立真实的联系,于是会去寻找更让自己满意的伴侣。我有一位三十五岁的病人,她的生活充斥了对孤独的恐惧,她因为想象自己"在六十三岁的时候独自吃饭"而总是备受困扰。她的精力完全放在寻找永久的关系上。虽然她是位很有吸引力很有活力的女性,但她遇到的一个又一个男人都在与她相处不久之后就离开了她。我相信他们是被逼走的,一方面是她强烈而迫切地需要爱,另一方面是她很难爱别人。在她的其他人际关系中,也可以发现重要的线索来帮助了解她的心理动力。她总是批判他人,她会迅速、轻蔑地忽略那些她认为不存在成为伴侣潜力的人。当治疗在建立长久关系上存在困难的病人时,治疗师可以深入询问病人一般的人际关系,通常治疗师都会很有收获。爱的问题并不只是在特定情况下才出现的。爱不是某一个关系而是一种态度。不被人爱的问题很多时候源自无法爱人的问题。

查尔斯就是一个很典型的例子,可以说明个体如何为了避免孤独而与他人建立关系。查尔斯患有癌症,他刚被引入一个门诊病人的心理治疗小组(参见第五章)。他接受治疗的原因是想改善和他人的关系。他一直是一个退缩冷漠的人,习惯以这种疏离的方式和他人相处。罹患癌症以及预期只剩下两年的寿命让他感到非常孤独,促使他努力与他人接近。有一次一位名叫大卫的病人告诉小组,由于在职培训的要求,他不得不短期离开这个城市,几个月不能参加小组。大卫因为这个变动感到很沮丧,除查尔斯以外的其他成员也有类似的感受。小组成员和大卫分享了伤心、愤怒和失望等种种情绪。我这里节选一段小组会谈摘要(这些摘要会在每次会谈之后邮寄给每位成员)。[56]

我指出查尔斯对大卫的反应似乎只有解决问题这一个出发

点,我想知道他的感受是什么,这使得关注转移到查尔斯身上。接下来小组出现了一段非常重要的过程。好一段时间内查尔斯拒绝承认自己对大卫的离开有任何感受。我们试图从他身上挤出些感受,却没有获得成功。大家很想知道如果他要离开小组的话是不是会希望大家想念他,这个办法也没有任何成效。我向查尔斯指出他曾经说过在有人离开小组时,他觉得胸口疼痛。但他轻描淡写地说不过一次而已。我继续努力,告诉他说一次就足够了,可查尔斯先是微笑然后大笑起来,不把我们的意见当回事。又过了一会儿,查尔斯好像很不经意地告诉小组,医学检查发现他的癌症好转得超过预期。我们这才知道他原来就在当天做的检查。大卫问他为什么不早点告诉大家?查尔斯的借口是他想要等莱娜到了之后再说(莱娜迟到了几分钟)。我告诉他我仍然不理解为什么他不早点告诉我们,等莱娜来了之后再告诉她。然后查尔斯说了这样一段重要的话。现在他觉得癌症已经好转了,突然之间他不想再与人接触,他又退回自己的世界了。

融 合

人类的"普世冲突"是人想要成为独立的个体,可成为个体又需要人忍受可怕的孤独。处理这种冲突的最常见模式是否认:个体先建造融合的幻想,也就是对自己说:"我并不孤独,我是他人的一部分。"这样个体弱化了自我的边界,变成了比自己优越的另一个人或者群体的一部分。

当个体主要的生存取向是融合时,通常被称为"依赖"。阿瑞提说他们是为了"处于支配位置的他人"而活,[57] 当他们与处于支配位置的他人分离时,很可能会承受巨大的痛苦。他们压抑自己的需要、试图找出他人的期望,然后把这些期望当成自己的期望。更重要的是,他们希望避免触怒他人。他们选择把安全和融合置于个体性之上。凯泽对这类人的描述非常清晰:

他们的行为似乎是在暗示:"不要把我当真,我不属于成年人,别把我看作成年人。"他们很调皮,但是和真正调皮的人有所不同,他们更像是那些不打算(或者根本不敢?)表现得严肃和脚踏实地的人。他们以好笑、匆忙或者漠不关心的态度谈论那些让人痛苦的甚至是悲剧性的事情,好像不值得为这些事情浪费时间似的。在谈论他们自己的缺点时,他们显得很迫切甚至表现出夸大的倾向。自己的成就和成功被看得微不足道,或者说完了成就就得补偿性地细数失败。他们的谈话可能是断裂的,总是迅速地从一个话题转到另一话题,且没有过渡。借着过于随便的话语,比如提出幼稚的问题,或者像小孩子的讲话方式,他们表明他们希望被看作"非成年人",不想加入成年人的行列。[58]

凯泽描述了一位病人的临床表现,这位病人特别倾向于和更强有力的人融合:

八个月以来,G 医生在给一位年近四十的男性做治疗。该病人表现出随时愿意满足别人要求的样子。每当 G 医生想要更改约诊时间,这位病人的回答必然是:"没问题,医生,没问题!"他总是很准时,但是 G 医生迟到的时候他好像毫不介意。会谈时,如果阳光照进来直射在他的眼睛上,他从来就不敢拉上窗帘或者放下百叶窗。他就静静地坐着,痛苦地眨眼睛和歪脖子,直到 G 医生提出这个问题。然后病人接下来的反应就像是 G 医生要求他放下百叶窗似的,他会说:"没问题,医生,没问题!"然后他从椅子上跳起来,解开百叶窗的绳子问:"是这样吗,医生? 会不会放下太多了?"[59]

用融合来解决存在孤独,这个概念使得许多临床症状变得可被理解了。例如异装癖。通常有异装癖的男性被认为是受到阉割焦虑的驱动。作为一个男性要承受的威胁太大了,得和其他男性争夺女性,于是病人选择装扮成女人,逃避竞争,以自己"阉割"自己来减轻阉割焦虑,并且释放性欲。但是,我在第四章讨论过的罗布,说明"融合"也可能是异装癖的主导心理动力。罗布从十三岁起开始穿女性的衣服,先是穿姐姐的衣服,然后是妈妈的。他太害怕和男性发展关系,又太担心被女性拒绝。所以罗布一直以来非常孤独。他异装时的幻想与性无关,却总是围绕着融合的主题:他想象自己参加一个女性团体,受到了众人的欢迎,被认为是团体的一分子。他在治疗团体中的人际风格反映出他与别人融合的渴望。他顺从、谄媚、乞求其他团体成员的关注,特别是他崇拜的治疗师的关注。在治疗过程中,罗布打开眼界,发现了关系的种种可能性。我相信他有生以来第一次充分意识到了自己孤独的程度。在一次小组会谈中,他说:"我既不在此处,也不在彼处,既不是男人,也不是女人,我完全地和他人隔绝。"在这个阶段他的焦虑和异装的频率明显增加。逐渐地,他学会了社交技巧,能够以有意义的方式先是和团体成员建立关系,然后和他生活环境中的其他人建立了关系。他终于完全脱离了装扮成异性的欲望。

通过融合逃避存在孤独,以及通过相信存在终极拯救者、与终极拯救者结合以逃避死亡恐惧,这两个概念显然有着相当多的重叠之处。不只是罗伯,第四章里很多以终极拯救者作为防御的临床病理,也都是关于融合的描述。这两个概念都描述了通过逃避个体化以逃避焦虑的模式,都是寻求自身之外的慰藉。两者的差别在于驱动力不同(分别是孤独焦虑和死亡焦虑)以及最终目标不同(一个是寻求自我界限的消融和可与之融合的人,另一个是寻找强有力的人)。这种区分当然只是学术的讲法:一般说来,不同的动机和防御机制是共存在同一个人身上的。

融合以消除自我觉察这种极端的方式消除孤独感。与他人融合的短暂幸福是缺乏反思的,即自我感是丧失的。个体甚至不能说"我丧失了自我感",因为融合中没有独立的"我"可以说出这话。在浪漫的爱情中,最美妙的事情就是困惑寂寞的"我"消失在"我们"中。正如肯特·巴赫所说："爱是在没有问题时的答案。"[60]失去自我意识的体验通常是舒适的。祁克果说过："意识的程度每增加一分，绝望的强度也以同样的比例增加；越是清醒，就越绝望。"[61]

人也可能借着与"某物"融合，比如某个团体、使命、国家、项目，摆脱孤独的自我感。与集体的融合中，有着深深吸引个体的因素。凯泽最初是在观赏溜冰表演时意识到了这一点，当时有两位表演者，穿着同样的服装，以完美的配合完成了复杂的动作。在掌声中，他们似乎漫不经心地以同样的动作整理鞋带，同时看手表。他们表演后381的同步动作让观众甚至更加激动，凯泽也受到了同样的感染。之后他反思了自我界限松动时的愉悦：

> 动作的一致和同步，如果两者达到了几近完美的程度，就会吸引观众，让他们心醉神迷，无论这些动作单做是否让人愉悦。
>
> 一个训练有素的军人操练步伐、转弯和立定，在训练指挥官的眼中可能很好，可是从任何旁观者的角度看却很可笑。如果是整个队伍在阅兵场上行进，全体一致，整个队伍划分为若干方阵，所有人同时转弯、再转弯，排着笔直的队列，就这样前进、转弯，在一声令下之后，全体立定，所有的手臂和腿、钢盔、水壶、枪支都突然停止，全部在相同的位置，没有一把刺刀歪掉，即使是激进的反战人士也会忍不住被这种场面吸引。吸引他的当然不是正确的角度和直线的美，而是整个景象……或者说众人行动有如同心合一的感觉。[62]

和别人一样，采用一致的穿着、言语、习俗，放弃不同的想法或感受，这能使人摆脱自我的孤独感。当然"我"被丧失了，但是对孤独的恐惧也得以消失。用顺从和融合解决孤独的方案却无法禁得住下面的问题：我想要什么？我的感受是什么？我的人生目标是什么？我有什么想要表达和实现的？

人在自我表达和融合带来的安全感之间的挣扎由来已久。通常为了逃避孤独，自我不得不妥协。团体的诱惑是非常强大的。琼斯镇的悲剧（这只是无数悲剧中的一个）显示了团体的力量。对团体的认同赋予成员逃避孤独恐惧的避难所。这一点如此重要，以至于团体成员愿意为此牺牲所有东西：包括他们在俗世的财产、家庭、朋友、国家，乃至生命。

神秘主义中包含与宇宙合一的超凡而美妙的时刻，也是自我丧失的一种情况。无论是与他人融合，或是与团体、理想、自然或宇宙融合，都会带来自我的丧失。这像是与魔鬼的合约，最终导致存在内疚，为每个人未被活出的生命而哀悼。

虐待狂。寻求融合的人是依赖的、谄媚的、自我牺牲的，他们忍受痛苦，也享受痛苦，因为痛苦能驱散孤独，他们为了能得到融合带来的安全感愿意为别人做任何事，这种人有一类奇特的互补对象。有一种人喜欢支配他人、羞辱他人、使他人痛苦、让自己成为他人的绝对主宰。这种人看起来和寻求融合的依赖者完全不同。不过，弗洛姆指出："这两种倾向来自同一种基本的需要，也就是不能忍受个体自我的孤独和软弱……虐待者需要对象，就像受虐者需要对象一样迫切。"[63] 施虐者和受虐者之间的差别仅在于一个是融合他人，一个是被他人融合。一个通过吞噬他人，一个通过被吞噬寻求安全感。这两种情况都能减轻存在孤独，一种是通过放弃自己的独立摆脱孤独，一种是通过吸纳他人而自我膨胀。这就是为什么施虐和受虐经常在同一人的内心摇摆，因为它们实际上是针对同一个问题的不同解决方式。

性和孤独

弗洛伊德把"象征"这个概念引入心理结构中。在《梦的解析》第五章，弗洛伊德描述了以性为主题（或者是性器官或者是某种性行为）的各种象征。[64] 一件事"代表"另一件事的这种说法有可能被滥用。弗洛伊德警告说：一支雪茄未必总是阴茎的象征物，"有的时候雪茄就是雪茄"。但是弗洛伊德的警告还不够深入。性有些时候也可以是其他东西的象征。如果人类最终极的问题是以存在为本质，与自由、死亡、孤独、无意义有关的话，对这些存在问题的恐惧完全有可能被性这种衍生物所替代或者象征。

性可以用于抑制死亡焦虑。我见过好几位罹患转移性癌症，却沉迷于性的患者。我也见过已婚夫妇，一方患有晚期癌症，但他们谈的几乎都是性生活的不和谐。有时在热烈的讨论、彼此的攻击与反击中，我简直要忘了这两个人中的一个很快就要死了。这正是防御机制成功的例子。在第五章我描述过一位患有晚期宫颈癌的年轻女性，她发现自己的病不但没有吓跑男性追求者，反而使追求者的人数和性欲都大大增加。埃伦·格林斯潘的研究显示患有严重乳腺癌的女性，和经过年龄匹配的正常组女性相比，有较高的性幻想。[65]

在性的诱惑中有着某种极为神奇的力量，它是抵御对自由的意识和焦虑的强大堡垒。因为我们在性的魔力下，根本就意识不到我们建构了自己的世界。相反，我们被某种强大的、外在的力量所"捕获"。我们被驱使，被下了蛊，我们"陷入爱河"。我们可以抵抗性欲，拖延时间，或者是向它投降，但我们不觉得是自己"选择"或"创造"了性欲，它好像在我们之外，有着自己的力量，好像"比生活更有力量"。性强迫的个体在接受治疗之后报告说，在他们感觉进步的时候，他们同时也感到生命暗淡了，整个世界变得世俗了，他们问自己："难道就不过如此吗？"

强迫性性欲也是对孤独感的一种通常反应。滥交为孤独的个体提供了一种强大但却短暂的安慰。之所以短暂是因为这并不是真正的关系，而是关系的拙劣仿造。带有强迫性的性关系打破所有真正关爱的规则，把对方当作是工具，使用的只是对方的一部分，与之建立关系的也只是对方的一部分。在这种模式下的交往意味着两个人建立关系的目的是得到性，越快越好，而不是相反，把性作为深刻关系的体现和促进因素。在性上有强迫性冲动的个体是无法与对方的整个存有建立关系的绝佳代表。相反，他们只是与对方可以满足自身需要的部分建立关系。我们的语言也充分反映出这种态度，譬如类似于辣妹、种马之类的词汇。赤裸裸的性语言（"干"，"做"，"操"，"插"，"玩弄"，"搞上手"等）显示出欺骗、攻击、操纵的内涵，完全与爱和关系无关。

更重要的是，在性上有强迫性冲动的个体不了解其性伴侣，并且把自己隐藏起来，这样做对他们通常有好处，因为他们可以表现出并且只看到那些有助于引诱和促成性行为的部分。性异常的特征之一就是不与对方整个人建立关系，而只与对方的一部分建立关系。例如，恋物癖（通过某种物品才能体验到性冲动或者性满足的个体）并不是和某个女人建立关系（所有已发表的恋物癖个案均为男性），而是与女性的一部分或者饰品建立关系，譬如鞋、手绢，或者内衣。有人在深入观察人类关系后甚至认为："如果我们和一个女人做爱，却没有与她的灵魂建立联系的话，我们就是恋物癖，即使在性交过程中我们使用了正确的部位。"[66]

那么作为治疗师是否应该谴责任何一种缺乏真正的关爱关系的性行为呢？是不是性不能作为没有彼此承诺的成年人之间的游戏呢？这些问题在很大程度上是伦理和道德问题。治疗师最好避免对专业领域以外的问题提出看法。不过，对于仅仅是以局部、功能导向的方式与他人建立关系的人，治疗师还是可以有所帮助。性异常的定义中有一个不可或缺的标准是行为的僵化和排他性。也就是说，性异常者只能以某一种特定的、异常的方式与他人发生性关系。这种僵化排他的性行为不光是病态的，而且只会导致自我蔑视和存在内疚。祁克果在《诱惑者日记》中清晰地描述了这种情形，书中的主角把整个自我消耗在引诱和虐待一个年轻女孩上。[67]虽然他的目的实现了，可他为此付出了沉重的代价：他的生活空虚，心灵贫瘠。

所以，在性上有强迫性冲动的个体既不了解他人，也没有投身于和他人建立关系。他们不关心他人的成长，也从来没有完整地"看到"他人，不过他倒从来没有丧失对自己的关注。他并不存在于"彼此之间"，却只是一直观察自己。布伯把这种倾向称为"自照"，并为

这种没有真诚对话、只有独白的性关系感到叹息,这是一个镜中倒影的世界。布伯对"好色之徒"的形容非常形象:

> 多年来我对男性世界很好奇,一直研究各种"好色之徒"。有人身边有爱人,但是他只爱自己的激情。有人把自己分辨出的各种感受像勋章一样挂在身上。有人充分享受自己充满魅力的冒险。有人因献出自我而心醉神迷。有人展示他的"强大"。有人因为借来的活力洋洋自得。有人高兴的原因是自己既作为自己存在,也作为和自己完全不同的偶像存在。有人用落入其生活的"火焰"温暖自己。有人在做实验。诸如此类,在进行最亲密对话的房间中,各式各样的好色之徒在对着镜子独白。[68]

于是,人爱上激情,收集刺激和战利品,用"落入自己生活的火焰"温暖自己,却不以真诚的方式在自我和他人之间建立关系。

从布鲁斯(我在第五章和第六章描述的性强迫患者)的梦中可以看到很多这样的主题。在治疗结束的阶段,当布鲁斯逐渐摆脱以性驱动的关系模式时,他开始把注意力转向下面的问题:"如果我不试着把女人搞上床,我能和她们做什么呢?""我和男人能做什么呢?""人为什么存在呢?"在所有开始把关系模式从"我—它"变成"我—汝"的病人,都会以不同的方式,提出最后一个问题,即"人为什么存在呢?"在进入这个阶段的治疗前,布鲁斯做了三个梦。

第一个梦:

> 我和十四岁的儿子躺在床上。我们都穿着整齐,我试图和他做爱,但却找不到他的阴道。于是我醒了,感觉伤心而挫败。

这个梦形象地描绘了布鲁斯在关系中的困境。这个梦似乎在说:"除了性之外,还有没有其他方式可以和另一个人建立关系,甚至是和你非常关心的人?"

第二个梦：

> 我在和一位女性打网球，我击出的每一个球都弹回给我而不是给她。就好像在我们两人之间有一个隐形的玻璃板而不是球网。

这个梦的意象很清楚：布鲁斯貌似在与另一个人通过打网球建立关系，但是他实际上只是和自己关联。另一个人排除在游戏之外，而且，即使他努力去接近她，也是白费力气。

第三个梦：

> 我想和保罗（一个认识的人）接近，但是我却一直吹嘘我挣了多少钱，他变得很愤怒。然后我试着把脸颊贴近他的脸颊，但是我们的胡子都太硬，结果两个人彼此伤到对方。

布鲁斯有一起活动的伙伴，譬如打篮球、羽毛球和保龄球的伙伴，但是却从来没有一个亲近的男性朋友。他隐隐意识到自己渴望亲近，但是正如梦里所显示的，除了以竞争的方式之外，他不知道如何和男性建立关系。

其他关系挫败的形式

我们试图以各种方式逃避存在孤独的痛苦，包括弱化自我的边界并试图与他人融合，试图"吞噬"他人，试图从他人那里拿到某种东西以便让自己觉得更强大、更有力量，或者被珍惜。这种种处理人际关系的策略，都没有与另一个人在一起，总是把别人当作提供一种功能的工具，所以真正互相丰富的关系永远不会产生，存在的只是某种错误的关系，而失败的关系只会阻碍成长，造成存在的内疚。因为不真诚的关系模式太多了，对其做一个完整的分类是不可能的，所以我只会描述几种在临床工作中常见的模式。

386

借着他人提升自己。巴瑞是位三十五岁的工程师，有着所谓的"工程师综合征"：他很拘谨、冷漠、与他人隔绝。他基本上不表现任何情绪，通常只在注意到生理信号（胃不舒服、流泪、握紧的拳头等）之后才会觉察到自己的情绪。他寻求治疗的主要目的是"能接触到"自己的情绪并能够和另一个人建立爱的关系。他的外貌迷人，不难吸引异性的注意，但是却不能更进一步地发展关系。他或者因为觉得对方魅力不够而不予考虑，或是喜欢对方却因为太过焦虑而不敢展开追求。

最后，在好几个月的艰苦治疗后，巴瑞开始约会，并且和一位名叫杰米莉雅的年轻女性住在一起。他觉得杰米莉雅非常有吸引力。可是，很快我们注意到他并没有把自己全然投入到这段关系里。他在治疗中开始讨论自己的新问题，就是很早就想上床睡觉。他困惑于（这种与自己的情绪之间的隔离是巴瑞的典型特征）这是意味着他已经对杰米莉雅感到厌倦了，还是意味着他和她在一起很舒服，于是允许自己放松地和她在一起？我问他："你怎么分辨呢？当你询问自己是否爱杰米莉雅，发生了什么？"巴瑞肯定地说他觉得自己很喜欢杰米莉雅，而他是很少有这么肯定的反应的。

不过他仍然决定最好还是先缓一缓，不要让她产生过高的期望。他解释说两个人的关系不可能发展为长远的关系，因为杰米莉雅并不符合他一直在寻找的伴侣的标准。最主要的原因是她的社交技巧还不够圆熟，不够会说话，过于害羞、内向。他知道自己言语能力不强，所以一直想娶一位谈吐机敏的女性为妻。因为他很擅长模仿，所以他希望能够借着和这样一位女性接触提高自己的言语技巧。他还希望伴侣能够提供给他更广阔的社交生活。此外，他很担心如果两个人单独在一起的时间过多，彼此太过相爱，他把所有的关爱都给了她，就没法再给别人一点关爱了。

387　　巴瑞的话反映了很多非常常见的问题，它们阻碍真诚的、相爱的关系的发展。最基本的一个问题是巴瑞的关系模式是为了提供一个功能。他寻找关系的出发点是极端的需求，他寻找某个人能够满足这些需求。他的需求是为了"提升自己"，他寻找能够"提升自己"的"伴侣"，能起到社交生活的老师、治疗师和供应者功能的伴侣。

巴瑞经常绝望地谈到他长期以来试图寻找关系却毫无成果。我感觉他用的"寻找"这个词是理解他问题的关键。一个人并不是"找到"关系，而是"建立"关系。巴瑞用一种无生机的方式接近杰米莉雅。他不仅仅把她看作只是个"它"，而且把关系看作是静止而无生机的，是一个"现成"的实体，基本上从一开始就完全成形了，而不是一个发展的过程。

另一个病人谈到了相同的主题。他说每当他和另一个人越接近，对方不管是肉体上的还是情感上的吸引力就会越低。当他靠近一位女性的身体时，他会看到她皮肤上淡淡的疤痕、曲张的静脉、浮肿的眼袋。他对她了解得越多，就会因为对她未知故事的减少而愈感厌烦。采用这种无生机的方式建立关系，就会把对方看作是一个有着固定属性和有限资源的物品，而没有考虑到（如同布伯提醒我们的）一个真诚的、有生机的关系是相互的；观察对方的"我"是不可能不改变的，在关系中的"我"被改变了，而另一个人"汝"，也被关系改变。巴瑞把爱看作是可耗损的商品：他向一个人提供的越多，留给他人的就越少。但是，正如弗洛姆所教导我们的，这种交易取向的爱并不正确，和他人建立关系总是会让自己更丰盛而不是更贫瘠。

巴瑞在考虑接近他觉得符合标准的女性时，总是感到非常焦虑。他常常花几个小时考虑如何接近对方。他在开始给一位女性打电话的时候，经常是手已经在话筒上，号码都拨了一半了，他却紧张得满脸通红，于是挂掉电话。其他治疗师都无法以行为主义取向治疗巴瑞的焦虑。我们试图从一个很明显的角度（即巴瑞害怕与别的男性竞争，他害怕被有吸引力的女性拒绝）处理问题时，治疗没有什么进展。但当我们开始探讨巴瑞利用（或者试图利用）他人的方式时，却得到了相当大的进展。在内心深处，巴瑞知道他并不是在与别人建立真正的关系，而是在冒犯他人，他并不是想要她，而是想要她身上的某些东西。他的焦虑是内疚，因为他预期会冒犯他人，担心他人会发现他的动机。

房间里有几个人？在一个成熟的、有爱的关系里，一个人和对方整个的存有建立关联。如果为了观察关系或者观察自己对对方的影响而保留部分自我，那么就无法建立真正的关系。布伯描述了两个完全保留自我意识的人在意图与他人建立关系时的情形：

> 让我们想象有两个男人在坐着谈话，他们两个人的生活都由外表所控制，姑且把他们叫做彼得和保罗。让我们列出所有可能的情况。首先有一个彼得希望保罗看到的彼得，以及保罗希望彼得看到的保罗。然后有一个保罗实际看到的彼得（也就是保罗眼中彼得的形象），这个彼得通常和彼得希望保罗看到的彼得很不一样。同样的，也有一个彼得看到的保罗。此外，有一个彼得眼中的自己，和一个保罗眼中的自己。最后，有彼得的实体和保罗的实体。两个活人和六个幽灵，他们在两个人的对话中以许多种方式交织。这房间里哪里还容得下人和人之间的真诚关系？[69]

关系的失败可能是因为一个人只是部分地和另一个人建立关系，也可能是一个人部分地和某种对他人的幻想建立联系。在评估我和病人的关系时，我发现一个很有帮助的方法是问自己"这个房间里有几个人？"例如，我是不是不仅仅会想到这个病人，还会想当我在会议上报告这个病人时会显得有多聪明？或者会想这是有趣的"临床材料"，我可以用于和读者进行更有效的沟通？我问病人同样的问题。病人是真的在和我建立关系，还是在和来自过去的幽灵建立关系？

在病人向我描述他的重要关系时，我会想知道："在每段关系里有多少人？只有两个人吗？还是三个人？抑或是整整一个礼堂那么多的人？"

加缪精于描写那些无法爱，但却为了某种隐秘的目的而假装爱的角色。在他的第一本小说(生前未出版)《快乐的死亡》(*A Happy Death*)里，主角说：

> 他看到使他依附于玛莎的不是爱，而是虚荣……他爱的是和玛莎一起走进电影院时，男人们的目光都转向她，他爱的是将玛莎呈现给世界的那一刻。他爱的是他的权力和生活的野心。[70]

"他将玛莎呈现给世界的那一刻"这句话准确地描述了这段关系，那中间根本不是两个人。他不是与玛莎建立关系，而是通过玛莎与他人建立关联。

我有一个叫做肯的病人有很多类似的深层问题，他无法与女性建立真诚的关系；他的梦很多，但是从没有一个梦是只包含两个人的。下面这个"追随者"的梦发生在治疗的中段，可以说明他的情形：

> 清晨两点半的旧金山，我和一个女人在我以前的卧室里。我弟弟和爸爸在窗外看着。我对这个女人和做爱都没有什么兴趣。我让爸爸和弟弟在外面等了一个小时，三点半的时候才让他们进来。

对这个梦的重要联想包括他试图辨识这个女人是谁。结果他意识到自己根本对她没有兴趣。她长得像当天足球赛里他看到的那个年轻的啦啦队长。他在大学时根本没胆量接近这类女孩。她长得也像他高中约会过的一个叫克里斯汀的女孩。他和他的朋友跟这个女孩同时约会过几个月，这个情况让他既感到不舒服又觉得兴奋。最后他和他的朋友联手逼迫克里斯汀选择两个人中的一个做她的男朋友。让肯十分高兴的是，克里斯汀最终选择了他。但是，仅仅过了几个星期，克里斯汀的魅力就消退了，肯对她失去了兴趣(他一开始就对她不感兴趣，他的兴趣只是用她来和朋友竞争)，并结束了他们的关系。

肯总是把自己的父亲和弟弟看作是竞争对手，先是竞争他的母亲,然后是竞争其他女人。在梦里,他和一个女人在一起并且让父亲和弟弟在外面嫉妒地等了一个小时(等到三点半,恰好是我们固定会谈的时间),这是他借着女性打败他们的一种方式。肯也无法与其他男性共处。他和我,和他父亲和弟弟,和所有男性朋友建立的关系都是高度竞争性的。例如当他和我在一起时,他确信我是想要控制他,于是他把重要的信息隐瞒了几个月,免得让我占了"上风"。他仅有的几个男性朋友都很有才华,但是没有形成竞争关系,因为他们的才华都在和他完全不同的领域(音乐、艺术或者体育)。

390

在分析完这个梦的晚上,肯做了一系列的短梦,每个梦都反映了其关系中需要发生改变的某个方面。在第一个梦里,他去滑雪小屋,遇到几位男性朋友,他们热情地欢迎了他,然后他发现自己坐在他们身边,等待参加房地产考试(肯是一个房产经纪人)。在等了很长时间以后,考卷终于发下来了,但是很快考官(治疗师)宣布考试取消,因为他们来的时间和地点都不对。这个梦反映了肯把友谊和竞争合二为一,而未来的治疗需要把友谊和竞争分离开来。

第二个梦只是一个片段,肯看到自己坐在波音 747 客机上(他和很多其他病人一样,在梦里用乘坐某种交通工具旅行来象征治疗)。他沿着机内过道轻松地向前走,惊奇地发现几个隐藏机舱,每个机舱里都充满了人。虽然他是第一次见到这些人,可他在某种程度上知道这些人其实一直都在机上。显然这个梦代表了治疗中的另一个关键任务,即发现世界上还有其他人存在。

他那天晚上的最后一个梦还是一个片段,梦中只有一张大型巨嘴鸟的图像。肯对这只鸟没有什么联想,可是我对巨嘴鸟的联想是"两个人能"*。这个梦代表了肯要和另一个人(治疗师)一起工作。

这种不诚实的关系模式在日常生活和治疗中非常常见,有关例子数不胜数。譬如,一个女人知道前男友会去参加一个聚会,于是故意把自己的新男友带去,显然她在聚会中并没有和她的新男友"在一

---

* 巨嘴鸟(toucan)和"两个人能"(two can)的发音接近。——译注

起"。卡尔是我的另一个病人,他和新女友在一起的时候接到一个来自前女友的愤怒的、苛求的电话。他嘲讽地把话筒从耳边拿开,并把话筒朝向新女友,这样新女友也可以听到对方说的话。人的每一种关系都会反映出他的其他关系。我相信很少有人可以用不诚实的态度和一些人交往,用真诚的、关爱的态度和另一些人交往。卡尔的新女友因为他对待昔日女友的态度而很受困扰。她怀疑(事实证明其怀疑是正确的)这件事预示着他们的关系未来发展也会有问题。

为了某个人才与另一个人在一起的关系模式,在团体治疗中会特别明显,而团体治疗作为一种治疗取向非常适用于发现和处理在人际关系模式中的不诚实。下面这个真实的例子来自我的一个治疗小组。罗恩是一位四十岁的已婚病人。他以非常系统的方式和小组中的每个成员在小组外进行联系,虽然他和小组的所有其他成员都知道这种组外社交通常会妨碍治疗。罗恩邀请一些人出海,邀请另一些人滑雪,邀请有些成员共进晚餐,还和一位小组成员艾琳发展出强烈的浪漫感情。一般而言,团体外的社交活动干扰治疗是因为成员对此保持共谋式的沉默。在这个小组中,因为罗恩拒绝讨论他在团体外和小组成员的接触,尤其是和艾琳的接触,治疗无法有任何进展。罗恩不认为他和小组成员在组外的接触有任何"错误"的地方,并且顽固地拒绝检视他这种行为的内在意义。

在一次团体会谈中,小组讨论了罗恩邀请我的女协同治疗师周末一起滑雪的行为。罗恩受到了很大的压力去检视自己的行为,他在会谈结束时,感到困惑烦乱。回家的路上,罗恩突然想起了小时候自己最喜欢的故事《罗宾汉》。在冲动之下,他开车去了最近的公共图书馆,重新阅读了这篇故事。此时他才理解了自己行为的含义。他喜欢罗宾汉传奇是由于故事中那些把别人,尤其是女性从暴君手中拯救出来的部分。这个主题最早起源于他的俄狄浦斯情结,对他的生活产生了强有力的影响。他最初的工作非常成功,然后他建立了一家竞争公司,并怂恿他前老板的雇员来为他工作。他和妻子的关系也是如此,他并不是因为爱她而娶她,更多是因为他要把她从暴君式的父亲手里拯救出来。

这种模式同样在团体中展现出来。他极力从我的手中抢走其他成员，甚至包括协同治疗师。其他成员逐渐表示他们很不喜欢自己作为罗恩与我竞争的工具。当罗恩的控制性的、不真诚的人际关系模式被发现并得到了清晰的理解之后，罗恩开始面对这样的问题："人还能做什么用？"他花了几个月的时间处理自己和每一个成员的关系，除了艾琳，他紧抓着她不放。即便是他显然已经在小组中取得了所有可能的进步，他仍然拒绝离开小组。因为在潜意识里，他想要在小组里保护艾琳。他最终结束了治疗，而几个月后，艾琳也离开了小组。在那个时候，"暴君"已经不存在了，他对艾琳的爱迅速消退，他结束了与艾琳的关系。

一个真正的、关爱的关系是和另一个人的关系，而不是和任何来自过去或者现在的这段关系之外的人的关系。移情、隐藏的动机和目标，都需要被铲除，才能让真诚的关系得到建立。

第 九 章

存在孤独与心理治疗

存在孤独对心理治疗师来说有几个重要的含义。它可以提供一个参考框架,解释很多令人困惑的复杂现象,治疗师通过澄清和解释,让病人也能获得理解。存在孤独的概念也为一个重要的治疗技巧,即帮助病人面对孤独,提供了内在依据。最后,存在孤独可以使人理解非常重要而又复杂的一种现象——治疗师和病人的关系。

了 解 人 际 关 系 的 指 导

害怕孤独的个体通常会试图通过某种人际模式来减轻恐惧:他们需要他人的在场来确认自己的存在;他们希望能够被比他们强大的个体吞没;他们通过吞没他人来减轻自己的寂寞无助感;他们试图通过他人提升自己;他们寻求多重性关系。简单地说,充满存在孤独焦虑的个体通过某种关系来获得帮助。他们寻找关系并不是因为他们想要,而是因为不得不。因此,他们所建立的关系是基于求生存,而不是基于求发展。悲剧性的讽刺是,那些最迫切需要由真诚的关系带来安慰和快乐的人,却是最无力建立真诚的关系的人。

治疗师的首要任务之一,就是帮助病人辨识和了解自己如何对待他人。治疗关系是无所求的,这为治疗师提供了一个理想范式或者背景,可以用来和病人的人际关系病理相对照。例如,病人是否只想和能提供某种东西的人建立关系?他的爱是否集中在接受,而非给予？他是否试图尽可能完整地了解另一个人？他（在关系中）对自己有多少保留？他是否真诚地倾听他人谈话？他是否利用他人以便和另一个人建立关系，换句话说，这个房间里有几个人？他是否关心另一个人的成长？

团体治疗的情境提供了一个特别丰富的舞台，让扭曲的关系模式有机会得到展示。下面的这个临床实例说明了团体治疗的这个作用：

伊芙参加团体治疗有六个月了。她逐渐在小组中发展出了和她在小组外的关系相同的模式。她是个边缘人物，很被动，容易被人遗忘。没有人认真对待她，她也显得并不认真对待自己，她好像满足于做小组的点缀。在圣诞节期间，因为有的小组成员外出度假，所以来参加的成员人数锐减。伊芙在会谈开始时描述了她因为小组人数这么少而感到不安。她说她不是很清楚自己是否有足够的准备参加强度这么大的小组。她接着用一种很典型的、超然的态度讨论自己对一个人数很少的小组的感受。终于有一位女性成员说她实在是不能忍受伊芙的话了。小组里没有人觉得伊芙是在对他们说话，她一直朝着没有人的地方说话，好像没有人在似的。然后小组成员指出伊芙并没有和小组中的任何一个人建立关系，没有人真正了解她，她一直把自己隐藏起来，结果就是大家都不把她看得很重要。

394 我问伊芙她是否愿意和小组中的任何成员建立关系，她很顺从地环顾小组，用陈腔滥调描述了一番她对每个人的感受。我问她："如果根据你刚才对每个小组成员讲话时所冒的风险程度，在 0 到 10 的范围打分，你会怎么打分？"她终于大胆地说："很低，差不多 2 到 3。"我说："如果提升一两分的话，你会说什么？"她说她会告诉整个小组自己其实是个酒鬼！实际上她从来没有告诉过任何人这条关于自己的信息。我接着试图帮助她能够表露更多的自我，我请她谈一谈她来参加团体这么久，却没有告诉我们她酗酒，她对这个有什么感受*？伊芙

---

* 就治疗技巧的一般原则来说，在揭露一个大秘密之后，最好是帮助病人就秘密揭露的过程深谈（所谓横向暴露），而不是询问更多的细节（所谓纵向暴露）。这样做的目的是病人能在当下让别人更了解他。

谈到她在团体中觉得很寂寞,她和房间里的每一个人都隔得这么远,她为自己酗酒而觉得很羞耻。她坚持认为因为她的酗酒,她无法和大家真正"在一起"或者是让其他人了解她。

我改变了伊芙的说法(在这里真正的治疗才开始):她说她因为酗酒所以才把自己藏起来,可她其实是因为自己藏起来所以才喝酒!她喝酒的原因是她和周围世界隔离了。伊芙接着谈到她回家之后觉得失落和孤独,那时她会做两件事:一是沉浸到自己的幻想中(她想象自己还很小,被大人照顾着);一是用酒精缓解失落和孤独带来的痛苦。伊芙逐渐开始意识到她和他人建立关系是为了一个特定的功能,即得到保护和照料,而为了实现这个功能,她只是和别人建立部分的关系,她只看见别人的一部分,也只透露她觉得不会赶走保护者的部分。

在看清别人怎么看待她的行为之后,伊芙也了解自己的行为会让别人产生什么样的感受(这正是团体治疗取向的强大之处:虽然个体治疗师可能把这种信息提供给病人,但是从团体获得的多种回馈更有力,能够提供更多的信息)。她发现自己贫瘠的生活并没有带来她想要的关怀;恰恰相反,她不以全然的自我和别人相处,导致的是别人觉得她不重要。伊芙因为需要太过强烈,反而得不到她想要的东西。

这个例子说明,了解当前的关系具有极大的治疗潜力。在当前的关系中,治疗师和病人的关系是最容易运用的关系,能够产生极大的治疗效果。但是,治疗师也必须和病人探讨病人和其他人的关系。治疗中(治疗小组、住院病人的康复机构、日间医院等)的病人之间很少发展成长远、有益的治疗外的友谊。但是,通过这种关系,病人能够显示出其人际关系上的病理,通过我已经描述过的那些方法,治疗师可以把这些一手资料作为引导,用来了解病人有什么样的关系问题,帮助病人了解其人际行为的性质、对别人的影响以及自己对孤独所应负的责任。治疗中的关系也为病人未来的关系提供了"彩排"的机会,它的风险性较低,这样方便病人测试和他人建立关系的新模式。

到目前为止，我已经描述了如何利用治疗中存在的关系。但是，这些关系不仅仅是为了展现病理或者是提供彩排的机会。这些关系都是和真实的人的真实的关系，本身就具有意义，并有治疗效应。有一些病人刚住进精神病房，他们很少和别人接触，别人对他们说话时才说话。他们尽可能待在自己房间里，整天忙着"理清思绪"、编织毯子、阅读等。

病人为这种社会退缩给出了很多理由（例如抑郁，担心受到拒绝，或者和其他人没有共同点），但是一个常见的原因是感觉到不值得把精力花在某种会消失的东西上。一个病人说，既然和另一个病人的关系肯定不能长久，以后彼此都会进入不同的"圈子"（他忘了大家共享的"圈子"，譬如地球，生命周期），那为什么还要建立关系呢？其他病人指出他们无法忍受丧失，他们宁愿只发展那些有可能成为长期友谊的关系。

这些说法很有说服力。毕竟，现代生活的问题之一就是它的无常，它的缺乏稳定的体制和社交网络。是啊，到底为什么要发展一个过眼云烟般的关系呢？

有一个临床案例可以帮助我们更深地认识这个问题。安娜是一位有边缘型人格的病人，她因为一次作势要自杀而入院。她是一位特别孤立的、充满怨愤的年轻女性。她一直在思考的一个根本问题是"关系到底有什么作用？"她避免和小组中其他成员建立关系，因为她说她不想沉溺在肤浅关系的虚伪中。每当她接近别人，或者表达任何感情时，她内心的声音会提醒她自己是如何虚伪，她说的话实际上都不代表真实的感受。安娜觉得很孤独，很恐惧。她总是独自走在寒冷、黑暗的街上，像旁观者般地观察、羡慕别人家里温暖的灯光和舒适的聚会。在小团体会谈中，我一直鼓励她试着和他人建立关系。我建议她"不要分析，不要自我反省，试着向他人展现自己，试着进入他们的经验世界。试着打开自己，不要问为什么。"在一次感情强度很大的小组会谈中，安娜深深地关注几位成员，并因为他们中的一个人而流泪。会谈快结束时,我请安娜描述过去这一个小时的经验(有效运用治疗的此时此地,总是包含两个过程:纯粹的经验和接下来的检视经验)。安娜发现这一个小时中她充分感觉到自己活着,感觉自己参与了他人,而没有注意自己和自己的孤寂感。在这一个小时里,她感到自己是在生活中,而不是透过冰冷的玻璃窗观看生活。

安娜在小组中的经验为她的问题"关系到底有什么作用?"提供了一个答案。她在很短的时间里感受到了关系如何能够丰富人的内心世界。虽然我很肯定的是她很快就会认定这段体验是虚伪的,但是她仍体验到了关系如何能够在孤独的深渊上架起桥梁。人通过与另一个人的相会而被改变,即使只是一个短暂的相会。人会内化这个相会,它会成为内在的参考点,不时提醒我们建立真正的关系不但是可能的,而且是有益的。

有一个案例很好地说明了短暂的相会如何能够造成持久的影响。伯特兰·罗素在1913年遇到约瑟夫·康拉德:

> 在我们第一次见面时,越谈下去感觉两个人越亲密。我们好像越过一层又一层的浮华,直到两个人一起达到核心之火。这是我不曾有过的经验。我们凝望彼此的双眼,半震惊半陶醉地发现我们共处于这种境界之中。这种感情强烈得就像是激情的爱,却又包容万物。我离开时充满困惑,几乎无法返回日常事务之中。[1]

虽然罗素和康拉德在一起只有几个小时,但是他说自己再也没有类似的体验,他们彼此触动的那一刻,某种东西永远保留了下来,并且影响到罗素对战争、灾难的态度,也影响到了他以后的人际关系。[2]

然而,短暂的相会也可能造成完全相反的影响,譬如让人避免亲密关系,只把自己局限在短暂的交往上,治疗师需要注意这种可能性。我们也必须记住,没有关系能够提供永久不变的保证。可只是因为一段关系也许不会有未来的真实性,就要剥夺它当前的真实性吗? 实际上,那些选择只和少数几个人建立关系的人,很可能是最难和他人建立关系的人。正如我之前描述的,他们因为太过厌恶孤独需要关系,反而会破坏建立关系的可能性。而那些愿意持续地、以真诚的方式对待他人的人,会因为在内心世界容纳其他人,而淡化存在的焦虑。他们能够因为爱去接触他人,而不是因为匮乏而抓紧他人。

让病人面对孤独

　　治疗还有另一个重要的步骤,就是帮助病人直接讨论存在孤独,探索它,彻底投入和感受失落和孤独的感觉。病人必须通过治疗发现的一个基本事实是,虽然关系可以舒缓存在孤独,却不可能完全消除存在孤独。在心理治疗中获得成长的病人,不仅仅要了解到关系的好处,也要了解到关系的局限:要明白哪些是无法从他人处获得的。我在第六章谈到,多年前,我和同事研究了许多心理治疗成功的病人,试图判断哪些治疗经验对他们最有帮助。在对六十个项目(Q分类测验)的评分排序中,有一项和亲密关系的局限相关("意识到不管我和他人有多亲近,我必须独自面对生命")。很多病人把这项排在很高的位置,在六十个项目中按重要性它排在第二十三位。[3]

398　　没有"解决"孤独的办法,孤独是存在的一部分;我们必须面对孤独,找到容纳孤独的办法。与他人的交流是主要的减轻孤独恐惧的办法。我们都是黑暗海洋上行驶的孤独船只。我们可以看到其他船上的灯光,虽然我们无法碰触这些船,但是它们的存在以及处境的相似给我们提供了莫大的安慰。我们意识到自己的全然孤独和无助。但是如果我们能够走出自己封闭的空间,发现他人在同样的孤独和恐惧中,我们对孤独的恐惧就会转为对他人的同情,使我们不再那样惊慌。一条看不见的纽带将处于相同经验的个体连结在一起,这些相同经验可以是在某个时间地点共有的生活经历(例如,就读某一所学校），也可以仅仅是共同见证某一事件。

不过，同情和同理心需要相当程度的平衡，它们无法在恐慌中出现。一个人必须能面对和忍受孤独，才能够运用这些资源更好地应对自身的存在处境。上帝为很多人缓解了孤独，但是正如怀特海所称，孤独是真正信仰的产生条件，"宗教是人对自己孤独所作的事……如果你从来不孤独，就不可能具有宗教性。"[4]治疗师的部分任务是帮助病人面对孤独，这通常会先引发焦虑感，但是最终会促成个人成长。在《爱的艺术》中，弗洛姆写道："独处的能力是爱的能力的先决条件。"在1960年代超觉静坐兴起之前的美国，弗洛姆就建议人在独处时针对自己的意识状态进行冥想。[5]

克拉克·默斯塔卡斯在一篇谈论孤独的文章中，提出了相同的观点：

> 孤独的人，如果允许自己孤独的话，就会在孤独中认识自己，并且创造出与他人的真正纽带或者根本连结。孤独并不是与他人分隔，或是造成自我的分裂或破碎，而是扩展个体的完整性、觉察力、敏锐度和人性。[6]

还有许多人认可必须先体验孤独才能超越孤独这个观点。例如，加缪认为："如果一个人真的学习到——不是纸上谈兵地学到——如何能够带着自己的痛苦独处，如果能够克服逃避的欲望，那这个人就没有什么别的需要学习的了。"[7]同样地，罗伯特·霍布森指出："成为人意味着孤独。一个人的成长，意味着探索新的安住于孤独的模式。"[8]

我喜欢"探索新的安住于孤独的模式"这句话，它生动地描绘出治疗师的任务。这句话也包含临床问题的核心：病人不能安于孤独的痛苦，而是在其中痛苦地挣扎。在这个问题上似乎是强者愈强，弱者愈弱。那些能够面对和探索自身孤独的人能够学习以成熟的爱和他人建立关系；而只有那些能够真正和他人建立关系，已经达到某种程度的成熟的人,才能够忍受孤独。例如,罗伯特·博伦多夫发现在经过了十六个小时的单独禁闭之后,自我实现程度高的个体(用个人取向问卷测量)表现出较低的孤独焦虑(用 IGPE 问卷的焦虑分量表测量)。[9]

奥托·韦尔根据其长期治疗青少年和成人心理困扰的经验,发现来自互相关爱、彼此尊重的家庭的个体更容易在成人初期离开家庭,忍受分离和孤独。成长于痛苦的、充满冲突的家庭的人会怎么样呢?一般人可能会预期他们会兴高采烈地迈开大步离开家庭。但事实正好相反:家庭越是有问题,子女就越难离家。他们没有做好分离的准备,用黏住家庭当作对抗孤独焦虑的手段。[10]

治疗师必须找到一种方法帮助病人以"合适的剂量"、在有支持系统的情况下面对孤独。有些治疗师在治疗的深入阶段(处理了其他焦虑的来源,治疗关系积极而稳固)会建议或者要求病人自行实施一段孤独期。这种做法有两种可能的好处。首先,从中可能产生重要的临床材料。第五章中的布鲁斯就是因为几个小时的孤独,才了解到他对孤独和死亡的恐惧,而他一辈子以工作狂和强迫性欲抵御这种恐惧。其次,病人会发现隐藏的个人资源和勇气。琳达·舍碧曾经描述过一个病人,其症状是焦躁无序的行为,和对可能的关系表现出的不满和依赖的姿态。[11]作为走出治疗停滞的一种手段,治疗师建议病人花二十四小时独处,远离所有可以让她分心的事(人、电视、书,等等),那段时间只可以做一件事:写下自己的想法和感受。这个干预的结果对病人有重大的意义,她发现自己可以不惊恐失措地忍受孤独。病人的笔记把这一点描述得很清楚:"我对自己的思绪仍然如此稳定而感到惊奇,也许现在还没到失控的时候,但是已经过了九个小时了,我认为我崩溃不了。"在这二十四小时快结束的时候,她写了下面一段话给治疗师:"显然我并没有发狂,我猜你早就知道了。哀伤现在成了我的一部分,我怀疑以后自己是否还会很轻易地逃离它!"

几年前我和同事做了一个实验,验证了自我成长受孤独催化的程度。[12]为了检验(在一个周末会心小组中的)情绪唤起对长程个人治疗的影响,我们在一个乡村旅馆对三组病人提供了周末小组体验,其中两个小组是实验性地诱发情绪的格式塔小组,还有一个对照组是禅修小组。我们试图测验格式塔小组体验对参与者的影响,我们的预设是没有情绪唤起的禅修小组可以在研究中作为一个相对稳定的对照组。结果和我们的假设相反。有些意料之外的"非特定"因素显著地影响了研究结果。这些"非特定"因素之一就是孤独的体验。不管是在实验组还是对照组,许多参与者报告说他们体验的一个重要方面是远离自己熟悉的环境以及遭遇孤独。实际上,有几位女性被试说那个周末是她们多年(其中一人是二十年)以来第一次没有和家人在一起,而是独自过夜,面对枕边没有他们的丈夫,儿女也不睡在临近房间的情况。这种孤独的冲击如此强烈,以至于对一些人来说情绪的唤起(也是本研究的关注点)显得没有那么重要了。

禅修小组的冥想提供了另一种体验孤独的渠道。虽然治疗师和禅修指导老师通常不会从这个方面来阐述冥想的好处,但是我相信通过冥想带来个人成长的一个主要因素是它让人在降低焦虑状态的基础上(也就是有减轻焦虑作用的肌肉放松、冥想姿势、呼吸、心灵净化),面对并且超越孤独焦虑。

参与冥想的人必须学会面对自己最恐惧的事情。他们被要求投身于孤独,更重要的是赤裸裸地投入孤独,没有习以为常的否认带来的保护膜。他们被要求"放下自我"(而不是成就和获取),放空心灵(而不是分类和分析经验),回应世界并以和谐的方式和世界相处(而不是控制和征服世界)。当然冥想状态的一个明确的目标,也是通往开悟之道所必须获得的状态之一,就是意识到物质实际上是遮蔽现实的帷幕,只有通过深入自己的孤独中,人才能够移除这道帷幕。意识到现实的虚幻本质,或者如我在第六章描述的意识到自己构建世界的功能,必然使人面对存在的孤独,意识到自己不仅仅和他人是分离的,而且在最根本的层面上说,和世界也是分离的。

孤独和治疗关系

关系产生治愈

我还记得当我刚开始接受心理治疗培训时学到的两个座右铭。在"自由"那一章中我讨论了第一个座右铭:"心理治疗的目的是把病人带到能够做出自由选择的境地。"第二个座右铭"关系产生治愈",是心理治疗师必须学习的最重要的一课。心理治疗中再没有比它更清晰可见的真理了。每一位治疗师在临床工作中都会不断观察到,关系本身对病人的重要治疗作用甚至超越了治疗师的理论取向。

如果心理治疗研究确立了某个事实的话,那就是病人和治疗师之间的积极关系和治疗结果有正相关。有效的治疗中,治疗师用真诚的方式回应病人,他们和病人建立的关系让病人感到安全和被接受,他们展现出一种非占有性的热情和高度的共情能力,能够真正"和病人在一起"并且"懂得病人的意思"。有几篇回顾性文章总结了数百项研究的结果 *,都支持了这个结论。[31]

我在第一章把心理治疗比作我参加烹饪班的体验:不管是在做
402 亚美尼亚菜肴还是心理治疗,起着关键作用的都是那些"私下撒入的"内容。这其中最常见的是治疗师—病人的关系。在有效的心理治疗中,治疗师经常以人性的、深度个人化的方式和病人关联。虽然这种关联经常是心理治疗的关键,但是它存在于正统学院体系之外,并不在精神病学文献中有所报道(通常是因为怕丢脸或者被谴责),

---

* 我在本书的其他部分引用过实证研究,但通常是经过了高度的选择,以谨慎的态度引用的。原因是实证研究很少,其设计或者实施得很糟糕,还有就是和我讨论的存在关怀关系不大。至于治疗师和病人的关系,我不会详细引述研究文献,不过是出自完全不同的原因:验证关系重要性的高质量研究数目太多,无法全部引用。

也不会拿来教导学生(一方面是因为不在正式理论之内,还因为它可能鼓励"逾界")。

《心理治疗的关键事件》(*Critical Incidents in Psychotherapy*,1959)一书为治疗关系的重要性提供了绝佳的说明。这本书描述了治疗师认为是心理治疗转折点的关键事件。[14]这些关键事件中有很大一部分是治疗师跨出自己的专业角色,以深刻的、富有人性的方式对待病人。下面是几个例子:

1. 这时,汤姆(病人)看着我的眼睛,缓慢而又清晰地说:"如果你放弃了我,那我就毫无希望了。"在这一刻,我的心里涌入了几种复杂而又强烈的情绪,包括悲伤、怨恨、怜悯和对自己能力的怀疑。汤姆的这句话成为我的一个"关键事件"。我在那个时刻感觉与他非常接近,比我和世界上任何一个人都更接近。[15]

2. 一位治疗师在周六下午与一位情况突然转糟的病人进行了紧急会谈。虽然治疗师感觉很饿很疲劳,但是仍持续与病人会谈了几个小时。[16]

3. 一位治疗师和一位出现疑似癌症症状的病人会谈,当时病人仍在等待实验室检验结果(后来证明不是癌症)。她在会谈中痛哭,并因为体验到短暂的精神病状态而感到极度恐惧,此时治疗师像抱一个小孩子一样把她搂在怀里。[17]

4. 一位男性治疗师和一位女病人一起工作。病人对治疗师产生了强烈的色情化移情,使得治疗工作无法进行下去。治疗师向病人披露了一些自己的私生活,帮助病人分清楚真实的他和病人想象中的他。[18]

5. 有位病人在好几次会谈中对治疗师恶语相向,攻击治疗师的人品,质疑他的专业技巧。最后治疗师爆发了:"我开始用拳头猛敲桌子并喊道,你能不能别再说这些让人恶心的话,让我们做点正事儿,试着更好地了解你自己,别老是攻击我? 我的确有很多缺陷,可不管我有哪些缺陷,都跟你的问题没有关系。我也是个人，今天真是个烂日子……"[19]

403　6. 一位病人曾经被遗弃在一栋建在悬崖边的房子里，通往这房子的只有一座摇摇晃晃的木桥。在绝望中，她给治疗师打电话，治疗师来到这个地点，走过木桥，安慰了她，并且开车把她送回家。[20]

　　书中其他的关键事件和以上这些类似，每一个关键事件的要点都在于人和人之间的真正相会，而绝不是特意的、理论体系规定的"处理方法"。

　　各种文献里面有很多支持这个现象的例证。在第二章中我曾经讨论过，在1895年出版的《歇斯底里症研究》中，弗洛伊德和布雷尔忽略了大量关于死亡的资料。[21]同样令人惊讶的是，在评估治疗机制时，弗洛伊德也忽略了病人与治疗师关系的重要性。他把治疗变化完全归功于催眠的暗示、解译所产生的"宣泄作用"以及"被压制的情感"得以释放。可是我们应该注意弗洛伊德所描述的他在个案治疗中的介入。他定期给某些病人按摩，有一段话谈到他因为病人来月经所以无法接受按摩而感到烦恼。有些情况下，弗洛伊德"大胆走入"（用布雷尔的话说）病人的生活，[22]例如和家庭成员沟通，或者澄清病人财务和婚姻的前景。有些时候弗洛伊德独裁而严厉。在一次令人难忘的会谈中，他坚定地告诉病人，他会给她二十四小时来改变想法（关于一个症状的非心理原因），否则她就得离开医院。[23]

　　几年前，我和一位病人做了一个约定（原因和这个讨论无关），内容是我们两人都要在每次会谈之后，凭印象写下会谈纪要，封好之后交给我的秘书，然后每隔几个月两个人互相阅读对方的记录[之后我们把这些记录出版成书，书名是《日渐亲近——叙说两次的治疗》(*Every Day Gets a Little Closer：A Twice-Told Therapy*)]。[24]让我印象很深刻的是，我和病人对于会谈的看法大有差异。病人和我关注治疗体验的不同方面，我们认为有价值的治疗体验很不一样。我认为重要和缜密的解释她根本没有听进去。可她所珍视的是那些微小的个人接触：一个温暖的注视，一个对她的赞美，我对她始终不渝的兴趣，我询问她对某部她刚看过的电影的看法。

　　我们怎么解释这些观察呢？显然治疗师和病人的关系以着某种非直接明了的方式，对改变起着至关重要的作用。同时，治疗师常常低估这个因素的作用，而高估自己在认知上的贡献。

404

　　治疗关系如何治愈？我在前一节提出病人"在治疗中的"关系（那些在他当前生活中的关系，或者是和治疗小组成员或精神病院病友的关系）有两种治疗效果：（1）它们起到"居中调节"的作用，能够让病人了解到自身适应不良的人际关系，并作为新关系模式的"彩排"，最终达到改善未来和他人的关系的目的；（2）作为"真正的"关系，它们本身具有影响病人内在心理改变的价值。

　　同样的分析范式也可应用于治疗师和病人的关系。它能够通过让病人明晰其他关系的模式而帮助治疗改变，也可以通过给病人提供一个真正的关系来帮助治疗。让我们依次考虑如下模式。

　　治疗师—病人关系：阐明并促进其他关系。 治疗师通过帮助病人检视治疗师—病人的关系，使病人能够理解自己与象征意义上类似于治疗师的人的关系，并在当前的生活中改善这类关系。

　　利用现在的关系来理解病人的过去，这是传统的移情取向对治疗师—病人关系的处理，病人对重要人物（特别是父母）的情感和态度"转移"到治疗师身上。治疗师像模特一样，穿上病人从别人身上脱下来的情感。治疗师和病人的关系像皮影戏，反映的是很早以前发生的事情的起伏转承。这种方式可以满足分析性治疗的目标，就是重建并明晰早年发生的生活事件。

　　用以上这种方式处理关系有两大缺陷。首先，正如我在第七章所讨论的，并没有证据证明对过去的揭露和理解有助于治疗的变化。其次，从移情的角度来看治疗师与病人的关系，会否认关系里真正人性化的、真正有利于治疗改变的关系本质。有许多证据显示，产生治疗改变的是真正的关系，把治疗师—病人之间的关系看作是用来传送治疗改变（洞察、发现早年的生活事件等等）的容器，是把容器和内容弄颠倒了。关系才是治疗改变的原因。正如我在前面所强调的，寻找洞察、发现早年事件都是很有意思、看起来会有收获的冒险，所以能吸引病人和治疗师的注意力，而真正的改变动力，是与此同时逐渐发展的治疗师—病人的关系。

治疗师—病人关系的另一作用是帮助病人理解现在和过去的关系。病人几乎总会歪曲自己和治疗师关系的某一方面。有经验的治疗师会根据对自身的了解以及别人看待自己的种种经验，帮助病人区分歪曲和真实。治疗师也许对不同的病人代表不同的意义，可是对大多数病人而言，治疗师代表权威形象——老师、上司、父母、法官、督导，等等。治疗师可以帮助病人改善与这类人的关系。

治疗师和病人之间的"真实"关系。病人与治疗师如能发展真实的（相较于移情来说）关系，会对治疗有着莫大的潜在好处。治疗师并不把关系看作是"好似"现象，并不通过分析它来促进其他关系的发展，而是和病人发展出一种真诚的关系，来帮助病人痊愈。

我先前提到过，凯泽认为人因为孤独而痛苦（"普世冲突"），才会试图通过和他人融合来解决这种痛苦。为了融合能够顺利展开，用凯泽的话说，人会发展出"普世症状"，也就是"口是心非"，"不真诚"，或"移情"，对治疗师的认知和行为都是歪曲的。因此，病人并没有用真正的自我和治疗师建立关系，而是把治疗师当作逃避孤独和达到融合的工具。

对这种普世冲突和普世症状有什么应对之道呢？凯泽的回答是"沟通"。[25]他提出"自由沟通的能力可以防止普世冲突把人变成局限的、妄想的神经症模式。"治疗师帮助病人痊愈的方法就是和病人真正地在一起。成功的治疗要求"病人和具有某种人格特点的人在一起足够长的时间"。

什么样的人格特点呢？凯泽提出了四点：（1）对人感兴趣；（2）其心理治疗的理论观点不会妨碍到帮助病人自由沟通；（3）没有阻碍与病人达成沟通的神经症模式；（4）"感受力强"的性格特点，能够敏锐地觉察到口是心非，或者病人行为中没有被沟通的成分。

凯泽只为治疗师提出一个规则——"沟通"。所有其他必要条件 406 都不是在要求治疗师做什么，而是要求治疗师成为什么。虽然凯泽可能过于夸张，可是他提醒我们注意治疗变化过程中的必要因素。对大部分病人来说，心理治疗是从孤独到关系的循环过程。一旦病人能与治疗师建立深入的关系（把治疗师当成真实的人来建立关系，而不是以"技巧"制造的全息图像），就已经产生改变。病人学到自己有爱的潜力，体验到多年来蛰伏的情感。回想一下布伯关于我—汝关系的说法：当"我"与另一个人建立真正的关系，"我"就会产生改变，完全不同于遇到"汝"前的我。"我"会经验到自己全新的部分，不仅仅向他人敞开，也向自己敞开。即使病人与治疗师的关系是暂时的，亲密的体验却是恒久的，永远无法拿走的。亲密的体验作为永恒的参考点存在于人的内心世界，提醒自己有建立亲密关系的潜力，而亲密关系所带来的自我体验也将是恒久的。

体验到与治疗师的亲密关系，对个体的含义超过个体与其他大多数人的关系，这一点几乎不必多加解释。首先，治疗师通常是个体非常尊重的人。但更重要的是，治疗师常常是唯一真正了解病人的人。把自己所有最阴暗的秘密、不正当的想法、虚荣、悲哀、激情告诉另一个人，而仍然受到另一个人的完全接纳，这对病人来说是非常大的肯定。

我先前说过，"心理治疗是从孤独到关系的循环过程。"之所以说是循环的，原因在于害怕孤独的病人会与治疗师建立深刻的、有意义的关系，然后通过这种关系增加自身的力量，再回头面对存在孤独。治疗师通过深入的关系，帮助病人面对孤独，理解对自己生命必须独自承担的责任，也就是说病人创造了自身生活的困境，也只有病人能够改变自己的困境。

治疗师还可以用另一种方式将病人带回孤独。我先前强调病人在治疗中学习到的另一件珍贵的东西，是关系的限制。个体学习到自己能从他人那里获得什么，而更重要的是学习到不能从他人那里获得什么。当病人与治疗师在人性的层面彼此建立关系后，病人的 407

幻想肯定会破灭,发现所谓终极拯救者其实也不过是另一个人罢了。这是一个让人感到孤独的时刻,也是一个启蒙的时刻,正如肯尼斯·费舍所说:"朝圣者偶然会想到'也许没有人知道真理,也许我们都只是朝圣者。'"[26] 至少病人不会在错误的地方继续寻找。最理想的情况是,病人从和治疗师真实关系中了解到在人性和无可改变的孤独中,每个人都是彼此的同道。

理想的治疗师—病人关系

如果说治疗师的主要任务是与病人建立深刻的、充分的关系,是否说治疗师要与每位病人建立"我—汝"的关系呢? 治疗师是否要"爱"(从马斯洛或者弗洛姆对爱的定义来说)病人? 在治疗师和真正的朋友之间有什么区别呢?

当治疗师读到(或者写下)这些问题的时候,很难不会产生某种不安的感觉,心中浮起的感受可能是"局促"。在治疗师的世界中存在着一种难以逃避的不和谐:"友谊"、"爱"、"我—汝"这样的概念很难和"五十分钟会谈"、"六十五美元一小时"、"案例讨论会"、"保险"这样的概念舒适地放在一起。这种不和谐根植于治疗师的"处境"和病人的"处境",是无可否认和忽视的。

友谊和"我—汝"关系有一个非常重要的方面——相互性,是完全不同于治疗师—病人关系的,病人是到治疗师这里来寻求帮助,治疗师并没有去找病人。治疗师必须有动机、意向和能力,尽可能全然地把病人作为一个人来体验。病人,从定义上来说,其全然地体验另一个人的能力有所欠缺;而且,病人有一个完全不同的动机,即从痛苦中获得解脱。所以布伯把治疗师称为"超然地在场":治疗师能够同时处于两个位置,他自己的那一边和病人的那一边。"治疗师能够处于自己的位置和病人的位置,病人只能处于自己的位置。"[27]

治疗师对病人的"你"感兴趣,这种兴趣不仅仅指向在场的"你",也指向潜在的"你"。治疗师运用自己对开放、亲近的直觉感知,作为病人的向导,不停寻找深入关系的途径。病人在开始治疗的时候,并不了解对治疗师的对等态度。病人可能会询问或者想到关于治疗师的问题,但是这些询问通常不是为了帮助病人"认识"治疗师或者开启治疗师的全部潜力,而是为了建立后者的可信度,或者了解治疗师是否能够满足病人的需要。也有些时候病人的问题是争夺关系控制权的努力,如果治疗师也愿意做些自我暴露的话,能够减轻病人在自我暴露时的无助感。

　　卡洛斯·塞昆在《爱与心理治疗》(*Love and Psychotherapy*)[28]中谈到治疗师—病人之间的关系是爱的一种特别形式,他称之为"治疗性的爱"。这种形式的爱有几种特点。我已经提到过它是非相互性的。但必须指出的是,缺少相互性并不是固定不变的;随着治疗的进行,病人发生改变,会逐渐增加其对治疗师的觉察和关爱(即无所求的关爱)。治疗性的爱是无法破坏的,或者用罗杰斯的话说,是"无条件的"。其他类型的爱可能会被磨损:当爱一直没有回报时,人可能会最终停止去爱;朋友之间不再有很多共通处之后,友谊可能会结束。许多境遇可能会使父母与子女、老师与学生、礼拜者与神祇之间的关系疏远。但是成熟的治疗师即使面对被反叛、抑郁、敌意、欺骗时,仍会关心病人。事实上,这些特征反映了个体是多么需要被关心,治疗师正是因此而关心病人。

　　治疗性的爱的另一个方面是它反映了治疗师对作为人的病人的真诚关心。用塞昆的话来说:"这不是医生对生病的人的那种'人道主义的'爱,而是对在自己面前的这个特定的人,一种真诚的爱,是对这个人而不是另一个人,是对一个人而不是一个'病人'。"[29]弗洛姆、马斯洛、布伯都强调对另一个人的真正关爱意味着关心对方的成长,并把某种东西带入对方的生命中。治疗师对病人必须有这种态度。治疗师存在的理由就是作为病人潜在生命的催生者。

　　把某种东西"带入他人生命"的概念,为治疗师提供了一个重要的策略。布伯把影响他人对生命的态度区分成两种基本模式:[30]一是试图把自己的态度和意见加在他人身上(但是以让他人觉得是自

408

己的观点的方式进行）；一是试图帮助另一个人发现自己的潜力、体验自己的"实现力"。布伯称第一种方式为"干预"，这是传道者的方式；第二种方式叫"展现"，是教育家和治疗师的方式。展现意味着揭露某种一直存在的东西，这个词有着丰富的内涵，和其他用来描述治疗过程的词（例如，"重构"、"解除制约"、"行为塑造"、"重新抚育"）形成鲜明对比。

帮助另一个人展现所借助的并不是指示，而是"相遇"，是"存在的沟通"。[31]治疗师并不是指导者、塑造者，而是"发现可能性的人"。[32]海德格尔以类比的方式谈到两种不同模式的关爱或者"关怀"*。一个人可以"跃入"另一个人，减轻另一个人面对存在的焦虑（这么做也使另一个人局限于不真诚的存在），这种关爱模式类似于"干预"；或者是"跃进"（这个词仍然不够好）到另一个人前方，通过让另一个人面对自己的存在处境，"解放"另一个人。

总的来说，治疗师应以真诚关爱的方式和病人建立关系，致力于获得真诚相会的时刻。在这种努力中，治疗师必须做到无私，也就是治疗师必须关心病人的成长而不是自己的个人需要。治疗师的关爱必须是无法被破坏的（也就是无条件的），而且这种关爱并不依赖于是否存在来自病人的对等的关爱。治疗师必须一方面站在自己的位置，一方面站在病人的位置，并能以关爱的方式进入病人的世界，像病人一样经验着这个世界。这要求治疗师没有预设立场地接近病人，把注意力集中在和病人共享经验上，而不急于给病人下判断或者对病人形成刻板印象。

罗杰斯和他的同事提出的治疗师的三大特征（共情，真诚，积极的、无条件的关注）中，已经描述了治疗关系的这些方面。大量研究证据显示这些关系特征能促进积极的治疗结果。虽然罗杰斯强调关系必须是真诚的和个人的**，我的主要担心仍是许多人经常会把以

---

* 海德格尔认为对事物的关爱是"关注"，而对另一个存有的关爱是"关怀"。[33]

** 罗杰斯和布伯的著名对话中，明确提到这一点，显示了这两位重要的思想家对于理想的治疗师—病人关系模式有着相当的共识。[34]

上这些治疗行为特点看作是一种"技巧",看作治疗师在治疗中去做的某件事。现在已经出现各种技术手册,来教导新手治疗师用什么方法来传递共情、真诚和积极关注。对于一个存在主义治疗师来说,当"技巧"成为首要部分时,所有其他的一切都丧失了,因为真诚关系的核心就是不去操纵另一个人,而是把自己的全部存有转向另一个人。 410

诊断。许多治疗师因为存在种种预设或者刻板印象,很难和病人建立真诚的关系。治疗师的培训强调诊断和分类,治疗师被教导如何客观化病人,如何能够完成美国精神医学协会的诊断,就像对待标本一样把病人的诊断代码"钉在"住院初始评估表以及保险单上。实际上,没有一位有责任感的治疗师会否认诊断的价值。例如,治疗师必须确定病人是否有某种器质性疾病或者中毒状况,这些都能影响病人的精神状态。治疗师也必须确定病人是否有某种因生物化学因素造成的严重情感障碍,例如内因性抑郁症或者躁狂症,是否需要接受药物治疗。

即使病人的情况主要是功能性的,治疗师也需要做出其他粗略的判断。病人的情况是否严重到了一定程度(例如严重的反社会人格障碍或者非常系统化的妄想型精神分裂症)以至于很可能无法从心理治疗中获益? 基于显而易见的原因,病人的自毁或者伤害他人的倾向必须得到评估。除此之外,治疗师必须判断病人的脆弱程度,病人忍受亲密关系的能力,这些都为以后治疗的步调提供了重要的参考。

虽然这些较为粗略的判断有助于初始评估的进行,更进一步的、"更细致的"诊断区分不仅不会帮助治疗师,反而常常会阻碍关系的形成。精神分析对特定的性心理动力结构所作的复杂精细的诊断不仅对治疗没什么帮助,反而会妨碍真诚的倾听,而成为治疗的障碍。举例来说,虽然有些或者大多数"癔病性"人格会表现出特定的行为模式,陷入某种特定的动力学冲突,但不是所有的都这样。标准的诊断公式并没有给治疗师关于面对这个独特的人的任何信息,而且有大量证据显示诊断标签会阻碍甚至会歪曲倾听。[35]常见的现象是诊断分类成为一种刺激智力的练习,其唯一的功能是给治疗师提供某种有序感和控制感。成长中的治疗师的主要任务是学习忍受不确定性。真正有必要的是视角的转变:治疗师必须致力于真诚的投入,而不是试图把访谈中获得的"资料"套入条理清晰的理性架构中。

411

治疗师的自我坦露。治疗师要想了解病人,就不能仅仅是观察和倾听,而要完整地体验病人。但是要想完整地体验另一个人,就必须把自己向对方敞开,如果能以一种开放和诚实的方式"参与"对方,就会把对方体验为正在回应这种参与的人。

治疗师想要与病人建立关系,就必须把自己作为另一个人(而非权威)来坦露自己。有效的治疗师不能保持疏离、被动和隐藏的姿态。治疗师的自我坦露是治疗过程中不可或缺的一部分。但是治疗师应该坦露多少自我呢?该不该坦露个人生活中的问题呢?说出所有自己对病人的感受,包括厌烦、疲劳、空洞?要不要说明治疗师采用的巧妙的治疗策略?就自我坦露这一点来说,治疗师和亲近的朋友之间有区别吗?

这些真是让人头痛的问题!在心理治疗最初发展的几十年中,从没有遇到过这个问题,因为早期精神分析运动认为治疗师必须保持情感距离和客观性,就像外科医生必须不带感情地研究有问题的器官一样。弗洛伊德警告说,病人会对治疗师产生强烈的感情,而治疗师必须警惕和压抑自己的感受。治疗师必须意识到病人的强烈情感"就好像暴露病人的身体或者透露重要的秘密一样,是医疗情境中不可避免的结果"。[36]

为什么一定要严格规定治疗师扮演不带感情的角色呢?首先,弗洛伊德提出如果治疗师不保持"客观性",就会丧失对情境的控制,被病人的欲望所影响而忽视病人真正需要什么:

病人达到了她的目的,但是医生却没有达到他的目的。此时医生和病人之间发生的,就像在那则可笑的故事中发生在牧师和保险推销员之间的一样。保险推销员是一个无神论者，在临终之前，他的亲戚强烈要求带一位神职人员来，想在临死前改变他的信仰。牧师和保险推销员谈了很长的时间，以至于在门外等候的人开始产生了希望。最后病房的门开了，无神论者没有改变信仰，可牧师买了保险离开了。[37]

从弗洛伊德的观点看，如果治疗师向病人敞开自己，进行正常的人际交流，那治疗师就会因牺牲自己的客观性而牺牲治疗的有效性。其次，更广泛被接受的关于为什么治疗师要保持神秘的理由是，移情 412 是心理治疗的关键。弗洛伊德和大部分当代精神分析师都相信，对移情的分析是治疗师的首要任务。正如我在前面讨论过的，弗洛伊德认为移情是病人生命早期体验（那些体验太过久远，无法在记忆中完全获取）的逼真重现。因此，通过观察、理解和帮助病人"修通"移情（也就是体验它，意识到它不适用于当前情境，发现移情反应的早期根源），治疗师揭露了一个人最深层次的生活体验。

鉴于移情在治疗中的关键作用，治疗师必须促进移情的发展。治疗师越少呈现自我，病人就越有可能把别处的感情转移到治疗师身上。这就是传统的治疗师在治疗中保持"空白屏幕"的角色以及治疗中座位安排（精神分析时，治疗师坐在躺椅后面，病人不会看到治疗师）的原理。这种反对治疗师自我坦露的设置，坚持认为治疗师的主要功能是解译，使得两代心理治疗都反对治疗师和病人之间建立真诚的关系。

即使是某些早期的理论家，也反对这种对治疗师角色的设置。桑德尔·费伦齐是弗洛伊德最早也是最忠诚的弟子之一。他认为治疗师的疏离而全知的姿态会妨碍治疗的效果。费伦齐会向病人公开承认自己可能犯错误（特别是他晚年时）。例如，当他遇到公正的批评时，他会坦然地说："我认为你可能触及了一个我在其中还没有完全自由的领域，也许你可以帮助我看到我有什么问题。"[38]

不过，总的来说，直到 1950 年代，非移情的关系才在精神病学文献中得到讨论(在拉尔夫·格林森和米隆·韦克斯勒的文献综述中[39],仅引述了两篇 1950 年以前的研究)。在 1954 年,安娜·弗洛伊德在非正式场合讨论移情时说:

> 对移情的确需要遵从严谨的处理和解译,但我始终觉得我们也应该认识到分析师和病人是两个真正的人,是平等的成人,彼此间存在的是真实的关系。我怀疑我们对这个方面的忽略(有时是完全忽略),是否造成了某些病人对我们产生敌意反应,却被我们仅仅归于"真正的移情"。但是这些想法在技术上具有破坏性,需要小心处理。[40]

格林森和韦克斯勒在 1969 年谈到,传统精神分析圈对这个问题仍然坚持旧见:

> 在精神分析的圈子里,虽然没有人反复探讨把面巾纸递给父母一方刚过世的、正在痛哭的病人这个行为,是否是个严重的技术错误,但是人们仍然对是否要亲切地对待病人保持高度怀疑。[41]

虽然格林森和韦克斯勒主张一种更人性化的治疗师—病人关系,但是我认为他们使用了错误的理由。他们在讨论治疗师过分疏离的缺点时说:

> 也许我们应该更意识到这样一个事实,持续地隐匿自己以及长期的情感压制虽然有一定诱惑力,但是通常来说会招致无可挽回、无法解释的带有敌意的移情和疏离。[42]

因此,这些分析师之所以主张治疗师更多地进入关系是出于技术上的考虑,期望不可被解译和修通的移情转变为有助于分析的移情。*

　　总的来说,仅关注移情不利于治疗,因为它使得真诚的治疗师—病人关系成为不可能。首先,它否认关系的真实性,仅把它看作是理解其他重要关系的钥匙。其次,它为治疗师提供了隐藏自己的理由,这种隐藏会妨碍治疗师以真诚的方式和病人建立关系的能力。这是否意味着那些对病人始终保持超然、客观化、"只做解译"的姿态的治疗师,在治疗中是无效甚至是有害的呢? 幸运的是,我相信这样的治疗师非常罕见。在那些不会被写入治疗记录的时刻,治疗师常常不自觉地以人性的方式和病人沟通。

　　对治疗师的自我坦露还有哪些反对意见呢? 有些治疗师担心如果他们把门打开一点点,那病人会迫使门开得更大,要求治疗师做出更多的自我坦露。我个人的经验显示这种恐惧是毫无根据的。我觉得向病人坦露自己此时此刻的感受,是非常重要的。至于坦露自己个人历史以及当前生活的很多细节,我很少觉得有需要或者有任何帮助。我几乎从来没有遇到过要求越来越多的病人。病人想要的并不是把治疗师看透,而是治疗师把自己当作一个人来建立关系,而且在当下的会谈中完全在场。

　　那么要坦露多少呢? 其中有什么准则呢? 对治疗师来说重要的是记住首要的目标是建立真诚的关系。"治疗性的爱"一个显著特征是关心对方的成长。罗洛·梅建议用希腊词"agape"或者拉丁词"caritas"来指代这种爱,即一种完全献身于对方福祉的爱。所以,重要的是治疗师的自我坦露可以促进病人的成长。治疗师的自我表达、完全的诚实和自发性,每一项本身可能都很有价值,但是都不如agape具有绝对的重要性。因此,治疗师必须保留一些事情,他们不

414

---

* 附带一提的是,前面引用的文章中有一句奇怪的话:"长期的情感压制有一定诱惑力。"我认为这句话的意思是保持情感上的不卷入对治疗师来说更容易而且不需要治疗师投入过多的能量。即便如此,治疗师也会付出巨大的代价,那就是他们自己最终会变得麻木不仁。治疗这个职业的另一个风险是治疗会利用与病人的关系来逃避面对和整合自己的孤独。如果缺乏这样的整合,有些治疗师永远不可能发展出自主性来投入满意的、长久的感情关系;相反,他们的个人生活成了强烈而短暂的五十分钟会谈所构成的"断续演奏"。

能说对病人有破坏性的事,要重视时机的选择,注意治疗的节奏,注意病人是否做好倾听的准备。

对治疗师作为真实的人和病人建立关系的另一个反对意见是,治疗师会丧失自己的客观性,出现过度的、不负责任的行为。上述自我节制的原则在这里也成立。治疗师"作为一个真实的人"的最恶名昭著的过分行为,可能就是与病人发生性关系了。我见过很多和治疗师有过性行为的病人。我的印象是这种情况下病人永远会受到很大伤害,而且治疗师必然违反了 agape 的原则(爱对方的存有和成长)。这样的治疗师忽略病人的需要,只关注自身的需要,提出卑劣的矫饰,譬如病人需要用性爱肯定自己。我还从来没有听说过任何一位治疗师和真正需要用性爱肯定自己的病人(外表非常不吸引人、身体有残疾或者因手术截肢的病人)发生关系。

415　　另一个要求治疗师隐匿自己的理由是担心自我暴露会让我之前提到过的治疗中不和谐的地方显露出来:对会谈的收费、每次会谈五十分钟、治疗师忙碌的日程表。病人也许会问,"你真的爱我?""如果你真的关心我,在我没钱的时候你还会不会见我?""治疗是不是只是用钱买来的关系?"没错,这些问题很接近心理治疗师的基本秘密,就是和某位病人的会谈只占了治疗师生活的一小部分。就如汤姆·斯托帕德的剧作《罗森克兰茨和吉尔登斯特恩已死》(*Rosencrantz and Guildenstern Are Dead*)*中,治疗师演完一个剧目接着演下一个,先前剧中的主角顿时就成为舞台侧翼的阴影。实际上,这种对特殊性的否认,正是治疗难以隐瞒的残酷真相。病人有一个治疗师,而治疗师有很多病人。治疗师对病人的重要性远远大于病人对治疗师的重要性。我的看法是,当治疗师遇到病人的这种问题时唯一的可能回应是:当治疗师和病人在一起时,就要全然地与病人在一起,尽力地将自己的整个存有给对方。这也就是为什么我之前强调过会谈当下时刻的重要性。同时,治疗师必须知道的是,虽然目标是全然地在

---

　　* 亦有译作《君臣人子小命呜呼》。——译注

场,但是治疗师不可能持续停在这个层面上(还记得布伯的话吗?"人无法活在纯粹的当下(也就是我一汝中),那会将我们耗尽"[43])。在会谈的五十分钟内,治疗师必须不断地将自己带回到全然投入于此时此刻的境界。

我遇到过一位女性病人。她在会谈时总是漫无边际、没完没了地说话。不管从哪个方面来看(外表、知性、情感),她都可称得上没有什么吸引力。她让我感到厌烦。她的手势也有很多让我不喜欢的地方。她并不是在对我说话,她只是坐在我对面说话罢了。我的思绪四处漂移,心里抱怨个不停。现在几点了? 还有多长时间这次会谈才能结束? 然后我突然开始责备自己。我重整了一下自己的想法和感受。每当我想会谈还剩多长时间才能结束时,我知道自己其实是在放弃我的病人。我试图努力思考来理解我的病人,试图了解为什么我会逃避她。此时此刻,她的世界是什么样的呢? 她怎么来体验这次会谈呢? 她怎么体验我呢? 我问了她这三个问题。我告诉她在之前的几分钟里,我感觉距离她很远。她是不是有类似的感觉呢? 我们一起讨论这个问题,试图理解为什么我们会丧失彼此的连结。突然我们彼此感觉更亲近了。她不再是毫无吸引力了。我对她这个人,对她现在的状态,对她可能成为的人,都有很深的同情。表上的指针像是飞跑起来一样,一个小时很快就过去了。

第四部　无意义感

第 十 章

无意义感

> 有一群快乐的愚人在工作。他们在一块开阔地上搬运砖头。砖头在一边垒好之后，他们再把这些砖头运到另一边去。就这样，他们年复一年、日复一日地从事着同样的工作，从无停顿。一天，一个愚人停下来足够长的时间，让他可以问自己，我在做什么。他想知道搬砖头的目的是什么。从这一刻起，他再也不能满足于以前做的事情。
>
> 而我，就是那个想知道自己为什么要搬砖头的愚人。[1]

以上是一条自杀遗言，是绝望的灵魂看不到生活的意义，在自杀之前写下的最后的话。这条遗言以一种极端的方式，将我们引入一个实际上生死攸关的问题。

这个问题可以有很多种问法：生命的意义是什么？我的生命的意义是什么？我们为什么活着？为什么我们被放置在生活中？我们为了什么而活？我们依靠什么活着？如果人生必有一死，如果没有什么能够永恒，那么这一切到底有何意义？

很少有人像列夫·托尔斯泰那样如此遭受这个问题的折磨。在漫长的一生中，他大部分时间都在与这个问题斗争。他的体验[摘自《忏悔录》(*My Confession*)，其自传性的小说片段]可以带领我们开始探索：

> 五年前，在我心中逐渐发展出了一种奇异的心理状态：有些

时候,我会感到困惑,会感到生活停滞,就好像我不知道自己该
如何生活,该做什么……这些停滞总是向我提出相同的问题:
"为什么?"以及"该做什么?"……这两个问题越来越需要回答,
就像一个个小黑点一样,逐渐汇聚形成了一块大大的黑斑。[2]

　　这场意义危机又被托尔斯泰称作"生命的休止",在此期间,托尔
斯泰怀疑他做的所有事情的意义。他问自己,为什么要管理财产?
为什么要教育儿子?"这有什么用? 我现在在萨马拉省有六千亩地,
还有三百匹马,那又怎么样呢?"[3]实际上,他也质疑自己为什么要写
作:"好吧,就算我能够在名气上超越果戈里、普希金、莎士比亚、莫里
哀,超越世界上所有作家,那又怎么样呢? 我不能找到一个答案。我
急切地需要回答这类问题,否则我就无法生活。可是没有答案。"[4]

　　生命的意义瓦解了,托尔斯泰感到他生活的根基也随之崩溃了。
"我感到我生命的立足点在分崩离析,没有任何地方可供我立足,我
在生活中一直追求的东西实际上是虚无的,我没有生存的理由……
生活是没有意义的,这才是真实情况。生活的每一天,每一步,都让
我愈来愈接近悬崖,我很清楚地看到,前方什么也没有,只有毁灭。"[5]

　　在五十岁的时候,托尔斯泰走到了自杀的边缘:

　　　"我现在所做的以及未来所做的事情究竟能给我带来什么?
我的整个生命能够带来什么结果?"或者换句话说,"我为什么而
活? 为什么我要有所欲望? 为什么我会做事情?"同样,这个问
题也可以表达为:"在我的生命中是否有意义,而且这个意义不
会被不可避免的死亡摧毁?"在我人生第五十个年头,这个所有
问题中最为简单的问题,这个潜藏在每个人——从未成熟的小
孩子到伟大的智者——灵魂的问题,开始让我考虑自杀。[6]

　　托尔斯泰有着大批"同伴",他们都经历着意义危机,被"生命休
止"所折磨。加缪就是另一个例子。他认为唯一严肃的哲学问题就

是一旦充分意识到人生的无意义之后,是否还要活下去。他说:"我已经看到过许多人因为感到生命不值得一活而死去。据此我得到一个结论:生命意义的问题是所有问题中最为紧要的一个。"[7]

有多少有着和托尔斯泰相同问题的病人寻求治疗呢?虽然对此问题并没有严格的、全面的实证研究,但许多能够理解意义问题的、有经验的治疗师认为,这种临床症状是十分常见的。譬如,荣格感到无意义感制约了生命的充分实现,"因此可以看作一种疾病。"[8]他写道:"生命缺失意义在神经症的产生中起着至关重要的作用。最终,神经症患者应该被看作是一个受苦的、尚未发现自身意义的人……在我的病人中,大概有三分之一不能被诊断为临床上所定义的神经症,而是在受到生活无意义感和无目的感的折磨。"[9]

维克多·弗兰克尔声称,在他的临床实践中遇到的神经症患者中,有百分之二十是"空虚产生的",也就是说其神经症是因生活无意义而产生的。弗兰克尔的这个结论建立在其临床印象上,也有实证研究的支持(虽然很不幸这些研究一直没有得到发表)。[10]而那些没有发展为确定的神经症("存在危机")的无意义感危机甚至更常见。根据弗兰克尔的说法,其数目可以达到他在维也纳医院接待的病人数目的一半。弗兰克尔整个职业生涯都集中在对存在主义治疗取向的研究上,他甚至得到结论说,最为重要的存在性应激正是缺乏意义。他认为,存在性神经症和意义危机是同义词。

其他心理治疗师的看法与弗兰克尔一致。譬如,萨尔瓦多·马蒂写过一篇出色的、讨论追寻意义的文章。在其中,他声称"存在性病患"起源于"在对生命意义追寻中的全面失败"。[11]马蒂描述说,存在性神经症的认知方面表现是"无意义感,对任何正在从事或将从事的工作,都不相信有其重要性、用处和价值"。[12]本杰明·乌尔曼用同样的方式定义存在性神经症:"无法在生活中找到意义;一种没有生活目的、没有值得奋斗的东西、没有可期望的事情的感觉……无法在生活中找到任何目标或方向;虽然人们努力工作,但却感觉不到有什么可以追求、并为之奋斗的目标。"[13]尼古拉斯·霍布斯也同意这种

421

看法,他说:"当代文化经常会产生一种神经症,迥异于弗洛伊德所描述的神经症。当代的神经症的特点不是潜抑和转换……并不是缺少洞察,而是缺少一种生活的目的感、意义感。"[14]

　　虽然这种临床印象并不能算作确凿的证据,但其毫无疑问反映出生命意义问题的重要性。治疗师在临床工作中经常会遇到这个问题。心理治疗是启蒙运动的产物。它追求的目标一直是无所畏惧的自我探索。对于根本性的问题,治疗师必须接受,并且对其进行检验。意义的问题,作为最让人迷惑、无法解决的问题,坚决不能在治疗中被否认。选择性地忽略它,回避它,或者把它转换为次要的、更好掌控的问题,都没有用。但是治疗师能够在专业培训的课程设置的什么地方,学到生命意义感的发展,了解无意义感的心理病理学,或者学习相应的治疗策略去帮助处于意义危机中的病人呢?

　　一小批治疗师在非正式的著作或者文献(相对于主流治疗理论和实践来说这些都是边缘化的)中已经谈到过这些问题。本章将这些一直以来被忽略的理论家置于中心位置,同时补充介绍一些哲学家和艺术家的观点,原因是他们对生命意义问题的思考与临床实践相关。在人类文明史中,没有一位伟大思想家能够对生命意义的疑问给出一个令人满意的回答。因此,如果你发现在后面这些文字中既没有包含一个解决方案,也没有提出对多种尝试解决问题的方案作一个整合,请不要感到吃惊。我想要努力做到的是提升治疗师对生命意义问题的意识,并且概览所有重要的理论取向。我希望讲给治疗师一些能穿行无意义感这片沼泽的小径,使他们可以明智地、创造性地指导陷入意义危机的病人。

意 义 的 问 题

　　我们面对的是两个真实的、但又绝对相互矛盾的命题:

　　1.人追寻意义。没有意义、目标、价值的生活会带来巨大的痛苦。在严重的情况下，可能会导致人做出结束生命的决定。弗兰克尔观察到：在集中营中，感到无意义的人很难生还。我之后也会讨论到，面对死亡的个体，如果他们具有意义感，那么他们就能够生活得更好，更充实和有激情。显然，我们需要某种绝对性，需要可以让我们去努力追求、指导我们生活方向的实实在在的理想。

2.但是在第六章和第七章所描述的自由，却让我们发现唯一的 [423] 绝对就是没有绝对。存在主义理念把世界看作是偶然的，也就是任何事情都可能是另一副样子。人构成了自身、自己的世界以及在这个世界中自身所处的情境。不存在"意义"。在宇宙中没有宏大的设计，没有指导生活的原则，除非个体自己创造这些原则。

因此，最根本的问题变成了：需要意义的个体如何在一个没有意义的世界中找到意义？

生命的意义

定 义

"意义"和"目的"的内涵不同。"意义"指的是逻辑一致性，它是用来指代某物所表达的含义的一般性词汇。追寻意义指的是追寻一种逻辑一致性。"目的"指的是意图、目标、功能。当我们追寻某物的目的时，我们在询问它的功能：它能够做什么？为了什么目的？

但是，在传统使用中，生命的"目的"和生命的"意义"是可以互换的，因此我将把它们看作是同义词。"价值"（significance）是另一个密切相关的词汇，其含义之一与"意义"是相同的。它的另一种含义则经常被混淆，因为"价值"这个词同样可以指代"重要性"或者"后果"。

生命的意义是什么？这是一种对普遍意义的追问（即询问生命总的来说是否有意义），或者说是在追问生命是否至少能够纳入某种逻辑上内在统一的模式中。我的生命的意义是什么？这是被一些哲学家称为"世俗意义"[15]的另一种追问。世俗意义（"我的生命的意义"）追寻目的性。拥有这种意义感的个体将生命体验为：具有某种目的或者需要得到实现的功用；具有主要目标，并可以将自己奉献于这个（或这些）目标。

普遍意义暗示在个人之外、超越于个人之上，存在着某种设计，这毫无例外地会指向某种奇特的或者宗教性的宇宙秩序。世俗意义正如我们将要看到的，具有完全世俗性的基础；也就是说，一个人可以在缺乏普遍意义系统的情况下，具有个人意义感。

具有普遍意义感的个体通常会体验到一种与之对应的世俗意义，换句话说，一个人的世俗意义由实现或融入其普遍意义构成。例如，一个人可以认为"生命"就像一支交响乐队，每个人的生命类似于被分配演奏某种乐器（当然，一个人可以相信某种普遍意义，但是在普遍意义的宏大设计中无法领会自身的位置，或者甚至感到自身的行为使自己丧失了在普遍意义系统中的位置。不过这种人体验到的内疚感或堕落感要强于无意义感）。

普遍意义

在西方世界，犹太教和基督教的宗教传统提供了一个全面的意义图式，其基本原则是：世界和人类生活属于已经安排好的神圣计划的一部分。神赋的公平是这个假设的一个必然推论：正当的生活将会得到奖赏。个体的生命意义是神圣的、天赋的，每个人的任务是明确并且实现上帝的意旨。如何能够得知上帝的意旨呢？原教旨主义的回答是上帝的意旨存在于圣经中，正当的生活应该尽量接近于对圣经的阐释。其他人则认为唯一要做的是信仰，个体永远无法确知上帝的安排，只能够满足于各种暗示、猜想；或者认为作为人不能期望知晓上帝的想法。在 17 世纪，帕斯卡尔曾说："树枝不能期望理解树的意思。"[16]维克多·弗兰克尔在解释这种观点的时候用了一个比喻：在寻找有效的小儿麻痹症抗血清的医学研究中[17]，研究者使用了一只猩猩。这只猩猩经历了很大的痛苦，但因其认知局限性，它永远无法发现其所处情境的意义。因此，弗兰克尔认为，这与人类的处境是相同的：人不能期望完全了解一个意义，因为意义处于超越人类理解能力的维度之上。

另一种关于普遍意义的观点强调的是人类生命应投入对上帝的效仿中。上帝代表着完美，而生命的目的在于追求完美。在所有应追求的不同完美类别中，亚里士多德（以及他所建立的整个理性传统）认为智力完美是最终目的。用亚里士多德的话说，上帝是"思维对自身的思考"，而一个人通过完善其理性而接近神性。在 12 世纪，摩西·迈蒙尼德在《迷途指津》（*The Guide of the Perplexed*）一书中，描述了向完美努力的四种主要的、常见的模式。[18] 他排除了第一种模式——财产的完美，认为这是想象的、非永恒的；第二种模式——身体的完美也被排除，因为它无法将人和动物区分开；第三种模式是道德完美，被认为值得称道，但是仅限于服务他人而非自己的时候；第四种模式——理性完美，被认为是"真正的人类的完美"，借此"人成为人"。理性完美是终极目标；通过理性完美，人可以理解上帝。

伴有宗教世界观的普遍意义对个体生命意义提供了很多不同的阐释——有一些是教条主义的，还有一些体现了高超的想象力。例如，本世纪荣格提出的理论就具有很深的宗教性，他相信除非个体能够重建其宗教观，否则就无法得到治愈或者发现意义。[19] 荣格认为他自己的生命目的是完成上帝的创造：

> 对于创造来说，人是不可缺少的一环。换句话说，人实际上是世界的第二创造者。人独自给予世界客观的存在。没有这存在的创造，人不视不听，静静地进食、生产、死亡，浑浑噩噩地度过亿万年光阴，世界将走入非存在的无尽黑夜，迈向无名的终点。[20]

荣格认为，人类完成创造的工作，并"为之盖上完美的印章"，这一观点也得到了其他人的响应。在荣格之前,黑格尔就曾写道:"没有这世界,上帝就不是上帝……上帝之所以为上帝,只有在他认识自己的时候,而他的自我认知,是他所知的人类观念中的上帝。"[21]本世纪*的诗人里尔克也写过下面的诗句:

> 上帝,如果我死了,你会做什么?
>
> 我是你的容器,如果我碎了怎么办?
>
> 我是你饮用的汁液,如果我腐化了怎么办?
>
> 我是你的礼服,我是你的工作,
>
> 失去我,你就失去了你的意义。[22]

托马斯·曼有一段发人深省的话呼应了这个观点:"生命从无机物诞生,其最终目标就是人。造物在人身上启动了一个伟大的实验,这个实验的失败将会是造物本身的失败……不管是否真是如此,对人来说最好是按此生活。"[23]

托马斯·曼提出的"(生命的)最终目标就是人"也是德日进提出的意义创造系统的核心思想。德日进是 20 世纪的神学家。在著作《人的现象》(*The Phenomenon of Man*)[24]中,他提出了一个综合的进化论。他认为,在"可控的复杂性"中,存在着完全的和谐,也就是说,生命其实是单一的整体,整个现存世界是一个"单一而庞大的有机体"**。这个有机体沿着预定的方向,进入进化的过程中。所有进化都有既定的过程,正如单个有机体内部各因素决定了其转归,宇宙的进化过程由各个生命所决定——直到人类都进入完全的爱与灵性的结合中。

———————

* 指 20 世纪。——译注

** 世界是一个单一有机体这个观点,是许多原始文化的世界观,在 16 世纪以前也盛行于西欧。这个宇宙意义的架构提供了坚实的现实意义,因为每个人从出生就将自己认为是一个更大整体的一部分,其生命必须是为了这个大整体的意义服务。[25]因此 18 世纪时,教皇亚历山大在《论人》(*Essay on Man*)中提出:"局部的邪恶是为了整体的正义。"[26]

在德日进的系统中，每个人通过完成这整体的进化事业中自己的角色，获得个人意义感。"虽然在企图攀登人类成就顶峰的过程中，只有一小部分人能够接近峰顶，但是必须有大批攀登者存在，否则没有任何个体可能达到峰顶。只要做出了攀登的努力，迷途的和被遗忘的人群就不会白白度过其一生。"[27] 因为，进入超人类范畴的途径是人类共同的和共享的。"只有所有人共同进步，才能打开通往未来的大门。只有所有人共同朝那进步的方向努力，才能达成世界灵性的变革更新。"[28]

世俗的个人意义

缺乏普遍意义时的个人意义。相信有某种更高等的、和谐的生命模式，并且每个个体在其中承担着特殊角色，这令人得到了极大的安慰。这个信念不仅提供给人们一个目标和一个角色，而且也提出了个体应该如何生活的具体指导原则。直到大概三百多年前，宗教的宇宙观一直构成西方世界信念系统的主要部分。但是三百多年前，这些观点开始受到猛烈攻击。这些攻击来自迅猛发展的科学，以及康德哲学对是否存在固定客观现实的质疑。人们越怀疑某种超越人类的存在（不管是超自然还是其他抽象的绝对存在），就越难接受普遍意义的系统。

可是要放弃这个意义系统，就得有某种替代物。也许我们可以不再追问"我们为什么而活？"这个问题，但是我们没有办法不去追问"我们该如何而活？"的问题。现代尘世中的人类面临的任务是在没有外在坐标指引的情况下，找到生命的方向。人们如何能够构建自身的意义，而且这个意义要足以支撑个体的生命？

荒谬世界中的意义：加缪与萨特。作为开始，让我先回顾一下阿尔贝·加缪和让－保罗·萨特的观点。这两位伟大的思想家帮助我们描绘出二十世纪无意义的困境。他们是如何处理生命意义的问题呢？

加缪使用"荒谬"这个词来形容人在世上的基本情境,即寻求超越和意义的人类却必须生活在一个没有意义的世界中的困境。加缪说我们是道德的生灵,我们要求世界提供一个道德评判的基础,也就是一个具有价值蓝图的意义系统。但是世界不能提供这样一个基础,它对我们的期望无动于衷。人类的渴望和世界的冷漠之间的张力构成了加缪所说的"荒谬"的人类处境。[29]

那么我们该如何做呢?真的没有任何准则?没有任何价值?没有对与错、善与恶?如果没有绝对,那么没有什么是更重要的,任何事情都无关紧要。在加缪的小说《快乐的死亡》(*A Happy Death*)[30] 和《局外人》(*The Stranger*)[31] 中,他描写了人们生活在无意义、虚无的状态中。《局外人》中的默尔索存在于道德世界之外,他不断地说:"对我来说,什么都一样。"无论是参加母亲的葬礼、做爱、工作,还是在海边杀死一个阿拉伯人,他都处于全然相同的完全无动于衷的状态中。

在更早期的作品《西西弗斯的神话》(*The Myth of Sisyphus*)中,加缪探索了他的虚无主义和伦理要求之间的冲突,并且逐步发展出一种全新的、世俗的、人道主义的个人意义观点以及在此之上建立的生活行为准则。他提出我们通过珍爱自己"绝望的深夜"建立新的生命意义,通过直面无意义的"漩涡"达到英勇的虚无主义的姿态。加缪相信,作为个人只有有尊严地面对荒谬,才能够获得意义。世界本身的无意义要通过反抗来超越,这是一种对自身处境的高傲的反抗。"没有什么能够媲美人类的尊严。""蔑视可以征服任何命运。"[32]

加缪的观点在第二次世界大战之后得到进一步发展。战争中他在法国从事地下工作,他设想以真诚的反抗来对抗荒谬,以人类团结一致的名义进行反抗。在他的小说《鼠疫》(*The Plague*)中,加缪描写了人类面对鼠疫的不同反应(在书中,鼠疫用来暗喻纳粹对法国的占领,以及所有的不公和非人道)。[33] 书中最能代表作者理想自我形象的角色是里厄医生,他坚韧不拔地与瘟疫斗争,始终以勇气、活力、爱心以及深刻的共情面对鼠疫的众多受害者。

总之，加缪起始的立场是虚无主义（因为世界缺少意义、目的和价值而绝望），然后很快发展出一个个人意义系统，这个系统包含几个突出的价值和行为准则：勇气、高傲的反抗、齐心协力、爱以及尘世的圣洁。

萨特比 20 世纪任何一位哲学家都更坚定地相信世界是无意义的。他对生命意义的看法简练而无情："所有事物不因任何理由而存在，从开始到衰落到死亡，一切都是出自偶然……我们的诞生毫无意义，死亡同样没有任何意义。"[34] 萨特对自由的观点（在第六章中讨论过）让人丧失个体意义感，他也未提供任何行为准则。实际上，许多哲学家之所以对萨特的哲学体系持高度批评的态度，正是因为它缺少伦理的成分。萨特在 1980 年的死亡宣告了他著述众多的职业生涯的结束。他承诺已久的对伦理的书写永远无法完成。

但是，在萨特的小说中，他常常描述人发现某种值得为此而活、借此而活的东西。在他的戏剧《苍蝇》中，英雄俄瑞斯忒斯的塑造特别能够说明这一点。俄瑞斯忒斯离开阿耳戈斯返乡寻找姐姐厄勒克特拉。他们共同为被谋杀的父亲阿伽门农复仇，杀死了凶手，也就是他们的母亲克吕泰墨斯特拉和她的丈夫埃癸斯托斯。虽然萨特明确声称生命是没有意义的，但是他的戏剧却可以解读为朝圣意义的旅途。请容我在这里描述俄瑞斯忒斯寻找作为生命基础的价值的历程。俄瑞斯忒斯首先想在故土、家园、兄弟情谊中寻找生命的意义和目的：

> 请尝试了解，我想要成为一个归属于某个地方的人，成为众 429
> 多同样从属于此地的人们中的一员。只要想一想，即使是一个
> 奴隶，一个因重负而弓腰，因疲劳而欲倒，目光呆滞凝于足下的
> 奴隶，也可以说他在他的城中，就像是树木归属于森林，树叶归
> 属于树木。阿耳戈斯围绕在他身边，那种感觉温暖而舒适。是
> 的，厄勒克特拉，如果我就是那个奴隶，蜷缩在自己的城市，就像
> 裹着自己的毯子那样舒适，我就很开心了。[36]

随后,他质疑了自己生活的准则,并且意识到他一直在做神灵所期望他做的事情以在现实中寻找平静。

> 那么,这就是正确的事情。平静地生活,永远处于完美的平静中。我懂了。总是要说"抱歉"和"谢谢"。这就是诸神所期待的,是吗?正确的事情,他们的正确的事情。[37]

这个时刻,俄瑞斯忒斯脱离了自己过去的意义体系,进入了他自身的无意义危机之中:

> 每一件事情都发生了这么大的变化……在此之前我原本一直感觉到某种温暖的有生命的东西,就像一种友好的存在。这种东西逝去了。多么空虚,无尽的空虚。[38]

在这个时刻,俄瑞斯忒斯在他的生命中做出了和萨特相同的一跃,不是跃入信念,而是跃入"参与",跃入行动(虽然这一跃并不比跃入信念建立在更为合理的基础之上)。他告别了追求舒适和安全的理想,以非凡的勇气,开始对新目标的追逐:

> 我认为有另一条道路,我自己的路。你看不见它。它从此处开始,引导我走向城市。我必须走入你们的深处,因为你们全都住在地狱的底层……等我,让我有时间向所有光明告别,天空的光明原本是我的……来吧,厄勒克特拉,看看我们的城市……它以高墙、红色的屋顶、锁住的大门挡住我,但它是我的目标,我要变成一把斧头,把那些高墙劈成碎片……[39]

俄瑞斯忒斯的新目标迅速发展起来,他承担了和基督一样的重负:

> 听啊,那些人全都在黑暗的房间里因恐惧而颤抖,如果我承

担他们所有的罪,如果我赢得了"窃取罪孽者"之名,如果我把他们的悔恨全聚集在自己身上。[40]

之后,俄瑞斯忒斯为了反抗宙斯,决定杀死埃癸斯托斯。他那时 430 的宣言显示了明确的目的感:他选择了正义、自由和尊严,他表示知道生命中什么是"正确的"。

> 我干嘛管宙斯? 正义是人间的事,没有神祇教导我。毁灭你这头邪恶的畜生,帮助人民从你邪恶的影响中解脱,这是正当的。让人民恢复作为人的尊严,这是正确的事。[41]

他很高兴能找到自己的自由、使命和道路。虽然俄瑞斯忒斯必须背负弑母的重负,可这也要比没有使命、没有意义、一生无目的地飘荡要好。

> 背负的压力越重,我就越快乐:因为这个重担是我的自由。昨天我还无目的地行走,踏过成千上万的道路,却哪里也没有走到,因为那些都是其他人的路……今天我只有一条路,谁也不知道这条路通向哪里。但这是我的路。[42]

然后俄瑞斯忒斯发现了另一个重要的意义,就是没有绝对的意义,他必须独自创造自己的意义。他对宙斯说:

> 突然间,好似晴天霹雳,自由击中我,把我席卷而去。我的懵懂青春随风而逝。现在我知道自己是孤独的……天堂里什么都没有,没有对与错,没有人告诉我要做什么……除了自己的规则,我永远不会有其他规则……每个人必须寻找自己的路。[43]

当他打算开启市民的心智时,宙斯提出异议,他说如果俄瑞斯忒斯斯撕开人们眼前的遮蔽，"他们会看到自己生活的真实景象：污浊、徒劳。"可是俄瑞斯忒斯坚持说人应是自由的，人应该面对自己的决定，并说出了著名的存在主义宣言："人的生活始于绝望的另一端。"[44]

当俄瑞斯忒斯牵着姐姐的手踏上他们的旅途时，最终的目的，即自我实现，浮现在远方。厄勒克特拉问："我们去哪里？"俄瑞斯忒斯回答：

> 走向我们自己。越过河流和山川，有一个俄瑞斯忒斯和一个厄勒克特拉在等待着我们，我们必须耐心地走向他们。[45]

曾说出"人是一种徒劳无益的激情"以及"我们的诞生毫无意义，死亡同样没有任何意义"的萨特，此时在他的小说中明确肯定了对意义的追寻。他甚至提出追寻的道路，包括找到一个"家"，在这个世界上与他人共同的归属感、自由、反抗压迫、为他人服务、启蒙、自我实现以及参与，这其中最重要的是参与。

为什么要实现这些意义？萨特没有回答这个问题。当然这些意义并不是神的命定，它们并不"存在在那里"，因为没有上帝，没有什么只是"存在在那里"，存在在人之外。俄瑞斯忒斯只是简单地说："我想要归属"；服务他人、恢复人的尊严、拥抱自由"是正确的事情"；每个人"必须"找到自己的路，我必须踏上旅途以便找到正在等候的、完全实现了自我的俄瑞斯忒斯。类似于"想要"、"是正确的事情"或者"必须"的词汇都是完全武断的。它们并不能形成指引人类行为的坚实基础。但是它们却是萨特所能有的最好的论据。他似乎同意托马斯·曼在本章稍早的引用中体现出的务实观点："不管是否真是如此，对人来说最好是按此生活。"

对加缪和萨特来说都很重要的是，人意识到必须创造自己的意义（而不是寻找上帝的或者是自然的意义），然后人必须全然投入去实现这个意义。这要求人得像戈登·阿尔波特说的"半信半疑，全心投入"，[46]这可不是一件容易的事情。萨特的伦理要求跃入参与中。

在这一点上，大多数西方神学家以及无神论的存在主义体系都同意：人完全浸入生命之流中是既美好又正确的。

下面让我列举一些能够给人提供生活目的感的世俗活动。支持这些活动的理由，也是萨特支持俄瑞斯忒斯的理由：它们看起来是正确的、美好的；它们提供内在的满足，而并不需要靠别的动机来支持。

利他。给世界留下较好的居住环境、服务他人、参与慈善活动（最大的美德），这些活动都是正确和美好的，并给许多人提供了生命的意义。加缪小说中的里厄医生以及萨特剧本中的俄瑞斯忒斯都通过服务他人实现了自我，一个通过照顾鼠疫受害者，另一个通过成为窃取内疚的花衣魔笛手，开启他人的心智，让他人了解尊严、自由和受祝福的绝望。

在和晚期癌症患者的临床工作中，我有幸观察到意义系统在人类生存中的重要性。我一再发现，体验到深刻意义的人生活得更为充实，面对死亡时比缺少意义的人更少绝望。（荣格说："意义使人能够忍受许多事情，也许是所有事情。"[47]）虽然病人在这个时刻体验到几种不同的意义，但最重要的似乎是利他。有些临床病例可以生动地说明这一点。

萨尔是一位三十岁的患者，他在罹患多发性骨髓瘤（一种十分痛苦的致残性癌症）之前，一直精力充沛、身体健壮。得病两年后，他去世了。虽然他活在巨大的痛苦中，虽然他因为多处骨折不得不整个人包裹在石膏里，他却通过服务许多年轻人而找到人生的重大意义。萨尔在当地的高中巡回为青少年提供有关毒品危害的辅导。他把癌症和自己日渐衰败的躯体作为辅导中有力的工具。他的工作非常有效，他坐在轮椅上，因为石膏限制无法动弹，大喊着"你们想用尼古丁或者酒精或者海洛因破坏自己的身体吗？你们想要在车祸中摧毁它吗？你觉得心情抑郁，想要跳下金门大桥吗？那么把你的身体给我！让我使用它！我想要它！我会要它！我想要活下去！"每当这时，整个礼堂的人为之震动。

432

伊娃在五十岁刚出头的时候死于卵巢癌。她的一生充满了对生活的热望,而她通过参与利他活动获得了强烈的生活目的感。她以同样的方式面对死亡,虽然"好死"这个词让我不很舒服,但她的死亡的确可称得上是"好死"。几乎所有在她生命最后两年中接触到她的人,都因她而获得成长。当伊娃刚刚得知自己患癌的消息,以及当她得知癌细胞扩散,无药可医的时候,她立刻陷入深深地绝望中;但是很快,她通过投入各种利他的活动,把自己从绝望中解脱了出来。她参加了一个医院病房针对身患绝症儿童的志愿者活动。她仔细研究了多个慈善组织,以便决定如何捐赠自己的遗产。许多老朋友在她得癌症之后,都避免与她密切接触。伊娃和每个朋友联系,告诉他们,她了解大家为什么避而不见,她一点也不感到怨恨,但如果谈论一下对她的感受,可能有助于朋友们以后面对自己的死亡。

伊娃的最后一位肿瘤科医生是 L。L 医生很冷漠,带着金属框眼镜,总是坐在一张超大的写字台后面,在和伊娃交谈的同时在她的病历上打字。虽然 L 的医术精湛,伊娃还是考虑过换一位更温暖、433 更有爱心的医生。最后她决定不换医生,把最后生命的目标定为"使 L 医生更具人性"。她要求他给她更多的时间,要他不要边听她说话边打字。她对他治疗病人的心情表示理解:看着那么多病人死去,是多么困难的事情,而且由于他的专业是癌症治疗,得看着几乎所有的病人死去。在伊娃过世前不久,她做了两个梦,分别告诉了我和 L 医生。第一个梦是她在以色列,却无法下定决心去参观大屠杀纪念馆;第二个梦是她在医院的走廊上,一群医生(包括 L 医生)正在迅速离开她,她在后面追赶着,并且告诉他们:"没有关系,我理解你不能治愈我的癌症。我原谅你们。没有关系。你们有这种感觉是非常正常的。"伊娃的坚持终于有了成效,她终于打破了 L 医生的"壁垒",在一个更深层的、人性的层面和他接触。

伊娃也是一个转移性癌症病人支持小组中的一员。她对死亡的态度对许多病人都有帮助,这些病人可能用她对生活的热情和对死亡的勇敢姿态作为自己面对生死的榜样。其中有一位病人叫麦德林·

萨尔蒙,是一位了不起的诗人,他写下了这首诗,在伊娃的追悼会上朗读:

> 亲爱的伊娃
> 每当风从海上吹来
> 猛烈而带着咸味
> 你就在这里
>
> 仍记得你登上山顶的热情
> 还有你阵阵坚强的笑声
> 抚平了因你离去带给我的哀伤
> 也缓和了我对死亡的思绪

"缓和了我对死亡的思绪"优美地表现出在许多人面对死亡时意义的一个重要来源。成为他人的榜样,尤其是成为自己孩子的榜样,帮助他们减少或者消除死亡带来的恐惧,这可以让生命直到死亡的那一刻都充满意义。把自己的存在伸展到孩子,以及孩子的孩子的存在中,延伸到所有的生命存在之链。当然,伊娃也深刻地影响了我,我在把她的礼物传递给我的读者的同时,找到了我自己的意义,而伊娃也某种程度上参与了这一个过程。

利他对心理治疗师来说是重要的意义来源(当然也包括所有助人的专业人员),这些人不但献身于帮助病人成长,同时也意识到一个人的成长有着涟漪效应,让许多生活在这个人周围的、与这个人的生活有接触的其他人获益。如果病人是有广泛影响力的人(老师、医生、作家、雇主、主管、人事经理、其他治疗师),涟漪效应就会特别显著。实际上,这对每一个病人来说都是适用的,因为每个人在自己的日常生活中都无可避免地和许多人打交道。在我的临床工作中,我试图和每一个病人明确探索这个问题,检验病人的人际接触(包括亲密的和偶然的),和病人共同探讨他们想从别人那里得到什么,他们对别人的生活有什么贡献。

给予和付出、对别人有益、使世界变得更好,这些愿望是美好的。利他是意义的一个重要来源,它深深扎根于犹太教—基督教的传统中。许多人把它看作是先验的真理,即使那些反对其神学成分的人们也持有同样的观点。

为理想奉献。"人通过自身理想成就自己。"[48]卡尔·雅思贝尔斯的话指出另一个重要的世俗意义来源——献身于理想。威尔·杜兰特是一位历史学家和哲学家,他写了一本叫做《论生命意义》(*On the Meaning of Life*)的书。书里面收录了许多杰出人士对生命意义的看法,为了某种理想和事业而献身是其中常见的主题。

杜兰特在书中结论部分陈述了他的个人立场:

> 加入一个整体,投入全部身心为它努力。生命的意义在于有机会去产生或者奉献给超越我们自身的东西。它未必是家庭(虽然那可能是最直接和宽广的道路,即使是最天真的人们,也能了解这条道路的意义)。它可能是某个唤起个人潜在崇高性的群体,这个群体赋予个体一个值得努力的、不因死亡而泯灭的理想。[49]

许多理想都符合这一要求:家庭(家族)、国家、政治或者宗教理想、尘世的类宗教信仰如共产主义和法西斯主义、科学探索。但是正如杜兰特所说,重要的是"它(理想)若要赋予生命以意义,就必须使个体超越自我,使个体成为更大架构中参与协作的一部分"。[50]

"为理想奉献"作为个人意义的一个来源,是很复杂的。杜兰特的话包含了几个不同的方面。首先,其中有一个利他的成分,人通过为他人奉献而找到意义。许多理想都有利他的成分,无论是献身于直接服务的理想,还是更复杂的、最终目标是利他主义的理想("为了最多个体的最大利益")。如果一个活动要提供意义,那么很重要的一点是它能够"使个体超越自我",即使这个活动本身并不明显是利他主义的。这个"自我超越"的概念是生命意义架构的核心,稍后我会进一步探讨。不过，当杜兰特谈到"不因死亡而泯灭"或者是"成为某种比自己更宏大的东西的一部分"时，他指的并不是无意义本身，而是其他议题，譬如超越死亡、孤独和无助的焦虑。

创造性。正如我们大多数人都会同意服务于他人和献身理想能够提供意义感，创造全新的东西——某种从未出现过的、美丽的、和谐的东西，也可以有效地消解无意义感。创造本身提供了自身的合理性，没有必要再去问"为了什么"，创造就是"存在本身的理由"。创造是正确的，将自身投入创造中是正确的。

欧文·泰勒指出有创造力的艺术家通常要与巨大的个人困难以及强大的社会束缚角力（想想伽利略、尼采、陀思妥耶夫斯基、弗洛伊德、济慈、勃朗特姐妹、凡·高、卡夫卡、伍尔芙）。他们有着超越常人的、极高的个人反省力，因而也比大多数人更敏锐地感受到人类的存在处境和宇宙的漠然性。[51]他们也因此承受着更强烈的无意义危机，并带着从绝望中产生的暴烈力量，投入到创造活动中。贝多芬公开表示他的艺术生活使他不至于自杀。在三十二岁的时候，当贝多芬因为耳聋绝望的时候，他写道："没有什么能阻止我结束生命，只有艺术能让我驻足。唉，在做完所有我想做的事情之前，恐怕我没有办法离开这个世界，于是我在悲惨的生活中苟延残喘。"[52]

通过创造带来意义这条路绝不仅仅限于有创造力的艺术家。科学发现也是最高的创造行为。即使是管理也可以应用创造性。一位科学研究者转换了职业领域之后，描述了在行政职位上运用创造力的可能性。

如果你进入行政管理岗位，你必须相信它本身是一个创造性活动，而你的目标不仅仅是让办公桌保持整洁。你是一个中间人和仲裁者，你必须公正地和许多彼此不同的人打交道，你也必须有自己的想法，必须能够让别人相信你的想法是重要的，然后实现这些想法……这是令人兴奋的部分。不管是研究还是行政管理活动，兴奋与快乐都存在于创造性中，它贯穿在每件事中。现在,我觉得行政管理比研究更刺激。[53]

　　以创造性的方式去教学、烹调、游戏、学习、管理图书、从事园艺,给生命增添价值。那些扼杀创造力的工作让人变得机械,不管其薪水有多高,都无法使人满足。

　　我有一个女性朋友是一个雕塑家,当被问到她是否在工作中感到乐趣时,她的回答指出了创造性的另一个方面:自我发现。她的工作部分地由内心无意识的力量指引。每一件新的作品都有双重的创造性:艺术作品本身以及由其启发的新的内在观照。[54]

　　这种扩展的创造观对一位寻求治疗的作曲家特别有效。即将来临的五十五岁生日迫使他检视自己的生活,他意识到他对自己的领域没有多少贡献,深深感到自己的生活没有目标,并且确信自己的努力并没有持久的价值。他寻求治疗是为了增强专业领域的创造力,同时他也知道自己作为作曲家的天分有限。治疗一开始并没有什么成效,直到我把创造性这个概念延伸到涵盖他的整个生活,他开始意识到自己生活的许多方面在这些年来是如何地受到压抑。就拿婚姻来说,三十多年来他一直把自己困在不满意的婚姻中,既没有试图改变它,也没有结束它。当我们把他最初的治疗目标变成"如何有创意地为自己塑造新的生活方式?"之后,治疗才开始突飞猛进。

　　寻求创造性很多时候是为了能够改变世界的现状,发现美丽,不仅仅是为了自身,也为了他人的快乐,因此创造性与利他主义有着重合。创造性在爱情中也有其角色:将某种东西带入他人的生活,这是成熟爱情的一部分,也是创造过程的一部分。

　　享乐主义的解决方法。一位哲学教授要求学生写下给自己的讣闻。一类学生的反应可以由下面的话概括:

　　我躺在这里,没有发现任何意义,但是生命却一直让我感到惊奇。

　　或者:

为那些虽生犹死的人哭泣吧，

但请不要为我流泪，因为我活过了，才死去。[55]

从这个观点来看，生命的意义在于完全地品尝生活，对生命的奇 437
迹保持惊奇，把自己投入生命的自然韵律之中，在最深的感触中寻找
快乐。最近有一本人本主义心理学教材将之归总如下："生命是一个
礼物，接受它，打开它，赞美它，使用它，享受它。"[56]

这个观点由来已久。柏拉图在《斐利布斯篇》(*Philebus*)中描述
了一个对人生正当目标的辩论。一种观点认为人必须以理性、知识
和智慧为目标；另一个相反的观点是，快乐是人生的唯一真谛。后一
种观点，即享乐主义，从公元前 3、4 世纪的欧多克索斯和伊壁鸠鲁，
到 17、18 世纪的洛克和穆勒，乃至现在，都有很多拥护者。享乐主义
者能找出许多论据，说明以快乐为目的本身就足以完满解释人类行
为。享乐主义者认为，每个人对未来做出计划，选择某条道路放弃另
一条道路，其依据是是否会让自己更快乐（或者不那么不快乐）。享
乐主义的思想框架令人惊叹，因为这个框架是弹性的，可以包容其他
不同的意义框架。诸如创造性、爱情、利他主义、为理想而献身，都可
以被看作是因其最终创造快乐的价值而被人视为是重要的。即使是
看起来令人痛苦、不快乐或者自我牺牲的行为，也可能合乎享乐主
义，因为可以将之视为对快乐的投资，暂时的不舒服是为了将来得到
快乐，这是快乐原则对现实原则的让步。

自我实现。另一种个人意义的来源是相信人类必须力争实现自
我，人们应该献身于实现自己的潜能（参见第六章，我在责任的背景
下探讨了自我实现的概念）。

"自我实现"这个词是古老概念的现代表达。早在公元前 4 世
纪，亚里士多德就提出因果目的观——一个有关内在定局的学说，他
认为每一个物体或生命的真正结果或目的都是成就和实现其自身的
存在。因此，橡树籽长成橡树实现自己，婴儿则完全长成自我实现的
成人。

之后的基督教传统强调完善自我,并且提出以降生为人的耶稣基督作为榜样,让那些认为上帝赋予生命并寻求完美的人可以仿效。《效法基督》(*The Imitation of Christ*)是 19 世纪托马斯·厄·肯培倾注心血写就的一本书,其对信徒的影响力仅次于《圣经》。这本书和无数描述圣徒生活的书为历代基督徒提供了行为准则。

当代世俗世界的"自我实现"出现在人本主义和个人主义的框架内。萨特剧本中的俄瑞斯忒斯走上的旅途并不是以上帝为目标,而是以实现潜在自我为目标,以那个等待获得完全实现的自己为目标。

自我实现对马斯洛来说有着特别的重要性。马斯洛认为人有着趋向成长和人格整合的倾向,有着一个内在的蓝图或模式,其中包括整套独一无二的特性组合,以及表达这些特性的自我驱力。根据马斯洛的说法,人的内在动机存在等级。从生存的角度看,最基础的动机是生理动机。满足了这些动机之后,人转向更高的需要,即对安全感、爱、归属、自我认同和自尊的需要。在这些需要满足了之后,个体转向自我实现的需要,包括认知需要(知识、洞见、智慧)和审美需要(对称、和谐、整合、美、冥想、创造力、一致)。

支持自我实现的理论家认为有一种进化的道德观。例如,马斯洛曾说过:"人类的构造迫使他走向越来越完全的存在,也就是大多数人所说的美好价值,走向平静、仁慈、勇敢、诚实、爱、无私和善良。"[57]马斯洛回答了"我们为什么活着"的问题,他认为我们活着是为了实现自己的潜能。他也回答了"我们该怎么活"的问题,他认为美好的价值本质上已经存在于个体内心,如果人信任自己的本来智慧,就能够直觉地发现这些价值。

所以,马斯洛认为自我实现是自然的过程,是人类作为有机体的最基本过程,并不需要任何社会结构的协助就可以实现。实际上,马斯洛将社会看作是阻碍自我实现的,因为社会常常会迫使个体放弃自身独特的发展路线,接受不适合的社会角色以及令人窒息的习俗。我想起一本很老的心理学教材上有两张并列的图片。一张是一群小孩一起玩,表现出童年的生气勃勃和天真无邪,充满了新鲜感和自发性;另一张是纽约地铁的一群乘客,他们目光茫然,一张张布满暗影的灰色面庞毫无生气地在地铁吊环下或者栏杆旁边晃动。在两张图片下面,只有一个简单的标题:"发生了什么?"

自我超越。前面提到的最后两种意义(享乐主义和自我实现)与 439 之前的几种意义(利他主义、献身于理想、创造性)在一个重要的方面有所不同。享乐主义和自我实现是与自我相关的,而其他几种意义反映出超越自身利益、为某种外在于或者"高于"自己的人或事而努力的渴望。

西方思想的一个传统是不要安于非自我超越性的生命意义。例如,布伯在讨论哈西德教派思想的时候,注意到虽然人总是由自身开始(通过探索自己的内心,整合自我,找到自己的特殊意义),但是绝不会以自身结束。[58]布伯提出,人必须追问如下问题:"为了什么?我寻找适合自己的特殊道路是为了什么?我整合自己的生命是为了什么?"答案是:"不是为了自我。"个体从自己开始是为了忘记自己,让自己沉浸在世界中。一个人了解自己是为了不再将全副心神贯注在自己身上。

"转向"在犹太教的神秘传统中是一个至关重要的概念。人犯下罪孽后,如果能转离罪孽,转向世界,转向实现上帝赋予的任务,那这个人被认为是获得了独一无二的启蒙,他站的位置比最虔诚的圣人还要高。相反,人如果继续沉浸在罪恶和悔恨之中,那这个人被认为是陷在了自私和卑劣的泥沼中。布伯写道:"要弃恶行善。你做了错事吗?那就以行善来抵消。"[59]

布伯思想的重点在于认为存在比拯救个体灵魂更为深远的意义。实际上,个体过度专注于在永恒中获得有利的位置,反而会使其丧失在永恒中的位置。

弗兰克尔的立场与此类似,他对目前对自我实现的强调持强烈的保留态度。他常常使用一个比喻来说明这一点:飞去来器在没有达到目标时,才会飞回猎人手中;同样的,只有人在错失生命的意义时,才会全神贯注于自身。他又用另一个比喻来说明这一点:当人的眼睛看不见外在的东西时，才会看见眼睛本身或者眼睛里的其他东西（看到晶状体、房水或是玻璃体液中的一些东西）。

440　非自我超越的态度的危险，在人际关系中特别明显。一个人越是关注自我（例如，在性关系中），就越是难以获得满足。如果一个人总是观察着自己，只关心自己的兴奋和释放，那这个人很可能会出现性功能障碍。弗兰克尔认为当代把"自我表达"过于理想化，如果以此为目标的话，不可能建立起有意义的关系，我认为他的观点很正确。爱情关系的基本成分并不是自我的自由表达（虽然这可能是其中的重要成分之一），而是超越对自己的关注，关心另一个人的存在。

马斯洛用不同的语言表达了相同的观念。他认为完全自我实现的人（在人群中非常少的一部分）不会专注于"自我表达"。自我实现的人有坚实的自我感，关心他人而不是把他人作为自我表达或者是填补自身空虚的手段。根据马斯洛的说法，自我实现的人会献身于超越自我的目标，这些目标可能大至世界范围的议题（例如贫困、偏见、生态），或者是较小的问题，譬如伴侣的成长。

自我超越和生命周期。提供意义的生命活动绝不是彼此排斥的，大多数人从好几种活动中获得意义。此外，正如埃里克森很久以前提出的理论（1970 年代关于成人生命周期的研究完全支持了这个理论）所述，[60] 人在一生的不同阶段会逐渐发展不同的意义。在青春期和成年早期与中期，人关心的主要是自己，要努力建立稳定的认同感、发展亲密关系、在专业领域上建立掌控感。[61] 在四五十岁的时候，人会进入另一个阶段（除非没有完成早期的发展任务），人开始在自我超越的冒险中找到意义。埃里克森把这个阶段（丰盛期）定义为"关心下一代的奠基，指引下一代的成长"，[62] 这可能体现为对子女的具体关心，或者是更广泛的对族群下一代的关心。

乔治·维朗特在一个以哈佛毕业生为研究对象的纵向研究中，发现四五十岁的成功男性"较不担心自己，更牵挂子女"。[63] 一位很有代表性的受访者在五十五岁的时候曾提出："把接力棒传给孩子，让他们接受文明价值观的熏陶，这些对我来说一直很重要，而且一年比一年重要。"另一位受访者说：

> 我现在关心的事情比较不以自我为中心了。三十岁到四十
> 岁之间，我关心的都是自我的许多需要、挣钱太少、我在事业上
> 是否能够成功，等等。过了四十五岁之后，我关心的问题更有哲
> 学性、着眼点更长远、更少自我关注⋯⋯我关心人与人关系的状 441
> 态，特别是在我们这个社会中的人际关系。我想要尽可能多地
> 把我学到的教给其他人。

还有一位受访者说："我不打算做什么特别伟大的事情，我越来
越坚持要在镇上推动建立一所新医院、支持学校的发展和建设以及
教小孩唱歌。"[64]

维朗特的研究对象有好几位在其专业领域中表现出了自我超
越。[65]一位科学家在二十多岁的时候采用领先新方法制造毒气，到了
五十多岁的时候则选择研究降低空气污染的方法。另一位科学家在
年轻的时候为军工业服务，帮助计算原子弹头的爆炸范围，在他五十
多岁的时候则在大学开设有关人道主义的课程。

诺玛·罕与杰克·布洛克在加州伯克利进行了一项重要的纵向
研究。他们将三十岁和四十五岁的研究对象当前的行为和其青春期
时表现出的特点进行对比，得到了类似的结论。利他和其他自我超
越性的行为随着年龄增长而逐渐增加。四十五岁的个体比三十岁时
的自己"更有同情心、更愿意给予、更有能力助人、更可依靠"。[66]

许多发展心理学的研究主要探讨男性生命周期的问题，但是并
没有充分考虑女性生命中的特殊因素。最近女性主义研究者的研究
结果对这个问题提供了重要的矫正。研究表明，早先献身于婚姻和
母职的女性，到中年时会寻找与其男性同龄者不同的意义。传统上，
女性被期望先于自身的需要去满足他人的需要，为丈夫和子女而活，
在社会上扮演照顾者的角色，譬如护士、志愿者、慈善活动组织参与
者。这种利他主义是强加在女性身上的，而不是女性自主选择的。

于是,在男性同龄人得到了世俗的成功,开始转向利他主义的时候,许多中年女性则是有生以来第一次开始关心自己甚于他人。

维克多·弗兰克尔的贡献

自我超越是弗兰克尔处理意义问题的主要特色,因此我将在此处讨论弗兰克尔对意义和心理治疗的某些观点。

临床工作者很少对意义在心理治疗中的作用问题做出实质性的贡献,几乎没有人在其出版的著作中持续对这一领域保持兴趣。弗兰克尔则是唯一的例外。从职业生涯一开始,他的专业兴趣就一直完全集中于意义在心理病理学和治疗中的作用上。弗兰克尔是维也纳人,是存在主义导向的精神病学家。在 20 世纪 20 年代初,他最初使用的词是:"意义治疗"(logotherapy,logos 的意思是"词"或是"意义")。之后他采用了"存在主义分析"的同义说法。在后期的理论著作或治疗背景中,弗兰克尔都把自己的方法称作"意义治疗",以便与其他存在主义取向相区分(尤其是路德维希·宾斯旺格的治疗取向)。虽然弗兰克尔知道许多临床问题来源于其他存在的终极问题,但是他还是在其所有著作中单单强调生命的意义。当他提到存在的绝望,他指的是一种无意义的状态,当他谈到治疗的时候,他指的是帮助病人寻找意义的过程。

在我讨论弗兰克尔的贡献之前,让我先谈一谈他的研究方法和表现风格。虽然他是一个多产的作家,而且在我看来是一个对心理治疗理论做出了突出贡献的人,他却并没有在学术群体中获得应有的重视。

这种忽视,部分是弗兰克尔的思想内容造成,它和其他绝大多数存在主义治疗的贡献一样,都没有办法在那些"更好的"学术领域中找到自己的位置。意义治疗既不属于精神分析取向,也不属于正式的精神病学,又不是宗教研究,和行为主义取向的学术心理学没有什么关系,甚至和通俗的个人成长运动也无关。〔不过,他的书有着非常庞大的读者群。弗兰克尔的第一本书《人寻求意义》(*Man's Search for Meaning*)卖了两百万册以上。]

而且,弗兰克尔的方法冒犯了许多学者。他的论证常常诉诸情绪,他极力说服别人,做出权威的论断,常常以刺耳的方式一再宣讲其观点。此外,虽然他宣称要以世俗的方式谈论意义(他提出自己作为接受希波克拉底誓言的医生,有义务发展适合所有病人的治疗手段,不管是无神论者还是虔诚的信徒),可是弗兰克尔对意义的探索显然是宗教性的。

认真的读者在阅读弗兰克尔的著作时,会在许多小地方上感到困扰。基本上弗兰克尔的每一部作品里都有许多自我吹嘘:引用他自己说过的话,提醒读者多所大学曾经请他讲过课、他的各种头衔、许多名人采用了他的方法、许多专业人士支持他的工作、在他做访谈的时候有多次听众(医学生)都爆发止不住的雷鸣般的掌声、有人向他提出愚蠢的问题被他简洁地驳回等。弗兰克尔的追随者并没有做出什么创新,只是不断重复他的话,并且将他这个人理想化。

尽管如此,我仍鼓励读者不要放弃了解弗兰克尔的理论取向。他把意义这个议题放在治疗师面前,并且为寻求意义的临床工作提出了很多深刻的洞见,他对心理治疗做出了突出的贡献。

弗兰克尔首先在《从死亡集中营到存在主义》(*From Death Camp to Existentialism*,之后改名为《人寻求意义——意义治疗简介》,*Man's Search for Meaning:An Introducion to Logotherapy*)[67]一书中提出了意义在心理治疗中扮演的角色。在这本书的第一部分,弗兰克尔描述了 1943 到 1945 年间他在奥斯威辛集中营里的悲惨生活。书中其他部分,则介绍了一种系统的治疗理论,该理论来自弗兰克尔在集中营中的洞见,即持续的生命意义感对从集中营生还起着至关重要的作用。他的这本书是在集中营时写在碎纸上的,为他自己提供了意义和活下去的理由。从那时开始,弗兰克尔自己的生命意义就是"帮助他人寻找自己的意义"。[68]

基本假设。弗兰克尔首先对弗洛伊德的基本动机定律,即内稳

443

态原则提出异议。弗洛伊德认为人类有机体总是在试图保持内在的平衡。快乐原则就是要保持内稳态,其基本目标就是消除张力。快乐原则在生命的早期以赤裸裸的、坦然的方式运作;等个体成熟后,现实原则要求延迟满足或者将之升华,因此快乐原则的运作变得较为隐秘。

这个提出存在某种内在驱力的理论,问题在于它终止于还原论,这种过度简化后果严重。从这个观点看,人"不过只是……"(后面可以填上无数种说法)。弗兰克尔最喜欢把这种理论叙述为:"人不过只是一个复杂的生化机体,由氧气系统提供动力,驱动中枢电脑运转,而中枢电脑作为巨大的存储设施保存加密资料。"[69]这种说法的后果就是,爱、利他、对真理或美德的探求,都"只不过是"二元理论中的某个基本驱力的表达罢了。弗兰克尔指出,从这种还原论的观点来看,"人类所有的文化产物其实只是满足个人驱力的副产品。"[70]

心理学逐步走向还原论,认为人类行为通常被其背后的无意识力量所驱动,这对治疗具有重要的影响,治疗师的任务成了揭露病人无意识的心理动力。但是弗兰克尔认为(我认为他非常正确),有时必须终止这种揭露的做法。唯物论用较低的层面来解释较高的层面,这样做常常会带来不良后果。举例说,美国和平队志愿者常常不是为了满足自我相关的动机。他们服务他人的愿望并不需要用"较低层面的"或者"更深层面的"的理由来解释,而是反映了其追求意义的意志,表现了个体延伸到自我之外,想要找出生命的目标,并且实现这个目标的意志。

弗兰克尔和许多人(例如夏洛特·布勒[71]和戈登·阿尔波特[72])相信内稳态理论无法解释人类生活中许多重要的方面。弗兰克尔说,人所需要的"并不是一种没有压力的状态,而是值得为之努力奋斗的目标"。[73]"这是人之为人的特征,人总是朝向自身以外的某种东西。"[74]*

444

---

* 弗兰克尔的观点被很多现象学家支持,从弗朗兹·布伦塔诺到埃德蒙·胡塞尔。后者发现意识状态总是"意向性的":总是指向意识之外的目标。人总是注意着自身以外的东西。

弗兰克尔反对以快乐原则看待人类动机,还有另外一个重要的理由,就是快乐原则总会造成自我挫败。人越是寻求快乐,越是找不到快乐,这被许多专业哲学家称为"享乐主义的矛盾"。[75]因此弗兰克尔说:"快乐是自然产生的,无法追求而得。"(阿伦·沃茨则说:"当你寻找快乐的时候,就是你失去它的时候。")[76]快乐并不是最终的目标,而是个人追求目的的副产品。

弗兰克尔把自己的取向称为维也纳心理治疗学派的第三力量:

> 根据意义治疗,努力寻求意义是人的一生的基本动机。所以我说"寻找意义的意志",而不是快乐原则(或者我们也可以把它叫做"寻找快乐的意志",这是弗洛伊德精神分析的核心),它与阿德勒心理学中强调的"寻找权力的意志"也有所不同。[77]

弗兰克尔曾经根据阿伦·乌恩格斯玛的建议,[78]提出人类的基本动机是顺序发展的,维也纳心理治疗的三种学派反映了人类动机的推进:"弗洛伊德的快乐原则是儿童的指导原则,阿德勒的权力原则是青少年的原则,而寻找意义的意志是人成熟后的指导原则。"[79]对于从内部(从内心深处,如我们所通常体验的)推动个体的驱力(例如,性驱力或者攻击驱力),以及从外部吸引个体的意义(以及意义隐含的价值),弗兰克尔做了仔细的区分,认为其差异在于内驱力和个人努力的不同。从人最根本的存在(即那些使人区分于动物的特征)来看,我们并不是受到驱策,而是主动为了某种目标而努力。努力和被驱策相反,不只是意味着我们朝向某个外在于自身的东西(也就是我们是自我超越性的),也意味着我们是自由的,可以自由选择接受或是拒绝目标。"努力"传递了一种未来取向的意味:我们为未来努力,而不是被过去和现在的无情力量所驱动。

弗兰克尔认为意义对生命是不可或缺的。它是人能从奥斯威辛集中营生还的至关重要的因素,并对所有时代的所有个体来说都是必要的。弗兰克尔引述法国民意测验,显示一般大众有百分之八十九相信他们愿意为了某种东西去死。[80]弗兰克尔喜欢说:"虽然有些精神病学家说生命的意义不过是防御机制以及反向形成,但我可不愿意只为了自己的防御机制而活,更不想为了我的反向形成去死。"[81]

三种生命意义。虽然弗兰克尔强调每一个人都有别人无法实现的意义,但这些对个体独特的意义可以分为三大类:(1)在个体的创造中,个体完成了什么或者是给世界贡献了什么;(2)个体在人际经验与个人经历中获得了什么;(3)个人面对痛苦,面对不可改变命运的姿态。[82]

这三种意义体系(创造、体验、态度)在之前讨论的各种个人意义体系中都有所提及。弗兰克尔对创造的定义是传统式的,即个体投身其中的工作、艺术或学术研究。每个人拥有独特的才能去实现自己的创造。弗兰克尔认为只有他才能够写出阐明意义在心理治疗中所扮演角色的书,这是使他熬过奥斯维辛集中营的重要因素(除了运气之外)。许多活动如果以创造性的方式进行的话,就可能使人感到有意义。弗兰克尔说:"重要的不是活动的半径有多大,而是你如何能够填好这个圆。"[83]

弗兰克尔对于从经验和经历中获得意义描述得并不是很清晰,但是他通常是指个人从美,从真理,特别是从爱中获得意义。深入地投入经验会带来意义。"如果有人在你欣赏最喜欢的音乐时,拍拍你的肩膀,问你是否认为生命有意义,你难道不会回答'是'吗?热爱自然的人站在山巅,虔诚的人参加难忘的宗教仪式,知识分子听到启发心智的讲座,艺术家站在伟大作品之前,都会有相同的答案。"[84]

弗兰克尔在集中营的个人经历,使得他必须深入思考意义与苦难、痛苦和死亡的关系。要在极端的环境活下去,需要从苦难中寻找意义。在集中营时感到的深刻的绝望让弗兰克尔为自己也为他人寻找苦难的意义,他的结论是只有活下来才能给他的痛苦赋予意义。对他而言,生存意味着能完成他的工作,能够从集中营的恐怖经历中提炼出一种有价值的心理治疗取向。一些集中营的犯人希望为他人活下去,例如为了等候他们的孩子或者配偶;有些人是为了完成某种独特的生活计划;有些人活下去是为了让全世界知道集中营的事;有些人想活下去是为了报仇(科夫诺的立陶宛人活下来,是为了记录所有加诸他们身上的暴行:用笔记下的故事,艺术家画出的各种面孔,以及那些地窖里藏着的被小心记下的纳粹军官的军服编码,在战后都被找出来,作为审判中的罪证)。有些时候弗兰克尔认为苦难的意义正如尼采说过的一句话:"凡不能毁灭我的,将使我更强大。"[85] 苦难如果能让人变得更好,那它也就带来了意义。最后,即使没有脱离痛苦和死亡的可能性,弗兰克尔指出,通过向他人、向上帝、向自己显示自己能够有尊严地承受痛苦和死亡,也是有意义的。

弗兰克尔对意义的分类为他提供了心理治疗的策略,用来帮助陷入意义危机的病人。我会在讨论治疗时简要描述这些贡献,不过现在我要先讨论丧失生命意义的临床含义。

意义丧失的临床含义

447

改变中的文化:意义都到哪里去了?

许多临床工作者都注意到越来越多的病人前来治疗的原因是和丧失生命意义感相关的。为什么? 当前文化的哪些因素导致了意义感的减少?

在前工业时代的农业社会,人们面临许多生活问题,可并不包括当今盛行的缺乏意义的问题。那时提供意义的方法有多种。首先,宗教世界观对生活提供了非常详尽的答案,使得意义问题不受关注。此外,古代人主要关注如何满足更基本的生存需要,譬如寻找食物和栖身之地,他们没有余暇追寻生命的意义问题。我稍后会谈到,无意义感其实和空闲、安逸紧密相关。人越投入日常生计中,就越不会想到意义问题。我在本章一开始就描述了托尔斯泰的无意义危机,他发现在他的农庄中劳作的农民不大受这些根本问题的困扰。他认为农民知道一些他所不知道的事情，于是他试图模仿农民的生活以找出其生活的秘密，从而得以解除困扰。

在工业时代之前的人们的日常生活中，有其他提供意义的活动。人们活得离土地更近，感觉自己是自然的一部分，耕地、播种、收成、烹调、生养，他们自然地投入到未来。他们每天的工作都是创造性的，因为他们从饲养家畜和种植谷物中分享了生命的创造。他们对更大的整体有强烈的归属感，觉得自己是家庭和社区不可或缺的一部分，并且在这个背景中知道自己该怎么行为，扮演自己的角色。而且，他们的工作本身有价值。毕竟，有谁能对生产食物的工作提出"为了什么"的疑惑？生产食物的意义是毋庸置疑的。

但是所有这些意义都消失了。在今天城市化、工业化、世俗化世界中生活的公民，必须面对的事实是其生活失去了基于宗教的宇宙意义体系，脱离了和自然界的关联。我们有时间，而且是太多的时间提出令我们困扰的问题。在每周工作天数可能愈来愈少的时候，我们必须做好心理准备，面对越来越常出现的意义危机。"空闲"时间的问题在于它把自由强加给我们。

工作不再能提供意义。即使是再疯狂的想象力也没有办法给现代许多的常见工作带来创造的可能性。例如，生产线上的工人，不但其工作没有创造性，他们甚至开始把自己看作是工厂机械上无意志的螺丝钉。此外，许多工作缺乏内在的价值。那些在庞大的官僚体系中"忙碌"工作的职员如何能够相信自己的工作是有意义的？随着人口的爆炸性增长，以及这个事实在大众传媒上的广泛宣扬，怎能不让个体怀疑自己生养小孩对整个星球或者人类来说有什么益处呢？

临床表现

临床工作者在其日常工作中所遇到的缺乏意义的现象到底是什么样的呢？很少有临床工作者会怀疑这个问题的常见性。我先前在本章引述荣格、弗兰克尔、马蒂、乌尔曼以及霍布斯的话都证实,无意义感是临床上常见的症状。很遗憾的是针对这个问题并没有建立起系统的临床探索。

我和同事在几年前进行了一个项目,虽然研究的只是少数临床实例,但也证实了缺乏意义是常见临床问题。[86]我们对一家精神专科医院的四十名门诊病人的主诉,用三种不同的方式进行研究:病人的自我报告、治疗师的报告以及三位临床工作者在观看病人会谈录像带后的评论。在四十位病人中(大部分病人列举了三到六个问题),有九位列出的问题集中在意义的缺乏(比如"缺乏目标"、"我的生活需要意义"、"不知道为什么去做那些我现在正在做的事情"、"没有目标的游荡生活"、"生活没有方向")。治疗师和三位观看录像的临床工作者认为,这九位病人中的五位以及另外三位病人的主要问题是和意义有关的。这样,四十位病人中有十二位(百分之三十)的主要问题是和意义有关(根据自我报告、治疗师以及三位根据录像评分的临床工作者的判断)。

吉尔·加德纳研究了八十九位寻求治疗的门诊病人,[87]要求他们针对十六项接受治疗的不同原因评定其重要性。百分之六十八的病人将"希望增加生命的意义"评为"中等"或者"非常"重要。这个项目的评分在十六个原因中排名第九,比"改变我与他人的关系"和"寂寞"等在重要性上要远远靠前。

无意义感很少被作为一个临床概念来谈论,因为它常常被认为是其他某种重要的、常见的临床综合征的表现之一。实际上,弗洛伊德曾经说过:"当一个人询问生命的意义时,他已经病了……询问这个问题本身其实就在承认他没有得到满足的力比多,过去必然发生了些什么,积累而引发成哀伤和抑郁。"[88]相应地,无意义感被认为是一种症状,其背后有更为重要的临床状况,譬如长期酗酒、物质滥用、低自尊、抑郁以及个人认同危机。

可是,让我们先看看人们对缺乏意义的临床表现已有的观察结论。首先,这种情形是非常普遍的。我发现我治疗的几乎每一个病人,或者主动表达了对于生活缺乏意义的烦恼,或者当我询问这一问题时,就立刻有所反应。

　　*存在的空虚与存在性神经症。*弗兰克尔区分了无意义综合征的两个阶段:存在的空虚和存在性神经症。存在的空虚(有时也被弗兰克尔称为"存在的挫折")是一种常见的现象,其特点是无聊、冷漠和空虚的主观状态。个体感到愤世嫉俗、缺少方向感、质疑大部分活动的意义。有些人在忙碌的一周结束后,感到一种空虚、一种模糊的不满足(所谓"周末神经症")。空闲时间会让人意识到自己其实什么都不想做。弗兰克尔提出存在的挫折越来越常见,正在扩展到全世界。在一项研究中他指出百分之八十一的美国大学生和百分之四十的越南大学生都感受到这种存在的空虚。[89]他在另一项研究中谈到存在的空虚已经快速扩展到其他国家,譬如捷克、其他铁幕国家和非洲。[90]阿洛伊斯·哈宾格报告越南在 1970 到 1972 的两年中,体验到存在的空虚的年轻人从百分之三十跃升到百分之八十。[91]虽然在这些报告中并没有谈到获取数据的方法(只是提到"现场编制的统计问卷"),我们并不能够完全接受这些被夸大的数据,但是,即使这些报告略微反映了存在的空虚的发生率,这数字也是十分可观的了。

450

　　如果病人除了明确的无意义感之外,还有其他显著的神经症症状,弗兰克尔将之称为存在性神经症或者"空虚产生的"神经症。他假设有 种心理上的可怕的空虚状态:当出现一个显著的存在性空虚时,症状就会"涌入"以填满空虚。弗兰克尔指出,空虚产生的神经症可能会表现为任何一种临床上的神经症,他提到过不同的临床症状,包括酗酒、抑郁、强迫性思维、犯罪、纵欲、不怕死的冒险。空虚造成的神经症与一般的神经症不同,前者的症状是寻找意义的意志遭受挫败的表现,其行为模式也反映了无意义感的危机。弗兰克尔提出,现代人的困境就是人无法听从本能知道自己必须做什么,也无法根据传统了解自己应当做什么。人自己也不知道自己想要做什么。对这样的价值危机有两种常见的行为反应:从众(做别人做的事情)或是顺从权威(做其他人想要自己做的事情)。

十字军主义、虚无主义和无所谓。萨尔瓦多·马蒂提出当前心理症状的很大部分来自一种无意义感[92]（不过，需要注意的是，马蒂的临床资料有限，[93]他的基本职业角色是宏观理论家和学术心理学家）。他描述了三种"存在性疾病"（他称为广泛性无意义感）的临床表现形式：十字军主义、虚无主义和无所谓。

十字军主义（也被称为"冒险主义"[94]）的特点是强烈地倾向于寻找宏大的和重要的理想并为之献身。这些人是示威者，他们总在寻找问题，他们完全接受一个目标而几乎不管其内容如何。每当一个目标完成，这些行动主义的中坚分子必须得立刻找到另一个目标，免得自己陷入无意义感中。

十字军主义者没有任何区分地寻求各种理想目标，但这并不是说社会运动支持者都有类似的动机，也不能因此把热心社会变革仅当作是一种防御机制。参与社会运动通常都会耗费大量时间精力，而且如果这种参与违反政府法令的话，通常会很危险。社会运动的参与者在一个运动的目标达成之后，通常都会重返日常生活和工作，这一点和十字军主义者不同。马蒂指出，十字军主义实际上是一种反向形成，个体几乎带有强迫性地参与运动是为了对抗内心深处的无目的感。

虚无主义是一种突出的、普遍的倾向，虚无主义者总是在怀疑其他人认为有意义的活动。虚无主义者的精力和行为均源自绝望，他们在破坏中寻找带有愤怒的快乐。马蒂曾经说过：

> 他会很快指出，爱并不是利他，而是自私；博爱则是一种赎罪的形式；儿童并不天真，而是邪恶的；领导者并不是被伟大的远景所激励，而是为虚荣和权力疯狂；工作并不是真正有益，那只不过是用以掩藏每个人内心野兽的一层薄薄的文明装饰品。[95]

马蒂认为，虚无主义是如此普遍，以至于它已经不被看作是一个问题了。实际上，它常常被伪装成是对生活的高度清醒和成熟态度。

他引用了小说家兼制片人阿兰·罗布—格里耶的电影《去年在马里昂巴德》(*Last Year at Marienbad*)。这部影片中包含许多看似有意义的线索,但是每一条线索都在试图让观影者寻求意义的愿望落空。马蒂认为,这部电影试图挫败任何一种寻找意义的企图,以显示相信任何的存在意义只是徒劳无益。

存在性疾病的第三种形式是无所谓,这是最极端程度的缺乏目的。人既不强迫性地从理想中寻求意义,也不愤怒地抨击别人的人生意义。实际上,人陷入了严重的无目标和冷漠的状态。这种状态有大量认知、情感和行为的表现。从认知上看,个体长期无法相信任何在生活中作出努力的用处或者价值。情感上的表现是弥漫的乏味和无聊感,伴有阶段性的抑郁。当情况恶化的时候,个体会完全没入无所谓中,阶段性的抑郁会减少。从行为上说,个体的行为较少或者适中。但是更重要的是缺乏对行为的选择,对个体来说不管从事什么行为都无所谓。

无所谓在当代文化中广为传播。马蒂认为一些艺术创作明显反映出这种倾向,譬如安东尼奥尼的电影,艾略特的《荒原》(*The Waste-land*),爱德华·阿尔比的《动物园故事》(*The Zoo Story*),让·热内的《阳台》(*The Balcony*)。当代电影《逍遥骑士》(*Easy Rider*)更是描述冷漠和缺乏意义的生动例子。

发展出无所谓症状的个体可能会寻求治疗,其主诉通常是相关的抑郁和痛苦的怀疑。治疗师会发现这样的病人并不受内疚或者自我认同感问题的困扰,也没有性驱力或者攻击驱力的相关问题。这些病人表达的烦恼是:如果每个人最终都会死的话,为什么要工作一辈子呢?为什么花那么多时间上学呢?为什么要结婚?为什么要养家?为什么要忍受分离?所有的价值难道不都是武断的吗?所有的目标难道不都是虚幻的?

如果这种状况一直发展下去,病人会更深地陷入冷漠。他们可能会远离生活,成为遁世者、长期酗酒者、游民或者是任何采用类似生活方式的人。马蒂认为许多住院病人其实处于"存在性疾病"的无所谓状态,但因为必须得做出官方诊断,所以常被看作是单纯型精神分裂症(现在已经知道这个术语有误)。一些这样的病人可能被诊断为精神病性抑郁。虽然他们可能并没有表现出抑郁的症状,但假设是只要他们表现得对什么都无所谓,那他们肯定是抑郁了。马蒂指出,至少一部分带有这些诊断的住院病人(以及被给出其他权宜诊断的病人),应该被称为是患有存在性疾病才更合适。

强迫性活跃状态。前面描述的无意义感形式当然并不是临床通常观察到的现象,它们是临床表现范式。在许多病人身上,上述特征体现出不同的严重程度,也常混杂着其他临床问题。根据我的经验,还有一种比较常见的无意义感的临床特征,表现为狂热的活动状态。它消耗了个体大量的精力,故而使个体不受无意义问题的影响。这种状态和十字军主义有关,但是范围更广,不只是某些激烈的社会理想,还包括任何吸引人的活动。这些活动可能让人非常投入,因此可作为意义的仿代品。只是如果活动没有真实内在的“正确性”时,早晚会让个体失望。这种现象被詹姆斯·派克称为生命的“错误核心”。[96]通常在带来意义的工具崩溃或者即将崩溃时,个体会向临床工作者求助。关于这种现象有大量的例证,譬如通过追求社会地位、名声、物质收益或者权力获得意义的人突然被逼迫质疑自己一生追逐这些目标的价值。

五十二岁的哈维就是这种现象的临床写照。他最初寻求治疗的原因很不寻常:他和妻子关于到底要买头等舱还是经济舱机票的一次争吵促使他寻求治疗。具体的情形是这样的:哈维的父亲是一位中产阶级商人,总是处于强迫性的忙碌中。整个家庭,包括哈维在内,要在自家的零售店内每周工作六七天,而且每天都是长时间工作。他们的生意逐渐扩展,开立了第二家、第三家分店,生意成为哈维和全家的全部世界。他认同其家庭的工作伦理,认为让生意兴隆就是他存在的理由。他从小就长时间工作,以至于妨碍他发展重要的友谊和建立两性关系。当他高中毕业时,还从来没有在家以外的其他地方过夜过。他的自我认同是做一个“好孩子”,不质疑、不反

453

抗、不深入思考自己和自己的生活。

　　大学毕业后（专业是商务），他接管了家族生意（他的父亲在工作的时候死去），并且非常成功。通过种种因素，包括经济上有利的婚姻、一位出色干练的合伙人以及他自己的谨慎稳重，他建立起了全国连锁商店，并把商店以惊人的高价卖给一家大企业。在他三十岁的时候，已经积累起了数百万美元的财富（这是一九六五年的美元）。在这个时候他本可以休息一阵子，放松一下，甚至深入思考接下来要做什么、要去哪里，或者为了什么去做。可是他立刻投入了另一项事业。很快他每周工作时间就超过了七十小时；而且因为他全心放在事业上，他的婚姻岌岌可危。当他开始治疗时，他正在计划第三项事业。他想看看自己是不是能以很少的资金，在没有商务伙伴和顾问的情况下，从零开始建立事业（商务版野外求生）。

　　哈维开始意识到自己的一些令人困扰的矛盾之处。他仍保有从其家庭习得的节俭习惯，即使现在光是利息收入就十分可观，他仍然在报纸上寻求打折信息，而且十分乐意为了节省几美元，开几公里的车去买电视机。

　　但是刺激他认真思考自己生活目标的是机票事件。他和妻子与另一对夫妇打算一起去度假。二十四小时飞行旅程的头等舱和经济舱的差价是几百美元。他的妻子和朋友夫妇（恰好为哈维工作）都想坐头等舱。哈维拒绝为了一张宽敞的座位和免费香槟（他的原话）多付钱。所以他买了张经济舱机票，另外三个人包括他的妻子坐了头等舱。哈维很有幽默感，他觉得这个事情很滑稽，但他同时深深为这件事所困扰，并且开始出现焦虑、失眠以及一些疑病症状。于是他来寻求心理治疗。

　　在治疗中，机票事件成为深入讨论其价值观的"钥匙"。如果金钱只是用来浪费在微不足道的舒适享受上，那为什么哈维要拼死赚取更多的金钱呢？为什么他把整个一生都投入在赚钱上？他已经挣到了自己一生也花不完的钱，并且已经证实自己很会挣钱。他开始质疑自己基本的人生意义体系。哈维通过治疗获得的第一个洞见，就是发现自己错误地放置了生活的核心，因为优越的物质生活最多只能带来脆弱的、无法经得住检视的生命意义感。

将哈维推入意义危机的事件是他过早地达到了自己的人生目标（这种情形对非超越性的人生意义总是危险的）。其他事件也可以促使意义危机的发生，譬如面对死亡或是使个体不得不面对自己存在处境的某种危机（边缘）体验，这种体验通常都会显示许多意义系统的脆弱性。某些重大的变动会造成社会秩序和传统的急遽改变，也可能会推翻某些价值观（譬如，社会习俗）。这样不但使人无法从依附习俗中获得外在奖励，更重要的是，人发现本来认为绝对的价值观其实是相对的。

有些病人是因为心理治疗而经历意义危机。当病人深层次地探索自己，开阔了新的内在空间，逐渐解除过去的强迫性模式，并最终实现完全脱离时，那些原本生活在局限、僵化的重复性模式中的病人，将会面对从未体验过的自由，而这种自由在过去是被其强迫性模式所防御的。例如，我在第五章曾描述过一位性强迫的病人布鲁斯，他总是用性幻想或者性活动来填满"自由"或思考的时间。经过成功的治疗，布鲁斯的性强迫逐渐减弱并最终完全失去了对他的控制，接下来他经历了一次意义危机（并不是说他过去有让自己满意的意义感，只是他的性强迫通过让他参与某种活动，有力地解除了他的无意义感。布鲁斯的问题在于他的强迫性性活动的内容太过狭隘和局限，使他无法实现自己的许多潜力。结果他虽然没有经历有意识的意义危机，却体验到了大量存在性内疚，即因为没有成为自己可以成为的样子而产生的内疚）。

当布鲁斯首次面对没有强迫性性活动的生活时，生活似乎变得平板、单调、毫无激情、毫无意义。我们在治疗中花费了许多时间来探索布鲁斯的生活目标，检视其内心智慧所告诉他的应成为生命基础的要素。

455

临床研究

生活目标测验。1964 年,两位深受弗兰克尔影响的心理学家詹姆士·克朗巴夫和里奥那多·马赫里克出版了一个旨在测量生活目标的心理测评工具。[97]这个问卷叫做"生活目标测验"(Purpose In Life test,PIL)。这个问卷包括二十个项目,需要对每个项目在一个七点量表上进行评分 *。每一项的 4 分代表"没有倾向",1 分和 7 分则有不同的描述。例如第一个项目是"我通常……",1 分的定义是"感到非常无聊",而 7 分的定义是"朝气蓬勃,充满激情"。其他十九个项目请见下表(表中只对 1 分和 7 分进行了描述)。

	题目	1 分的定义	7 分的定义
2	生活对我而言……	纯属例行公事	总是令人兴奋的
3	我的生活……	完全没有目标或方向	有非常清晰的目标和方向
4	我的个人存在……	完全没有意义,没有目的	非常有意义,目的明确
5	每天的生活……	完全相同	总是新鲜和变化的
6	如果我能选择,我……	宁可从未被生下来	想要再活九次,过和现在一样的生活
7	在退休后,我会……	消磨掉剩下的光阴	做一些我一直想做的感兴趣的事情
8	为了达到生活目标,我……	没有任何进展	逐步迈向自我实现
9	我的生命……	空虚,充满绝望	充满了令人兴奋的好事情
10	如果我今天死去,我感到我的一生……	毫无价值	非常有价值
11	思考我的生命,我……	常常怀疑自己为何存在	总是看到自己存在的理由
12	在我回顾世界和我的生命的关系时,这个世界……	总是让我感到困惑	与我的生活匹配且有意义

---

* 这个测评工具最初包括两个附加部分:十三个完成句子的题目,以及用一段开放式的段落写下个人的雄心和目标;但是,后来的研究没有采用这两个附加部分。[98]

续表

	题目	1 分的定义	7 分的定义
13	我是……	一个非常不负责任的人	一个非常负责任的人
14	关于人有自己做出选择的自由,我认为……	完全受到遗传和环境的限制	完全自由地做出和生命相关的选择
15	关于死亡,我……	毫无准备,感到恐惧	已经做好准备,并不害怕
16	关于自杀,我……	曾认真考虑过把自杀作为出路	从来没有想过
17	我认为我找到生命意义或者使命的能力……	完全不具备	非常强大
18	我的生命……	完全不受我的控制,由外界因素控制	在我手中,由我控制
19	每天的日常事务……	是让人痛苦和备感无聊的	快乐和满足的源泉
20	我已经发现……	生命没有使命或者意义	清晰的目标和令我满意的生命目的

456

　　生活目标测验得到了广泛的研究应用,超过五十篇的以生命目标为研究对象的博士论文采用生活目标测验作为主要测量工具。但是在讨论一些研究结果之前,我要先仔细检视这项工具的效度。

　　首先,从项目的内容上看,它们和几个不同的概念相关。八个项目(3,4,7,8,11,12,17,20)是关于生命意义(目的、使命)的;六个项目(1,2,5,6,9,19)和生命满意度(生活很无聊、程式化、令人兴奋或者痛苦)相关;三个项目(13,14,18)是关于自由的;一个项目(15)和死亡有关;一个项目(16)和自杀有关;还有一个项目(10)和生命是否有价值有关。在我看来,这种概念上的混淆会让人严重质疑该测量工具的效度。例如,虽然说生命满意度或者是否考虑自杀可能和生命意义相关,但是它们和其他心理状态更有关联,尤其是抑郁。对于项目的选择方法或者是如何确定每一个具体项目,测验作者并没有提供足够的信息。鉴于这些方法学的缺陷,有一位审稿人提出,单独一个项目"你的生活多有意义?"可能和整个量表具有同等的效度。[99]

　　而且,生活目标测验显然会受到社会赞许度的极大影响(有研究报告它和马洛—克罗尼社会赞许度量表的相关高达 0.57。)[100] 如批评者指出的,[101] 生活目标测验反映了某些特定价值观。例如,它假设接受责任表示具有意义感。虽然这是一个有意思的假设,但是我们并不是很清楚责任感和意义是否如此相关。

457 查尔斯·加菲尔德请来自不同亚文化的被试(贫民窟的居民、工程师、心理学研究生、宗教学的研究生、一般社区居民)完成生活目标测验,然后他对那些得高、中、低分的被试进行访谈,以决定每一个项目对他们的意义到底是什么。[102] 因为文化的影响,被试对每个项目的解读具有高度的个人化特点。例如,对于项目 9["我的生命是:空虚的……(或者)充满了令人兴奋的好事情"],贫民窟的居民想到的是肚子空空,而一般居民把"空虚"看作是在静坐和冥想中丧失自我,工程师把空虚等同于无聊;心理学研究生把"兴奋"看作是和激动或紧张的活动相关,是不好的事情。在其他项目上也有同样差异很大的反应,这显示这个测验不仅仅在措辞上模糊,而且还充满高度的价值判断,它建立在新教工作伦理的假设之上,强调目标导向的行为,强调未来,强调积极行动而非少或无行动,肯定高强度的刺激。

这些批评都很有道理,甚至非常具有杀伤力,并且使用生活目标测验的研究者从来没有让人满意地对这些批评做出回应,因此很难让人对这个测量工具产生高度信任。但是,它是以系统化方式研究无意义的唯一心理学工具。让我们把这些异议记在心里,再看看研究有什么发现。

首先,好几个效度研究表明测验结果和治疗师对病人的生命意义评分具有显著相关(相关系数 0.38),和牧师对教区居民的评分也有显著相关(相关系数 0.47)。[103] 总的来说,病人比一般人在生活目标测验上的得分要低(虽然有些研究的结果并不能肯定这一点,例如,一项研究显示精神病人和大学生得分差异出乎意料地小,分别是 108 分和 106 分)。*[104] 此外,生活目标测验似乎在测量一个独立的人

---

* 因为有 20 个题目,得分在 1—7 范围,所以最高分是 140,最低分是 20。

格变量：它和其他量表相关并不高（除了明尼苏达人格测验的抑郁分量表[105]以及和生命意义量表有中等程度相关，还有我前面提到的社会赞许度量表）。

生活目标测验被运用到许多临床机构的不同人群中。青少年罪犯[106]和滥用毒品的高中生[107]在生活目标测验中的得分较低。因为长期酗酒和精神错乱而住院的病人的生活目标测验得分低于那些因神经症而到门诊就诊的病人。[108]住院病人和门诊病人的生活目标测验平均分都显著低于一个非病人样本。[109]研究报告酗酒者的生活目标测验得分特别低。[110]另一项研究显示住院的酗酒者得分在低到正常之间，在经过了一个月的治疗之后，他们的得分有显著提高。[111]英国有一项针对门诊病人的研究显示，越是神经质和内向的病人（根据艾森克人格测验的结果），其生活目标测验得分就越低。[112]一个研究正常大学生性适应的调查发现越是性受挫和失调的学生，其生活目标测验的得分越低。[113]一个研究比较了患有不同严重程度躯体疾病的病人的生活目标测验分数，其发现很有趣：那些病情严重的患者相较于只是小问题或者非住院病人，其生活目标测验的分数要更高。[114]研究者的假设是，这个结果表明死亡的逼近让那些病情严重的患者更快地接受自己的生活，处理好个人的烦恼，并且找到某种内心平静。

有许多研究关注社会和宗教态度与价值观（罗克齐价值观问卷）的关系。较低的生活目标测验得分与享乐主义、注重刺激和舒适的价值观相关。[115]较高的生活目标测验得分与个体生活以较强的宗教信仰为中心相关[116]（但是，另外一个方法相同的研究没有得到同样的结果）。[117]另一项研究显示生活目标测验高分和保守主义、反享乐主义、清教徒的价值观以及理想主义有关。[118]成功申请进入大学的多米尼加修女，和较不成功的修女相比，有较高的生活目标测验分数。[119]两项研究显示较高的人生目的感和较低的死亡焦虑相关。[120]

我先前谈到过参加有意义的团体或者运动可以增强个人意义感。有几项研究检验这个假设，并且发现高生活目标测验分数和参与各种团体组织（宗教、种族、政治或者社区服务）[121]相关，也和参与体育项目或者是个人爱好有关[122]（但是有一项研究发现，参加社会活动，譬如民权示威，和生活目标测验分数之间没有相关。[123]这个结果是不是因为在运动中有些马蒂所说的十字军主义者呢?）。澳大利亚的一项研究显示高生活目标测验分数和积极的世界观、目标导向、自我超越目标（也就是兴趣延伸到了个人物质多寡和精神健康之外）有着相关。[124]另一项研究显示获得高生活目标测验分数的大学生比那些得分低的更容易作出职业选择。[125]但是，一个以商业经理人和护士为被试的研究并没有发现在生活目标测验分数和工作态度或者工作动机之间有任何相关。[126]

最后，有研究显示，贫民窟的居民、黑人[127]或者墨西哥裔美国人[128]的生活目标测验分数较低。但是从检验生活目标测验分数和社会经济地位[129]以及性别之间的关系的研究来看，其结果有时互相矛盾，不过男性的生活目标测验分数通常要高于女性。[130]

生命关怀指数。在探讨以上研究发现的意义之前，让我先简要检视一下另一个旨在测量生命意义的工具。生命关怀指数（约翰·巴提斯塔和理查德·阿尔蒙德）在概念上说比生活目标测验要更成熟一些，但可惜没有多少研究使用它。[131]这个工具区分了那些"基本信念"类项目（譬如，"我清楚地知道想在一生中做些什么"）和"实现"类项目（譬如"我感觉我活得很充实"）。作者认为基本信念和努力实现基本信念是建立生命意义感的必要条件。生命关怀指数的效度通过对被试进行访谈得到了成功的验证，它和生活目标测验有显著相关，而且可能不会受到社会赞许度的混淆。自尊和生命关怀（生命意义）之间的关系得到了研究。研究者认为良好发展的自尊对良好发展的意义感是必要而非充分的，也就是说，高自尊的人可能会有低意义感，但是低自尊的人不可能有高意义感。如埃里克森所言，人必须在完成建立自我价值和自我认同感的任务之后，才能发展令人满意的生命意义感。

研究显示较高的生命意义感取决于个人的价值与目标同他所处社会的需要相匹配。最后，研究者通过研究证实当人感到正在以让自己满意的速度向目标趋近时,会有较强的意义感。

研究结果总结。生命意义感的实证研究支持了以下五点:

1. 缺乏生命意义感和心理病理大致有一个线性关系,也就是说,意义感越缺失,心理病理就越严重。

2. 积极的生命意义感和内心抱持的宗教信念相关。

3. 积极的生命意义感与自我超越的价值有关。

4. 积极的生命意义感与参与团体、献身于某项事业以及具有清晰的生命目标相关。 460

5. 生命意义感必须从发展的角度来看:人持有哪种生命意义随着其一生的发展会变化,在意义发展之前必须完成其他发展性任务。

需要警惕的是,我们必须注意这些结论的用辞。"与……有关"这样的说法一再出现。例如较低的生命意义感"与"心理病理"有关"。但是,并没有证据表明缺乏生命意义感会导致心理病理。所有的研究都是相关性研究,它们只能表明较低的生命意义感和心理病理同时出现。人们同样可以根据这些研究提出缺乏生命意义感是心理病理造成的,即缺乏生命意义感是心理病理的一个症状。实际上,一个研究显示,抑郁的病人在接受电击疗法之后,其生命意义感有显著的提高。[132]

第十一章

无意义感与心理治疗

在第十章，我在学术领域约定俗成的框架下探讨了人生意义的问题。生命的意义是非常重要的心理架构，与我们每一个人都有很深的关系。我接受了这个概念的表面意义，并据此讨论了一系列可以提供意义的活动，然后描述了无意义感的临床表现。

现在，我要转向治疗师面临的问题，他们要面对自觉生命没有意义的病人。治疗师如果接受病人对问题的看法，就容易理解病人陷入问题无法自拔的感受。这样的治疗师也会因此想到自己也没有完全地解决对生命意义的追寻。治疗师会怀疑，如果一个人连自己的问题都没能解决，又怎么去解决别人的问题呢？

为了避免出现这种对治疗有害的情况，治疗师要做的第一件事情是一定不能从表面意义上病人对问题的看法，而要去严格检验其 生命没有意义的说法的合理性。如果去分析这种说法所依据的事实，也就是分析"生命的意义是什么？"的意义，通常治疗师会发现这个问题多半并不纯粹，掺杂了很多其他问题。

但就一点来说，一般提出这个问题的假设是生命有一种意义，而病人没有办法找到这个意义。这与存在主义认为的人是意义赋予者的观点相矛盾。存在主义认为并没有预先存在的意义设计，也没有"既定"目的。我们每个人的存在都不是"既定"的，而是由自己构建的，那怎么会有"既定"的意义呢？

另一个追问生命意义的问题是，这种追问总是和其他许多问题混在一起。当其他问题被分离出来之后，病人的意义危机就变得不那么危险和好处理得多。我将试图详述生命意义的临床问题，先思考为什么我们需要意义，然后检验使意义更加错综复杂的其他问题。

我们为什么需要意义

数十年的实证研究已经证实，我们的感知神经系统会让我们立刻对无序的外界刺激进行组织。从沃尔夫冈·柯勒、马克斯·魏特默和柯特·考夫卡所奠基的心理学中的格式塔运动，衍生了大量关于知觉和动机的研究。这些研究均显示我们会把无序的刺激、行为和心理数据组成完整的型态、结构和模式。因此，当我们看到白纸上随机的黑点时，我们会把这些黑点组合成图形和底色；在看到不连续的圆形时，会自动把它看作是连续完整的；在遇到多样的行为数据时，譬如晚上奇怪的噪音，不同寻常的面部表情，无意义的国际事务时，我们会借用自己熟悉的理解框架去解释。如果无法把刺激或情境纳入某种模式，人就会觉得紧张、困扰、不满意，这种不安会一直持续下去，直到人觉得这个情境符合某种更包容的、可以辨识的模式，从而得出对它更完整的理解。

这种归纳意义的倾向后果是十分明显的。我们用同样的方式面对和试图组织自己日常生活中的刺激和事件，因而我们面临着一个存在主义的生命情境。如果我们的世界冷漠、没有规律，我们就会感到不安，于是会去寻找规律、解释和存在的意义。

如果找不到规律，人就感到烦躁、不满和无助。如果人相信自己能够找到意义，就能带来一种掌控感。即便找到的意义架构认为人是渺小、无助或者是可有可无的，也比没有找到意义的状态要好。

很显然我们渴求意义，缺少意义会让我们感到不安。我们找到一个目标，然后坚持这个目标。但是如果我们总是记得这个目标是自己创造的，那它并不能有效地减轻不安感（弗兰克尔把个人建构或者"发明"的生命意义，比作顺着自己抛向空中的绳索向上攀爬）。相信意义本来就存在在"那里",自己只是"发现"了意义,这会让人感觉安慰得多。弗兰克尔坚持认为:"意义出现在包含着必须被解答的问题的情境……每一个问题只有一个解答,也就是那个正确的答案,那才是真正的意义。"[1]他反对萨特的主张,即自由的重负之一就是人必须发明意义。弗兰克尔在自己的著作中一再强调:"意义是需要被发现的,而不是被赋予的。人无法发明意义,只能发现意义。"[2]弗兰克尔的观点基本上类似于宗教,其假设是有一个上帝为每一个人安排了命定的意义去实现。虽然我们不能完全理解意义,但是我们必须坚信生命有意义、人的痛苦有其目的。如同实验用的动物无法了解其痛苦的原因,人类也无法认识意义,因为意义超越了人类的理解力。可是这个论点的基本前提是否站得住脚?尤其是如果真的有上帝的话,他为什么要给生命设定意义,为我们每个人设定目标?我们不能忘记,着迷于意义的是人而非上帝。

生命的意义与价值观

意义的意义之一就是降低焦虑,意义的存在能够减轻人在面对缺乏规律和结构的人生和世界时所产生的焦虑。我们需要意义,还有另一个重要的理由:一旦一种意义感产生,价值观也会随之产生,反过来价值观能够强化人的意义感。

什么是价值观?我们为什么需要价值观?托尔斯泰在他的意义危机中,不仅询问了为什么的问题("我为什么要活着?"),也询问了如何的问题("我该怎么活?""我为了什么而活?")。这些问题都表现出了对价值观的需要,也就是对一整套告诉他如何去活的准则或原则的需要。

人类学对于价值观的标准定义如下:"一种对于'想要什么'的明确或者隐蔽的观念,根据个人或者团体的特点而不同,会影响到如何选择可选的模式、意义和最终的行为。"[3]换句话说,价值观形成一种规范,根据这套规范产生行为系统。价值观使我们把可能的行为放入某种认可和否定的等级中。例如，如果一个人的意义体系强调为他人服务，那么他很容易发展出某种准则或者价值观，让他可以说"这个行为是对的，那个行为是错的"。我在前面的章节中已经强调了人通过一连串的决定创造自己。但是在一生中，人无法一再地重新做出决定，因为一些更主要的决定会为接下来的决定提供一个原则框架。如果不能这样的话，生活就会完全消耗在试图做出决定的混乱之中。

价值观不只能为个体提供行动的蓝图，也让人可以活在群体中。克莱德·克拉克洪告诉我们："如果没有价值观，就不可能有社会生活……价值观为社会生活添加了可预期性。"[4] 那些从属于某一特定文化的个体对于"是什么"有着共有的观念，在这种观念的基础之上发展出"必须做什么"的共有的信念系统。团体认可的意义框架可以产生社会规范，由此提供了社交信任和凝聚力所必需的稳定性。一个共有的信念系统不只告诉个体必须做什么，也说明了别人可能会做什么。

生命的意义和其他终极关怀

人类对整体的知觉框架的需要以及对作为行为基础的价值体系的需要，形成了我们寻找生命意义的"纯粹"理由。但是，一般说来，意义相关的问题并不纯粹，其他非意义的问题会附加于其上，从而混淆意义的问题。

让我们暂时回到托尔斯泰，他常常问："是否有什么生命意义不会最终被不可避免的死亡所破坏？"[5] "无论我做什么，我的所有作为早晚都会被遗忘，我自己也会化为乌有。那么，为什么还要为事情奔忙？"[6] 这些问题并不是针对意义，而是关乎意义的意义：人生短暂无常，我们是否能够留下任何持久的东西？我们最终是否会消逝得无影无踪？如果是这样的话，我们的一生还有什么重要？是否没有任何事情有意义？正如罗素曾经感叹的："无数年来的所有辛苦、所有执着和砥砺、所有人类的闪耀天才,都注定在太阳系毁灭时灭亡,人类文明的整个殿堂岂不是必然消逝在宇宙毁灭的余烬中?"[7]

欧内斯特·贝克的主张很有说服力,他认为人类"普遍的野心"是"繁荣"(也就是"连续的体验")。死亡是我们必须对抗的主要敌人。人类试图通过各种方式超越死亡,既包括我们在本书第一部分讨论的许多方式,也包括通过"盘点"、关注或者遗留下一些和自身相关的东西:

> 人类超越死亡,不仅仅是通过持续地满足欲望(这是简单的对天堂的畅想),而更是通过找出生命的意义,融入到某种更大的框架中去……这是生存意志的表达,人热切地希望自己有价值,希望因为自己的出世、工作、痛苦、死亡而使地球有所不同。[8]

贝克认为,希望在死后留下有价值的、能够发挥作用的东西,是人努力超越死亡的一种表现。在这一点上意义似乎源自永生的意愿,因为它指的是人的生命带来某些改变,具有某种重要性,以及为后代留下一些东西。当托尔斯泰哀叹在他的生活中没有任何意义不会被无可避免的死亡所破坏时,他并不是在说死亡破坏意义,而是他无法找到一个不会被死亡破坏的意义。

我们太容易假定死亡和意义是完全相互依存的。如果所有的东西都会灭亡,那么生命还有什么意义?如果太阳系终究会毁灭,那我们为什么还要为生存努力?但是,死亡虽然为意义增加了一个维度,意义和死亡却是不可混淆的。如果我们能永远活下去,我们也会关心意义的问题。如果经验变成记忆,然后最终消逝呢?在这样的过程中有什么意义呢?而这正是经验的本质。除此之外,经验还能是怎样的呢?经验是暂时的,人无法活在时间之外。过去会消逝吗?叔本华曾说:"已经存在的如从未发生的一般微不足道",这种说法正确吗?记忆不是"真的"吗?弗兰克尔认为过去不但是真实的,而且是永恒的。他对悲观主义者感到遗憾,这种人因为看到日历一页页撕下、日渐变薄而感到绝望；他称赞那些保存每一页日历，因每一日丰富的经验而感到快乐的人，这种人会想："我有实在的生活，而不是未实现的可能性。"[9]

我们正在处理的是价值判断，而不是事实陈述。客观的真理绝对不是"除非一件事情能够永恒存在或者最终导致永恒存在，否则这件事情就不重要"。当然会有一些事情本身就是目标，无需我们无休止地从外部加以证明。正如休谟在 18 世纪时所说："不可能有永无止境的进步，对某件事情的愿望也不可能总需要理由，有些事情本身就是愿望的理由，因为它符合人的情感。"如果没有一件事情可以支持自身，如果每件事情都需要外在的其他理由，而那个外在的理由又需要其他外在的理由支持，就会造成永无休止的证明。

不但死亡焦虑常常伪装成缺乏意义，对自由和孤独的觉察带来的焦虑也常常和缺乏意义的焦虑相混淆。把存在看作是某种更宏大的、外在的设计的一部分，人在其中分配到某种角色，这是一种否认人对自己生活的设计和实现拥有自由、负有责任的态度，人用它来逃避无根感焦虑。害怕绝对的孤独也促使人向外寻找认同感，成为更大的团体的一部分，或是献身于某种运动或理想，这些都是否认孤独的有效方式。

生命的意义——一种文化的产物？

对生命意义的疑问不但和死亡、自由、孤独这些终极关怀的问题相混淆，对其理解也很难不受特定文化内部的偏见的影响。我曾见过的一幅漫画充分地描绘了文化偏见的影响。漫画上有一群美国游客在陡峭的山巅热切地听一位长满髭须的西藏圣人讲话。漫画的标题是："生命的意义是什么？如果我知道的话就能发财了！"

这幅漫画描写的文化偏见，深深地影响了一位知名的精神科医生。在谈到生命的意义时，他非常肯定地表达了如下观点：

没有人能够一直实现目的，一直有所创造。没有人可以接连不断地获得成功。正确的方向是在达到目的的过程中，而非目的的达成；不是走入旅馆，而是走向旅馆；不是得到桂冠，而是追求桂冠；让人的才智得到最具建设性和创造性的使用，这可能是主要的生命意义，也是解决使人类行为和心智瘫痪的存在性神经症的唯一方法。[11]

弗兰克尔以同样的确凿将"成就"描述为一类不言自明的生命意义。[12]

但是这样的结论果真是"不言自明"的吗？努力、成就、不断进步的存在真的是人类最深层次的动机吗？答案几乎肯定是否定的。在我们的文化中，某些时代并不把目标导向的努力看作是寻找生命意义的普遍被接受的模式。一段雕刻在古代日晷上的文字说："除了平静的时刻，其他时刻都不算数。"弗洛姆注意到人追求名声和成就的强烈野心从文艺复兴以后直到今天都比较常见，但是在中世纪却很少见。此外，北欧国家直到 16 世纪才开始出现强烈地渴望工作的人。[13]相信进步，相信人类文明总是在向令人期望的方向前进，这也是近代才有的观念，在 17 世纪末之前尚没有形成这种观念。

当代其他文化不但不赞同成就导向的生命目的，而且根本就反对"生命目的"的概念。最清楚表述这种观点的代表人物是禅宗大师铃木大拙。在一篇见识非凡的文章中，[14]铃木大拙描绘了两首诗中所表现的两种不同的对待生命的态度。第一首诗是 17 世纪俳句诗人芭蕉所著：

> 当我细细观照时，
> 只见那荠花开放
> 在篱墙脚边！

第二首是丁尼生的诗句：

长在颓破墙上的小花，

我把你从隙缝中拔下——

把你连根带花置于我的掌中，

小小的花啊，如果我能知道

你是什么，连根带花，一切一切，

我就能知道上帝和人到底是什么。

在俳句中，芭蕉单纯地、仔细地观察在篱笆旁开放的荠花（一种不引人注目的、不做作的、常被忽视的植物）。三行俳句传达出人和自然的一种温柔、谦逊、密切和和谐的关系（不过铃木大拙指出译文其实已经失去了原文的微妙之处）。芭蕉话很少，很静，他的感受很多，但是他只是非常轻柔地在最后两个音节中传达自己的感受（在日文中称为"Kana"，类似于英文的感叹号）。

丁尼生的诗晓畅积极。他把花掐下来，把它"连根完全拔起"（也就是说它必然会死），然后仔细观察它（好像要解剖它一样）。丁尼生试图通过分析来了解花，以科学客观的态度远离它。他用花来了解其他的东西。他把和花的相遇转变为知识，最终则转变为力量。

铃木大拙指出东西方对自然的态度完全相反，因而对生命的态度也完全不同。西方人是分析性和客观的，他们试图通过分析分解而理解自然，然后再征服和利用自然。东方人则以主观、整合和整体的态度面对自然，并不试图加以分析和控制，而是去体验和与之和谐共处。"寻找—行动"模式与"和谐—统一"模式之间的对比常常被形容为是"行动"与"存在"之间的对比。

如果我们能跳出当代的观点向回看，就能看到我们对"目标"的态度经历了逐渐的演变。最早基督徒把默想看得高于一切。耶稣说："你们看那天上的飞鸟，也不种，也不收，也不积蓄在仓里，你们的天父尚且养活它"，[15]还有"你想野地里的百合花，怎么长起来，它也不劳苦，也不纺线"。[16]早期基督徒并不把工作和财富看作是追求的目标，相反它们被看作是障碍，它们阻碍人心，消耗原本用来侍奉上

469 帝的时间。早期修道院是由世俗众人劳作，艺术表达（指手抄本图解）受到高度重视，而默想被看作是最神圣的工作。这种分级在罗马天主教堂外部的石雕上得到了清晰的体现。

到中世纪晚期，人们开始想要知道自然界的定律，想要征服物理世界。13 世纪的天文学有一句座右铭："智者掌控星辰。"文艺复兴时期的人们则明确对世界采取了积极的态度。像达·芬奇、布鲁诺、本维努托·契里尼都相信世界是需要被转变的，而工作（和手工技术）的概念从被忽略转为被重视。

16 世纪，约翰·加尔文提出了一个神学系统，直到今天这个系统一直对西方人对待生活的态度有着重要的影响。加尔文相信上帝的恩典决定了人要么被拣选，要么被诅咒。被拣选的人直觉地知道他们注定得到救赎；根据上帝的意志，他们要积极地参与这个世界上的事务。实际上，加尔文说过上帝选民的标志之一就是其在尘世上的成功。而被诅咒的人则会有失败的尘世生活。

清教徒的传统受到了加尔文教义的影响，强调牺牲、努力工作、雄心和社会地位。工作被看作是神圣的，魔鬼会使人懒于工作。国家被看作是一条小船，每个人都是船员，必须划动自己的桨。[17] 人或是划船，或是成为船上多余的行李，"寄生"于他人的努力。这种伦理对年轻的、发展中的美国经济非常有帮助，但是对于那些觉得自己没有达到标准的人来说，它使人产生内疚，觉得自己毫无用处。

西方世界逐渐采纳的世界观认为存在一个"目的"，它是所有努力的结果。人致力于达到一个目标。人的努力必须有一个"终点"，就好像布道得有道德寓意、故事和一个令人满意的结局一样。每一件事情都是为别的什么事情在做准备。叶芝抱怨道："当我想到所有我读过的书，听到过的智语，带给父母的焦虑……当我想到我所有的期望，我的生命之秤上的所有有分量的生活，我感到它们似乎都是为某种从未发生过的事情做准备。"[18]

我们或许可以借用美学的语言来讨论这种西方世界观。在作曲中，可以区分两种不同的音乐段落，一种是"序曲"（或是有"准备"性质的），而另一种是"呈示部"（或是有"实现"性质的）。[19]在西方我们用同样的方式看待生活：过去和现在都是为接下来的事情做准备。可是，接下来是什么呢？如果我们不相信永生，就会觉得生命完全是准备却没有实现。这种想法很自然地会让人产生"无目标"或"无意义"的感伤。

470

可是，我们必须记住，艺术不是生活。艺术能够提供的"序曲"和"呈示部"之间的平衡，是生活所不能的。没有满足目标的生命并不一定是悲剧，认为这样的生命就不完整只是西方思想和文化的产物。东方世界就从来没有假设生命存在一个"目的"，或者有一个问题需要解决；相反，生命是需要被体验的神秘。印度智者罗杰尼希说过："存在没有目标，而只是纯粹的旅程。生命的旅程如此美丽，何必为了终点而烦恼？"[20]生命只是存在着，我们则恰好被投入其中。生命不需要理由。

心理治疗的策略

本章一开始谈到，治疗很重要的第一步就是重新描述病人的无意义主诉以便发现混淆在其中的其他问题。无意义体验可能是一个"替代品"，真正的问题可能是死亡、无根感和孤独带来的焦虑。本书的前几章已经对这些问题做出了仔细的分析，提出了处理的方式。通常对病人比较有用的策略是治疗师保持相对不受文化影响的观点来看待意义，并且帮助病人理解意义是相对的。那种因为生命没有目的，就说生命没有价值的观点，建立在文化局限的、武断的假设之上。

治疗师还可以采取什么策略呢？我将回顾那些讨论如何处理无意义问题的文献。可是必须先说明的是，相关文献很少。除了少数零散描述规劝技巧的临床报告，以及弗兰克尔提供的一些肤浅的技巧，就没有别的文献资料了。

为什么会是这样呢？也许是因为无意义问题通常混淆着其他问

471 题或者只是另一个问题的衍生物（而不是基本问题），所以适宜的处理技巧在其他相应的地方才有所描述。又也许无意义问题是如此令人不解，以至于发展不出成功的处理技巧，因此，治疗师可能学会选择性地忽略这个问题，而只看到那些有答案的问题。这样的状况实在让人泄气，但是对那些在临床研究中寻找目标的临床工作者来说，这也是一个令人心动的机会。本章汇总了对无意义问题已有的广泛思考，目的是给治疗师提供一个可以发展新的、创造性的处理策略的平台。

治疗师的"设置"

当治疗师试图处理和终极问题（死亡、自由、孤独）相关的冲突时，第一步是做好自己的"观念设置"。这也适用于处理无意义问题的治疗师。治疗师必须提高他们对问题的敏感度，用不同的方式倾听来访者，对意义在人们生活中的重要性有所意识。对很多病人来说，这个问题并不关键，他们的生活似乎充满了意义。但是对另一些病人来说，无意义感是深刻而无处不在的。因此，治疗师必须对意义问题敏感，必须思考病人生活的整体焦点和方向。病人是否以任何方式试图超越自己，超越单调的日常生活？我曾经治疗过很多沉浸在加州单身生活方式中的年轻人。这种生活方式的特点是强调感官享受、性魅力、名声地位和物质目标。在我的工作中，我发现除非我能够帮病人聚焦在超越这些追求上，否则治疗很少能够成功。

但是如何做到呢？治疗师如何能够帮助病人重新聚焦呢？如果治疗师对意义问题的重要性有更高的敏感度，那病人就能被治疗师传达的微妙线索影响，变得对该问题更加敏感。治疗师可能会有意无意地澄清病人的信念系统、深入询问病人对另一个人的爱、询问长期的愿望和目标、探讨富有创造力的兴趣和追求。例如，我发现仅仅深入讨论病人过去如何努力创造性地表达自己，就会很有收获。

所有这些活动都是病人生命中不可缺少的一部分。如果一个人

要认识自己、重视自己，就必须学会去认识和重视这些部分。治疗师
若要治疗有效，就必须尽可能深入地了解病人，包括了解病人对意
义的追求和为其提供意义的活动。我记得我有一个病人是一位年轻
的工程师。他是一个非常孤独的人，白天独自工作，晚上和周末就和
自己的电脑共度。我发现自己很难和他建立关系。他的生活狭隘、
没有活力、异常无聊。我总是想象他就像是一只实验室的小老鼠，在
办公室里嗅我的味道。我的治疗幻想包括把他那台该死的电脑砸
烂，把一些人带进他的生活。我们似乎走到了死胡同。我对他无法
产生关爱的感觉，也不能把他带出孤独的生活。最后，我开始询问他
每天在电脑前做什么。他一开始不太愿意回答，因为觉得羞耻。他
对占据自己大部分生活的孤独感到羞耻，对自己无休止地做些不关
痛痒的事情（这象征着他与他人建立关系的失败）感到羞耻。但是，
他最终放开谈了两个小时，非常详尽地描述了他做的那些帮他消耗
时间的小事情。这几次会谈改变了整个治疗。他和我最终了解到那
些"没有意义的"小事情实际上是创造性表达的一种重要形式，并不
只是某种转移或替代的活动。这次分享使我们的关系亲近许多，他
也愿意和我分享一些其他的重要秘密。我逐渐帮助他把其他人带入
他的生活，同时保持——而不是用其他人替代——他的创造性工作。
最终，我帮助他和其他人分享自己的工作。

去除反思

之前我引述过弗兰克尔的名言："快乐是自然产生的，而无法追
求而得。"我们越是刻意寻求自我的满足，就越无法找到自我满足。
我们越实现某种超越自我的意义，快乐就越容易随之产生。治疗师
必须帮助病人转移对自身的关注。弗兰克尔描述了一个特别的技巧
叫做"去除反思"，其基本原则是要病人不再关注自己、关注自己的不
快乐、关注神经症的来源，而是去关注自身人格中健全的部分，关注
这个世界可能提供的意义。

去除反思的技术据弗兰克尔说很简单，就是告诉病人不再把注意力集中在自己身上，而是在自身之外寻求意义。下面抄录一段具有代表性的记录，来自弗兰克尔对一位患有精神分裂症的十九岁女孩的访谈：

> 弗兰克尔：你现在需要做的事情是重建你的生活！但是如果没有生命目标，没有任何挑战，人就没有办法重建生活。

473

> 病人：我理解你的意思。可是令我迷惑的问题是，我的内心究竟发生了什么？

> 弗兰克尔：不要总想着自己。不要去追问你问题的来源。把这些问题留给医生。让我们引导你度过危机。你眼前难道不是有一个令人心动的目标，例如完成艺术作品？你心里不是酝酿着许多事情，那些等待完成的艺术作品，等待完成的图画，那么多东西等着你去创造？想想这些事情吧。

> 病人：可是内心的混乱……

> 弗兰克尔：不要关注你内心的混乱，把注意力转移到那些等着你完成的事情上。重要的不是潜在你内心深处的东西，而是在未来等待着被你实现的东西。我知道，你受到某种内心危机的困扰，但是请你与它彼此相安。这是我们精神科医生的工作，把这个问题留给我们去解决。总之，不要关注自己，不要询问自己内在发生了什么事情；相反，去问问等待你完成和实现的都有什么。

> 病人：但是，我问题的起源是什么？

> 弗兰克尔：不要关注这样的问题。不管你的心理困扰背后有怎样的病理过程，我们会把你治好的。所以，不要太担心那些纠缠着你的奇怪感觉。忽略它们，我们最终能让你摆脱它们。不要去关注它们。不要和它们对抗。[21]

对于任何过度沉浸在自己内心世界的病人，弗兰克尔认为向内探索焦虑的原因反而会将问题复杂化，结果会使病人更沉浸在内心世界而产生消极的治疗效果。他认为治疗师对这种病人应采用的观点(并且让病人明白这种观点)是，出于无法改变的因素(病人的家族病史、遗传的焦虑、先天自主神经系统的不平衡，等等)，病人注定得体验高度的焦虑。针对这种焦虑，除了服用药物、运动或者其他一些辅助活动之外，没有什么更多的办法能够改善。治疗师必须将直接的注意力投向改变病人对其自身处境的态度以及寻找对病人有用的意义上。[22]

上述对话中描述的技术似乎十分权威，恐怕不合当代美国治疗师和病人的口味，也很难有效果。在某种程度上说，这是文化的副产品：大多数维也纳居民传统上讲究尊重专业头衔和知识。但是这造成了另一个问题：对权威的服从("让我们引导你度过危机")最终会妨碍个人的成长，因为它阻碍了个人的觉醒以及对责任的承担。

即便如此，弗兰克尔的观点仍然有其道理。把病人的关注从自身转向他人常常是至关重要的。治疗师必须找到一种方法来帮助病人发展对他人的好奇和关心。团体治疗是一种特别合适的方法。沉浸在自我中的自恋倾向在团体中很容易被注意到，而这种"只拿不给"的模式也会成为团体中的关键议题。治疗师可以让病人反思他人会有什么样的感受；并且治疗师可以采用自然的、非结构化的方式来训练病人对他人的同理心。在急性病症的团体中，我常会要求过度沉浸于自我的病人负责向团体介绍新病人，以及帮助新病人向团体成员表达他们的痛苦以及问题。

474

对意义的洞察

弗兰克尔认为治疗师必须能够在似乎是随机的生命悲剧之中发现某种内在的模式、某种意义的格式塔。这对治疗师的聪明才智要求很高，正如在弗兰克尔的一个病例中所体现的一样。弗兰克尔给一位年长的、抑郁的医师进行咨询，这位医师没有办法从两年前的丧妻之恸中走出来。下面这段是弗兰克尔的话：

　　我该怎么帮助他？我该和他说什么？我不会告诉他什么；相反，我问了他这个问题："如果是你先过世，你妻子独自活下来的话，会怎么样？"他说："那对她来说太可怕了。她得受多大的痛苦！"我接着说道："你看，她可以不用承受这样的痛苦，是你让她免于这样的痛苦，但是你为此付出的代价就是独自活下来哀悼她。"他一句话没有说，只是握了握我的手，然后平静地离开了我的办公室。[23]

　　弗兰克尔引述了另外一个例子说明如何帮助病人找到自己生命的意义。下面摘录了他与一位八十岁罹患癌症濒临死亡的女病人的对话，她当时深感抑郁和焦虑，觉得自己一无是处：

　　弗兰克尔：回顾一生，你想到什么事情？你的生命是否活得有价值呢？

　　病人：我必须承认我过去的日子还不错。实际上过去的生活很美好。我必须感谢主赐予我的生活：我参演过戏剧，也参加过音乐会，等等。

　　弗兰克尔：你谈到了一些美好的经验，可是这一切都要结束了，不是吗？

　　病人（思考）：其实，现在是什么都结束了……

　　弗兰克尔：当你接近生命的终点（她知道这是事实），你就认为一生中所有美好的事物都无关紧要、可以被抹杀吗？

　　病人（陷入更深的思考）：所有那些美好的事物……

　　弗兰克尔：请告诉我，有没有人能够消除你体验过的快乐，有没有人能够抹杀它？

　　病人（现在看着弗兰克尔）：你说的对，没有人能够抹杀它！

　　弗兰克尔：有没有人能够你抹杀在一生中经历的美好？

　　病人（情绪更加投入）：没有人可以抹杀！

　　弗兰克尔：那些你完成或成就的事情——

病人：没有人能够抹杀！

弗兰克尔：还有那些你勇敢而诚实地承受的苦难。有人能把它从你的过去中抹杀吗？

病人（激动得哭了）：没有人能抹杀！（过了一会儿）真的，我经历了那么多苦难，但是我一直尝试着勇敢和坚定地接受命运的打击。你看，我以前一直把苦难当作惩罚，我是信仰上帝的。

弗兰克尔：但是苦难有时不也是一种挑战吗？难道上帝不是想看看阿纳斯塔西娅是如何承受苦难的吗？他也许不能不承认："她十分勇敢地面对了苦难。"阿纳斯塔西女士，现在请你告诉我，有人能够从这个世界上将这个成就抹杀吗？

病人：当然没有人能够抹杀！

弗兰克尔：人生重要的是成就和完成某件事。这正是你做到的。你充分面对和利用了自己的苦难。你承受自身痛苦的方式和态度已经成为其他病人的榜样。我一方面因为你的这个成就恭贺你，同时也为你的病友感到庆幸，她们有机会见证这样的榜样。[24]

弗兰克尔说这次会谈强化了病人的意义感，在她生命的最后一周里，她的抑郁消失了，她怀着自豪和信仰离开了人世。

特瑞·祖尔克和约翰·沃特金斯采用类似的强调意义发展的临床手段，对十二名濒死病人进行了治疗。[25]他们在治疗前和治疗后测验了病人的生命意义感（采用生活目标测验），发现病人的生命意义感有显著提高。

治疗师该帮助病人找到什么样的意义呢？弗兰克尔强调每个病人生命意义的独特性，但是从他的临床案例来看，他也会向病人做宽泛的暗示，甚至提供明确的意义。他提供的意义包括我在本章中描述过的三种类型：创造性，体验，以及对苦难的态度。在提到创造性或经验时，弗兰克尔强调过去的永恒性：过去的成就和体验被保存起来并会永远存在下去。当所有其他的意义都因为当前的悲剧和困难而失色时，弗兰克尔强调人仍然可以在面对命运时采取英雄姿态，从这种对命运的姿态中找到意义。人的态度可以成为激励他人（包括子女、亲属、朋友、学生，甚至是同病房的病友）的榜样。人接受无法避免的苦难，这可被看作是对制造苦难的上帝的欣然接受。最后，面对命运的英雄姿态本身类似于加缪所说的"高傲的反抗"，是人类面对荒谬的最终反击。

在前面两个例子中描述的弗兰克尔的治疗技巧，基本上代表了他的治疗手段。但这种手段大有问题，理由就和他去除反思的技巧有问题一样。他以权威的方式向病人提供意义。但在他这么做的时候，却没有推动病人承担个人自主性。如果考察其他把治疗重点放在意义的治疗师，也会发现相同的问题。

例如，在荣格报告过一个案例中，他就明确地向病人提出了一个意义架构。[26] 他的病人是一位年轻的、接受精神分析的犹太女性，她没有宗教信仰，并患有严重的焦虑性神经症。荣格询问了她的生活背景，得知其祖父是位拉比，是普遍被认为拥有第三只眼的圣人。病人和她的父亲都视这种说法为无稽之谈。荣格感到对病人的焦虑性神经症有了洞察，并告诉她："我现在要告诉你一件你可能无法接受的事情，你的祖父的确是这样的圣人……你父亲背叛了这个秘密，对上帝背转身去。而你的神经症的原因是你对上帝的恐惧已经深入内心。"荣格说这个解释"像一道闪电击中了她"。

那个晚上荣格做了这样一个梦："我在家里举办一场宴会，这个女孩（病人）也来了。她走到我面前说：'你有没有一把伞？雨下得好大！'我找到了一把伞，正准备给她，可发生了什么？我跪下来，把伞递给她，就好像她是女神一样。"

荣格的梦告诉他病人不只是那个表面上的女孩，她拥有成为圣者的素质，可是她的生活却被导向轻浮、性爱、物质主义。她无法表达其本质中最重要的成分，也就是"她其实是上帝的子女，注定要实现他奥秘的意志"。荣格告诉了病人他的梦以及他对梦的解释。过了不到一周，他报告"神经症已经消失了"（附带一提，荣格很少报告成功的短程分析案例）。

彼得·科斯坦博姆提供了又一个治疗师明确指导病人走向某个目标的例子。[27] 病人是一位三十岁刚出头的男子，由于父母在童年对他的忽视，他严重地缺乏自我价值感和自我认同。对于发生在八岁之前的事情，他基本毫无记忆。在治疗中，他总是对自己失落的童年表达哀伤和不满。治疗师觉得有个方法可以帮助病人重建其失落的童年，并且重新将自己定义为一个拥有童年的人。这个方法是让他有个自己的孩子。可是病人和妻子已有了不要孩子的约定。于是治疗师和病人商讨后决定，病人去一个和儿童一对一互助的机构服务。科斯坦博姆说这个方法非常成功，和孩子的接触帮助病人以不同的方式看待自己和自己的过去。一年以后，病人和他的妻子决定要一个孩子，治疗在那个时候也成功地结束了。

课程化的意义

詹姆士·克朗巴夫报告了一个针对酗酒者的两周的系统化速成课程。这个课程根据意义治疗 * 设计。他在课程中试图以非权威指导的方式，提高病人寻找和发现意义的能力。[31] 克朗巴夫的假设是， 478

---

　　* 我在第十章谈到过，"意义治疗"是弗兰克尔的心理治疗取向，旨在帮助病人重获生命的意义。相关的资源有意义治疗通讯《意义治疗期刊》(*Logotherapy Journal*)（其旗号是"从意义获得健康"），还有几个关于意义治疗的测验。[28] 不过，我先前曾经指出过，我认为并没有完整的意义治疗体系。意义治疗由帮助病人探查意义的种种努力构成，这些努力需要随机应变，应景而生。意义治疗手册中描述了两个基本的技术：第一个就是去除反思，这是我已经讨论过的；还有一个技术叫做"矛盾意向"。[29] 这个技术基本上是一种"症状处方"，它要求病人以夸大的方式体验症状。所以口吃的人就被要求故意口吃，恐怖症的病人要夸大其恐惧，强迫症病人则要更加强迫，病理性赌博病人就要故意输钱。矛盾意向是一个十分有意思的技术，弗兰克尔在1938年首度描述了这个技术，先于使用类似技术的有米尔顿·埃里克森，杰·哈里，唐·杰克森和保罗·瓦茨拉维克。[30] 有些证据显示这个技术在短程治疗中是有效的，可是我无法说服自己相信这个技术和生命意义有任何相关。矛盾意向帮助病人与自己的症状脱离，以冷静甚至幽默的态度看待自己。更重要的是，让病人发现自己能够影响症状，甚至能够创造症状。矛盾意向能使人承担对自身症状的责任，因而也许可以被列入存在主义治疗的范畴中，但是其提供意义的功能并不明显。

如果要在复杂的生活情境中找到某种内在和谐的意义,人们必须具备全面地知觉各项细节和事件,并且有把这些信息重新组合成新模式(格式塔)的能力。相应地,这个速成课程旨在扩展个体的知觉能力,并刺激创造性想象。

扩展知觉能力的课程包括记录视觉刺激的相关练习(例如,让个体看罗夏墨迹测验的卡片或者是海景图片,然后协助其回忆图片细节)。创造性想象的课程包括类似于下面这个例子的种种练习:要求个体观看屏幕上的一幅画,然后把自己投射到画中,再把图片和依据过去经验产生的愿望相联系。

课程之前和之后都进行生活目标测验,课程后的分数比课程前有所增加。但是这个研究追踪的时间不够长,而且没有办法确定结果的特异性,也就是说,不知道是速成教程的哪个方面导致了生活目标测验分数的增加。从知觉能力和创造性想象到觉察生命意义的跳跃太大,无法让人信服,但如果重复研究仍然获得正性结果的话,就值得对这个方法进行更详细的分析研究。

参与——缺乏意义的主要治疗答案

请容我暂时回到第十章开头的自杀遗书。我们对写这份遗书的人几乎一无所知,但是从遗书上可以看到如下几点:他并没有在生活之中,他使自己远离生活,使得生命和人类的活动以及体验在他看起来是那么荒谬和微不足道。即使是在他写的简短寓言中,也出现了一个严重地疏离自我的人(搬砖头的愚人询问自己为什么搬砖头)。从他问这个问题开始,寓言中的愚人和寓言的作者都迷失了自己。

退后一步观看生活,但如果这一步迈得过大,就潜在着某种有害的东西。当我们从生活中抽离,成为疏离的旁观者时,所有事情就变得无关紧要。这个位置被哲学家称为"银河"[32]或者"星云之眼"的视角[33](或者"宇宙"或"全球"视角)[34]。从这个位置来看,我们和所有其他生物变得渺小而愚蠢。我们只是无数生命形态的一种。生命中的种种行为变得十分荒谬。那丰富、充满体验的片刻在时间的无限延展中变得微不足道。我们感到自己是微小的尘埃，生命的全部也不过是弹指一挥。

这种宇宙视角使治疗师面临一个难以处理的问题。一方面，它的逻辑无懈可击。自我觉察、跳出自身视角、从远处观看自己的能力是人类最有价值的特质之一。人之所以为人正因为此。在绝大多数情况下，一个更广阔和全面的视角通常能让观察者更客观。但另一方面这个视角又让生命的活力枯竭。如果长期站在这个视角上，会使人灰心丧志，若是持续沉浸其中，则可能导致自杀。

哲学的悲观主义传统，就是这种宇宙观点的衍生物。在 19 世纪，哲学悲观主义的代言人叔本华，采用了这种视角，断言说为了任何目标而努力都是毫无意义，因为目标瞬间就会消失（如果从宇宙的观点来看）。因此，人不可能获得快乐和达成目标，它们都不过是未来的幻影或者是已消逝的过去。难怪他的结论是："没有任何事情值得我们去努力、付出和奋斗……所有美好的事情都是虚幻，世界终结了、破产了，仿佛一场无法支付其自身开销的生意。"[35]

治疗师能做什么？治疗师能够提供什么以抵消宇宙视角的消极影响呢？首先，关于宇宙视角必然会导致叔本华所说的"没有什么真正重要，因而生命不值一活"的观点，这其中的逻辑其实站不住脚。首先，如果没什么真正重要，那么"没什么真正重要"也并不重要。托马斯·纳戈尔在一篇深入讨论荒谬的文章中，以极度冷静的方式提出，宇宙视角所产生的荒谬感，并不是像其表面看起来那样让人悲观，也并不必然造成极大的痛苦。[36]纳戈尔认为，采用宇宙视角，是我们人类最高等的、最珍贵的、最有趣的特质。它并不会让我们痛苦，除非我们自己造成痛苦。让宇宙视角对我们产生如此沉重的影响，暴露了我们不能够真正意识到这种视角本身并不重要的现实。纳戈尔指出，我们必须真正理解宇宙视角，同时必须了解采用这种视角是人类的长处，这样我们才能重新回归荒谬的、充满反讽的生活之中，而不是陷入绝望。

治疗师还需要注意另一个事实,就是凡事"无关紧要"的宇宙视角所带来的绝望下实际上掩藏的是"至关重要"。例如,虽然叔本华认为没有任何事情是重要的,"没有任何事情值得我们去努力",可许多事情对他来说是很重要的,譬如说服别人相信没有任何事情是重要的,反对黑格尔的思想体系,积极写作直到生命结束,从事哲学思考而不是自杀。即使对那个写下愚人搬运砖头的自杀遗言的人来说,也还是有重要的事情,譬如试图理解人类的处境,试图让其他人了解他的结论。如果他在自杀之前寻求我的帮助,我会试图让他意识到对他而言"至关重要"的对生命意义的寻找。

肯特·巴赫提出了另一个消解宇宙视角负面影响的途径:需要铭记在心的是,虽然宇宙观点会消除意义,但却不是绝对的,只有当人处于宇宙视角的时候,事物才会显得没有意义。这种时候占据了我们部分的生活,但只是部分而已。[37]无意义感是一种经验状态,虽然它似乎让所有过去、现在和未来的事情变得毫无意义,但是它只是在我们用宇宙视角观察生活的时候才会起作用。所谓意义,是在采用宇宙视角的时候,需要证明某件事情还是有所谓的。在其他时候,某件事情之所以重要就是因为它本身重要。所有时候都有对我们重要的事情存在。我尽可能清楚地阐述这些观点,这对我来说是重要的事情。在其他时候有其他重要的事情,譬如人际关系、打网球、阅读、下棋、聊天。如果这些活动从宇宙视角来看是无意义的,它们无法组合成某种统一的整体,那么它们就不重要了吗? 如果事情本身是重要的,它们不需要意义来支持其重要性!

这个观点具有直接的治疗意义:治疗师必须帮助病人了解,当下的怀疑(或者采纳新的意义架构)无损于过去重要之事的真实性。这让我想到三个病人。第一个曾经当过二十五年的修女,后来因为失去信仰而离开神职。由于她相信自己大半辈子"活在谎言中",她的抑郁和疏离感大大加重。另一个病人在五十五岁的时候开始写诗,很快她发现自己具有极高的诗歌天分。我在她六十岁的时候对她进行治疗,当时她因为癌症即将离开人世。她的大半生"浪费"在做一名农妇，抚养孩子、洗刷盘子、挖马铃薯上，为此她深感怨恨。这些活动并不符合她现在的意义架构。第三位病人处于和丈夫离婚的大战之中，她丈夫声称过去二十年来从未爱过她，这让她受到很深的伤害，因为自己过去二十年的生活意义似乎被剥夺了。

这三位病人最终得到帮助，是因为她们都意识到，采用新的意义架构或者处于深刻的怀疑状态（即从宇宙观点来看待一生）并不会损伤生命其他时刻的重要事物。修女逐渐了解到虽然她现在缺乏信仰，但这不能抹杀她曾经的信仰，也不能抹杀在处于从前的意义体系时她身为老师所做的一切好的事情。诗人也在治疗中了解过去的生活在当时对她有很大的意义，她曾经抚养孩子、种植食物、亲近自然，在所有的这一切中，她的诗歌得以孕育，并静静地萌芽。她今日的诗是她一生的产物，因为她独特的生活经验形成特殊的风格，即使平凡如擦去马铃薯上的污泥，也为她的诗歌注入了生机。第三位病人同样了解到过去的重要事物不但不可能被消除，而且非常珍贵。她逐渐获得保卫自己的勇气，并告诉她的丈夫："如果你和我生了二十年却从来没有爱过我的话，那是你的悲剧！至于我，虽然现在我不再爱你，但我曾经深深爱过你，并和你共度了我一生最美好的年华！"

参与生活。虽然这些对无意义状态的哲学反驳对心理治疗有一定的启发，但是它们缺少足够的力量。从真正的治疗改变来说，只有理性思考还不够，治疗师需要一种更为有力的途径。大卫·休谟在《人性论》中有一段话为治疗师指出了方向。在用宇宙观点进行思考之后，休谟被种种疑虑所困扰（所谓"哲学的忧郁"）：

> 虽然理性无法驱除这些疑虑，但幸运的是，大自然本身就能满足这个目的，用某些嗜好、生动的感官印象消除所有的疑虑，治疗我的哲学忧郁症。我吃饭、玩西洋棋、聊天、与朋友愉快相处，经过了三四个小时的消遣，我再回到这些沉思，它们此时显得如此冷酷、勉强和荒谬，我的心无法再进入这些沉思。[38]

481

休谟以参与生活消解来宇宙观点固有的无意义感,参与生活也是萨特和加缪的解决方法,即所谓的跃入承诺和行动之中。托尔斯泰也采用这个解决方法。他曾经说过:"只有沉醉在生活之中,才能继续活下去。"* 参与生活也是治疗师处理无意义感的最有效的方法。

482　　之前我曾经讨论过享乐主义的矛盾之处,我们越是努力寻找快乐,快乐就越远离我们。弗兰克尔认为快乐是意义的副产品,人们寻求的应该是意义。而我相信寻求意义同样是自我矛盾的:我们越是理性地寻求意义,我们就越不可能发现意义。人对意义的疑问总是要多于人对意义问题的回答。

意义,就像快乐一样,不能直接求得。意义感是参与生活的副产品。参与生活并不能在逻辑上反驳宇宙观点所提出的问题,但是它能够让这些问题变得不再重要。这也是维特根斯坦的一句名言所包含的意思:"人生问题的解决之道,是让这个问题消失。"[40]

不管是什么带来了无意义感,治疗的答案就是参与。全身心地参与生活不仅可以消除宇宙观点带来的无意义感,还可以提高个体以某种和谐的方式完成生活的可能性。组建家庭,照顾他人,构思和参与项目,去发现、创造、建设,所有这些以及所有其他形式的参与都能够带来双重回报:它们能够丰富个体,并且可以缓解由存在的残酷现实直接造成的强烈不安。

所以,治疗师的目标是让病人参与。这既不是指由治疗师创造参与,也不是由治疗师激励病人去参与,这些都是治疗师无法做到的。参与生活的愿望一直存于病人心中,治疗师要做的是移除阻碍病人的障碍。例如,是什么阻止病人去爱另一个人?为什么病人在关系中的满足感如此之低?是什么样的感知失调在系统地伤害着病人与他人的关系?为什么病人得不到工作上的满足感?是什么原因使得病人无法找到与其资质相当的工作或者在现有工作中找到乐

---

* 可能宇宙观点对托尔斯泰的吸引力太强,所以他在结束这段话时又说:"只要我们再度清醒,就会看到生活只不过是妄想,愚蠢的妄想。"[39]

趣？病人为什么要忽略自己在创造性活动、宗教或者自我超越领域的欲望？

治疗师最重要的工具就是自己，通过这个工具，治疗师和病人建立关系。如我先前所讨论过的，治疗师通过帮助病人和自己建立深刻的、真诚的关系，指导病人和他人建立关系。治疗师作为忠诚参与生活和关系的榜样，也可以成为病人认同的对象：治疗师关心自己的专业使命，看重他人的成长，帮助他人以创造性的方式寻找意义。

总的来说，治疗师在处理无意义感这一问题的时候，第一步是去分析和重新定义这个问题。许多"无意义感"之下的问题其实是其他问题（或者是文化产物或者是属于其他终极关怀——死亡、自由、孤独）。治疗师需要对实际的问题进行针对性的处理。"纯粹的"缺乏意义，尤其是当它来自一种疏离的、宇宙性的视角时，最好能够以间接的方式进行处理（通过参与减轻宇宙视角的影响）。

这种治疗取向，与我先前描述的对其他终极关怀的处理有很大的不同。死亡、自由、孤独都必须直接处理。但是当面对无意义问题之时，有效的治疗师必须帮助病人将视线从这个问题上转移：接受参与（参与生活、参与关系）的解决之道，而不是沉浸在无意义感的问题之中。正如佛陀所教导的，追问生命的意义并无教益。人必须让自己沉浸在生活的洪流之中，让疑问随水流逝。

483

后　记

　　对无意义的讨论让我回到了开始提出的定义:存在主义心理治疗是关注人类生存关怀的心理动力治疗取向。我们每个人都向往不朽,希望有归属、关联和意义,但是我们必须面对不可避免的死亡、自由、孤独和无意义。作为存在主义治疗基础的心理病理模型认为焦虑及其不良后果是对四种根本的存在关怀的反应。

　　虽然我必须逐个讨论每种终极关怀,但实际上它们彼此互相关联,构成了治疗的背景。这四种终极关怀为病人和治疗师的对话提供了内容和过程。病人与死亡、自由、孤独和无意义的对峙为治疗师提供了解译的材料。即使这些主题没有在治疗中明确地出现,它们也为治疗提供了操作背景。意志、承担责任、与治疗师建立关系以及参与生活,这些心理现象是治疗改变的核心过程;而这些核心活动在很多治疗体系中恰恰总被认为是不重要的成分。

　　存在主义治疗应该获得更多的关注,因为它坚实地建立在本体论的基础上,即人类体验的最深结构。同时它也建立在人本主义的基础上,和其他治疗取向一样,与心理治疗这种高强度人际过程的性质一致。此外,存在主义范式更加广博,它吸收和汲取了许多哲学家、艺术家和治疗师关于面对终极关怀的痛苦而又有救赎性的洞见。

　　作为一个治疗范式,存在主义治疗的心理学构念需要有临床效果作为支持。如同所有的构念,它最终会被另一个解释性更强的构念所取代。每个还没有被专业机构僵化的临床范式都是"有机的";换句话说,它们容纳新的视角,允许尚未明晰的数据出现。这些新的数据会改变母范式。我把现在的存在主义范式看作是处于早期构建阶段，它建立在临床观察的基础上，在信息来源、广度和数量上仍有局限。我希望这个范式是"有机的"，它不仅能够对治疗师有用，也能促进对其自身进一步的修改和丰富。

注　释

第一章

1. J. Breuer and S. Freud, *Studies on Hysteria*, vol. Ⅱ *in The Standard Edition of the Complete Works of Sigmund Freud*, * 24 vols. , ed. James Strachey (London: Hogarth Press, 1955; originally published 1895), pp. 135—83.

2. 同上, p. 158.

3. B. Spinoza, cited by M. de Unamuno, *The Tragic Sense of Life*, trans. J. E. Flitch(New York: Dover, 1954), p. 6.

4. A. Freud, *The Ego and the Mechanisms of Defense*(New York: International Universities Press, 1946).

5. H. Sullivan, *The Interpersonal Theory of Psychiatry* (New York: W. W. Norton, 1953).

6. O. Rank, *Will Therapy and Truth and Reality* (New York: Alfred A. Knopf, 1954), p. 121.

7. A. Malraux, cited in P. Lomas, *True and False Experience* (New York: Taplinger, 1973), p. 8.

8. T. Hardy, "In Tenebris," *Collected Poems of Thomas Hardy*(New York: Macmillan, 1926), p. 154.

9. *Encyclopedia of Philosophy*, vol. Ⅲ (New York: Macmillan and Free Press, 1967), p. 147.

10. S. Kierkegaard, "How Johannes Climacus Became an Author," in *A Kierkegaard Anthology*, ed. R. Bretall(Princeton, N. J. : Princeton University Press, 1946), p. 193.

11. 同上。

12. W. Barrett, *What is Existentialism?* (New York: Grove Press, 1954), p. 21.

13. L. Binswanger, "Existential Analysis and Psychotherapy." in *Progress in Psychotherapy*, eds. F. Fromm-Reichman and J. Moreno(New York: Grune

---

* 以下都指 Standard Edition.

&. Stratton. 1956),p. 196.

14. R. May,E. Angel,and H. Ellenberger,*Existence*(New York:Basic Books, 1958),pp. 3—35.

15. A. Sutich,American Association of Humanistic Psychology:Progress Report 1962,cited in J. Bugental,"The Third Force in Psychology," *Journal of Humanistic Psychology*(1964)4:19—26.

16. J. Bugental,"The Third Force. "

17. F. Perls,*Gestalt Therapy Verbatim*(New York:Bantam. 1971),p. 1.

18. S. Freud,*The Interpretation of Dreams*,vol. Ⅳ in *Standard Edition*(London:Hogarth Press,1953;originally published 1900),p. 263.

19. T. Wilder,cited in *Reader's Digest*(January 1978),p. 133.

20. V. Frankl,oral communication,1974.

21. May,Angel,and Ellenberger,*Existence*,p. 11.

22. C. Rogers,cited in D. Malan,"The Outcome Problem in Psychotherapy Research," *Archives of General Psychiatry*(1973)29:719—29.

23. M. Lieberman,I. Yalom,and M. Miles,*Encounter Groups:First Facts*(New York:Basic Books,1973)

24. 同上,p. 99.

25. Personal communication,1978.

第二章

1. A. Meyer,cited by J. Frank,oral communication,1979.

2. Cicero,cited in M. Montaigne, *The Complete Essays of Montaigne*, trans. Donald Frame(Stanford:Stanford University Press,1965),p. 56.

3. Seneca,cited in Montaigne,*Complete Essays*,p. 61.

4. St. Augustine,cited in Montaigne,*Complete Essays*,p. 63.

5. Manilius,cited in Montaigne,*Complete Essays*,p. 65.

6. Montaigne,*Complete Essays*,p. 67.

7. M. Heidegger, *Being and Time* (New York: Harper &. Row, 1962), pp. 210—24.

8. 同上,passim.

9. K. Jaspers,cited in J. Choron,*Death and Western Thought*(New York:Collier Books,1963),p. 226.

10. S. Freud,"Thoughts for the Time on War and Death," vol. ⅩⅣ in *Standard Edition*(London:Hogarth Press,1957;originally published 1915),p. 291.

11. S. Freud,"Thoughts for the Time on War and Death," vol. X Ⅳ in *Standard Edition* (London: Hogarth Press, 1957; originally published 1915), p. 290.

12. J. Giraudoux, cited in *The meaning of Death*, ed. H. Feifel (New York: McGraw-Hill, 1965), p. 124.

13. Montaigne,*Complete Essays*, p. 67.

14. L. Tolstoy,*War and Peace*(New York: Modern Library, 1931) p. 57.

15. L. Tolstoy, *The Death of Ivan Ilych and Other Stories* (New York: signet Classics, 1960).

16. D. Rosen, "Suicide Survivors,"*Western Journal of Medicine* (April 1975) 122:289—94.

17. A. Schmitt,*Dialogue with Death* (Harrisonburg, Va. : Choice Books, 1976), pp. 55—58.

18. R. Noyes,"Attitude Changes Following Near-Death Experiences,"*Psychiatry*, in press.

19. A. Hussain and S. Tozman,"Psychiatry and Death Row," *Journal of Clinical Psychiatry*(1978)39(3):183—88.

20. R. Neuberger, cited in J. Frank in "Nuclear Death — The Challenge of Ethical Religion", *The Ethical Platform*(29 April 1962).

21. D. Spiegel, J. Blum, and I. Yalom,*Peer Support for Metastatic Cancer Patients : A Randomized Prospective Outcome Study*, in preparation.

22. K. Chandler,"Three Processes of Dying and the Behavioral Effects,"*Journal of Consulting Psychology* (1965) 29: 296—301; D. Cappon, "The Dying," *Psychiatric Quarterly*(1959)33:466—89; A. Weisman and T. Hackett,"Predilection to Death," *Psychosomatic Medicine* (1961)23:232—56; and E. Kübler-Ross,*On Death and Dying*(New York: Macmillan, 1969).

23. K. Weers, manuscript in preparation.

24. Schmitt,Dialogue with Death, p. 54.

25. R. Lifton, "The Sense of Immortality: On Death and the Continuity of Life,"*Explorations in Psychohistory*, eds. R. Lifton and E. Olson (New York: Simon & Schuster, 1974), pp. 271—88.

26. J. Diggory and D. Rothman,"Values Destroyed by Death,"*Journal of Abnormal and Social Psychology*(1961)63(1):205—10.

27. J. Choron, *Modern Man and Mortality*(New York: Macmillan, 1964), p. 44.

28. R. Kastenbaum and R. Aisenberg,*Psychology of Death* (New York: Springer, 1972), p. 44.

29. S. Kierkegaard,*The Concept of Dread* (Princeton, N. J. : Princeton Univer-

sity Press, 1957), p. 55.

30. R. May, *The Meaning of Anxiety*, rev. ed. (New York: W. W. Norton, 1977), p. 207.

31. S. Freud, "Inhibitions, Symptoms and Anxiety," vol. ⅩⅩ in *Standard Edition* (London: Hogarth Press, 1959; originally published 1926), p. 166.

32. Kierkegaard, *Concept of Dread*, p. 55.

33. May, *Meaning of Anxiety*, p. 207.

34. Heidegger, *Being and Time*, p. 223.

35. A. Sharp, *A Green Tree in Geddes* (New York: Walker, 1968).

36. R. Skoog, cited in J. Meyer, *Death and Neurosis* (New York: International Universities Press, 1975), p. 47.

37. E. Strauss, cited in E. Weigert, "Loneliness and Trust — Basic Factors of Human Existence," *Psychiatry* (1960) 23:121—30.

38. W. Schwidder, cited in J. Meyer, *Death and Neurosis* (New York: International Universities Press, 1975), p. 54.

39. H. Lazarus and J. Kostan, "Psychogenic Hyperventilation and Death Anxiety," *Psychosomatics* (1969) 10:14—22.

40. D. Friedman, "Death Anxiety and the Primal Scene," *Psychoanalytic Review* (1961) 48:108—18.

41. V. Kral, "Psychiatric Observations under Severe Chronic Stress," *American Journal of Psychiatry* (1951) 108:185—92.

42. 同上, J. Meyer, *Death and Neurosis*, p. 58; and A. Heveroch, cited in J. Meyer, *Death and Neurosis*, p. 58.

43. M. Roth, "The Phobic Anxiety-Depersonalization Syndrome and Some General Aetiological Problems in Psychiatry," *Journal of Neuropsychiatry* (1959) 1:293—306.

44. R. Kastenbaum and R. Aisenberg, *Psychology of Death*.

45. D. Lester, "Experimental and Correlational Studies of Fear of Death," *Psychological Bulletin* (1967) 64 (1): 27—36; and D. Templer and C. Ruff, "Death Anxiety Scale Means, Standard Deviations, and Embedding," *Psychological Reports* (1971) 29:173—74.

46. P. Livingston and C. Zimet, "Death Anxiety, Authoritarianism and Choice of Speciality in Medical Students," *Journal of Neurological and Mental Disorders* (1965) 140:222—30.

47. W. Swenson, "Attitudes toward Death in an Aged Population," *Journal of Gerontology* (1961) 16(1):49—52; D. Martin and L. Wrightsman, "The Relationship between Religious Behavior and Concern about Death," *Journal*

of Social Psychology(1865)65:317—23;and D. Templer,"Death Anxiety in Religiously Very Involved Persons," *Psychological Reports* (1972) 31: 361—67.

48. N. Iammarino,"Relationship between Death Anxiety and Demographic Variables," Psychological Reports(1975)37:262.

49. Iammarino,"Death Anxiety and Demographic Variables";Swenson,"Attitudes toward Death";A. Christ,"Attitudes toward Death among a Group of Acute Geriatric Psychiatric Patients," *Journal of Gerontology* (1961) 16 (1):56—59;and P. Rhudick and A. dibner,"Age,Personality,and Health Correlates of Death Concerns in Normal Aged Individuals," *Journal of Gerontology*(1961)16(1):44—49.

50. M. Lieberman and A. Coplan,"Distance from Death as a Variable in the Study of Aging,"*Developmental Psychology*(1970)2:71—84.

51. M. Means,"Fears of One Thousand College Women," *Journal of Abnormal and Social Psychology*(1936)31:291—311.

52. W. Middleton, "Some Reactions toward Death among College Students," *Journal of Abnormal and Social Psychology*(1936)3:165—73.

53. Templer and Ruff,"Death Anxiety Scale Means";Iammarino,"Death Anxiety and Demographic Variables";and D. Templer,C. Ruff,and C. Franks, "Death Anxiety:Age,Sex,and Parental Resemblance in Disease Populations,"*Development Psychology*(1971)4:108.

54. P. Thauberger,"The Avoidance of Ontological Confrontation," unpublished Ph. D. dissertation,University of Saskatchewan,1974.

55. C. Stacey and K. Markin,"The Attitudes of College Students and Penitentiary Inmates toward Death and a Future Life,"*Psychiatric Quarterly*,supplement(1952)26:27—32.

56. D. Templer,"Death Anxiety as Related to Depression and Health of Retired Persons,"*Journal of Gerontology*,(1971)26:521—23.

57. Swenson, "Attitudes toward Death";J. Munnichs,*Old Age and Finitude* (Basel and New York:Karger, 1966);and S. Shrut,"Attitude toward Old Age to Death," *Mental Hygiene*(1958)42:259—63.

58. Munnichs,*Old Age and Finitude*;A. Christ,"Attitudes toward Death among a Group of Acute Geriatric Psychiatric Patients," *Journal of Gerontology* (1961)16:56—59;and Kastenbaum and Aisenberg,*Psychology of Death*, p. 83.

59. Kastenbaum and Aisenberg,*Psychology of Death*,p. 107.

60. C. Stacy and M. Reichers,"Attitudes toward Death and Future Life among

Normal and Subnormal Adolescent Girls," *Exceptional Children* (1959) 20: 259—62.

61. A. Maurer, "Adolescent Attitudes toward Death," *Journal of Genetic Psychology* (1964) 105:79—80.

62. H. Feifel and A. Branscomb, "Who's Afraid of Death?" *Journal of Abnormal Psychology* (1973) 81(3):282—88; and H. Feifel and L. Herman, "Fear of Death in the Mentally Ⅲ," *Psychological Reports* (1973) 33:931—38.

63. Feifel and Branscomb, "Who's Afraid of Death?"

64. W. Meissner, "Affective Response to Psychoanalytic Death Symbols," *Journal of Abnormal and Social Psychology* (1958) 56:295—99.

65. K. G. Magni, "Reactions to Death Stimuli among Theology Students," *Journal for the Scientific Study of Religion* (Fall 1970) 9(3):247—48.

66. Kastenberg and Aisenberg, *Psychology of Death*, p. 95.

67. Rhudick and Dibner, "Age, Personality, and Health Correlates."

68. Shrut, "Attitude toward Old Age."

69. Swenson, "Attitudes toward Death."

70. Templer, "Death Anxiety."

71. N. Kogan and R. Shelton, "Beliefs about 'Old People,'" *Journal of Genetic Psychology* (1962) 100:93—111.

72. M. Kramer, C. Winget and R. Whitman, "A City Dreams: A Survey Approach to Normative Dream Content," *American Journal of Psychiatry* (1971) 127:86—92.

73. H. Cason, "The Nightmare Dream," *Psychology Monographs* (1935) 209:46.

74. M. Feldman and M. Hersen, "Attitudes toward Death in Nightmare Subjects," *Journal of Abnormal Psychology* (1967) 72:421—425; and D. Lester, "The Fear of Death of those Who Have Nightmares," *Journal of Psychology* (1968) 69:245—47.

75. P. Handal and J. Rychlak. "Curvilinearity between Dream Content and Death Anxiety and the Relationship of Death Anxiety to Repression-Sensitivity," *Journal of Abnormal Psychology* (1971) 77:11—16.

76. W. Bromberg and P. Schilder, "The Attitudes of Psychoneurotics toward Death," *Psychoanalytic Review* (1936) 23:1—28.

77. C. Parks, "The First Year of Bereavement," *Psychiatry* (1970) 33:444—67.

78. *The Gilgamesh Epic and Old Testament Parallels*, trans. A. Heidel (Chicago: University of Chicago Press, 1946), pp. 63, 64.

79. A. Witt, personal communication, September 1978.

80. Personal communication from a friend.

81. Freud,"Thoughts for the Times," vol. XIV, *Standard Edition*, p. 298.

82. J. Breuer and S. Freud, *Studies on Hysteria*. vol. Ⅱ in *Standard Edition* (London: Hogarth Press, 1955; originally published in 1895).

83. 同上, p. 9.

84. 同上, p. 7.

85. 同上, p. XXXI.

86. 同上, p. 14.

87. 同上, p. 34.

88. 同上, p. 117.

89. 同上, p. 63.

90. 同上, p. 131.

91. 同上, p. 137.

92. 同上, p. 157.

93. S. Freud, *Origins of Psychoanalysis*. ed. by M. Bonaparte. A. Freud, and E. Kris(New York: Basic Books, 1954).

94. S. Freud, "Inhibitions, Symptoms and Anxiety." vol. X X, *Standard Edition*, p. 166.

95. A. Compton, "Psychoanalytic Theories of Anxiety," *Journal of American Psychoanalytic Association*(1972)20(2):341—94.

96. S. Freud, *Studies on Hysteria*, vol. Ⅱ in *Standard Edition*, (London: Hogarth Press, 1955; originally published 1895), p. 33.

97. 同上, p. 40.

98. Freud, "Inhibitions, Symptoms and Anxiety," vol. X X, *Standard Edition*, p. 130.

99. M. Klein, "A Contribution of the Theory of Anxiety and Guilt," *International Journal of Psychoanalysis*(1948)29:114—23.

100. O. Fenichel, *The Psychoanalytic Theory of the Psychoneuroses* (New York: Norton, 1945).

101. R. Waelder, *Basic Theory of Psychoanalysis*(New York: International Universities Press, 1960).

102. R. Greenson, *The Technique and Practice of Psychoanalysis*(New York: International Universities Press, 1967).

103. S. Freud, *The Ego and the Id*, vol. X Ⅸ, Standard Edition(London: Hogarth Press, 1961; originally published in 1923), p. 57.

104. 同上, p. 58ff.

105. S. Freud, *Beyond the Pleasure Principle*, vol. X Ⅷ in *Standard Edition* (London: Hogarth Press, 1955; originally published 1920). pp. 1—64.

106. Freud,"Thoughts for the times," vol. ⅩⅣ ,*Standard Edition* ,p. 299.

107. E. Jones, *The Life and Work of Sigmund Freud* ,vol. Ⅰ (New York:Basic Books,1953),p. 40.

108. 同上 ,p. 41.

109. 同上 ,p. 45.

110. N. Brown,*Life Against Death* (New York:Vintage Books,1959).

111. S. Freud, "Thoughts of the Times," vol. ⅩⅣ in *Standard Edition* ,pp. 273—300.

112. S. Freud, "The Theme of Three Caskets," vol. ⅩⅡ in *Standard Edition* , (London:Hogarth Press,1966;originally published 1913),pp. 289—302.

113. E. Jones, *The Life and Work of Sigmund Freud* ,vols. Ⅰ , Ⅱ , Ⅲ , (New York:Basic Books,1953,1955,1957).

114. I. Stone,*Passions of the Mind* (New York:Doubleday,1971).

115. For example,J. Wortis,*Fragment of an Analysis with Freud* (New York: Simon & Schuster,1954).

116. For example,S. Freud,*Origins of Psychoanalysis* ,eds. M. Bonaparte, A. Freud,and E. Kris(New York:Basic Books, 1954);H. Abraham and E. Freud,eds. ,*A Psycho-Analytic Dialogue The Letters of Sigmund Freud and Karl Abraham* 1907—1926,trans. B. Marsa and C. Abraham(New York:Basic Books;London:Hogarth Press and Institute of Psycho-Analysis,1965);E. Freud and H. Meng,eds. ,*Psycho-Analysis and Faith* : *The Letters of Sigmund Freud and Oskar Pfister* ,trans. E. Mosbacher(New York:Basic Books;London:Hogarth Press and Institute of Psycho-Analysis,1963);and E. Pfeiffer,ed. ,*Sigmund Freud and Lou Andreas-Salomé* : *Letters* ,trans. William and Elaine Robson-Scott (New York: Harcourt Brace Jovanovich;London:Hogarth Press and Institute of psycho-Analysis,1972.)

117. Jones,vol. Ⅰ ,p. 4.

118. 同上 ,p. 20.

119. 同上。

120. 同上 ,p. Ⅻ.

121. 同上 ,p. 78.

122. Freud,Origins of Psychoanalysis,p. 217.

123. 同上 ,p. 129.

第三章

1. S. Anthony,*The Discovery of Death in Childhood and After* (New York:

Basic Books,1972).

2. E. Becker,*The Denial of Death*(New York:Free Press,1973),p. 36.

3. Anthony,*Discovery of Death*,p. 155.

4. 同上,pp. 155—56.

5. 同上,p. 157.

6. F. Moellenkoff,"Ideas of Children about Death,"*Bulletin of the Menninger Clinic*(1939)3:148—56.

7. E. Erikson,*Childhood and Society*(New York:W. W. Norton,1963).

8. Anthony,*Discovery of Death*,pp. 78ff.

9. R. Kastenbaum & R. Aisenberg,*Psychology of Death*(New York:Springer,1972),p. 9.

10. S. Freud,*The Interpretation of Dreams*,vol. Ⅳ in *Standard Edition*(London:Hogarth Press,1964;originally published 1900),pp. 254—55.

11. R. Lapouse and M. Monk,"Fears and Worries in a Representative Sample of Children,"*American Journal of Orthopsychiatry*(1959)29:803—18.

12. S. Harrison,C. Davenport,and J. McDermott,"Children's Reactions to Bereavement,"*Archives of General Psychiatry*(1967)17:593—97.

13. Anthony, *Discovery of Death*; M. Nagy, "The Child's View of Death," *Journal of Genetic Psychology*, (1948)73: 3 27; P. Schilder & D. Wechsler,"The Attitudes of Children toward Death," *Journal of Genetic Psychology*(1934)45:406—51;G. Koocher,"Talking with Children about Death," *American Journal of Orthopsychiatry*(1974)44:404—11;M. MacIntire,C. Angle. and L. Struempler,"The Concept of Death in Mid-Western Children and Youth," *American Journal of Disease of Children*(1972)123:527—32.

14. Nagy,"Child's View of Death. "

15. Anthony,*Discovery of Death*,p. 47—77.

16. Schilder and Wechsler,"Attitudes of Children. "

17. Anthony,*Discovery of Death*,p. 158.

18. E. Furman, A Child's Parent Dies(New Haven, Conn. : Yale University Press,1974),p. 5.

19. Anthony,*Discovery of Death*,p. 255.

20. J. Sully,cited in Anthony,*Discovery of Death*,p. 269.

21. J. Piaget,cited in Anthony,*Discovery of Death*,p. 56.

22. Anthony,*Discovery of Death*,p. 59.

23. Kastenbaum and Aisenberg, *Psychology of Death*,p. 9.

24. Kastenbaum and Aisenberg,*Psychology of Death*,p. 12f.

25. S. Brant cited in Kastenbaum and Aisenberg,*Psychology of Death*,p. 14.

26. Kastenbaum and Aisenberg, *Psychology of Death*, p. 14.

27. G. Rochlin, *Griefs and Discontents The Focus of Change* (Boston: Little, Brown, 1965), p. 67.

28. G. Rochlin, "How Younger Children View Death and Themselves," in "*Explaining Death to Children*," ed. E. Grollman(New York: Beacon Press. 1967).

29. M. Scheler, cited in J. Choron, *Death and Western Thought* (New York: Collier Books, 1963), p. 17.

30. Rochlin, "How Younger Children," p. 56.

31. 同上, pp. 84—85.

32. M. Klein, "A Contribution to the Theory of Anxiety and Guilt," *International Journal of Psychoanalysis* (1948)29:114—23.

33. K. Eissler, *The Psychiatrist and the Dying Patient* (New York International Universities Press, 1959), pp. 57—58.

34. A. Freud, "Discussion of John Bowlby's Paper," *Psychoanalytic Study of the Child* (1960)15:53—62.

35. Furman, *A Child's Parent Dies*, p. 51.

36. Anthony, *Discovery of Death*, p. 139.

37. 同上, pp. 157—58.

38. A. Maurer. "Maturation of Concepts of Death," *British Journal of Medical Psychology* (1964)39:35—41.

39. M. Stern, "Pavor Nocturnis," *International Journal of Psychoanalysis* (1951)32:302.

40. R. White, "Motivation Reconsidered: The Concept of Competence," *Psychological Review* (1959)66:297—333.

41. Maurer, "Maturation."

42. Kastenbaum and Aisenberg, *Psychology of Death*, p. 29.

43. Maurer, "Maturation."

44. MacInfire. Angle, and Struempler, "The Concept of Death."

45. I. Alexander and A. Adlerstein, "Affective Responses to the Concept of Death in a Population of Children and Early Adolescents," *Journal of Genetic Psychoanalysis* (1958)93:167—77.

46. Nagy, "Child's View of Death."

47. S. Hostler, "The Development of the Child's Concept of Death," in *The Child and Death*, ed. O. J. Sahler(St. Louis, Mo. : C. V. Mosby, 1978), p. 9.

48. E. Jaques, "Death and the Mid-Life Crisis," *International Journal of Psychoanalysis* (1968)46:502—13.

49. J. Masserman, *The Practice of Dynamic Psychiatry* (Philadelphia and Lon-

don: W. B. Saunders, 1955), p. 467.

50. V. Frankl, oral communication, 1974.

51. Anthony, *Discovery of Death*, p. 154.

52. 同上, p. 155.

53. Schilder and Wechsler, "Attitudes of Children. "

54. Anthony, *Discovery of Death*, p. 155.

55. 同上, p. 257.

56. Schilder and Wechsler, "Attitudes of Children. "

57. Nagy, "Child's View of Death. "

58. Koocher, "Talking with Children. "

59. I. Opie, *The Love and Language of School Children* (Oxford: Clarendon Press, 1959).

60. Maurer, "Maturation. "

61. J. Bowlby, *Attachment and Loss*, vol. II : *Separation* (New York: Basic Books. 1973).

62. A. Jersild and F. Holmes, *Children's Fears* (New York: Teachers College, Columbia University, 1935); and A. Jersild, "Studies of Children's Fears," in *Child Behavior and Development*, eds. , R. Barker. J. Kounin. and H. Wright (New York, London: McGraw-Hill, 1943).

63. Bowlby. *Attachment and Loss*, pp. 105—18.

64. R. May. *The Meaning of Anxiety* (New York W. W. Norton, 1977) pp. 105—9.

65. 同上, pp. 107—8.

66. Klein. "A Contribution"; and D. Winnicott, *The Maturational Process and the Facilitating Environment* (New York: International Universities Press, 1965) p. 41.

67. A. Freud. "Discussion. "

68. Anthony, *Discovery of Death*, p. 161.

69. C. Wahl, "The Fear of Death," in *The Meaning of Death*, ed. H. Feifel (New York: McGraw-Hill 1959). pp. 214—23.

70. S. Freud, An Outline of Psycho-Analysis, vol. XXIII, in *Standard Edition* (London: Hogarth Press, 1964; originally published 1940), p. 185.

71. S. Rosenzweig, and D. Bray, "Sibling Death in Anamneses of Schizophrenic Patients," Psychoanalytic Review (1942) 49: 71—92; and S. Rosenzweig. "Sibling Death as a Psychological Experience with Special Reference to Schizophrenia," Psychoanalytic Review (1943) 30: 177—86.

72. Rosensweig, "Sibling Death. "

73. Rosensweig,"Sibling Death. "

74. H. Searles, "Schizophrenia and the Inevitability of Death," *Psychiatric Quarterly*(1961)35:631—55.

75. J. Hilgard, M. Newman, and F. Fisk, "Strength of Adult Ego Following Childhood Bereavement"*American Journal of Orthopsychiatry* (1960)30: 788—98.

76. Furman,*A Child's Parent Dies*;Bowlby,*Attachment and Loss*;R. Furman, "Death and the Young Child," *Psychoanalytic Study of the Child*(1964) 29:321—33;and R. Zeligs,*Children's Experience with Death*(Springfield, Ⅲ. :C. C. Thomas,1974),pp. 1—49.

77. Maurer,"Maturation. "

78. MacIntire,Angle,and Struempler,"The Concept of Death";F. Brown,"Depression and Childhood Bereavement"*Journal of Mental Science* (1961) 107:754—77;I. Gregory,"Studies in Parental Deprivation in Psychiatric Patients," *American Journal of Psychiatry*(1958)115:432—42;G. Pollack, "Childhood Parent and Sibling Loss in Adult Patients," *Archives of General Psychiatry*(October 1962)7:295—305;and H. Barry and E. Lindeman, "Critical Ages for Maternal Bereavement in Psychoneuroses," *Psychosomatic Medicine*(1960)22:166—81.

79. J. Hilgard and M. Newman,"Evidence for Functional Genesis in Mental illness:Schizophrenia,Depressive Psychoses and Psychoneurosis,"*Journal of Nervous and Mental Disease*(1961)132:3—6.

80. M. Breckenridge and E. Vincent,*Child Development*, ed. W. B. Saunders, 4th ed. (Philadelphia,Pa. :W. B. Saunders 1960),p. 138.

81. E. Kübler-Ross,address at Stanford Medical School,May 1978.

82. S. Ferenczi,cited in Anthony,*Discovery of Death*,p. 157.

83. Anthony, *Discovery of Death*,p. 159.

84. J. Bruner,cited in H. Galen,"A Matter of Life and Death," Young Children (August 1972)27:351—56.

85. Galen,"A Matter of Life. "

86. Rochlin,"How Younger Children," p. 63.

第四章

1. S. Kierkegaard,cited in E. Backer, *The Denial of Death* (New York:Free Press. 1973),p. 70.

2. O. Rank. Will Therapy and Truth and Reality(New York: Alfred A. Knopf, 1945), p. 126.

3. P. Tillich, The Courage to Be (New Haven and London: Yale University Press, 1952), p. 66.

4. Backer, Denial of Death, p. 66.

5. R. Lifton, "The Sense of Immortality: On Death and the Continuity of Life," in *Explorations of Psychohistory*, eds. R. Lifton and E. Olson (New York: Simon & Schuster, 1974), p. 282.

6. L. Loesser and T. Bry, "The Role of Death Fears in the Etiology of Phobic Anxiety," *International Journal of Group Psychotherapy* (1960) 10: 287—97.

7. Rank, *Will Therapy*, p. 124.

8. E. Fromm, *Escape from Freedom* (New York: Holt, Rinehart & Winston, 1941), p. 6.

9. L. Tolstoy, *The Death of Ivan Ilych and Other Stories* (New York: Signet Classics, 1960), pp. 131—32.

10. R. Frost, *In the Clearing* (New York: Holt, Rinehart & Winston, 1962), p. 39.

11. N. Kazantzakis, *Report to Greco*, trans. P. A. Bien (New York: Simon & Schuster, 1965), p. 457.

12. N. Kazantzakis, *The Odyssey: A Modern Sequel*, trans. Kimon Friar (New York: Simon & Schuster, 1958)

13. C. Baker, Ernest Hemingway: *A Life Story* (New York: Charles Scribner, 1969), p. 5.

14. E. Hemingway, *The Old Man and the Sea* (New York: Charles scribner, 1961).

15. C. Wahl, "Suicide as a Magical Act," *Bulletin of Menninger Clinic*, (May 1957) 21: 91—98.

16. F. Kluckholm and F. Stroedbeck, *Variations in Value Orientations* (New York: Harper & Row, 1961), p. 15.

17. J. M. Keynes, cited in Norman Brown, Life Against Death (New York: Vintage Books, 1959), p. 107.

18. L. Tolstoy, *Anna Karenina* (New York: Modern Library, 1950), p. 168.

19. H. Feifel, *Taboo Topics*, ed. Norman Forberow (New York: Atherton Press, 1963), p. 15.

20. Rank, *Will Therapy*, p. 130.

21. H. Ibsen, cited in Rank, *Will Therapy*, p. 131.

22. S. Freud, *Some Character Types Met with in Psychoanalytic Work*, vol. Ⅹ Ⅳ in Standard Edition (London: Hogarth Press, 1957; originally published in

1916）,pp. 316—31.

23. Rank,*Will Therapy* p. 119.

24. A. Maslow,*The Further Reaches of Human Nature*（New York：Viking, 1971 ）,p. 35.

25. Becket,*Denial of Death* ,pp. 35—39.

26. Fromm,*Escape from Freedom* ,（ New York：Holt,Rinehart ﹠ Winston, 1941 ）,pp. 174—79.

27. J. Masserman,*The Practice of Dynamic Psychiatry*（London：W. B. Saunders 1955）,pp. 476—81.

28. L. Tolstoy War and Peace(New York：Modern Library,1931）,p. 231.

29. S. Kierkegaard,cited in Rollo May,*The Meaning of Anxiety* ,rev. ed. （New York：W. W. Norton,1977）,p. 38.

30. M. Heidegger,*Being and Time*（New York：Harper ﹠ Row,1962）,p. 105.

31. S. Arieti,"Psychotherapy of Severe Depression,"*American Journal of Psychiatry*（1977）,134(8)：864—68.

32. 同上。

33. I. Yalom and G. Elkins,*Everyday Gets a Little Closer*（New York：Basic Books,1974）.

34. Rank,*Will Therapy* ,pp. 119—34.

35. W. Tietz,"School Phobia and the Fear of Death,"*Mental Hygiene*（1970） 54：565—68.

36. Oral communication,May 1979.

37. E. Greenberger,"Fantasies of Women Confronting Death,"*Journal of Consulting Psychology*（1965）29：252—60.

38. M. Mahler,F. Pine,and A. Bergman,*The Psychological Birth of the Infant*（New York：Basic Books,1975）.

39. Rank,*Will Therapy* ,p. 126.

40. S. Kierkegaard,*Fear and Trembling and the Sickness unto Death*（New York：Doubleday Anchor Books,1953）,pp. 182—200.

41. Tillich,*The Courage to Be* ,p. 52.

42. Rank,*Will Therapy* ,p. 149.

43. H. Searles,"Schizophrenia and the Inevitability of Death,"*Psychiatric Quarterly*（1961）35：631—55.

44. 同上。

45. 同上。

46. 同上。

47. 同上。

48. N. Brown,*Life Against Death*(New York:Vintage Books,1959),p. 107.

49. H. Witkin,*Psychological Differentiation*(New York:John Wiley,1962).

50. H. Witkin,"Psychological Differentiation and Forms of Pathology,"*Journal of Abnormal Psychology*(1965)70(5):317—36.

51. J. Rotter,"Generalized Expectancies for Internal vs. External Control of Reinforcement,"*Psychological Monographs*(1966)80(1,whole ♯609).

52. E. Phares, *Locus of Control in Personality* (Morristown, N. J. : General Learning Press,1976).

53. J. Rotter,"Some Implications of Social Learning Theory for the Prediction of Goal Directed Behavior from Testing Procedures,"*Psychology Review* (1960)67:301—16.

54. W. Mischel,R. Zeiss,and A. Zeiss,"Internal-External Control and Persistence,"*Journal of Personality and Social Psychology*(1974)29:265—78.

55. Phares,*Locus of Control* p. 7.

56. 同上,pp. 144—56.

57. 同上,p. 149.

58. P. Duz, "Comparison of the Effects of Behaviorally Oriented Action and Psychotherapy Reeducation of Intraversion-Extraversion,Emotionality,and Internal-External Control,"*Journal of Counseling Psychology* (1970) 17: 567—72.

59. Witkin,"Psychological Differentiation," Rotter,"Some Implications," and Phares,*Locus of Control*.

60. R. Ryckman and M. Sherman,"Relationship between Self Esteem and Internal-External Locus of Control"*Psychological Reports* (1973) 32: 1106; and B. Fish and S. Karabenick,"Relationship between Self Esteem and Locus of Control," *Psychological Reports*(1971)29:784.

61. D. Kilpatrick,W. Dubin,and D. Marcotte,"Personality,Stress of the Medical Education Process and Changes in AffectiveMood State," *Psychology Reports*(1974)3:1215—23.

62. F. Melges and A. Weisz,"The Personal Future and Suicidal Ideation,"*Journal of Nervous and Mental Disease*(1971)153:244—50;and H. Lefcourt, *Locus of Control*(Hillsdale,N. J. :Lawrence Erlbaum,1976),p. 148.

63. J. Shybutt,"Time Perspective,Internal vs. External Control and Severity of Psychological Disturbance," *Journal of Clinical Psychology* (1968) 24: 312—15;and C. Smith,M. Peyer,and M. Distefano,"Internal-External Control and Severity Emotional Impairment," *Journal of Clinical Psychology* (1971)27:449—50.

64. M. Harrow and A. Ferrante,"Locus of Control in Psychiatric Patients," *Journal of Consulting and Clinical Psychology*(1969)33:582—89;and R. Cromwell,"Description of Parental Behavior in Schizophrenic and Normal Subjects," *Journal of Personality*(1961)29:363—79.

65. C. Fersten,"A Functional Analysis of Depression,"*American Psychologist* (1973)28:857—70;P. Lewinsohn,cited in Lefcourt,*Aspects of Depression*; W. Miller and M. Seligman,"Depression and the Perception of Reinforcement," *Journal of Abnormal Psychology*(1973)82:62—73;and L. Abramson and H. Sackeim,"A Paradox in Depression:Uncontrollability and Self-Blame," *Psychology Bulletin*(1977)84:838—52.

66. A. Tolor and M. Reznikoff,"Relation between Insight,Repression-Sensitization,Internal-External Control and Death Anxiety,"*Journal of Abnormal Psychology*(1967)72:426—31.

67. A. Berman and J. Hays,"Relation between Death Anxiety,Belief in Afterlife and Locus of Control," *Journal of Consulting and Clinical Psychology* (1973)41:318.

第五章

1. N. Kazantzakis, *The Odyssey:A Modern Sequel*, trans. Kimon Friar(New York:Simon & Schuster,1958).

2. S. Kierkegaard,cited in R. May, *The Meaning of Anxiety*, rev. ed. (New York:W. W. Norton,1977),p. 37.

3. M. Heidegger,*Being and Time*(New York:Harper & Row,1962),p. 294.

4. F. Nietzsche, *The Gay Science*, trans. W. Kaufman(New York:Random House,Vintage,1974),p. 37.

5. M. Montaigne, *The Complete Essays of Montaigne*, trans. D. Frame(Stanford,Calif. :Stanford University Press,1945),p. 65.

6. G. Santayana,cited in K. Fisher,"Ultimate Goals in Psychotherapy,"*Journal of Existentialism*(Winter 1966—67)7:215—32.

7. R. Assagioli,*Psychosynthesis*(New York:Viking Press,1971),p. 116.

8. P. Landsburg,cited in J. Choron, *Death and Western Thought* (New York: Collier Books,1963),p. 16.

9. J. Donne,*Complete Poetry and Selected Prose*(New York:Modern Library, 1952),p. 332.

10. R. Gardner,"The Guilt Reaction of Parents of Children with Severe Physi-

cal Disease,"*American Journal of Psychiatry*(1969),126:82—90.

11. Heidegger,*Being and Time*,p.105.

12. S. Golburgh and C. Rotman,"The Terror of Life: A Latent Adolescent Nightmare," *Adolescence*(1973),8:569—74.

13. E. Jaques,"Death and the Mid-Life Crisis,"*International Journal of Psychoanalysis*(1965),46:502—513.

14. C. Jung,cited in D. Levinson,*The Seasons of a Man's Life*(New York:Alfred A. Knopf,1978),p.4.

15. D. Krantz, Radical Career Change: *Life Beyond Work* (New York: Free Press,1978).

16. R. Noyes,"Attitude Changes Following Near-Death Experiences,"*Psychiatry*,in press.

17. Montaigne,*Complete Essays*,p.62.

18. A. Kurland,et al. "Psychedelic Therapy Utilizing LSD in the Treatment of the Alcoholic Patient,"*American Journal of Psychiatry* (1967)123(10): 202—9.

19. I. Silbermann,"The Psychical Experience during the Shocks in Shock-Therapy,"*International Journal of Psychoanalysis*(1940)21:179—200.

20. P. Koestenbaum,*Is There an Answer to Death*? (Englewood Cliffs. N. J. : Prentice-Hall,1976),pp.31—41,65—74.

21. E. Aronson,oral communication,1977.

22. J. Laube,"Death and Dying Workshop for Nurses: Its Effects on Their Death Anxiety Level,"*International Journal of Nursing Students*(1977) 14:111—120;P. Murray,"Death Education and Its Effects on the Death Anxiety Level of Nurses," *Psychological Reports*(1974)35:1250;J. Bugental,"Confronting the Existential Meaning of My Death Through Group Exercises," *Interpersonal Development* (1973)4: 1948—63; and W. Whelan and W. Warren,"A Death Awareness Workshop: Theory Application and Results," unpublished manuscript,1977.

23. Whelan and Warren,"Death Awareness Workshop."

24. J. Fowles,*Daniel Martin*(Boston:Little,Brown,1977),p.177.

25. I. Yalom,et al. "The Written Summary as a Group Psychotherapy Technique,"*Archives of General Psychiatry*(1975)32:605—13.

26. G. Zilboorg,"Fear of Death,"*Psychoanalytic Quarterly*(1943)12:465—75.

27. S. Freud, *Three Essays on the Theory of Sexuality*,vol. Ⅶ in *Standard Edition*,(London: Hogarth Press, 1957; originally published, 1905),pp. 125—231.

28. M. Stern,"Fear of Death and Neurosis,"*Journal of American Psychoanalytic Association*(May 1966),pp. 3—31.

29. Dante Alighieri,*La Divina Commedia*(Florence,Italy:Case Editrice Nerbini,n. d.);translation by John Freccero,1980.

30. Jaques,"Death and the Mid-Life Crisis. "

31. H. Rosenberg,"The Fear of Death as an Indispensable Factor in Psychotherapy,"*American Journal of Psychotherapy*(1963)17:619—30.

32. J. Breuer and S. Freud,*Studies on Hysteria*,vol. Ⅱ in *Standard Edition* (London:Hogarth Press,1964;originally published,1895),p. 268.

33. M. Eliade,*Shamanism:Archaic Techniques of Ecstasy*(Princeton,N. J. : Princeton University Press,1964),p. 43.

34. 同上,p. 45.

35. Stern,"Fear of Death. "

36. J. Bugental,*The Search for Authenticity*(New York:Holt,Rinehart & Winston,1965),p. 167.

37. J. Hinton,"The Influence of Previous Personality on Reactions to Having Terminal Cancer. "*Omega*(1975)6:95—111.

38. F. Nietzsche,cited in N. Brown,*Life Against Death*(New York:Vintage Books,1959),p. 107.

39. H. Searles, "Schizophrenia and the Inevitability of Death,"*Psychiatric Quarterly*(1961)35:631—55.

40. Montaigne,*Complete Essays*,p. 268.

41. Whelan and Warren,"Death Awareness Workshop. "

42. D. Kaller,"An Evaluation of a Self-Instructional Program Designed to Reduce Anxiety and Fear about Death and of the Relation of That Program to Sixteen Personal History Variables,"*Dissertation Abstracts*(May 1975)35(11):7125—A.

43. E. Pratt,"A Death Education Laboratory as a Medium for Influencing Feelings Toward Death,"*Dissertation Abstracts*(1974)4026(B).

44. Laube,"Death and Dying Workshop. "

45. Murray,"Death Education. "

第六章

1. J. Sartre,Being and Nothingness,trans. Hazel Barnes(New York:Philosophical Library,1956),p. 633.

2. J. Sartre, Nausea, trans. Hazel Barnes(New York: New Directions, 1964), pp. 126—130.

3. The Encyclopedia of Philosophy, ed. P. Edwards, vol. Ⅳ (New York: Macmillan and Free Press, 1967), p. 308.

4. J. Russel, "Sartre, Therapy, and Expanding the Concept of Responsibility," *American Journal of Psychoanalysis*(1978)38:259—69.

5. Sartre, *Being and Nothingness*, p. 566.

6. Sartre, cited in D. Follesdal, "Sartre on Freedom," in *Library of Living Philosophers*, ed. Paul Schilpp(Evanston: Northwestern University Press), forthcoming.

7. *Encyclopedia of Philosophy*, vol. Ⅴ, pp. 416—19.

8. E. Fromm, *Escape from Freedom*(New York: Holt, Rinehart & Winston, 1941).

9. R. Kogod, oral communication, 1974.

10. V. M. Gatch and M. Temerlin, "Belief in Psychic Determinism and the Behavior of the Psychotherapist," *Review of Existential Psychology and Psychiatry*(1965)5:16—35.

11. M. Mazer, "The Therapeutic Function of the Belief in Will," *Psychiatry* (1960)23:45—52.

12. F. Perls, cited in J. Russel, "Sartre, Therapy. "

13. F. Perls and P. Baumgardner, *Legacy from Fritz*(Palo Alto, Calif. : Science and Behavior Books, 1975), pp. 45—46.

14. A. Levitsky and F. Perls, "The Rules and Games of Gestalt Therapy," in *Gestalt Therapy Now*, ed. J. Fagan and Irma Lee Shepherd(Palo Alto: Science and Behavior Books, Inc. , 1973), p. 143.

15. 同上, p. 98.

16. F. Perls, *Gestalt Therapy Verbatim*(New York: Bantam Books, 1969), p. 80.

17. V. Frankl. *The Will to Meaning* (Cleveland, O. : New American Library, 1969), pp. 101—7.

18. J. Haley, *Uncommon Therapy: The Psychiatric Techniques of Milton Erickson*(New York: W. W. Norton, 1973); and P. Watzlawick, J. Beavin, and D. Jackson, *Pragmatics of Human ,Communication*(New York: W. W. Norton, 1967).

19. Perls and Baumgardner, *Legacy from Fritz*, p. 117.

20. F. Perls, *Gestalt Therapy Verbatim*, p. 79.

21. 同上, pp. 69—70.

22. Perls and Baumgardner, *Legacy from Fritz*, p. 44.

23. Perls and Baumgardner,*Legacy from Fritz*,p. 44—45.

24. Perls,*Gestalt Therapy Verbatim*,p. 79.

25. R. Drye,R. Goulding,and M. Goulding,"No Suicide Decision:Patient Monitoring of Suicidal Risk,"*American Journal of Psychiatry*(1973)130:171—74.

26. H. Kaiser,*Effective Psychotherapy:The Contribution of Hellmuth Kaiser*,ed. L. Fierman(New York:Free Press,1965).

27. 同上,p. 135.

28. 同上,p. 126.

29. 同上,p. 129.

30. H. Kaiser. "The Problem of Responsibility in Psychotherapy. "*Psychiatry* (1955)18:205—11.

31. Kaiser. *Effective Psychotherapy:The Contribution of Hellmuth Kaiser*, pp. 159ff.

32. 同上,pp. 172—202.

33. W. Dyer,*Your Erroneous Zones*(New York:Avon Books,1977).

34. 同上,p. 14.

35. W. Dyer. *Pulling Your Own Strings*(New York:Funk &. Wagnalls,1978).

36. G. Weinberg,*Self-Creation*(New York:Avon Books,1978).

37. Dyer,*Your Erroneous Zones*,pp. 194—196.

38. 同上,pp. 214—15.

39. A. Lazarus and A. Fay,*I Can If I Want To*(New York:William Morrow, 1975).

40. N. Lande,*Mindstyles Lifestyles*(Los Angeles:Price,Stern,Sloan,1976). pp. 135—46.

41. A. Bry,*EST—60 Hours That Transform Your Life*(New York:Harper &. Row,1976). pp. 49—50.

42. 同上,p. 53.

43. L. Rhinehart. *The Book of EST*(New York:Holt,Rinehart &. Winston, 1976). pp. 142—44.

44. Bry,*EST*,p. 59.

45. Rhinehart,*The Book of EST*. pp. 144—45.

46. Bry. *EST*,p. 61.

47. 同上,p. 71.

48. 同上,pp. 72—73.

49. 同上,p. 73.

50. 同上,p. 72.

51. 同上,p. 76.

52. Bry. *EST*, pp. 72—73.

53. 同上, p. 128.

54. 同上, p. 129.

55. S. Fenwick, *Getting It: The Psychology of EST* (New York: J. P. Lippincott., 1976), p. 181.

56. R. Ryckman and M. Sherman, "Relationship between Self-Esteem and Internal-External Locus of Control," *Psychological Report* (1973) 32: 1106; and B. Fish and S. Karabenich, "Relationships between Self-Esteem and Locus of Control," *Psychological Reports* (1971) 29: 784—87.

57. D. Kilpatrick, W. Dubin. and D. Marcotte, "Personality, Stress of the Medical Education Process and Changes in Affect Mood State," *Psychological Reports* (1974) 3: 1215—23.

58. F. Melgas and A. Weisz. "The Personal Future and Suicidal Ideation," *Journal of Nervous and Mental Disease* (1971) 153: 244—50; and H. Lefcourt, *Locus of Control* (New Jersey: Lawrence Erlbaum 1976), p. 148.

59. J. Rotter, "Generalized Expectancies for Internal vs. External Control of Reinforcement," *Psychological Monographs* (1966) 80 (1. whole # 609) 7, 61, 166.

60. J. Easterbrook, *The Determinants of Free Will* (New York: Academic Press, 1978), p. 26.

61. M. Harrow and A. Ferrante, "Locus of Control in Psychiatric Patients," *Journal of Consulting and Clinical Psychology* (1969) 33: 582—89; and R. Cromwell, "Description of Parental Behavior in Schizophrenic and Normal Subjects," *Journal of Personality* (1961) 29: 363—79.

62. J. Shybutt, "Time Perspective, Internal vs. External Control and Severity of Psychological Disturbance," *Journal of Clinical Psychology* (1968) 24: 312—15; and C. Smith, M. Pryer, and M. Distefano, "Internal-External Control and Severity Emotional Impairment," *Journal of Clinical Psychology* (1971) 27: 449—50.

63. C. Fersten, "A Functional Analysis of Depression," *American Psychologist* (1973) 28: 857-70; P. Lewinsohn, cited in Lefcourt, *Locus of Control*; W. Miller and M. Seligman, "Depression and the Perception of Reinforcement," *Journal of Abnormal Psychology* (1973) 82: 62—73; and L. Abramson and H. Sackeim, "A Paradox in Depression: Uncontrollability and Self-Blame," *Psychological Bulletin* (1977) 84: 838—52.

64. M. Seligman, Helplessness: *On Depression Development and Death* (San Francisco: W. H. Freeman, 1975).

65. M. Seligman and S. Maier,"Failure of Escape Traumatic Shock,"*Journal of Experimental Psychology*(1967)74:1—9;and J. Overmier and M. Seligman,"Effects of Inescapable Shock upon Subsequent Escape," *Journal of Comparative and Physiological Psychology*(1967)63:23—33.

66. D. Hiroto,"Locus of Control and Learned Helplessness,"*Journal of Experimental Psychology*(1974)102:187—93.

67. D. Hiroto and M. Seligman,"Generality of Learned Helplessness in Man," *Journal of Personality of Social Psychology*(1975)31:311—27.

68. D. Klein and M. Seligman,"Reversal of Performance Deficits and Perceptual Deficits in Learned Helplessness and Depression,"*Journal of Abnormal Psychology*(1976)85:11—26.

69. W. Miller and M. Seligman,"Depression and the Perception of Reinforcement,"*Journal of Abnormal Psychology*(1973)82:62—73.

70. Abramson and Sackeim,"A Paradox. "

71. A. Beck,*Depression:Clinical,Experimental and Theoretical Aspects*(New York:Harper & Row,1967).

72. Abramson and Sackeim,"A Paradox. "

73. Lefcourt,*Lotus of Control*,pp. 96—109;and J. Phares,*Locus of Control in Personality*(Morristown, N. J. :General Learning Press, 1976), pp. 144—56.

74. Phares,*Locus of Control*;and C. Crandall,W. Katkovsky, and V. Crandall, "Children's Beliefs in Their Own Control of Reinforcement in Intellectual-Academic Situations," *Child Development*(1965)36:91—109.

75. J. Gillis and R. Jessor,"Effects of Brief Psychotherapy on Belief in Internal Control,"*Psychotherapy:Research and Practice*(1970)7:135—37.

76. P. Dua, "Comparison of the Effects of Behaviorally Oriented Action and Psychotherapy Reeducation on Intraversion-Extraversion,Emotionality,and Internal vs. External Control,"*Journal of Counseling Psychology*(1970)17:567—72.

77. S. Nowick and J. Bernes,"Effects of a Structured Camp Experience on Locus of Control," *Journal of Genetic Psychology*(1973)122:247—52.

78. M. Foulds, "Change in Locus of Internal-External Control,"*Comparative Group Studies*(1971)2:293—300;M. Foulds,J. Guinan, and R. Warehine, "Marathon Group:Change in Perceived Locus of Control," *Journal of College Student Personnel* (1974) 15:8—11;and M. Dianard and J. Shapiro, "Change in Locus of Control as a Function of Encounter Group Experiences," *Journal of Abnormal Psychology*(1973)82:514—18.

79. I. Yalom, *Theory and Practice of Group Psychotherapy* (New York: Basic Books, 1975), pp. 77—98.

80. D. York and C. Eisman, unpublished study.

81. J. Dreyer, University of West Virginia, unpublished study.

82. M. Lieberman, N. Solow, G. Bond, and J. Reibstein, "The Psychotherapeutic Impact of Women's Consciousness-raising Groups," *Archives of General Psychology* (1979) 36:161—68.

83. L. Horowitz, "On the Cognitive Structure of Interpersonal Problems Treated in Psychotherapy," *Journal of Consulting and Clinical Psychology* (1979) 47:5—15.

84. G. Helweg, cited in J. Phares, *Locus of Control*, p. 169.

85. R. Jacobsen, cited in Phares, *Locus of Control*, p. 169.

86. K. Wilson, cited in Phares, *Locus of Control*. pp. 169—70.

87. M. Lieberman, I. Yalom, and M. Miles, *Encounter Groups: First Facts* (New York: Basic Books, 1973).

88. B. Skinner, cited in A Bandura, *Social Learning Theory* (Englewood Cliffs, N. J.; Prentice Hall, 1977), p. 203.

89. L. Binswanger, *Sigmund Freud: Reminiscences of a Friendship*, trans. N. Guterman, (New York: Grune & Stratton, 1957) p. 90.

90. A. Bandura, "Presidential Address," delivered at the meeting of the American Psychological Association, New Orleans, August 1974.

91. Ibid, ; and A. Bandura, "The Self System in Reciprocal Determinism," *American Psychologist* (1978) 33(4):344—58.

92. Bandura, "Presidential Address," p. 633.

93. Epictetus, cited in H. Arendt, *Willing—The Life of the Mind*, vol. II (New York: Harcourt Brace Jovanovich, 1978) p. 29.

94. Sartre, *Being and Nothingness*, p. 629.

95. S. Freud, *The Psychopathology of Everyday Life* vol. VI in *standard Edition* (London: Hogarth Press, 1960; originally published 1901), pp. 178—88.

96. O. Simonton, S. Matthews-Simonton, and J. Crieghton, *Getting. Well Again* (Los Angeles: J. P. Tarcher, 1978).

97. I. Yalom and C. Greaves, "Group Therapy with the Terminally III," *American Journal of Psychiatry*, (1977) 134(4):396—400; and D. Spiegel and I. Yalom, "Cancer Group," *International Journal of Group Psychotherapy* (1978) 28(2):233—45.

98. I. Janis, *Psychological Stress* (New York: John Wiley, 1958).

99. V. Frankl, oral communication, 1972.

100. Yalom and Greave, "Group Therapy"; and Spiegel and Yalom, "Cancer Group. "

101. S. Freud, "New Introductory Lectures on Psychoanalysis," vol. X Ⅻ in *Standard Edition* (London: Hogarth Press, 1964; originally published 1933), p. 66.

102. M. Buber, "Guilt and Guilt Feelings," *Psychiatry* (1957) 20: 114—29.

103. M. Heidegger, *Being and Time*, trans. J. Macquarrie and E. Robinson (New York: Harper & Row, 1962), p. 327.

104. 同上, p. 329.

105. 同上, p. 330.

106. P. Tillich, *The Courage To Be* (New Haven, Conn. : Yale University Press, 1952), p. 52.

107. S. Kierkegaard, *The Sickness Unto Death* (New York: Doubleday, 1941), pp. 186—87.

108. M. Friedman, introduction to M. Buber, Between Man and Man (New York: Macmillan, 1965), p. X Ⅸ.

109. O. Rank, *Will Therapy and Truth and Reality* (New York: Alfred A. Knopf, 1945).

110. R. May, ed. , *Existential Psychology* (New York: Random House, 1969), p. 19.

111. R. May, *Art of Counseling* (Nashville, Tenn. : Abingdon Press, Apex Books, 1967), p. 70.

112. R. May, E. Angel, and H. Ellenberger, eds. , *Existence* (New York: Basic Books, 1958), p. 52.

113. A. Maslow, *Toward a Psychology of Being* (Princeton, N. J. : D. Van Nostrand, 1962), p. 5.

114. M. Buber, *The Knowledge of Man* (New York: Harper & Row. 1965), pp. 121—48.

115. G. Murphy, *Human Potentialities* (New York: Basic Books, 1958).

116. E. Fromm, Man for Himself (New York: Rinehart, 1947).

117. C. Buhler, "Maturation and Motivation," *Dialectica* (1951) 5: 312—61.

118. G. Allport, *Becoming* (New Haven, Conn. : Yale University Press, 1955).

119. C. Roger, *On Becoming a Person* (Boston: Houghton Mifflin, 1961).

120. C. Jung. Modern Man in Search of a Soul (New York: Harcourt, 1933).

121. Maslow, *Psychology of Being*, pp. 19—41.

122. K. Horney, *Neurosis and Human Growth* (New York: W. W. Norton, 1950).

123. K. Horney, *Neurosis and Human Growth* (New York: W. W. Norton, 1950), p. 17.

124. Maslow, *Psychology of Being*, pp. 3—4.

125. J. S. Mill, cited in Arendt, *Willing*, p. 9.

126. St. Augustine cited in Arendt, *Willing*, p. 98.

127. F. Kafka, *Tagebucher* 1910—1923 (Germany: S. Fischer Verlag; New York: Schocken, 1948), p. 350.

128. F. Kafka, *The Trial* (New York: Modern Library, Random House, 1956), pp. 247—78.

129. J. Heuscher, "Inauthenticity, Flight from Freedom, Despair," *American Journal of Psychoanalysis* (1976) 36: 331—7.

130. Kafka, *The Trial*, p. 266.

131. Kafka, cited in M. Buber, *The Knowledge of Man* (New York: Harper & Row, 1965) p. 143.

132. Buber, *Knowledge of Man*, p. 143.

133. Heuscher, "Inauthenticity."

134. 同上。

135. S. Kierkegaard, cited in R. May, *The Meaning of Anxiety*, rev. ed. (New York: W. W. Norton, 1977) p. 40.

第七章

1. A. Wheelis, "The Place of Action in Personality Change," *Psychiatry* (1950) 13: 135—48.

2. A. Wheelis, "Will and Psychoanalysis," *Journal of Psychoanalytic Association* (1956) 4: 285—303.

3. 同上。

4. E. Jones, *The Life and Work of Sigmund Freud*, vol. I (New York: Basic Books, 1953), p. 41.

5. S. Freud, cited in R. May, *Love and Will* (New York: W. W. Norton 1969), p. 183.

6. May, *Love and Will*, p. 183.

7. S. Freud, *The Ego and the Id*, vol. XIX in *Standard Edition* (London Hogarth Press. 1961. originally published in 1923), p. 50.

8. May, *Love and Will*, p. 198.

9. T. Hobbes, cited in H. Arendt, *Willing*, vol. II in *The Life of Mind* (New

York：Harcourt Brace Jovanovich,1978),p. 23.

10. B. Spinoza, *The Chief Works*, ed. R. H. Elwes,vol. Ⅱ（New York Dover, 1951),p. 390.

11. May,*Love and Will*,pp. 197—98.

12. Aristotle,cited in Arendt,*Willing*,pp. 15—18.

13. Arendt,*Willing*,p. 32.

14. I. Kant,cited in Arendt,*Willing*,p. 6.

15. L. Farber,*The Ways of the Will*(New York：Basic Books,1966),p. 27.

16. Wheelis,"Will and Psychoanalysis."

17. S. Arieti,*The Will to Be Human*(New York：Quadrangle Books,1972),p. 2.

18. Wheelis,"Will and Psychoanalysis."

19. Arendt,*Willing*,p. 15.

20. A. Schopenhauer, *The World as Will and Representation*（Indian Hills Col. ： Falcon's Wing Press,1958).

21. F. Nietzsche,cited in Arendt,*Willing*. p. 161.

22. Aristotle,cited in Arendt,*Willing*,p. 16.

23. Arendt,*Willing*,P. 13；and May,*Love and Will*,p. 243.

24. W. James,*Psychology*(Greenwich,Conn. ：Fawcett,1963),pp. 376—80.

25. E. Becker,*Denial of Death*(New York：Free Press,1973).

26. O. Rank,*Will Therapy and Truth and Reality* Trans. J. Taft,(New York： Alfred A. Knopf,1945).

27. 同上,p. 111.

28. 同上,p. 24.

29. 同上,p. 28.

30. O. Rank,"The Training of the Will and Emotional Development,"*Journal of Otto Rank Associates*,(December 1967)3；51—74.

31. 同上,p. 68.

32. 同上,p. 68.

33. 同上,p. 69.

34. Rank,*Will Therapy*,p. 230.

35. 同上,p. 7.

36. 同上,p. 9.

37. 同上,p. 12.

38. 同上,p. 8.

39. 同上,p. 11.

40. S. Tomkins,cited in R. May, *Love and Will*（New York：W. W. Norton, 1969),p. 194.

41. Wheelis,"Will and Psychoanalysis."

42. Rank,*Will Therapy*,p. 16.

43. 同上,p. 56.

44. L. Farber,*The Ways of the Will*(New York:Basic Books,1966).

45. 同上,p. 8.

46. 同上,p. 15.

47. May,*Love and Will*,p. 197.

48. 同上,p. 211.

49. 同上,p. 243.

50. 同上,p. 211.

51. S. Freud,*Interpretation of Dreams* vol. V in *Standard Edition*(London: Hogarth press,1953;originally published in 1900),pp. 565—70.

52. 同上,pp. 550—572

53. May,*Love and Will*,p. 210.

54. 同上,p. 211.

55. 同上,p. 218.

56. 同上。

57. Rank,*Will Therapy*,p. 12.

58. H. Arendt,*Willing*,p. 158.

59. E. Keen,cited in May,*Love and Will*,p. 268.

60. May,*Love and Will*,p. 165.

61. J. Nemiah,"Alexithymia and Psychosomatic Illness,"*Journal of Continuing Education and Psychiatry*(October 1978)pp. 25—38.

62. S. Freud,*Studies on Hysteria*,vol. II in *Standard Edition*(London: Hogarth Press,1955;originally published,1895).

63. I. Yalom,*Theory and Practice of Group Psychotherapy*(New York:Basic Books,1975),pp. 77—79.

64. S. Rose,"Intense Feeling Therapy," in *Emotional Flooding*,ed. P. Olsen (New York:Penguin Books,1977),pp. 80—96.

65. T. Stampfl and D. Lewis,"Essentials of Implosive Therapy,"*Journal of Abnormal Psychology*(1967)6:496—503.

66. A. Lowen,*Bioenergetics*(N. Y. :Coward,McCann & Geoghegan,1975).

67. P. Olsen,*Emotional Flooding*,p. 77.

68. A. Janov,*The Primal Scream*(New York:G. P. Putnam,1970).

69. J. P. Sartre,*The Age of Reason*(New York:Alfred A. Knopf,1952),p. 144.

70. I. Yalom,Bioch,et al. ,"The Impact of a Weekend Group Experience on Individual Therapy,"*Archives of General Psychiatry*(1977)34:399—415.

71. D. Hamburg,oral communication,1968.

72. F. Alexander and T. French,*Psychoanalytic Theory：Principles and Applications*(New York：Ronald Press,1946).

73. F. Perls, *The Gestalt Approach and Eye-Witness to Therapy*(Palo Alto, Calif.；Science and Behavior Books,1973),p. 63.

74. 同上,pp. 63—64.

75. 同上,p. 68.

76. 同上,pp. 73—74.

77. 同上,p. 78.

78. F. Perls,*Gestalt Therapy Verbatim*（Toronto,New York and London：Bantam Books,1971),p. 1.

79. E. Pohlster and M. Pohlster,*Gestalt Therapy Integrated*(New York：Brunner Mazel,1973),p. 229.

80. May, *Love and Will*,p. 216.

81. J. Bugental,"Intentionality and Ambivalence," in *William James：Unfinished Business*,ed. R. MacLeod(Washington,D. C. ：American Psychological Association,1969),pp. 93—98.

82. 同上。

83. M. Heidegger, *Being and Time*,trans. J. Macquarrie and E. Robinson(New York：Harper ﹠ Row,1962),p. 158.

84. A. Camus,*The Fall and Exile in the Kingdom*(New York：Modern Library, 1965),p. 63.

85. S. Beckett,*En Attendant Godot*(Paris：Les Editions de Minuit,1952)；my translation.

86. W. James,*Principles of Psychology*(Greenwich,Conn. ；Fawcett, 1963), chap. 26,pp. 365—401.

87. R. Goulding,"New Directions in Transactional Analysis：Creating an Environment for Redecision and Change," in *Progress in Group and Family Therapy*,eds. C. Sager and H. Kaplan(New York：Brunner Mazel,1972), pp. 105—34.

88. J. Dusay and C. Steiner,"Transactional Analysis in Groups," in *Comprehensive Group Therapy*,eds. H. Kaplan and B. Sadock(Baltimore：Williams ﹠ Wilkins,1971),pp. 198—240.

89. Goulding,"New Directions," pp. 110—112.

90. E. Erikson, *Childhood and Society*, 2nd ed. (New York：W. W. Norton, 1963).

91. J. Gardner,*Grendel*(New York：Ballantine Books,1971),p. 115.

92. F. Estess,oral communication,1977.

93. Heidegger,*Being and Time*,p. 310.

94. Wheelis,"Will and Psychoanalysis."

95. *Encyclopedia of Philosophy*,vol. Ⅰ,p. 428.

96. E. Menaker,"Will and the Problem of Masochism," Journal of Contemporary Psychotherapy(1969),1:186—226.

97. E. Jones and H. Gerard, *Foundations of Social Psychology*(New York: John Wiley,1967),pp. 186—226.

98. L. Festinger, *A Theory of Cognitive Dissonance*(Evanston, Ⅲ.: Row, Peterson,1957).

99. Jones and Gerard,*Social Psychology*,pp. 193—94.

100. L. Rhinehart,*The Dice Man*(New York:William Morrow,1971).

101. J. Bugental,"Someone Needs to Worry: The Existential Anxiety of Responsibility and Decision," *Journal of Contemporary Psychotherapy* (1967)2:41—53.

102. R. White,"Motivation Reconsidered,"*The Psychological Review*(1959) 66:297—333.

103. K. Horney, *Neurosis and Human Growth*(New York: W. W. Norton, 1950).

104. 同上,p. 17.

105. H. Greenwald,*Decision Therapy*(New York:Peter Wyden,1973),p. 154.

106. Farber,*Ways of the Will*,p. 450.

107. Greenwald,*Decision Therapy*,p. 22.

108. 同上,p. 38.

109. May,*Love and Will*,pp. 236—37.

110. J. Frank,"Emotional Reaction of American Soldiers to an Unfamiliar Disease,"*Archives of General Psychiatry* (1967)17:416—427.

111. M. Leiberman, I. Yalom, and M. Miles. *Encounter Groups: First Facts* (New York:Basic Books,1973),pp. 365—67.

112. R. Nisbett and T. Wilson,"Telling More Than We Can Know:Verbal Reports on Mental Process,"*Psychological Reviews*(1977)84:231—58.

113. Yalom,*Group Psychotherapy*,pp. 440—45.

114. S. Freud "Constructions in Analysis," vol. ⅩⅩⅢ in *Standard Edition* (London:Hogarth Press,1964;originally published in 1937),p. 259.

115. 同上,266.

116. Rank,*Will Therapy*,p. 44.

117. M. Gatch and M. Temerlin,"Belief in Psychic Determinism and the Behav-

ior of the Psychotherapist"*Review of Existential Psychology and Psychi-atry*,(1965)5:16—35.

118. Rank,*Will Therapy*,p. 36.

119. E. Goffman,"The Moral Career of the Mental Patient,"*Psychiatry*(1959)22:123—42.

120. C. Rycroft, *Psychoanalysis Observed*(London:Constable,1966),p. 18.

第八章

1. M. Heidegger,*Being and Time*,trans. J. Macquarrie and E. Robinson(New York:Harper & Row,1962),p. 57.

2. S. Freud,"Inhibitions,Symptoms and Anxiety," vol. ⅩⅩ in *Standard Edition*(London:Hogarth Press,1959;originally published in 1929),pp. 119—23.

3. P. Mullahy,*Psychoanalysis and Interpersonal Psychiatry:The Contribution of Harry Stack Sullivan*(New York:Science House,1970),p. 137.

4. C. Roger,"The Loneliness of Contemporary Man as Seen in the Case of Ellen West," in *Review of Existential Psychology and Psychiatry*(1961)1:94—101.

5. I. Yalom, *Theory and Practice of Group Psychotherapy*, 2nd ed. (New York:Basic Books,1975),p. 80.

6. Rogers,"Loneliness of Contemporary Man";F. Fromm-Reichman, "Loneliness,"*Psychiatry*(1959)22:1—16;H. Leiderman,"Intervention," *Psychiatry Clinics* (1969)6:155—74;E. Josephson and M. Josephson, *Man Alone* (New York:Dell Books,1962);J. Rubins,"On the Psychopathology of Loneliness," *American Journal of Psychoanalysis* (1964)24:153—65;D. Reisman,R. Denny,and N. Glaser, *The lonely Crowd* (New Haven,Conn. :Yale University Press, 1950); G. Moustakas, *Loneliness* (New York: Prentice-Hall,1961);M. Wood,*Paths of Loneliness*(New York:Columbia University Press,1953);A. Wenkert,"Regaining Identity through Relatedness," *American Journal of Psychoanalysis* (1961)22:227—33;and W. Willig, "Discussion of A. Wenker paper," *American Journal of Psychoanalysis* (1961)22:236—39.

7. T. Wolfe,*Look Homeward*,Angel(New York:Charles Scribner,1929),p. 31.

8. Heidegger,*Being and Time*,p. 284.

9. M. Abrams et al. , eds. , Everyman, in *The Norton Anthology of English*

Literature, vol. I (New York: W. W. Norton, 1962), pp 281—303.

10. E. Fromm, *The Art of Loving*, (New York: Bantam Books, 1956), p. 7.

11. A. Camus, "La Mort dans I'ame," in *L'Envers et L'endroit* (Paris: Librairie Gallimard, 1937), pp. 87—88; passage translated by Marilyn Yalom.

12. R. Frost, "Desert Places," in *Complete Poems of Robert Frost* (New York: Henry Holt, 1949), p. 386.

13. K. Reinhardt, *The Existential Revolt* (New York: Frederick Ungar, 1952), p. 235.

14. Heidegger, *Being and Time*, p. 233.

15. 同上, p. 393.

16. H. Drefuss, "Commentary on Being and Time," unpublished manuscript, 1977.

17. F. Nietzsche, cited in M. Heidegger, *An Introduction to Metaphysics* (New York: Anchor Books, 1961), p. 29.

18. L. Fierman, ed. , *Effective Psychotherapy: The Contributions of Hellmuth Kaiser* (New York: Free Press, 1965), p. 126.

19. E. Fromm, *Escape From Freedom* (New York: Holt, Rinehart & Winston, 1941), p. 29.

20. O. Rank, *Will Therapy and Truth and Reality*, trans. J. Taft (New York: Alfred A. Knopf, 1945), p. 123.

21. J. Bugental, *The Search for Authenticity* (New York: Holt, Rinehart & Winston, 1965), p. 309.

22. M. Buber, *Between Man and Man* (New York: Macmillan, 1965), p. 11.

23. 同上, p. 175.

24. M. Buber, *I and Thou* (New York: Charles Scribner, 1970), p, 69.

25. 同上, pp. 76—79.

26. Buber, *Between Man and Man*, p. X X .

27. Buber, *I and Thou*, p. 54.

28. 同上, p. 58.

29. 同上, p. 62.

30. Buber, *Between Man and Man*, p. 22—23.

31. 同上, p. 19.

32. 同上, p. 23.

33. V. Frankl, "Encounter: The Concept and Its Vulgarization," *Journal of the American Academy of Psychoanalysis* (1973)1: 73—83.

34. Buber, Between Man and Man, p. 19.

35. 同上, pp. 13—14.

36. Buber,*I and Thou*,pp. 84—85.

37. Hillel,cited in Buber,*I and Thou*,p. 85 n.

38. M. Buber,*Between Man and Man*,pp. 1—2.

39. A. Maslow,*Toward A Psychology of Being*（New York：D. Van Nostrand,1968）,pp. 21—22.

40. 同上,p. 35.

41. 同上,p. 36.

42. 同上,pp. 42—43.

43. E. Fromm,*Art of Loving*(New York：Bantam Books,1963).

44. 同上,p. 7.

45. 同上,p. 15.

46. 同上,p. 17.

47. 同上,p. 34.

48. 同上,p. 18.

49. E. Fromm,*Man for Himself*（New York：Fawcett World Library,1969）, pp. 68—122.

50. Fromm,*Art of Loving*,pp. 21—22.

51. Buber,*I and Thou*,p. 67.

52. Fromm,*Art of Loving*,p. 61.

53. 同上,p. 39.

54. S. Kierkegaard,*Fear and Trembling / The Sickness unto Death*,trans. W. Lowrie(Garden City,N. Y. ；Doubleday,Anchor,1954),p. 177.

55. L. Carroll,cited in J. Solomon,"Alice and the Red King,"*International Journal of Psychoanalysis*(1963)44：64—73.

56. I. Yalom,*Theory and Practice of Group Therapy*(New York：Basic Books, 1975),pp. 440—45.

57. S. Arieti,"Psychotherapy of Severe Depression,"*American Journal of Psychiatry*(1977)134：864—68.

58. L. Fierman,ed. ,*Effective Psychotherapy：The Contribution of Hellmuth Kaiser*,op. cit. ,p. 131.

59. 同上,p. 110.

60. K. Bach,Exit-Existentialism(Belmont Calif：Wadsworth,1973),p. 28.

61. S. Kierkegaard,*Fear and Trembling / The Sickness unto Death*,p. 175.

62. Fierman,*Effective Psychotherapy*,p. 120.

63. Fromm,*Escape from Freedom*,p. 158.

64. S. Freud,*The Psychopathology of Everyday Life*,Vol. Ⅵ in *Standard Edition*(London：Hogarth Press,1960；originally published 1901). p. 158.

65. E. Greenspan, "Fantasies of Women Confronting Death," *Journal of Consulting Psychology* (1975) 29:252—60.

66. V. Soloviev, cited in E. Becker, *Angel in Armor* (New York:George Braziller, 1969), p. 5.

67. S. Kierkegaard, *Either / Or*, vol. L. , trans. D. Swanson and L. Swanson (Princeton, N. J. :Princeton University Press, 1944), pp. 297—443.

68. Buber, *Between Man and Man*, pp. 29—30.

69. M. Buber, *The Knowledge of Man* (New York:Harper Torchbook, 1965), p. 77.

70. A. Camus, *A Happy Death* (New York:Alfred A. Knopf, 1972), pp. 81—82.

第九章

1. B. Russell, *The Autobiography of Bertrand Russell* (London:Allen &. Unwin, 1975), p. 209.

2. 同上, p. 146.

3. I. Yalom, *Theory and Practice of Group Psychotherapy* (New York:Basic Books, 1975), pp. 78—83.

4. A. Whitehead, *Religion in the Marking* (London:Cambridge University Press, 1962), p. 16.

5. E. Fromm, *The Art Of Loving* (New York:Bantam Books, 1963), p. 94.

6. Moustakas, *Loneliness* (New York:Prentice-Hall, 1961), p. 47.

7. A. Camus, cited in M. Charlesworth, *The Existentialists and Jean-Paul Sartre* (Brisbane, Australia:University of Queensland Press, 1975), p. 5.

8. R. Hobson, "Loneliness," *Journal of Analytic Psychology* (1974) 19:71—89.

9. R. Bollendorf, unpublished doctoral dissertation, Northern Illinois University, 1976.

10. O. Will, oral communication, child psychiatry grand rounds, Stanford University, Department of Psychiatry, 1978.

11. L. Sherby, "The Use of Isolation in Ongoing Psychotherapy," *Psychotherapy:Theory, Research and Practice*, (1975) 12:173—74.

12. I. Yalom, et al. , "The Impact of a Weekend Group Experience on Individual Therapy," *Archives of General Psychiatry* (1977) 34:399—415.

13. C. Truax and K. Mitchell, "Research on Certain Therapist Interpersonal Skills in Relation to Process and Outcome," in *Handbook of Psychothera-*

py, A. Bergin and S. Garfield, eds. (New York: John Wiley, 1971), pp. 299—344; C. Rogers, "Empathic: An Unappreciated Way of Being," *Counseling Psychologist* (1975)5(2):2—10; C. Truax and R. Carkhuff, *Toward Effective Counseling and Psychotherapy: Training and Practice* (Chicago: Aldine, 1967); G. Barrett-Lennard, "Dimensions of Therapist Response as Causal Factors in Therapeutic Change," *Psychological Monographs* 76, no. 43 (whole no. 562), 1962; E. Fieder, "A Comparison of Therapeutic Relationships in Psychoanalytic, Non-Directive and Adlerian Therapy," *Journal of Consulting Psychology* (1950)14:436-45; A. Bergin and L. Jasper, "Correlates of Empathy in Psychotherapy: A Replication," *Journal of Abnormal Psychology* (1969)74:477—81; and A. Bergin and S. Solomon, "Personality and Performance Correlates of Empathic Understanding in Psychotherapy," in J. Hart and T. Tomlinson, eds., *New Direction in Client Centered Therapy*, (Boston: Houghton Mifflin, 1970), pp. 223—36.

14. S. Standal and R. Corsini, eds., *Critical Incidents in Psychotherapy* (Englewood Cliffs, N. J.: Prentice Hall, 1959).

15. 同上, p. 3.

16. 同上, p. 41.

17. 同上, p. 67.

18. 同上, p. 90.

19. 同上, p. 158.

20. 同上, p. 178.

21. S. Freud, *Studies on Hysteria*, vol. Ⅱ in *Standard Edition* (London: Hogarth Press, 1964, originally published in 1895).

22. M. Buber, *The Knowledge of Man*, trans. M. Friedman and R. Smith (New York: Harper Torchbooks, 1965), p. 81.

23. 同上, p. 82.

24. I. Yalom and G. Elkin, *Every Day Gets a Little Closer: A Twice-Told Therapy* (New York: Basic Books, 1974).

25. H. Kaiser, *Effective Psychotherapy: The Contribution of Hellmuth Kaiser*, ed. L. Fierman (New York: Free Press, 1965), p. 152.

26. K. Fisher, "Ultimate Goals in Therapy," *Journal of Existentialism: The International Quarterly of Existential Thought* (1967)7:215—32.

27. M. Buber, *The Knowledge of Man* (New York: Harper Torchbooks, 1965). pp. 171—72.

28. C. Sequin, *Love and Psychotherapy* (New York: Libra, 1965), p. 113.

29. 同上, p. 121.

30. Buber, *Knowledge of Man*, p. 82.

31. M. Buber, *I and Thou*, p. 179.

32. Sequin, *Love and Psychotherapy*, p. 123.

33. M. Heidegger, *Being and Time*, (New York: Harper & Row, 1962), p. 158.

34. Buber, *Knowledge of Man*, pp. 166—84.

35. D. Rosenhan, "On Being Sane in Insane Places," *Science* (1973) 179: 250—58.

36. S. Freud, *Observations on Transference-Love*, vol. XII in *Standard Edition* (London: Hogarth Press, 1958; originally published in 1915), p. 169.

37. 同上, p. 165.

38. S. Ferenczi, cited in S. Foulkes, "A Memorandum on Group Therapy," British Military Memorandum, ADM, July 1945.

39. R. Greenson and M. Wexler, "The Non-Transference Relationship in the Psychoanalytic Situation," *International Journal of Psychoanalysis* (1969) 50: 27—39.

40. A. Freud, "The Widening Scope of Indications for Psychoanalysis," discussion, *Journal of American Psychoanalytic Association* (1954) 2: 607—20.

41. Greenson and Wexler, "Non-Transference Relationship."

42. 同上。

43. Buber, *I and Thou*, pp. 84—85.

第十章

1. Anonymous, cited in H. Cantril and C. Bumstead, Reflections on the Human Venture (New York: New York University Press, 1960), p. 308.

2. L. Tolstoy, My Confession, My Religion, *The Gospel in Brief* (New York: Charles Scribner, 1929), p. 12.

3. 同上, p. 13.

4. 同上, p. 14.

5. 同上。

6. 同上, p. 20.

7. A. Camus, cited in A. Jaffe, *The Myth of Meaning in the Work of C. J. Jung* (London: Hodden & Stoughton. 1970), title page.

8. C. Jung, cited in Jaffe, *Myth of Meaning*, p. 130.

9. C. Jung, *Collected Works: The Practice of Psychotherapy*, vol. XVI (New York: Pantheon, Bollingen Series, 1966), p. 83.

10. V. Frankl, "The Feeling of Meaninglessness: A Challenge to Psychothera-

py,"*American Journal of Psychoanalysis* (1972) 32: 85—89; V. Frankl, *The Will to Meaning* (New York: World, 1969), p. 90; and V. Frankl, *The Doctor and the Soul* (New York: Alfred A. Knopf, 1965), p. ⅩⅠ.

11.　S. Maddi, "The Search for Meaning," in *The Nebraska Symposium on Motivation* 1970, ed. W. Arnold and M. Page (Lincoln: University of Nebraska Press, 1970), pp. 137—86.

12.　S. Maddi, "The Existential Neurosis," *Journal of Abnormal Psychology* (1967) 72:311—25.

13.　B. Wolman. "Principles of International Psychotherapy" in *Psychotherapy: Theory, Research and Practice* (1975) 12:149—59.

14.　N. Hobbs, "Sources of Gain in Psychotherapy," *American Psychologist* (1962) 17:742—48.

15.　*The Encyclopedia of Philosophy*, vol. Ⅳ, Ed. P. Edwards, et al. (New York: Macmillan and Free Press, 1967), pp. 467—78.

16.　B. Pascal, cited in V. Frankl, *The Doctor and the Soul*, 2nd ed. (New York: Alfred A. Knopf, 1965), p. 31.

17.　V. Frankl, *Man's Search for Meaning* (Boston: Beacon Press, 1963), pp. 186—87.

18.　M. Maimonides, *The Guide of the Perplexed*, vol. Ⅱ (Chicago, London: University of Chicago Press, 1963), pp. 634—36.

19.　Jung, cited in Jaffe, *Myth of Meaning*, p. 130.

20.　C. Jung, *Memories, Dreams, Reflections* (New York: Pantheon Books, 1961), pp. 255—56.

21.　G. Hegel, cited in Jaffe, *Myth of Meaning*, p. 45.

22.　R. Rilke. *Ausgewahlte Werke*, vol. Ⅰ (Leipzig: Iminsel-Verlag, 1930), p. 28; translation by Marilyn Yalom.

23.　T. Mann, cited in Jaffe, *Myth of Meaning*, p. 140.

24.　Teilhard de Chardin, *The Phenomenon of Man* (New York: Harper, 1959).

25.　C. Merchant, *The Death of Nature: Women, Ecology and Scientific Revolution* (San Francisco: Harper & Row, 1980).

26.　A. Pope, *The Selected Poetry of Pope*, ed. M. Price (New York: New American Library, 1978), p. 133.

27.　T. Dobzhansky, *The Biology of Ultimate Concern* (New York: New American Library, 1967), p. 132.

28.　P. Teilhard de Chardin, cited in Dobzhansky, *Biology of Ultimate Concern*, p. 137.

29.　A. Camus, *The Myth of Sisyphus and Other Essays* (New York: Alfred A.

Knopf,1955).

30. A. Camus,*A Happy Death*(New York:Alfred A. Knopf,1972).

31. A. Camus. The Stranger(New York:Alfred A. Knopf,1946).

32. Camus,*Myth of Sisyphus*,p. 90.

33. A. Camus,*The Plague*(New York:Modern Library,1948).

34. J. P. Sartre,cited in R. Hepburn,"Questions about the Meaning of Life," *Religious Studies* (1965)1:125—40.

35. J. P. Satire,*No Exit and Three Other Plays*(New York:Vintage Books, 1955).

36. 同上,p. 91.

37. 同上,p. 92.

38. 同上。

39. 同上,p. 94.

40. 同上,p. 94.

41. 同上,p. 105.

42. 同上,p. 108.

43. 同上,pp. 121—122.

44. 同上,p. 123.

45. 同上,p. 124.

46. G. Allport,cited in V. Frankl,*Will to Meaning*,p. 66.

47. C. Jung,cited in Jaffe,*Myth of Meaning*,p. 146.

48. K. Jaspers,cited in Frankl,*Will to Meaning*,p. 38.

49. W. Durant,*On the Meaning of Life*(New York:Ray Long and Richard R. Smith,1932),pp. 128—29.

50. 同上,p. 129.

51. I. Taylor,cited in S. Maddi,"The Strenuousness of the Creative Life," in I. A. Taylor and J. W. Getzels,eds. ,*Perspectives in Creativity*(Chicago:Aldine,1975),pp. 173—90.

52. L. Beethoven,cited in M. Von Andics,*Suicide and the Meaning of Life* (London:William Hodge,1947),p. 178.

53. A. Roe,"Changes in Scientific Activities with Age,"*Science*(1965)150: 313—18.

54. M. Crosby,oral communication,1979.

55. P. Koestenbaum,*Is There an Answer to Death?* (New York:Prentice-Hall, 1976),pp. 37—38.

56. J. Brennecke and R. Amick,*The Struggle for Significance*,2nd ed. (Beverly Hills,Calif. :Clencoe Press,1975),pp. 9—10.

57. A. Maslow, *Toward a Psychology of Being* (N. J. : Van Nostrand, 1962), p. 147.

58. M. Buber, "The Way of Man According to the Teachings of Hasidism," in *Religion from Tolstoy to Camus*, ed. W. Kaufman (New York: Harper Torchbooks, 1961), pp. 425—41.

59. 同上, p. 437.

60. E. Erikson, *Childhood and Society*, 2nd ed. (New York: W. W. Norton, 1963), pp. 247—74.

61. G. Vaillant, *Adaptation to Life* (Boston: Little, Brown, 1977); R. Gould, "The Phases of Adult Life: A Study in Developmental Psychology," *American Journal of Psychiatry* (1972) 129: 521—31; and D. Levinson, *The Seasons of A Man's Life* (New York: Alfred A. Knopf, 1978).

62. Erikson, *Childhood*, p. 267.

63. G. Vaillant, *Adaptation*, p. 228.

64. 同上, p. 232.

65. 同上, p. 343.

66. N. Haan and J. Block, cited in G. Vaillant, op. cit. , p. 330.

67. V. Frankl, *Man's Search for Meaning : An Introduction to Logotherapy* (New York: Pocket Books, 1963).

68. V. Frankl, oral communication, 1971.

69. Frankl, *Will to Meaning*, p. 21.

70. V. Frankl, "Self-transcendence as a Human Phenomenon," *Journal of Humanistic Psychology* (1966) 6: 97—107.

71. C. Buhler, "The Human Course of Life in Its Goal Aspects," *Journal of Humanistic Psychology*, (1964) 4: 1—17.

72. G. Allport, *Becoming: Basic Considerations for a Psychology of Personality* (New Haven, Conn. : Yale University Press, 1955).

73. Frankl, *Man's Search*, p. 166.

74. Frankl, "Self-transcendence. "

75. W. Frankena, *Ethics* (New York: Prentice-Hall, 1973) p. 86.

76. A. Watts, *The Meaning of Happiness* (New York: Perennial Library, Harper & Row, 1940), p. Ⅵ.

77. Frankl, *Man's Search for Meaning*, p. 154.

78. A. Ungersma, *The Search for Meaning* (Philadelphia, Pa. : Westminister Press. 1961), pp. 27f.

79. Frankl, "Self-transcendence. "

80. Frankl, *Man's Search for & Meaning*, p. 155.

81. Frankl,*Man's Search for & Meaning*,p. 154.

82. Frankl. *Will to Meaning*,p. 70.

83. V. Frankl,cited in J. Fabry,*The Pursuit of Meaning*(Boston:Beacon Press 1968),p. 40.

84. 同上,p. 44.

85. Frankl,*Will to Meaning*,p. 21.

86. S. Bloch et al. ,"Outcome in Psychotherapy Evaluated by Independent Judges. " *British Journal of Psychiatry*(1977),131:410—14;and G. Bond,et al. ,"'The Evaluation of the Target Problem' Approach to Outcome Measures," *Psychotherapy:Theory,Research and Practice*(1979)16(1):48—54.

87. J. Gardner,doctoral dissertation,University of Chicago,1977.

88. S. Freud,cited in Edwards,"Meaning and Value," p. 477.

89. Frankl,*Will to Meaning* ,p. 84.

90. J. Crumbaugh,"Frankl's Logotherapy:A New Orientation in Counseling," *Journal of Religion and Health*(1971)10:373—86.

91. Ing. Alois Habinger,cited in V. Frankl,"The Feeling of Meaninglessness:A challenge to Psychotherapy,"*American Journal of Psychoanalysis*(1972) 32:85—89.

92. Maddi,"Search for Meaning";Maddi,"Existential Neurosis";and S. Kobasa and S. Maddi, "Existential Personality Theory," in Current Personality Theory,ed. R. Corsini(Itasca,Ⅲ. :Peacock Books,1979).

93. S. Maddi,oral communications,1979.

94. S. Maddi,S. Kobasa, and M. Hoover,"The Alienation Test," *Journal of Humanistic Psychology*(1979)19(4):73—76.

95. Maddi,"Search for Meaning. "

96. J. Pike,*Beyond Anxiety*(New York:Charles Scribner,1953).

97. J. Crumbaugh and L. Maholick,"An Experimental Study in Existentialism: The Approach to Frankl's Concept of Noogenic Neurosis," *Journal of Clinical Psychology*(1964)20:200—207.

98. J. Braun and G. Dolmino,"The Purpose in life Test," in *The Seventh Mental Measurements Yearbook* ,ed. O. K. Buros(Highland Park,N. J. :Gryphon Press,1978),p. 656.

99. 同上。

100. 同上。

101. J. Battista and R. Almond,"The Development of Meaning in Life," Psychiatry(1973)36:409—27.

102. C. Garfield,"A Psychometric and Clinical Investigation of Frankl's Concept of

Existential Vacuum and of Anomie,"*Psychiatry*(1973)36:396—408.

103. Braun and Domino,"Purpose in Life Test."

104. 同上。

105. J. Crumbaugh,"Cross-Validation of Purpose in Life Test,"*Journal of Individual Psychology*,(1968)24:74—81.

106. M. Familetti,"A Comparison of the Meaning and Purpose in Life of Delinquent and Non-delinquent High School Boys," United States International University,*Dissertation Abstracts International* Sept. 1975 vol. 36 (3—A),1825.

107. B. Padelford, "Relationship between Drug Involvement and Purpose in Life,"San Diego State University,*Journal of Clinical Psychology*(1974) 30(3):303—5.

108. Crumbaugh,"Cross-Validation."

109. 同上。

110. Crumbaugh,"Frankl's Logotherapy."

111. R. Jacobson,D. Ritter,and L. Mueller,"Purpose in Life and Personal Values among Adult Alcoholics,"*Journal of Clinical Psychology*(1977)33 (1)314—16.

112. B. Sheffield and P. Pearson,"Purpose in Life in a Sample of British Psychiatric Outpatients,"*Journal of Clinical Psychology*(1974)30(4)459.

113. D. Sallee and J. Casciani, "Relationship between Sex Drive and Sexual Frustration and Purpose in Life," *Journal of Clinical Psychology* (1967) 32(2)273—75.

114. J. Thomas and E. Weiner, "Psychological Differences among Groups Of Critically Ill Hospitalized Patients, Noncritically Ill Hospitalized Patients and Well Controls," *Journal of Consulting and Clinical Psychology* (1974)42(2)274—79.

115. J. Crandall and R. Rasmussen,"Purpose in Life as Related to Specific Values," *Journal of Clinical Psychology*(1975)31(3)483—85.

116. 同上;and D. Soderstrom and E. Wright,"Religious Orientation and Meaning in Life,"*Journal of Clinical Psychology* (1977)33(1)65—68.

117. J. McCarthy,"Death Anxiety,Intrinsicness of Religion and Purpose in Life among Nuns and Roman Catholic Female Undergraduates," *Dissertation Abstracts International*(1975)vol. 35(11—B)5646.

118. P. Pearson and B. Sheffield,"Purpose in Life and Social Attitudes in Psychiatric Patients,"*Journal of Clinical Psychology*(1975)31(2)330—32.

119. J. Crumbaugh, Sister Mary Raphael, and R. Shrader, "Frankl's Will to

Meaning in a Religious Order," *Journal of Clinical Psychology*(1970)21
(2)206—7.

120. McCarthy, op. cit. ; and J. Blazer, "The Relationship between Meaning in
Life and Pear of Death," *Psychology*(1973)10(2)33—34.

121. L. Doerries, "Purpose in Life and Social Participation," *Journal of Indi-
vidual Psychology*, (1970)26(1); 50—53; and R. Matteson, "Purpose in
Life as Related to Involvement in Organized Groups and Certain Sociocul-
tural Variables," Dissertation Abstracts International(1975) vol. 35(8—
BO)4147—48.

122. Matteson, "Purpose in Life. "

123. A. Butler and L. Carr, "Purpose in Life through Social Action," *Journal of
Social Psychology*(1968)74(2)243—50.

124. D. Sharpe and L. Viney, "Weltanschauung and the Purpose in Life Test,"
Journal of Clinical Psychology(1973)29(4)489—91.

125. Matteson, "Purpose in Life. "

126. G. Sargent, "Motivation and Meaning; Frankl's Logotherapy in the Work
Situation," Dissertation Abstracts International(1973) vol. 34(4—B),
1785.

127. Garfield, "Psychometric and Clinical Investigation. "

128. Padelford, "Drug Involvement and Purpose in Life. "

129. Crumbaugh, "Cross-Validation. "

130. Sheffield and Pearson, "Purpose in Life and Social Attitudes. "

131. Battista and Almond, "Development of Meaning. "

132. M. Carney and B. Sheffield, "The Effects of Pulse ECT in Neurotic and
Endogenous Depression," *British Journal of Psychiatry*(1974)125;91—94.

第十一章

1. V. Frankl, "What Is Meant by Meaning," *Journal of Existentialism*(1966)
7;21—28.

2. 同上。

3. C. Kluckholm, "Values and Value-Orientation in the Theory of Action," in-
Toward A General Theory of Action, ed. T. Parsons and E. Shils(Cam-
bridge, Mass. ; Harvard University Press, 1951), p. 396.

4. 同上, pp. 388—434.

5. L. Tolstoy, *My Confession, My Religion, The Gospel in Brief* (New York;

Charles Scribner,1929),p. 20.

6. 同上,p. 185.

7. B. Russell,*A Free Man's Worship*(Portland,Me.；T. B. Mosher,1927).

8. E. Becker,*Escape from Evil*(New York：Free Press,1975),p. 3.

9. V. Frankl,*Man's Search for Meaning*：*An Introduction to Logotherapy* (New York：Pocket Books,1963),p. 192.

10. D. Hume,cited in A. Flew,"Tolstoi and the Meaning of Life,"*Ethics*(1963) 73：110—18.

11. B. Wolman,"Principles of Interactional Psychotherapy,"*Psychotherapy*： *Theory,Research and Practice*(1975)12：149—59.

12. Frankl,*Man's Search*,p. 176.

13. E. Fromm,*Escape From Freedom*(New York：Holt,Rinehart & Winston, 1941),p. 13.

14. D. Suzuki,"East and West," in E. Fromm,D. Suzuki,and R. DeMartino, *Zen Buddhism and Psychoanalysis*(New York：Harper & Row,1960),pp. 1—10.

15. Matthew 6：26(King James' Version).

16. Luke 12：27(King James' Version).

17. J. Brennecke and R. Amick,*The Struggle for Significance*(Beverly Hills, Calif.；Glencoe Press,1975),p. 143.

18. W. B. Yeats,cited in R. Hepburn,"Questions about the Meaning of Life," *Religious Studies*(1965)1：125—40.

19. Hepburn,"Questions. "

20. B. Rajneesh,cited in B. Gunther,*Dying for Enlightenment* (New York： Harper & Row,1979).

21. V. Frankl,"Fragments from the Logotherapeutic Treatment Four Cases," in *Modern Psychotherapeutic Practice*,ed. A. Burton(Palo Alto,Calif.；Science and Behavior Books,1965),pp. 365—67.

22. Personal communication,1970.

23. Frankl,Man's Search,pp. 143—44.

24. 同上,pp. 368—70.

25. T. Zuehlke and J. Watkins,"The Use of Logotherapy with Dying Patients： An Exploratory Study,"*Journal of Clinical Psychology*(1975)31：729—32.

26. C. Jung,*Memories*,*Dreams*,*Reflections* (New York：Pantheon Books, 1961),pp. 139—40.

27. P. Koestenbaum,*Is There an Answer to Death*(Englewood Cliffs,N. J.： Prentice-Hall,1976),p. 81.

28. A. Ungersma, *The Scare for Meaning* (Philadelphia: Westminister Press, 1961), p. 27f. ; J. Fabry, *The pursuit of Meaning* (Boston: Beacon Press, 1969); and J. Crumbaugh, *Everything to Gain* (Chicago: Nelson Hall, 1973).

29. V. Frankl, *The Doctor and the Soul* (New York: Alfred A. Knopf, 1965), pp. 221—53.

30. M. Erickson, "The Use of Symptoms as an Integral Part of Hypnotherapy," *American Journal of Clinical Hypnosis* (1965) 8:57—65; J. Haley, *Uncommon Therapy: The psychiatric Techniques of Milton Erickson* (New York: W. W. Norton, 1973); and P. Watzlawick, J. Beavin, and D. Jackson, *Pragmatics of Human Communication* (New York: W. W. Norton, 1967).

31. J. Crumbaugh, "Frankl's Logotherapy: A New Orientation in Counseling," *Journal of Religion and Health* (1970) 10:373—86.

32. D. Follesdal, oral communication, 1979.

33. T. Nagel, *Mortal Questions* (London: Cambridge University Press, 1979), p. 21.

34. K. Bach, *Exit-Existentialism: A Philosophy of Self-Awareness* (Belmont, Calif. : Wadsworth, 1973), p. 6.

35. A. Schopenhauer, cited in *The Encyclopedia of Philosophy*, vol. Ⅳ, ed. P. Edwards, et al. (New York: Macmillan, 1967), p. 468.

36. Nagel, *Mortal Questions*, p. 22.

37. Bach, *Exit-Existentialism*, p. 7.

38. Hume, cited in Nagel, *Mortal Questions*, p. 20.

39. Tolstoy, *My Confession*, p. 16.

40. L. Wittgenstein, Tractatus Logico-Philosophicus, trans. D. Pears and B. McGuinness (London and Henley: Routledge & Kegan Paul, 1961), p. 73.

索　引

（条目后的页码为原书页码，即本书边码）

图书在版编目(CIP)数据

存在主义心理治疗/(美)亚隆著;黄峥,张怡玲,
沈东郁译.—北京:商务印书馆,2015(2024.12 重印)
(心理治疗译丛)
ISBN 978 - 7 - 100 - 11045 - 7

Ⅰ.①存…　Ⅱ.①亚…②黄…③张…④沈…
Ⅲ.①精神疗法　Ⅳ.①R749.055

中国版本图书馆 CIP 数据核字(2015)第 014758 号

心 理 治 疗 译 丛
存在主义心理治疗
〔美〕欧文·D. 亚隆　著

黄峥　张怡玲　沈东郁　译
韩麦　校

商 务 印 书 馆 出 版
(北京王府井大街 36 号　邮政编码 100710)
商 务 印 书 馆 发 行
北京市艺辉印刷有限公司印刷
ISBN 978 - 7 - 100 - 11045 - 7

2015 年 6 月第 1 版　　　　开本 710×1000　1/16
2024 年 12 月北京第 17 次印刷　印张 36½
定价:99.00 元